嗅觉基础与临床

BASIC AND CLINICAL OLFACTOLOGY

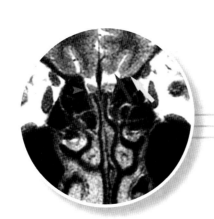

主　编　倪道凤

副主编　陈志宏
　　　　刘剑锋

编　者（以姓氏拼音为序）

陈志宏	福建医科大学附属第一医院
程靖宁	卫生部中日友好医院
刁文雯	中国医学科学院北京协和医院
关　静	中国医学科学院北京协和医院
李志春	福建医科大学附属第一医院
刘剑锋	卫生部中日友好医院
倪道凤	中国医学科学院北京协和医院
邱恩惠	福建医科大学附属第一医院
上官翰京	福建医科大学附属厦门第一医院
万桂莲	中国医学科学院北京协和医院
王　剑	中国医学科学院北京协和医院
王茂鑫	南京军区福州总医院
王娜亚	卫生部中日友好医院
王晓巍	中国医学科学院北京协和医院
有　惠	中国医学科学院北京协和医院
朱莹莹	中国医学科学院北京协和医院
邹琦娟	中国医学科学院北京协和医院

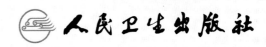
人民卫生出版社

图书在版编目（CIP）数据

嗅觉基础与临床／倪道凤主编. —北京：人民卫生出版社，2010.1
ISBN 978-7-117-12323-5

Ⅰ．嗅… Ⅱ．倪… Ⅲ．嗅觉－人体生理学　Ⅳ. R339.12

中国版本图书馆CIP数据核字（2009）第193463号

门户网：www.pmph.com	出版物查询、网上书店
卫人网：www.ipmph.com	护士、医师、药师、中医师、 卫生资格考试培训

嗅觉基础与临床

主　　编：倪道凤
出版发行：人民卫生出版社（中继线 010-67616688）
地　　址：北京市丰台区方庄芳群园 3 区 3 号楼
邮　　编：100078
E - mail：pmph @ pmph. com
购书热线：010-67605754　010-65264830
印　　刷：北京铭成印刷有限公司
经　　销：新华书店
开　　本：889×1194　1/16　　印张：21.25
字　　数：636千字
版　　次：2010年1月第1版　　2010年1月第1版第1次印刷
标准书号：ISBN 978-7-117-12323-5/R・12324
定　　价：124.00元

主编简介

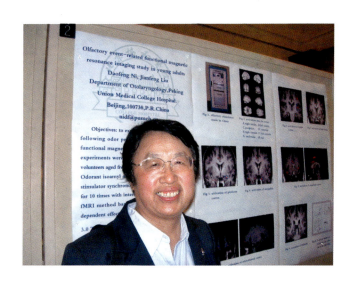

　　倪道凤　女，江苏盐城人，1970年中国协和医科大学医学系毕业，现任中国医学科学院中国协和医科大学北京协和医院耳鼻咽喉科教授，博士生导师，中华医学会耳鼻咽喉科分会副主任委员，多家杂志的副主编或编委。

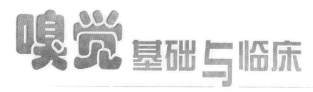

BASIC AND CLINICAL
OLFACTOLOGY

序 一

　　嗅觉——对空气中化学成分气味刺激的感受能力，在低等生物中的重要性非常突出，是关乎规避风险、寻觅食物、交配繁衍等与种系存亡相关的要素。随着生物进化，化学感受器在生存发展中的重要性似被视、听、温度及机械刺激的感受功能所取代，近代生物、生理学对视、听、体感的研究做了大量工作，在临床诊、疗、康复中也得到广泛应用，已是共知的事实，而嗅觉、味觉化学感受器的作用如何？确实长时间被大众忽略了，耳鼻咽喉科医生长期以来，也只把嗅觉作为一个次要的症状。可幸的是科学工作者中有为数不多的尚智者甘心寂寞，契而不舍，在嗅觉的神经生物学基础与临床医学上作了深入研究，长期的苦苦探索获得了突破性进展，Richard Axel 和 Linda B．Buck 两人共获 2004 年度诺贝尔生理学或医学奖成为一个里程碑式的标志，使气味感受系统结构、机理研究及临床应用由长期处于压抑和不受重视的状态中迸发出来，改变了人类嗅觉感受功能弱化和无关紧要的传统观念，揭示出嗅觉感受与人类各种复杂的情绪变化、嗜好趋向、记忆和遗忘及神经系统变性疾病、精神、心理疾病存在密切的关系，还可能成为包括内分泌、消化、循环等系统性疾病的表征。可以预想嗅觉这个在"人之初"时就曾引导新生觅食占有重要地位的最原始化学感受能力，当人类要求有更高质量的环境气氛和情感生活时，会越来越受到重视，在临床医学诊疗与疾病康复过程中会有更广泛的应用。

　　此次有幸首阅由倪道凤教授牵头，以协和医院嗅觉基础与临床研究队伍为骨干，聚集国内相关专家合力编著的《嗅觉基础与临床》一书，真有茅塞顿开、目光一震的感觉。本书我虽完全读完，但我感觉到它的新颖与厚重。作者们通览国内外可能收到的重要文献资料，结合自身研究成果和工作体会，汇成 60 余万字、130 余图片的专著，开拓了我国在嗅觉研究与应用领域的先河。阅读中感到本书在人体结构与生理学研究（尤其是脑的研究）及其临床应用方面，为读者打开了一扇窗户，为探索开放了一片引人畅游的海洋。在此，我衷心感谢作者们的辛勤劳动，祝贺他们的成功，并兴奋地向从事神经系统结构和生理研究的同道们，向耳鼻咽喉科、神经科、心理学科的同仁和医学生们推荐此书。《嗅觉基础与临床》一书是我国嗅觉研究与应用的宏大开篇，也将成为经典的力作，值得反复阅读、引证和珍藏。

序 二

嗅觉是人类生活、工作、保障安全生存氛围不可缺少的基本功能，由于人类在漫长进化中可取代能力的不断提高，漫长进化中保障生存安全必需的嗅觉功能有所退化。因此，在很多领域我们不得不用动物的嗅觉能力来替代人类已明显退化的相应功能，但是动物的替代作用是受条件限制的，不能完全取代人类享受生活或规避风险的基本需求，嗅觉能力仍然是人类正常生活中所不可缺少的。

长期以来由于研究人类嗅觉功能的方法、手段有限，人类所具有的嗅觉功能状态的判定、评估以及在各种疾病状态下嗅觉功能障碍程度的认定等方面驻足不前。2004 年 10 月 4 日，美国科学家理查德·阿克塞尔（Richard Axel）和琳达·巴克（Linda B. Bulk）在人体气味受体和嗅觉系统组织方式研究中贡献突出，被授予诺贝尔生理学及医学奖，这次震惊全球的颁奖，一石击起千重浪，引起了人们对嗅觉领域研究的极大兴趣，学者们用膜片钳、钙成像和高级显微镜技术分析气味，气味感受的微过程中大脑回路的性质。研究嗅觉系统特殊的可塑性，挑战了人类嗅觉感受转化的传统认识，由此引申了嗅觉状态与疾病联系的广阔研究领域。

作为耳鼻咽喉头颈外科医生，我们有责任在正常嗅觉功能研究，尤其是千差万别的疾病影响对嗅觉功能障碍的相关领域，施展才能，关注嗅觉，关注健康。

倪道凤教授在她近四十年的从医生涯中，深悉嗅觉功能的重要性，并长期关注嗅觉相关疾病的诊治研究、集微薄而至大成，《嗅觉基础与临床》一书出版发行实现了她多年来的凤愿，可歌可贺。

《嗅觉基础与临床》一书从嗅觉系统的发育到功能检测、判定，包括介绍大量新技术、新方法用于临床疾病诊断，集目前嗅觉研究、相关疾病诊断之所全，彰显了该书的推广使用价值。作为第一本关于嗅觉的专著，是众多关注嗅觉研究学者们多年来共同努力、汇集大量心血凝集的成果。作者们采用图文并茂的写作方式，使复杂的嗅觉研究变得浅显易懂，便于学习和领悟其中的深奥，加深对嗅觉疾病正确诊断治疗的理解，是一本案头难得的专业参考书。

为《嗅觉基础与临床》出版而高兴，为我们有了一本嗅觉疾病诊断与治疗重要参考书而振奋，愿以为序。

韩德民

2009 年 11 月 19 日

前　言

2002 年，Harishnath Viswanathan 和 Sean Carrie 不平地指出"嗅觉—被遗忘的感觉！"（olfaction—the forgotten sense，ENT NEWS · 1168-65，2002）。的确，在过去的近一个世纪里，现代神经科学发展中，视觉是最大的、最重要的感觉系统，体感感觉系统和听觉在阐明和理解感觉的神经机制方面也起着重要的作用。而由于人类在进化过程中嗅觉明显退化，远不如低等动物那样重要和敏锐，被认为对人类重要性较小。嗅觉的解剖、生理和临床研究相对复杂；嗅觉的产生除嗅觉系统外，还有三叉神经、舌咽神经、迷走神经等颅神经参与；加之难以用精确的方法控制刺激使得功能评估困难，并且与受试者的心理、精神、文化、阅历等诸多因素有密切关系，因此，在对人体各种感觉功能的研究中，嗅觉和味觉成了最神秘、也是最滞后的领域。

近 20 余年来，嗅觉系统的研究在许多方面取得了突破性的进展，化学感受领域黑暗的时代终于结束了。2004 年 10 月 4 日，瑞典卡罗林斯卡医学院宣布该年度诺贝尔生理学或医学奖颁发给美国科学家 Richard Axel 和 Linda B．Buck，以表彰他们在人体气味受体和嗅觉系统组织方式研究中做出的杰出贡献，成为了嗅觉研究的里程碑。表达化学刺激受体的基因家族被确定，刺激转导的膜机制和第二信使信号已被揭示，从感觉细胞到感觉通路的更高水平的突触聚集的局部解剖模式也被绘制，不同气味引起不同的活动模式，这些构成了有效的"气味图像"，在嗅觉系统刺激的空间模式也被描绘。

电生理学家已经用膜片钳、钙成像和高级显微镜技术研究了嗅球内的突触微回路，分析了微回路的树突和突触的性质，这是处理气味图像、气味感受的基础。神经科学家研究了嗅觉系统特殊的可塑性，部分是嗅觉感受细胞在不断进行更新，部分是来自脑的底部前迁移流的新的中间神经元不断产生，嗅觉系统在干细胞和脑内神经发生研究中处于重要位置。

心理物理学的研究挑战了人嗅觉感受是弱的传统观念，提示人类可能具有很好的感受低水平的气味的能力。这些研究已经延伸了我们对化学感觉的复杂性的理解。随着大量的基础科学的研究，已经证明了嗅感觉与许多疾病有紧密的关联，嗅觉系统可能提供一些疾病状态，如神经变性性疾病和精神分裂症的早期指征。化学感受还和情感、记忆之间有很强的联系。

真正的科学工作者不会是趋炎逐利的，他们是潜心揭示事物的本质。一些研究化学感受的学者从未因不被重视而放弃对嗅觉的研究，正因如此，我们才能看到上述嗅觉研究的成果。嗅觉受到了一定的重视，然而，Woolford 认为"嗅觉——一个不确定性的感觉"（olfaction —a sense of uncertainty，ENT NEWS · VOLUME 17：64-66，2008），理由是，关于嗅觉障碍的诊断和处理尽管有许多文章发表了，但是在许多方面证据是单薄的。是的，在参加了一些化学感受学术会议和复习文献的过程中，我们也感到嗅觉的临床研究与其基础研究相比，确需我们临床工作者急起直追。我们已注意到欧洲变态反应和临床免疫学会编写的《欧洲鼻－鼻窦炎和鼻息肉意见书》（European Position Paper on Rhinosinusitis and Nasal Polyps，2007）和中华医学会耳鼻咽喉头颈外科分会鼻科学组和中华耳鼻咽喉头颈外科杂志编辑部制订的《慢性鼻－鼻窦炎诊断和治疗指南，2008，南昌》将嗅觉障碍作为慢性鼻－鼻窦炎诊断的两个次要症状之一（共有两个主要症状和两个次要症状），希望能促进嗅觉的临床研究。作为耳鼻咽喉科医生，深感有责任呼吁对嗅觉障碍的重视。我的一位老师对我说"小倪啊，你不知道闻不见气味是多么的痛苦！"。

英国诗人约翰·贝哲曼说："在黑暗的理性萌发之前，用以丈量童年的是听觉、嗅觉和视觉。"是的，嗅觉与视觉和听觉一样是人类了解和认知自然界的重要感觉；嗅觉具有识别、报警、增进食欲、影响情绪等作用。一旦失去嗅觉，人们的生活质量就会受很大影响。曾有人做过这样的统计：主诉嗅觉障碍的患者中，做饭时有困难者73%，情绪改变者68%，食欲减退者56%，误食腐败食物者50%，很少闻到自身气味者41%，烧焦食物者30%，有工作中的问题者8%。由此看来，嗅觉与生活质量、品位的调节、人的喜怒哀乐以及自身安全都有直接关系。鉴于此，尽管我们明知自己能力有限，还是壮着胆子编写了这本书，期望引起对嗅觉的重视，和有志于嗅觉研究的同道一起推进我国的嗅觉研究。

本书分嗅觉基础和临床两篇，在基础篇里我们复习了嗅觉系统的发育与胚胎学、嗅觉系统的解剖、嗅觉生理学（包括嗅觉换能分子神经生理学、嗅球生理和神经化学、中枢嗅觉通路的感觉生理，嗅觉信息的神经编码、气味记忆等）、嗅觉感受遗传学、嗅黏膜及嗅球的组织病理学研究、嗅觉通路的可塑性、三叉神经系统和嗅觉、味感觉与嗅觉的相关性。其实后两部分的内容介于基础和临床之间，甚至更偏向于临床，为了临床篇集中讨论嗅觉的问题，我们就放在了这里。在临床篇里我们分述了嗅觉功能评估（包括鼻腔气流空气动力学、嗅觉心理物理测试、嗅觉系统结构影像学、嗅觉功能影像学、嗅觉事件相关电位、嗅电图、嗅黏膜的病理检查）、嗅觉障碍总论（概述了嗅觉障碍的分类、病因、诊断和鉴别诊断以及治疗）、传导性嗅觉障碍（慢性鼻窦炎和鼻息肉、变应性鼻炎、慢性鼻炎、鼻和鼻窦肿瘤、鼻腔结构异常对嗅觉的影响、嗅裂疾病、鼻中隔成形和鼻成形术）、感觉神经性嗅觉障碍（先天性嗅觉障碍、外伤后嗅觉障碍、上呼吸道感染嗅觉障碍、嗅觉障碍与神经退行性疾病、特异性失嗅、多种化学物敏感、环境毒性物质对嗅觉功能的影响、嗅觉定性障碍）、混合性嗅觉障碍、系统性疾病对嗅觉的影响（肝肾疾病对嗅觉的影响、甲状腺、甲状旁腺以及肾上腺疾病对嗅觉的影响、糖尿病对嗅觉的影响、药物对嗅觉的影响、抑郁对嗅觉的影响）。随着嗅觉障碍临床研究的进展，有些内容的分列并非最佳或暂无最佳的方案，我们先按传统的方法，根据我们的认识增加了混合性嗅觉障碍一章，是否妥当，供参考，希望和大家一起讨论。

这是国内第一本关于嗅觉的专著，本书中大量的内容是采纳了国内外的研究成果，也希望收进最新进展，但由于现代科学发展很快，仍感不尽人意。我们对采纳了成果的研究者致以感谢，对未能采纳的学者表示歉意。我们每一位编者都是从不同的角度或多或少从事了嗅觉的研究，我们也将自己的成果写进了书中，全书130余幅图片中近半数是各位编者自己的研究资料或在临床收集的。

作为主编，本人认真通读了全书，力求保持全书基本观点和概念的一致，但一是自己水平有限，可能未发现，二是各位编者都认真查阅了文献，由于来自不同的渠道，有些不一致也有参考价值，书中予以保留了。本书可能有些内容有前后重复，一方面考虑到各位编者是从不同的角度解释嗅觉机制的需要，另外，既照顾全书的整体性，又要照顾各部分内部的系统性，便于读者查阅和理解某一部分的内容，也适当保留了。当然，我知道，本书肯定存在不足和错误，恳请同道指出。

我们希望本书对耳鼻咽喉科医生、神经科医生、精神科医生、心理学家和各科临床医师、对嗅觉有兴趣的研究人员和广大患者有所帮助。

我们荣幸地邀请到尊敬的杨伟炎教授和韩德民教授为本书作序，致以衷心的感谢！

倪道凤

2009年8月20日

基金支持：

科技部科技基础性工作和社会公益研究专项面上项目，项目号2003DIB1J077

自然科学基金，项目号30801281

北京协和医院重点临床项目，项目号IY481001

目 录

—— 临 床 篇 ——

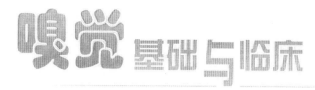

嗅觉 基础与临床

BASIC AND CLINICAL
OLFACTOLOGY

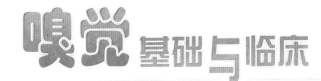

嗅觉 基础与临床

BASIC AND CLINICAL
OLFACTOLOGY

基础篇

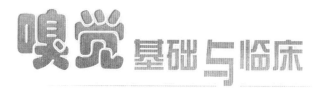

BASIC AND CLINICAL
OLFACTOLOGY

第一章

嗅觉系统的发育与胚胎学

一、嗅觉系统的发生和形成

机体的发育由受精卵开始，经历卵裂、桑葚胚、胚泡、植入、胚层、胚盘、原基、胚胎、胎儿等阶段，直至出生为婴儿。机体各细胞、组织、器官均由胚泡发育，经细胞繁殖分化成的外、中、内三个胚层，在基因与基因外因素相互作用下，经过胚胎诱导、获得细胞决定、产生细胞分化这些循环反复并有精密的时间和空间顺序的过程，最终发育而成（图1-1-0-1）。

嗅觉系统的发育及其调控与整个机体的发育和调控有着不可分割的联系。人类的嗅觉系统由嗅觉感受器、嗅球、嗅束及嗅觉皮质区构成，它们分别是大脑的延伸和组成部分，所以嗅觉系统的发育和神经系统特别是中枢神经系统的发育关系非常密切。胚胎第3周初，在上胚层正中线的一侧的部分上胚层细胞增殖形成原条。原条的头端为原结，原结的中心有浅凹，分别称为原沟和原凹。在胚胎第3周末，内胚层、中胚层和外胚层形成，出现三胚层胚盘。在内、外胚层之间从原凹向头端发生细胞增生迁移形成一条单独的细胞索，称为脊索。脊索形成后，在其背侧中线的神经外胚层受诱导增厚形成细长型的神经板，神经板中央沿长轴向脊索方向逐渐凹陷形成神经沟，在胚胎第4周，神经沟完全闭合形成神经管。神经管是中枢神经系统的原基，神经管前段膨大衍化为脑，后段细小衍化为脊髓。神经沟愈合为神经管过程中，神经沟的边缘与表皮外胚叶相延续的一部分神经外胚叶细胞在神经管背外侧形成左右两侧与神经管平行的神经嵴。

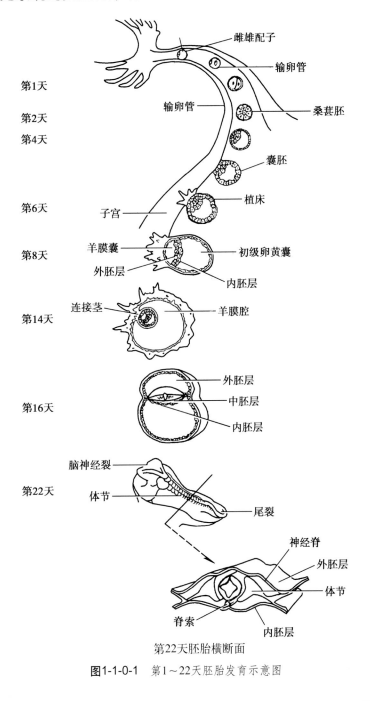

第1天
第2天
第4天

第6天

第8天

第14天

第16天

第22天

雌雄配子
输卵管
输卵管
桑葚胚
囊胚
植床
子宫
羊膜囊
初级卵黄囊
外胚层
内胚层
连接茎
羊膜腔
外胚层
中胚层
内胚层
脑神经裂
体节
尾裂
神经脊
外胚层
体节
脊索
内胚层

第22天胚胎横断面

图1-1-0-1 第1～22天胚胎发育示意图

神经嵴是周围神经系统的原基。当神经褶融合成神经管时，神经褶头部在脊索前方发育成较宽的两叶组织，即前脑的始基。在前脑的两前外侧出现神经外胚层局部增厚各形成一卵圆区，称为鼻基板（nasal placodes）或嗅基板（olfactory placodes），开始了鼻的发育（图1-1-0-2）。

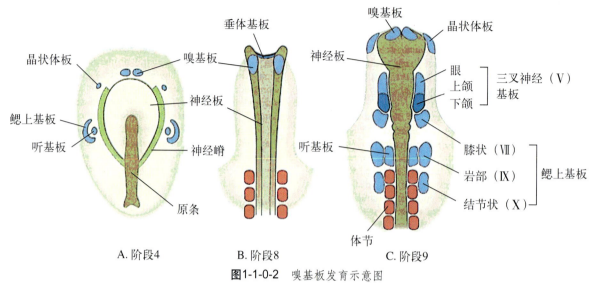

A. 阶段4　　　　　　B. 阶段8　　　　　　C. 阶段9

图1-1-0-2　嗅基板发育示意图
鸡胚外胚层颅脑部各基板早期发育阶段（侧面观），嗅基板位于顶部
（Bruce M. 2004）

雌雄配体形成受精卵，孕3～4天形成桑葚胚与胚泡，孕14天，三胚叶胚层（trilaminar germ disk）开始形成并逐渐具有分化能力。嗅觉系统是由神经外胚层、表皮外胚层和中胚层发育而成的。胚胎24天（第4周中期），由神经管发育而来的前脑两侧，即原口上方的额突下缘的两侧的神经外胚层局部增厚形成鼻基板或嗅基板，鼻基板继续内陷，形成鼻窝（nasal pit）或嗅窝（olfactory pit）。同时在鼻基板周围的间质迅速增长呈马蹄形隆起，在鼻窝内侧的隆起称内侧鼻突（medial nasal prominence），在鼻窝外侧的隆起称为外侧鼻突（lateral nasal prominence），内外侧鼻突被鼻额突（frontonasal prominence）分隔，这有利于鼻中隔的形成（图1-1-0-3）。

随着鼻基板周围间质马蹄形隆起，鼻窝继续加深形成鼻囊（nasal sacs）或嗅囊（olfactory sacs），其入口称前鼻孔。同时鼻囊向腹侧和背尾侧生长扩大至前脑始基，囊底位于原始口腔的上部，两者之间仅隔一层薄膜，称为颊鼻膜（oronasal membrane）。胚胎第7周时颊鼻膜破裂，形成原始后鼻孔，鼻囊形成原始鼻腔。位于原始鼻腔下方，界于前鼻孔与后鼻孔之间较厚的区域称为原始腭。在两原始鼻腔之间的额突下部发育成为原始鼻中隔，分隔鼻腔为左、右原始鼻腔。在胚胎期鼻腔发生形成的同时，鼻腔外侧壁上皮同时增长，形成局部隆起，这些隆起以后转变为鼻甲。在胚胎早期鼻甲内有软骨，以后这些鼻甲软骨将逐渐发生骨化，称为鼻甲骨。鼻甲的生长变化将持续到儿童期。

嗅区黏膜的组织成分包括嗅感受神经元（olfactory receptor neuron，ORN），都是由嗅基板分化而成的。在胚胎早期，嗅上皮细胞发生大量的有丝分裂并发生大量的核迁移，在细胞周期的G1期和S期发生在嗅上皮的深层，在有丝分裂过程中，细胞向嗅上皮顶层表面迁移，在嗅上皮表层完成细胞有丝分裂。随着胎龄增长至基底层形成后，上皮细胞的动态核迁移将改变至上皮底层（图1-1-0-4）。

在胚胎的第33天，嗅感受神经元的轴突形成。胚胎最初形成的轴突仅是一个感觉细胞体，逐渐形成直径很小的轴突与周围的轴突交织成条束状，称为嗅丝（fila olfactoria）。嗅丝呈束状投射到固有层，周围被嗅鞘细胞（olfactory ensheathing cells，OECs）包裹。约在轴突形成后7天，嗅神经纤维向位于前脑的嗅球投射，在嗅球中形成突触与二级神经元相连接。从嗅感受神经元轴突发生、嗅神经纤维投

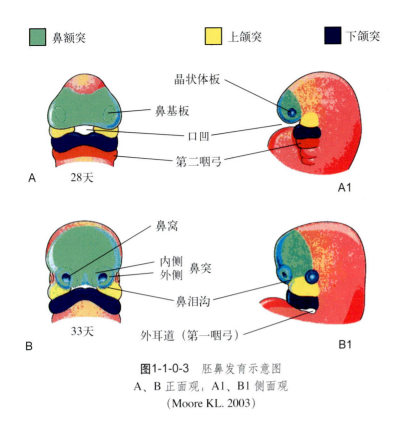

鼻额突　　　上颌突　　　下颌突

晶状体板
鼻基板
口凹
第二咽弓

A　28天

A1

鼻窝
内侧
外侧　鼻突
鼻泪沟
外耳道（第一咽弓）

B　33天

B1

图1-1-0-3　胚鼻发育示意图
A、B 正面观；A1、B1 侧面观
（Moore KL. 2003）

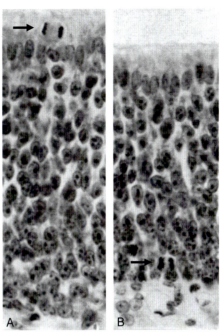

图1-1-0-4　嗅上皮有丝分裂示意图
嗅上皮取自孕56天的小鼠　A. 有丝分裂在嗅上皮的顶层；B. 有丝分裂在嗅上皮基底膜，箭头示有丝分裂的特点
（Smart IHM. 1971）

射，到嗅球靶组织形成突触联系需要经历约3周时间。嗅感受神经元是特有的、终身维持自我更新能力的神经元，其神经发生来源于位于嗅上皮基底层的基底细胞。基底细胞包括水平基底细胞（horizontal basal cells，HBCs）和球形基底细胞（globose basal cells，GBCs），球形基底细胞被认为是嗅感受神经元的前体细胞。当嗅上皮、嗅感受神经元的轴突或者嗅球受到机械损伤时，球形基底细胞开始进行有丝分裂，形成基部的轴突和顶部的树突，轴突穿过基底膜伸向嗅球，当轴突与嗅球形成突触，则成为成熟的嗅感受神经元。新生动物的球形基底细胞表现高有丝分裂和神经发生的活性，它的增殖与分化随着年龄增长而下降。出生3个月时，球形基底细胞的增殖率下降10～15倍。但当嗅上皮受到化学性损伤或炎症刺激时，水平基底细胞迅速增殖并积聚，且暂时从基底膜跨至嗅上皮的表面，也参与了损伤后的重建。水平基底细胞拥有干细胞的特点，在正常上皮中循环很慢，有丝分裂指数低。而且，在上皮损伤引起的应答中出现最早。在胚胎16周，嗅感受神经元产生中间丝蛋白，分子量为145 kDa，位于嗅感受神经元细胞体内，而在成人这种中间丝蛋白仅位于轴突，现这种分子发生位置迁移的机制不清。在胚胎20周，嗅感受神经元的轴突与细胞外基质中树突建立突触联系，这促使从球形基底细胞分化来的、不成熟的嗅感受神经元进一步转化为成熟的神经元。在胚胎24周，嗅感受神经元开始表达嗅觉标记蛋白（olfactory marker protein，OMP），是一种低分子可溶性蛋白，存在于人类嗅细胞的细胞质、轴突和嗅神经大部分感觉纤维中，它被认为是嗅感受神经元成熟的标志。大约胚胎32周，嗅标记蛋白在周边的嗅觉神经束中增高，并在嗅球被发现。几个星期后随着胎儿的发育，嗅觉标记蛋白也有所增长。胎儿嗅感受神经元合成嗅觉标记蛋白是在妊娠的后半期。在胚胎3个月末时，嗅感受神经元可产生另一标志物，称为神经元-特异性烯醇化酶（neuron-specific enolase，NSE）。嗅感受神经元产生的这些分子在嗅觉信号转导中发挥作用。

嗅感受神经元树突发生晚于轴突。在胚胎的第9周，纤毛开始发生。2周后，纤毛的数量明显增加。当纤毛发育成熟时，每一个树突柄表面分布10～50根数量不等的纤毛。成熟的纤毛能够表达气味受体。在纤毛发生的同时，嗅感受神经元位于核周的粗面内质网进一步发育分化为精细的内质网，游离核糖体程序化为多聚核糖体。在体外研究显示嗅球缺失，纤毛的发生将会受到一定的限制，但嗅球胚基的存在将会使纤毛发生增加，这表明嗅感受神经元的成熟与它的靶组织嗅球的调节有关。

在胚胎第7周，支持细胞开始发生，呈圆柱状，带有许多微绒毛，借这些微绒毛与上皮表层相连。微绒毛表面带有一层多糖蛋白，核周体含有粗面内质网、大量的微丝和糖原颗粒。至胚胎第9周，支持细胞渐渐分化成熟，形态较前变窄，不含糖原颗粒，含有纵向的纤维丝束。支持细胞在出生前就已经发育成熟。

在胚胎第9周时，基底细胞开始发生，从时间分布上基底细胞的发生相对晚于嗅感受神经元和支持细胞的发生。

如前所述在胚胎早期时，上皮细胞由上皮深层向上皮表层发生迁移，同时上皮细胞也向端脑（telencephalon）方向发生迁移，最后至端脑。这些迁移的细胞一部分来自嗅上皮的中间部分，含有促黄体激素-释放激素（luteinizing hormone-releasing hormone，LHRH），分泌促黄体激素-释放激素的细胞位于下丘脑（hypothalamus）；一部分迁移细胞最终分化发育成为终末神经的神经节细胞；还有一部分迁移细胞分化发育成为嗅鞘细胞，分布于嗅神经和嗅球（olfactory bulb，OB）的嗅神经纤维层。在胚胎后期，嗅感受神经元的前体细胞也由嗅上皮沿着嗅神经的神经纤维向嗅球发生迁移。值得注意的是发生迁移的细胞功能会发生改变。

嗅球是由前脑泡（cerebral vesicle）喙侧部分分化而来的。前脑泡是一个被覆上皮充满液体的腔，其上皮分为两部分，一部分是室管膜区（ventricular region），与脑室比邻，含有大量的细胞成分；另一部分是边缘区（marginal region），不含有细胞成分。大量来自嗅上皮的轴突纤维平行于前脑泡表面分布，轴突的分支穿过前脑泡腹侧的上皮，延伸绕过边缘层，深入到室管膜层（图1-1-0-5）。嗅感受神经元的轴突纤维进入到前脑泡的室管膜区，延长了嗅球前体室管膜区细胞的细胞周期，增加了有丝分裂期后的细胞数量，他们是僧帽细胞（mitral cell）的前体，并促使他们向嗅球胚基细胞分化。这个过程仅持续几天。

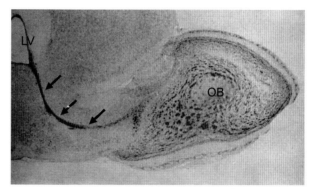

图1-1-0-5 喙侧迁移流示意图
侧脑室（LV），嗅球（OB），喙侧迁移流（箭头）
(Fukushima N.2002)

在胚胎第37~41天，嗅球的胚基变得非常明显，同时感觉上皮向周围延伸，更多的轴突纤维从感觉上皮向嗅球胚基表面中心区域平行投射，这些轴突以后发育成为嗅球的嗅神经纤维层。在胚胎第52天，僧帽细胞前体细胞分化为僧帽细胞，体积逐渐增大，至胚胎第62天，僧帽细胞体积已经明显增大。在胚胎第10周，嗅球开始向外翻转，并从室管膜区迁移至前脑泡的边缘区域，形成僧帽细胞层。在人类嗅球僧帽细胞层与外丛状层分界不清。

丛状细胞（tufted cell）发生在室管膜层，比僧帽细胞发生的时间要晚。它的体积比僧帽细胞小，位于僧帽细胞外，丛状细胞向前脑泡的腹侧生长迁移经过僧帽细胞至嗅球胚基的外丛状层，分布于嗅球的表层、中间层、近僧帽细胞层或嗅小球层。丛状细胞由内向外呈梯度分布，新形成的分布于近外丛状层，早形成的分布于近僧帽细胞层。

僧帽细胞和丛状细胞是嗅球的初级神经元，在胚胎发育过程中向前脑泡的腹侧生长形成一较窄的区域，称为外侧嗅束（lateral olfactory tract，LOT）。外侧嗅束的轴突发出侧支投射到嗅皮质（olfactory cortex）、前嗅核（anterior olfactory nucleus）、梨形皮质（piriform cortex）、嗅结（olfactory tubercle）和杏仁核（amygdaloid nuclei）等区域，这将促进嗅皮质区细胞的分化发育。

嗅球神经元多是中间神经元，具有终生更新的能力，这些中间神经元主要是球周细胞（periglomerular cell）和颗粒细胞（granule cell），它们在胚胎期主要由外侧神经节突起区的神经干迁移、分化而来，出生后则主要由位于室管膜前下区的神经干细胞迁移、分化而来。神经元发生迁移可能与神经元前体细胞表面的神经细胞黏附分子（neural cell adhesion molecule，NCAM）有关。嗅球神经元发生的过程中，僧帽细胞首先发生，然后丛状细胞出现，颗粒细胞和球周细胞在出生后出现。嗅球神经元的发育易受物理和化学等致畸因素的影响，比如X射线、镇静剂和乙醇等。

神经胶质是由成神经胶质细胞分化而来的，成神经胶质细胞来源于室管膜下区（subventricular region）的生发层。

在神经胶质和嗅球胚基形成后，神经纤维层的轴突束状进入嗅球胚基，在嗅球表层下方与放射状神经胶质细胞混合形成神经纤维小体，它是嗅小球细胞（glomerular cell）的前体。轴突到达嗅小球层的靶区域，延伸形成许多分支与僧帽细胞、丛状细胞、球周细胞的树突形成突触，共同构成嗅小球层。新进入的轴突位于嗅小球层的中央，并不断将旧的轴突挤向周边区域。新的轴突表达GAP-43，它是未成熟嗅感受神经元的标志。成熟的嗅感受神经元表达嗅标记蛋白（olfactorymarkerprotein，OMP）。突触的建立有助于未成熟的神经元发育成熟。在啮齿类动物，嗅上皮大约含有5百万个嗅感受神经元，表达1000～1300个不同的气味受体基因，嗅球含有约2000个嗅小球结构。每一个嗅感受神经元只能特异表达一种气味受体基因，表达相同气味受体基因的嗅感受神经元随机分布在嗅上皮黏膜。嗅感受神经元的轴突向嗅球投射仅与1～4个嗅小球结构形成突触。在嗅小球细胞发育的早期，一个僧帽细胞向嗅小球细胞投射多条树突。在成熟期，一个僧帽细胞仅向嗅小球细胞投射一条树突，即每一个嗅小球细胞与每一个特定僧帽细胞形成突触。突触形成、球周细胞、僧帽细胞、丛状细胞的存在是嗅小球层发育形成的必要条件。嗅感受神经元的轴突对诱导嗅小球层的形成有非常重要的作用。在胚胎第19周，嗅球胚基已经增大延伸，并具有一定的形状。嗅球胚基开始位于室管腔（ventricular cavity）的中央腔与侧脑室之间，中央腔是嗅脑室（olfactory ventricle）的前体，在胚胎发育的过程中存在时间很短，很快消失，而侧脑室永久存在。由于受解剖结构的限制，嗅球胚基向脑室喙侧生长，并向脑室尾侧转移，因此在组织学上不易看见嗅球组织。

二、嗅上皮与嗅球的相互影响

在许多神经系统，神经元的分化发育成熟受它的靶器官的影响，例如：在胚胎期，将运动神经元与肌细胞分离，运动神经元将失活。同样嗅球对嗅感受神经元的分化发育成熟也有重要的影响。对器官培养实验、器官变性实验，器官重塑实验等研究表明，嗅球在嗅感受神经元发育过程中是必需的。将嗅黏膜分离单独移植培养时，嗅感受神经元不能完全分化、成熟，处于分化期的嗅感受神经元能发育生成轴突和带有纤毛的树突柄，也有一些神经元能合成OMP。而将嗅黏膜与嗅球共同培养时，嗅感受神经元表达带有纤毛的树突柄和合成的OMP的数量比单独培养嗅黏膜时多2倍，这表明嗅球对嗅黏膜的发育有一定的影响。对哺乳类动物行单侧嗅球切除后，术侧的嗅感受神经元发生变性，球形基底细胞分化产生新的神经元移行至嗅上皮，但重塑的嗅上皮不完全，较术前变薄，分化成熟的神经元数量明显减少。在切除嗅球侧，嗅上皮的神经元数量比未切除嗅球侧多2倍，但术侧几乎90%的神经元在术后2周死亡。这比神经元在正常嗅上皮的寿命短得多。这是因为神经元分化成熟的营养成分来自嗅球。嗅球切除后，嗅感受神经元不能得到来自嗅球的营养成分，而导致术侧嗅上皮大量新生神经元死亡，重组的嗅上皮变薄，发育不完全。

僧帽细胞对于嗅感受神经元的分化发育也有影响。将构成外侧嗅束的僧帽细胞切除，在嗅上皮可见增殖期的神经元增多，这可能与切除外侧嗅束的僧帽细胞引起的神经元死亡有关。

嗅感受神经元的轴突对嗅球的分化诱导也有作用。对脊椎动物的研究表明，将嗅基板切除，阻滞传入冲动，嗅球不能分化形成。研究发现嗅感受神经元的轴突能诱导嗅小球细胞异位形成和异位组织在嗅球形成嗅小球。将嗅球部分或全部切除后，嗅感受神经元的轴突能诱导移植至嗅球的大脑皮质或小脑皮质的组织重组形成嗅小球样组织。而将嗅上皮移植至大脑嗅球以外其他部分，神经元的轴突不能诱导靶组织形成嗅小球样组织。这可能因为支配嗅小球的神经是由嗅上皮神经元轴突向嗅球投射会聚形成的。在两栖动物可观察到嗅上皮神经元能诱导嗅球分化发育形成，而在哺乳动物却未发现神经元对嗅球分化诱导的明确作用，但可观察到嗅感受神经元的轴突投射到嗅球后，促进嗅球胚基前体细胞分化和细胞运动。在胚胎发育的早期，哺乳动物前脑喙侧区域细胞增殖特化为嗅球的胚基，嗅感受神经元的轴突向嗅球的靶区域投射，诱导嗅球外突和嗅球外丛状层和嗅小球层的形成，但没有促进诱导僧帽细胞的分化，实际上，僧帽细胞的分化在胚胎早期已经开始。

嗅感受神经元对嗅球神经元合成神经递质也有影响。将胚胎期的嗅球与嗅上皮混合培养，产生的含有酪氨酸羟化酶（tyrosine hydroxylase）的神经元比单独培养的嗅球多。将嗅球的传入神经阻滞，球周细胞、丛状细胞产生的多巴胺（dopamine）明显减少，球周细胞表达的酪氨酸羟化酶和它的信使RNA也明显减少。如果将嗅球重新恢复神经支配，多巴胺和酪氨酸羟化酶表达水平可恢复至原来水平。

有一种假说认为在嗅觉系统发育的早期，嗅上皮、嗅球的发育是相对独立的区域，嗅感受神经元与嗅球建立突触联系可进一步促进嗅球分化发育为精细结构。在Pax6突变的纯合子表现为嗅神经缺失，一个嗅球样结构开始在前脑泡发育，僧帽细胞样结构延伸其轴突向前脑腹侧迁移呈束状向嗅皮质投射，形成LOT样结构。在Tbr1基因敲除的小鼠模型，一些带有僧帽细胞表型的细胞存活，但他们没有向嗅皮质投射，而嗅感受神经元的轴突能正常会聚在嗅球形成嗅小球样结构。同样在Dlx-1和Dlx-2基因突变的小鼠模型，嗅球的中间神经元缺失，但嗅感受神经元的轴突可能会聚形成嗅小球。在Emx2基因突变的小鼠表现为嗅神经与嗅球没有建立突触联系，僧帽细胞结构紊乱，但僧帽细胞能正常投射到嗅皮质形成LOT。在嗅球缺失的嗅上皮，嗅感受神经元能表达气味受体基因。Benson等对新生小鼠研究结果表明，嗅觉剥夺对嗅上皮嗅感受神经元的数量没有明显影响，而对嗅球的体积和功能产生影响。Frazier等对新生大鼠单侧嗅觉剥夺，观察双侧嗅球的变化，结果发现嗅觉剥夺侧的嗅球体积比未剥夺侧的体积小约25%，可见嗅觉剥夺对嗅觉系统的发育产生重要影响。目前嗅觉剥夺对胎鼠的影响还无法确定，因为这种方法很难在胚胎期实施。将嗅觉信号转导通路中气味诱导信号阻滞，嗅觉系统的发育会受到影响。在缺乏环核苷酸门控通道（cyclic nucleotide-gated channels，CNC）基因的小鼠模型，轴突的周围投射受到影响，这表明轴突的最早投射部分具有气味依赖性，特别是僧帽细胞，但LOT的截面积正常。未行嗅觉剥夺侧的嗅球未发现异常变化。通过堵塞鼻腔或去除气味受体基因或去除通道蛋白基因的方法，阻滞气味信号转导，嗅感受神经元轴突仍然能向嗅球投射会聚，而且受损的嗅上皮能重建投射，由此推断在轴突投射过程中，有位置趋向性的因素参与轴突投射。

总之，这些研究说明嗅上皮缺失，嗅球细胞依然能存活。没有嗅感受神经元轴突传入纤维投射到嗅球，嗅球细胞依然能分化。反过来，嗅球缺失，嗅感受神经元能存活，并不断地更新和再生，但神经元的更新率受到影响。虽然嗅上皮和嗅球在某种程度上能独立存活，但在嗅觉系统发育过程中，组织间相互诱导的复杂关系对嗅觉系统的形成是非常重要的。

三、嗅觉系统发育调控的分子机制

目前，嗅觉系统的发育过程要经历特化、决定和分化三个时期，前两个时期发生在鼻原基之前，后一个时期发生在鼻原基始动之后。每一个时期都与特定的选择性基因或蛋白的表达有关，后者又受到细胞外信号通路的调控。迄今，关于嗅觉系统形成的分子调控机制尚不完全清楚，已知有一些基因与嗅觉系统的发育密切相关。

（一）与嗅觉发育相关的基因

1. Slit家族　Slit家族包括Slit1，Slit2和Slit3，其中在指导轴突再生方面，Slit2起主导作用。Slit基因编码的是一个较大的分泌性蛋白质，序列高度保守。哺乳动物Slit蛋白含有约1400个氨基酸残基，其相对分子质量为170～190 kDa，由发育期大脑的中隔组织分泌，经轴浆运输到达轴突末端，其受体是跨膜蛋白Robo。Slit基因家族对轴突生长和神经元迁移均有导向作用（图1-1-0-6）。

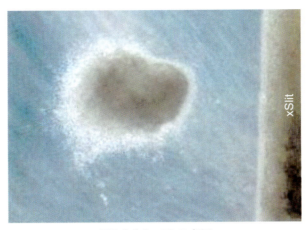

图1-1-0-6　Slit示意图
出生后5天的小鼠室管膜下区细胞与人胚肾细胞共同孵育培养，可见Slit对室管膜下区迁移的神经元起作用
（Wei Wu.1999）

其主要功能是对纵向轴突和连接轴突有排斥作用，排斥一些神经前体细胞的迁移。对脊椎动物的研究表明，Slit对培养的嗅球轴突、海马轴突和脊椎运动轴突均有化学排斥作用，可促进轴突分支和侧支轴突的生长。Slit2诱导嗅球僧帽细胞轴突侧支形成，参与嗅球、外侧嗅束的形成。Slit2蛋白与其受体Robo-1相互作用，通过短距离和长距离信号导向，以浓度梯度指导生长锥靶向生长，在神经元迁移和轴突生长导向方面起重要作用。Slit2可排斥某些运动神经元的轴突，还可促进感觉神经元轴突的延伸，对感觉神经元的轴突分支起正性调节作用。

2. Semaphorin家族　到目前为止，已克隆出30多个Semaphorin家族成员，分属于8个亚群。其中亚群1、2属于无脊椎动物，亚群3~7属于脊椎动物，亚群v（v-Semaphorin）是在病毒中发现的。这些Semaphorins分子有3种存在形式：分泌型、跨膜型和GPI-锚定型。所有Semaphorin家族成员的N末端都具有一段保守的大约500个氨基酸的Sema结构域。Neuropilin和plexins两个家族的蛋白分子是Semaphorin家族不同分子的主要作用受体。Semaphorin分子可以调节神经系统生长发育，影响轴突的分支和突触形成，是调节轴突生长的导向信号分子。研究发现，Sema 3F阻止外侧嗅束的轴突向中枢皮质板投射。而Sema 3B促使外侧嗅束的轴突向嗅中枢皮质投射，并分布在前脑泡的表面。同时semaphorins家族的其他成员，如Sema 3A对嗅球轴突的增殖分化没有明显作用，但对嗅感受神经元增殖分化有非常重要的作用。嗅球的一些细胞和它们的轴突表达Neuropilin-1和Neuropilin-2。

3. Netrin家族　Netrin家族在结构上高度保守，几乎在所有物种的神经系统中均有高表达，对中枢和外周神经细胞迁移具有吸引和排斥双重导向作用。这种双重导向作用可通过生长锥所表达的不同受体被激活，通过结肠癌缺失蛋白（deleted in colorectal cancer，DCC）家族受体激活吸引作用，UNC5H家族受体发挥排斥作用。在哺乳动物中Netrin的3个家族成员分别是Netrin-1、Netrin-3、Netrin-4。Netrin是一类由底板分泌的因子，是一种可分泌性蛋白，结构上与层粘连蛋白（laminin）γ短臂或D链相关，随后是三个EGF（epithelial growth factor）重复结构域，最后是NCT（netrin C-terminal）结构域。Netrin通过与细胞外基质或轴突膜相互作用发挥其远距离或近距离（仅几个细胞直径）作用。胚胎发育嗅球的僧帽细胞可过度表达Netrin家族如DCC和Unc5H3。Netrin-1和Netrin-G1在嗅球轴突增殖分化过程中没有起作用，但Netrin-1可促进嗅感受神经元增殖分化。研究证实缺乏netrin-1可导致胼胝体、前连合、海马连合等不能形成。Netrin家族在胚胎发育期的神经元、少突胶质细胞、中胚层细胞迁移和凋亡中都发挥作用。

4. Pax6基因　Pax6基因在嗅觉系统广泛表达，从胚胎的嗅基板到成熟嗅上皮、嗅球均有表达，对嗅觉系统发育调控有重要作用。人的Pax6基因位于11号染色体p13，鼠的Pax6位于2号染色体p13。Pax6

基因家族的共同特点为含有配对盒基元序列。Pax6配对盒基元保守序列为387bp，编码128～129个氨基酸的特殊DNA结合区，称为paired domain（PD）。Pax6基因最早表达于前神经板，这一区域最终会发育为嗅上皮、嗅神经和嗅球。pax6基因突变小鼠嗅感受神经元和嗅神经没有发育形成，可形成僧帽样细胞和嗅球样结构，但嗅球结构紊乱，外侧嗅束可分化发育形成（图1-1-0-7）。

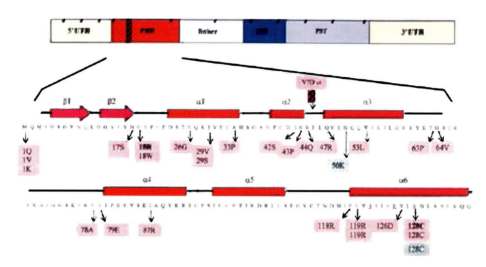

图1-1-0-7　Pax6结构及突变示意图

PAX6结构域结构，详细显示了配对域的结构，图解释在人类和小鼠中已鉴定出的配对结构域错义突变，该蛋白由包含多变选择剪接外显子5a的配对域（PRD）组成，同源结构域（HD）与配对域（PRD）被一个连接区分隔开；此外还有富脯氨酸、丝氨酸及苏氨酸转录活化结构域（PST）。一般前三个外显子及大部分第四个外显子共同组成了5'UTR，3'UTR长约1kb。延伸的配对域包含了构成N-末端a螺旋亚结构域的a1～a3，以及构成C-末端a螺旋亚结构域的a4～a6，氨基酸序列中氨基酸残基与DNA骨架直接接触（红色），氨基酸残基与DNA小沟或大沟（下划线残基）接触（蓝色）。人类错义突变氨基酸残基（粉色），小鼠中的错义突变残基（绿色），从该片段的起始处为选择性剪接外显子编号

（Veronica van Heyningen.2002）

5. bHLH家族　bHLH家族包括MyOD、NeuroD、OLIG、Mash、NGN、Id和Hes等基因。bHLH基因家族都含有碱性螺旋－环－螺旋结构域（basic helix-loop helix domain，bHLH），编码的bHLH蛋白是一段近60个氨基酸的片段，含有一个特征序列模式，由一个HLHM及其上游富含碱性氨基酸顺序的核酸顺序组成。bHLH蛋白以同源或异源二聚体形式与DNA上E-盒（E-box）序列CANNTG结合而发挥功能。bHLH蛋白的碱性区域与DNA相连接，bHLH区域则参与形成二聚体。bHLH蛋白的主要功能是调节各种干细胞向终末细胞的分化。它的高表达可促进干细胞的分化，相反低表达则抑制干细胞的分化，使干细胞处于持续的增殖状态。目前已知与嗅觉系统胚胎发育相关的bHLH家族基因，包括NeuroD、MASH -1、Ids和Hes。对小鼠的研究表明，NeuroD主要在含有不完全分化神经元的组织中表达，如嗅上皮、听囊、视网膜、嗅球、松果腺、小脑、海马和皮质等。外周神经系统的大部分结构在胚胎发育过程中存在NeuroD的瞬时表达。而在中枢神经系统结构，如皮质、海马、小脑和嗅球中，NeuroD的表达可维持到成年期。成年小鼠的嗅上皮中含有处于分化状态的神经元，其能维持NeuroD的表达直至成年期。NeuroD也能引起神经元前体细胞的早熟分化。MASH-1和它的同源蛋白MASH-1，它们分别由胚胎期的嗅上皮和基底细胞表达，与神经元的分化密切相关，其过表达可促进神经元前体细胞增殖并向神经元方向分化，不参与神经元本身的增殖。基因缺失实验表明，MASH-1的功能是嗅神经元正常发育所必需。MASH-1的表达模式和功能缺失表型揭示，它的蛋白产物可能决定存活的神经前体细胞向成熟细胞的转化。Id表达于端脑的室管膜区。此处的神经前体细胞的分化先被抑制，然后才能促进其进一

步增殖。Ids和Hes蛋白有相似的作用，但这两个家族是通过不同机制来抑制神经细胞发育的。Hes蛋白通过形成辅阻遏物来抑制基因转录，而Ids则通过分离底物而完成。此外，bHLH基因家族还受其他调节因子的作用，协同调节细胞的神经分化。如一些肽生长因子，胰岛素样生长因子与转移生长因子，它们在细胞的分化及生存中发挥重要作用。它们与细胞表面的受体结合，激活细胞内的信号通路，影响了bHLH基因家族从而影响细胞的分化与生存。

6. EMX2基因 EMX2基因是同源结构域基因，含同源转录因子，染色体定位于10q26.1，在中枢神经系统发育过程中发挥重要作用。EMX2基因突变胎鼠嗅感受神经元的轴突与嗅球神经元的树突不能形成会聚，可形成僧帽样细胞，但结构紊乱，嗅球和外侧嗅束可正常形成。

Tbr-1基因对嗅球僧帽细胞的神经再生和外侧嗅束的初级形成都有重要作用。Tbr1基因突变胎鼠能形成嗅感受神经元和嗅神经，不能分化形成僧帽细胞，嗅球结构紊乱，外侧嗅束没有形成。

Dlx基因参与间质的发育和嗅神经元与端脑之间建立突触联系。Dlx1和Dlx2基因突变胎鼠上皮能够分化形成轴突，嗅感受神经元和嗅神经发育正常，但嗅神经元的轴突与端脑间没有形成突触联系，嗅球缺失。此外还有Empty spiracles，Hogan，Otx2，Bf1 Noggin，Chordin，Follinstatin，Cerberus，Wnt等基因参与了嗅觉系统的发育形成。在胚胎发育的早期，还有一系列的转录因子参与，包括Anf，empty spiracles，EMX2，Dlx5，BF-1，Vax1，Pax6，Six3等。在嗅觉系统诱导分化过程中，上述因素相互作用，并决定基因表达的具体机制。

（二）黏附分子

黏附因子是一大类膜蛋白，他们介导细胞与细胞，细胞与细胞外基质的识别与结合，并参与细胞内外的信号转导，在胚胎分化发育、正常组织结构的维持发挥重要作用。参与嗅觉系统形成的重要黏附分子包括（神经细胞黏附分子neural cell adhesion molecule，NCAM）和神经元相关的细胞黏膜分子（neuro-related cell adhesion molecule，NrCAM）。NCAM是黏附分子免疫球蛋白家族中的典型分子，NCAM在神经系统的生长、发育过程中通过结合于靶细胞上起作用。NCAM-180基因突变胎鼠嗅感受神经元、嗅神经、僧帽细胞和嗅球都能正常发育形成，但僧帽细胞和嗅球体积比正常小。NrCAM在神经元轴突发育中起着重要作用。在动物胚胎的嗅上皮和嗅球均有表达，参与嗅感受神经元、嗅球、外侧嗅束及嗅皮质分化发育及突触形成。

（三）外源因子

嗅觉系统的发育受一系列外源因子的调控，包括成纤维细胞生长因子-2（fibroblast growth factor-2，FGF-2）、转化生长因子-β2（transform growth factor-β2，TGF-β2）、转化生长因子-α（transform growth factor-α，TGF-α）、血小板源性生长因子（platelet-derived growth factor，PDGF）、骨形成蛋白（bone morphogenetic proteins，BMP）、生长与分化因子-11（growth and differentiation factor 11，GDF11）以及音猬因子（sonic hedgehog，Shh）等。FGF-2、TGF-β2、PDGF依次作用于ORN的前体细胞及未成熟的神经元。其中，FGF-2刺激球基细胞的增殖，TGF-β2可诱导这些细胞分化为神经元，但对其存活无影响。而PDGF可促进分化的神经元的存活，但对神经元的分化无作用。在嗅觉系统中，NGF在嗅球中产生，逆行转运到嗅上皮。NGF通过与ORNs表面的高亲和力受体酪氨酸激酶A（tyrosine kinase，TrkA）受体结合，可保护成熟及未成熟的ORNs解剖后的退变。TGF-α刺激基底细胞增殖尤其是水平基底细胞，同时刺激水平基底细胞表达EGF受体。

Shh是近年来备受关注的一种发育分子。研究表明Shh基因位于7Q36位点内，全长9223bp，共有3个外显子，编码462个氨基酸。Shh信号通路由Shh信号分子和其受体组成，Shh的受体包括patched和smoothed两个亚单元，但只有patched有结合Shh的能力，当Shh和patched结合后，将解除patched对smoothed的抑制作用，启动smoothed亚单元向细胞内进行信号传递（图1-1-0-8）。

Shh作为重要的发育调控因子，参与体内诸多的发育过程，包括神经管的定型、肢体的发育、细胞表型的定向诱导等。在嗅觉系统的发育过程中，Shh促进神经褶前端的神经外胚层细胞特化发育为两侧嗅基板。在这个过程中BMP与Shh的作用相互制约。Shh还可诱导嗅感受神经元细胞分化发育。BMP

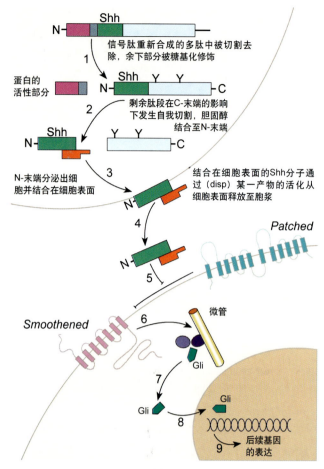

图1-1-0-8　Shh作用机制示意图

sonic hedehog（Shh）信号通路：（1）信号肽从新合成的多肽中被切割去除，余下部分被糖基化修饰，（2）剩余肽段在C-末端的影响下发生自我切割，胆固醇结合至N-末端，该处是蛋白的活性部分，（3）N-末端分泌出细胞并结合在细胞表面，（4）结合在细胞表面的Shh分子通过dispersed（disp）某一产物的活化，从细胞表面释放至胞浆，（5）释放的Shh抑制了Patched对Smoothened的抑制效应，（6）Smoothened由受Patched抑制的状态中被释放，激发了下游信号，（7）该信号刺激了转录因子Gli从结合在微管上的分子复合物中释放，（8）Gli进入核内结合至DNA，（9）结合后影响了一系列基因的表达

（Bruce M. 2004）

家族有20多个成员，它不仅在骨的形态发生中起重要作用，还是一有普遍意义的分化诱导因子，它对背腹轴的建立、器官形成阶段上皮和间充质间的诱导都有不可取代的作用。BMP-2在神经系统的发育中起着重要的作用，与其受体相互作用，共同调节来自于前部室管膜下区的神经干细胞的增殖、分化、成熟和凋亡。对大鼠的研究显示BMP-2在室管膜前下区、喙侧迁移流和嗅球发育的不同阶段都有表达。目前认为，BMPs和GDF11是嗅觉系统发育负反馈调节信号。

在胚胎发育过程中，分子信号与细胞外基质共同作用对于嗅感受神经元的轴突与嗅球的僧帽细胞和丛状细胞建立正确的突触联系是密不可分的。

四、嗅觉系统发育过程中的细胞凋亡

细胞凋亡（apoptosis）是多细胞生物胚胎发育过程中的一种自然发生的生理过程。在中枢神经和周围神经系统发育过程中细胞凋亡是一个重要现象，功能可能是调控神经元和胶质细胞的数量，使之与神经投射目标的大小相一致，同时给新生的神经细胞提供轴突生长的空间，并维持器官发育的正常形态和功能。至今对嗅觉系统凋亡的研究，以嗅上皮的嗅感受神经元和嗅球的凋亡为主。

哺乳动物的嗅上皮和嗅球存在广泛的细胞凋亡和神经发生。神经细胞过度生成及新老更替是嗅上皮和嗅球细胞凋亡普遍存在的原因。

研究表明，小鼠嗅上皮的发育过程中，至少有两个阶段的细胞凋亡高峰发生，第一个阶段是早期的细胞凋亡，即与神经系统起源，细胞移行和分类同时发生；第二阶段的细胞凋亡发生于神经系统突触已形成时，主要影响神经元，选择性破坏发育不良的连接（图1-1-0-9）。

嗅神经元的存活与凋亡也受嗅球的影响。将嗅球切除，术侧的嗅上皮嗅神经凋亡明显增加。大鼠嗅球从胚胎到成年存在广泛的细胞凋亡，出生后第5日凋亡达到高峰，随着发育成熟，细胞凋亡逐渐下

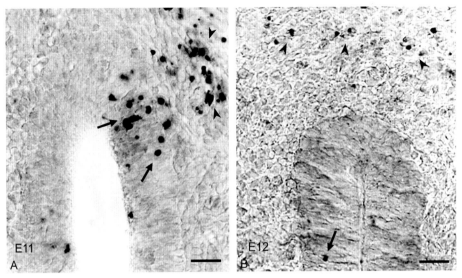

图1-1-0-9　嗅上皮凋亡示意图

嗅上皮取自胚胎E11、E12小鼠，ISNT方法标记细胞凋亡，凋亡细胞（箭头）A. E11期
嗅上皮胚基和嗅基板间质可见多量的凋亡细胞；B. E12期的嗅上皮仍可见凋亡的细胞核，
但少于E11，嗅基板间质也可见凋亡细胞（标尺是25μm）

（Voyron S.1999）

降。成年嗅球内存在大量来自喙侧迁移流的神经干细胞及神经前体细胞，其中一半在3个月内凋亡，存活的细胞最终分化为球周中间神经元，阻止嗅觉刺激可使颗粒细胞层中间神经元的神经发生和细胞凋亡减少。嗅球细胞凋亡随衰老逐渐增加。

　　凋亡刺激信号包括细胞外信号和细胞内信号，两种信号都是通过激活细胞内途径导致凋亡的发生。凋亡蛋白酶是细胞内凋亡途径的最主要的调节因子，在早期的细胞凋亡中发挥重要作用。Caspases是一个蛋白酶家族，它的活性基团有一个半胱氨酸，可以在天门冬氨酸的位置剪切其靶蛋白。其作用底物主要是维持细胞正常功能的重要蛋白，如结构蛋白或核蛋白。Caspases在凋亡中所起的主要作用是灭活细胞凋亡的抑制物，水解细胞的蛋白质结构，导致细胞解体，形成凋亡小体，在凋亡级联反应中水解相关活性蛋白，从而使该蛋白获得或丧失某种生物学功能。Caspases还可以激活其他的代谢酶类，如DNA酶等，通过剪切细胞核内的DNA而促进凋亡的发生。

　　Catherine等观察到Caspase-3和Caspase-9是调节胚胎期小鼠嗅觉系统神经元凋亡的重要因子。在胚胎期它们是由嗅上皮ORNs的轴突和胞体表达，调节嗅神经元的凋亡。在新生动物嗅球开始表达Caspase-3和Caspase-9。Caspase-3和Caspase-9异常可导致胚胎期嗅上皮的ORN大量增加，并引起新生动物嗅球异常（图1-1-0-10）。

　　最近的研究证实，线粒体在细胞凋亡的调控中发挥作用，Caspases的活化和调控具有线粒体依赖性。线粒体在发育起源上较早，多种内源性、外源性损伤因子都可以启动其相关凋亡途径。

　　在嗅觉系统发育过程中的细胞凋亡受多种因素的影响。神经营养因子是一类多肽类分子，主要包括以下6种成分：神经生长因子（nerve growth factor，NGF），脑源性神经营养因子（brain-derived neurotrophic factor，BDNF），神经营养因子-3（neurotrophic factor-3，NTF-3），神经营养因子-4（neurotrophic factor-4，NTF-4），神经营养因子-6（neurotrophic factor-6，NTF-6），神经营养因子-7（neurotrophic factor-7，NTF-7）。神经营养因子的受体有两个亚型：一为酪氨酸激酶受体，如TrkA，TrkB和TrkC；另一亚型为低亲和力NGF受体（p75），不具有内源性酪氨酸激酶活性。神经营养因子在嗅觉系统细胞分化、发育和凋亡中具有重要作用。神经生长因子、脑源性神经营养因子、胶质细胞源性神经营养因子、胰岛素样生长因子、白介素-2等也是嗅感受神经元继发凋亡的原因。

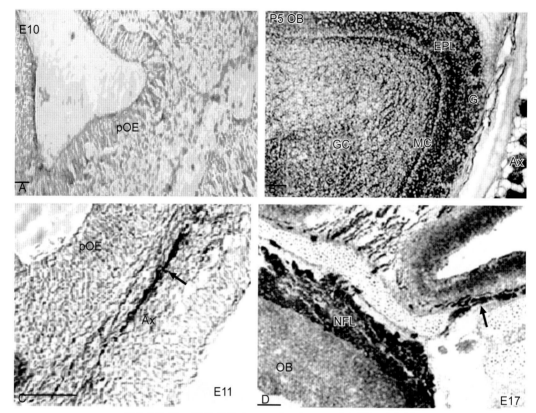

图1-1-0-10 嗅觉系统Caspase-3、Caspase-9与凋亡示意图

在野生型胎鼠和新生小鼠的嗅上皮和嗅球可见ORN的轴突及胞体表达Caspase-3和Caspase-9 A、B Caspase-3，C、D Caspase-9，嗅上皮（pOE），嗅觉受体神经元轴突（Ax），嗅球（OB），分泌颗粒（G），颗粒细胞（GC），僧帽细胞（MC），外丛状层（EPL），神经纤维层（NFL）（标尺是50μm），表达Caspase-9的ORN的轴突（箭头）

（Catherine M.2004）

（万桂莲）

参考文献

1. 叶菁，张重华. 影响嗅感受神经元再生的相关因素的研究进展. 中国中西医结合耳鼻咽喉科杂志，2006，14：270-272

2. 余科科，汪思应，张成岗. 神经突起生长导向因子（netrin）受体家族研究进展. 中国神经科学杂志，2004，20：476-480

3. BensonTE，RyugoDK，Hinds JW. Effects of sensory deprivationon the developing mouse olfactory system：a light and electron microscopic morphometric analysis. J Neurosci，1984，4：638-653

4. Bruce M，Carlson MD. Human embryology and developmental biology. 3th ed. Mosby：Philadelphia，2004

5. Catherine M，Cowan A，Jane Roskams. Caspase-3 and caspase-9 mediate developmental apoptosis in the mouse olfactory system. Neurolog，2004，474：139-140

6. Chuah MI，Farbman AI. Olfactory bulb increases marker protein in olfactory receptor cells. J Neurosci，1983，3：2197-2205

7. Chuah MI，Zheng DR. Olfactory marker protein is present in olfactory receptor cells of human fetuses. Neuroscience，1987，23：363-370

8. De Castro F，Hu L，Drabkin H，et al. Chemoattraction and chemorepulsion of olfactory bulb axons by different secreted semaphorins. J Neurosci，1999，19：4428-4436

9. Farbman A I，Squinto L M. Early development of olfactory receptor cell axons. Dev Brain Res，1985，19：205-213

10. Frazier LL，Brunjes PC. Unilateral odor deprivation：early postnatal changes in olfactory bulb cell density and number. J Comp Neurol，1988，269：355-370

11. Fukushima N, Yokouchi K, Kawagishi K, et al. Differential neurogenesis and gliogenesis by local and migrating neural stem cells in the olfactory bulb. Neuroscience Research, 2002, 44: 469

12. Gong Q, Shipley MT. Evidence that pioneer olfactory axons regulate telencephalon cell cycle kinetics to induce the formation of the olfactory bulb. Neuron, 1995, 14: 91-101

13. Herzog C, Otto T. Regeneration of olfactory receptor neuron-s following chemical lesion: time course and enhancement with growth factor administration. Brain Res, 1999, 849: 155-161

14. Humphrey T. The development of the olfactory and accessory olfactory formations in human embryos and fetuses. J Comp Neurol, 1940, 73: 431-468

15. Kageyama R, Ishibashi M, Takebayashi K, et al. bHLH transcri- ption factors and mammalian neuronal differentiation. Int J Biochem Cell, 1997, 29: 1389-1399

16. Humphrey T. The development of the olfactory and accessory olfactory formations in human embryos and fetuses. J Comp Neurol.1940, 73: 431-468

17. Kawano T, Margolis FL. Transsynaptic regulation of olfactory bulb catecholamine in mice and rats. J Neurochem, 1982, 39: 342-348

18. Legrier ME, Ducray A, Porpper A, et al. Cell cycle regulation during mouse olfactory neurogenesis. Cell Growth & Differe- ntiation, 2001, 12: 591-601

19. Li HS, Chen JH, Wu W, et al. Vertebrate slit a secreted ligand for the transmembrane protein roundabout is a repellent for olfactory bulb axons. Cell, 1999, 96: 807-818

20. Mombaerts P, Wang F, Dulac C, et al. Visualizing an olfactory sensory map. Cell, 1996, 87: 675-686

21. Moore KL, Persaud TVN. The developing human: clinically oriented embryology. 7th ed. Saunders, Philadelphia, 2003

22. Morrison EE, Graziadei PPC. Transplants of olfactory mucosa in the rat brain. Ⅰ. A light microscopic study of transplant organization. Brain Res, 1983, 279: 241-245

23. Nguyen Ba-Charvet KT, Brose K, et al. Slit2-mediated chemore -pulsion and collapse of developing forebrain axons. Neuron, 1999, 22: 1-20

24. Oppenhim RW, Chuwang IW, Maderdrut JS. Cell death of motoneurons in chick embryo spinal cord. Ⅲ.The differentiation of motoneurons prior to their induced degeneration following limb bud removal. J Comp Neurol, 1978, 177: 87-112

25. Przyborski SA, Knowles BA, Ackerman SL. Embryonic phenotype of Unc5h3 mutant mice suggests chemorepulsion during the formation of the rostral cerebellar boundary. Develop- ment, 1998, 125: 41-50

26. Pyatkina GA. Development of the olfactory epithelium in man. Z Mikrosk Anat Forsch, 1982, 96: 361-372

27. Rakic P. Specification of cerebral cortical areas. Science, 1988, 241: 170-176

28. Regulated expression of a cell surface protein neuropilin in the mouse nervous system. J Neurobiol, 1996, 29: 1-17

29. Schwanzel-Fukuda M, Pfaff DW. Origin of luteinizing hormone releasing hormone neurons. Nature, 1989, 338: 161-164

30. Schwob JE, Price JL. The development of axonal connections in the central olfactory system of rats. J CompNeurol, 1984, 223: 177-202

31. Schwob JE, Szumowski KEM, Stasky AA. Olfactory sensory neurons are trophically dependent on the olfactory bulb for their survival. J Neurosci, 1992, 12: 3896-3919

32. Shu T, Valentino KM, Seaman C, et al. Expression of the netrin -1 receptor deleted in colorectal cancer (DCC) is largely confined to projecting neurons in the developing forebrain. J Comp Neurol, 2000, 416: 201-212

33. Smart IHM. Location and orientation of mitotic figures in the developing mouse olfactory epithelium. J Anat, 1971, 109: 243-251

34. Takahashi S, Iwanaga I, Takahashi Y, et al. Neuron-specific enolase, neurofilament protein and S-100 protein in the olfactory mucosa of human fetuses: an immunohistochemical study. Cell Tissue Res.1984, 238: 231-234

35. Talamo BR, Rudel R, Kosik KS, et al. Pathological changes in olfactory neurons in patients with Alzheimer's disease. Nature, 1989, 337: 736-739

36. Vawter MP, Basaric-Keys J, Li Y, et al. Human olfactory neuroep ithelial cells: tyrosine phosphorylation and process extension are increased by the combination of IL-1beta, IL-6, NGF, and bFGF. Exp Neurol, 1996, 142: 179-194

37. Veronica van Heyningen, Kathleen A, Williamson. PAX6 in sensory development. Hum Mol Genet, 2002, 11:

1161-1167

38. Voyron S，Giacobini P，Tarozzo G，et al. Apoptosis in the development of the mouse olfactory epithelium. Dev Brain Res，1999，115：49-55

39. Wei Wu，Kit Wong，Jin-hui Chen，et al. Directional guidance of neuronal migration in the olfactory system by the protein Slit. Nature，1999，22：334

40. Yoshida M，Suda Y，Matsuo I，et al. Emx1 and Emx2 functions in development of dorsal telencephalon. Development，1997，124：101-111

41. Zheng C，Feinstein P，Bozza T，et al. Peripheral olfactory projections are differentially affected in mice deficient in a cyclic nucleotide-gated channel subunit. Neuron，2000，26：81-91

第二章

嗅觉系统的解剖

嗅觉是人体的一种重要感觉，起着辅助识别、危险预警、增进食欲、影响情绪等重要作用。嗅觉系统一旦出现障碍，将严重影响人类的生活。随着人们对生活质量的要求越来越高，嗅觉作为最原始的感觉功能之一，受到了鼻科专家、嗅觉生理学研究学者以及神经科医师们的高度重视，嗅觉研究在近几年得到了较大发展。

嗅觉系统是一个具有三级结构和分层型组织的感觉系统，能够察觉并处理有气味的气体分子。根据解剖结构，嗅觉系统可以被分为嗅上皮（olfactory epithelium，OE）、嗅球（olfactory bulb，OB）和嗅觉皮层（olfactory cortex，OC）三个部分（图1-2-0-1）。气体信息的初步转导发生在鼻腔内的嗅上皮，在这里气体分子与嗅觉感受细胞相互作用。嗅球为嗅觉的低级中枢，呈扁卵圆形，位于前颅窝底的筛板之上，大脑额叶前下方，是嗅觉通路的第一中转站。其后部索条状部分称为嗅束（olfactory tract，OT）。嗅球呈层状结构，由外向内依次为嗅神经层（olfactory nerve layer，ONL）、突触小球层（glomerular layer，GL）、外丛状（external plexiform layer，EPL）、僧帽细胞层（mitral cell layer，MCL）和颗粒细胞层（granule cell layer，GCL）。分布于其间的神经元有僧帽细胞（mitral cells，MC）、簇状细胞（tufted cells，TC）、球周细胞（periglomerular cells，PGC）、颗粒细胞（granule cells，GC）和短轴突细胞等。另外，在各突触小球、两侧嗅球和嗅中枢神经元之间均有着广泛的神经联系，起着相互影响和反馈的作用。嗅束主要由僧帽细胞、簇状细胞的轴突纤维及嗅

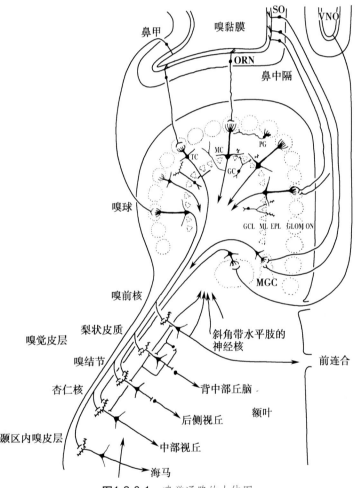

图1-2-0-1 嗅觉通路的大体图

嗅球接收嗅上皮内嗅觉感受神经元的纤维投射并发出投射纤维至嗅皮层本图显示嗅球内主要神经成分各部分间的主要投射模式，在嗅上皮内排列着大量的相互交叠的嗅觉感受神经元，这些神经元能够投射到单一的突触小球内，另外嗅觉中枢与大脑边缘结构间的联系也被证明改良嗅小球复合体(MGC)，犁鼻器(VNO)，外状丛层(EPL)，颗粒细胞(GC)，颗粒细胞层(GCL)，突触小球层(GLOM)，僧帽细胞(MC)，僧帽细胞层(ML)，嗅神经层(ON)，嗅觉感受神经元(ORN)，球旁细胞(PG)，中隔(SO)，簇状细胞(TC)

(Shepherd.1990)

皮层投射到嗅球颗粒细胞的纤维构成，还包括一些对侧嗅球与前嗅核（anterior olfactory nucleus，AON）的传出纤维，属于嗅觉信息的传入与抑制性的传出通路。

前穿质（anterior perforated substance）处形成嗅三角，其底部两侧发出两条灰质带，即外侧嗅束（lateral olfactory tract，LOT）和内侧嗅束（medial olfactory tract，MOT）。前者移行于梨状叶（piriform lobe），其内侧缘的纤维束（外侧嗅纹）至岛回，终止于杏仁体周围区（periamygdaloid area）；后者移行于大脑半球内侧面隔区，通过内侧嗅纹中的纤维束连接终板旁回、胼胝体下回和前海马残体，部分内侧嗅纹经前连合与对侧嗅球联系。嗅觉皮层为嗅觉的高级中枢，分为初级嗅皮层和次级嗅皮层。前者包括前梨状区和杏仁体周围区，直接接收来自嗅球和AON的纤维投射；后者指内嗅区，接收来自初级嗅皮层的纤维投射，而不直接接收自嗅球或嗅束来的纤维投射，其发出的纤维主要投射到海马。嗅觉的较高级中枢受两侧皮层支配。有人发现人类两侧大脑的嗅觉能力不一样，多数认为右侧为优势侧，因为观察到左侧中枢、周边及后脑切除的患者仍保持嗅觉识别能力，而右侧顶、额、颞叶损害的患者出现单侧气味识别障碍。

用功能核磁共振研究气味刺激后嗅觉的中枢活化区，结果显示醋酸异戊酯刺激后脑活化区位于梨状皮层，双侧眶额回，杏仁体，前扣带回，中、下额回，颞回，基底核，丘脑和岛回。右侧额回活化比左侧明显，左侧眶额回比右侧活化明显。以梨状皮层和眶额回为感兴趣区，男性和女性在这两个部位的活化强度无显著差异。

第一节　嗅黏膜的解剖

人类的鼻腔由鼻中隔分为左、右两侧，每侧鼻腔为一前后开放的狭长腔隙。鼻腔外侧壁上有突出于鼻腔中的三个骨质鼻甲，呈梯形排列，游离缘皆向内下方悬垂，分别称为上鼻甲、中鼻甲和下鼻甲。前起鼻前庭内鳞状上皮和柱状上皮的过渡区，向鼻腔内延伸，广布于鼻腔各壁及各个鼻道，与鼻咽部、鼻泪管和鼻窦的黏膜连续。黏膜按其部位、组织学构造和生理功能的不同，分为嗅区黏膜（olfactory mucosa）和呼吸区黏膜（respiratory mucosa）两部分。人类的嗅黏膜位于鼻腔顶较上的区域，仅占鼻腔上部的一小部分，分布于鼻腔的背侧面、鼻中隔和部分上鼻甲，这一区域大约有1~2cm²。嗅黏膜由OE和固有层两部分组成，OE为假复层柱状上皮，是由嗅觉感受神经元（olfactory receptor neurons，ORNs）、支持细胞（supporting cells，SCs）和基底细胞（basal cells，BCs）构成的一种特异性感觉上皮（图1-2-1-1）。其固有层为薄层结缔组织，内有较多血管、淋巴管和无髓鞘的嗅感受神经元轴突，并含有一

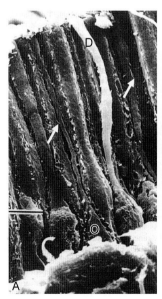
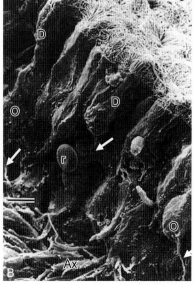

图1-2-1-1　人类嗅上皮扫描电镜显微照片

A. 在上皮较低处区域可见嗅觉感受神经元的胞体（O），嗅觉感受神经元的树突（D）沿着邻近的支持细胞的长度向上可延伸至上皮的表面（标准尺=5μm）；B. 可见支持细胞，嗅觉感受神经元的胞体（O）和树突（D），在上皮层底部可见轴突（箭头所示）沿着感受神经元胞体和轴突束（Ax）延伸，另外在上皮表面可见密集的刷样纤毛的分布，（r）血红细胞（标准线=5μm）

（Morrison. 1990）

种管泡状腺体，名嗅腺（olfactory gland）即Bowman腺，具有多数短管，开口于嗅黏膜表面。其分泌出的浆液性液体能够溶解到达该处的气流中含气味的物质微粒，刺激嗅觉纤毛（olfactory cilia）而产生嗅觉。

一、嗅觉感受神经元

脊椎动物ORNs呈细长状并具有双极，其胞体较小呈卵圆形，直径大约为5～7μm，并具有细长的可以扩展到嗅黏膜表面的顶树突，这些树突缠绕在邻近的感受神经元胞体、其他树突和支持细胞周围，并扩展到黏膜层表面，这些顶树突在黏膜表面扩大形成树突结节或嗅泡（olfactory vesicle）。在人类中，从嗅泡发出大量的纤毛并在OE表面向外延伸超过30μm长度，而在啮齿类动物中长度超过50μm。这些纤毛具有典型的9+2排列的微管结构，密度是10^6～$10^7/cm^2$，人类的嗅纤毛无动力臂，故不会活动。ORNs胞体的基底极处可发出直径大约为0.2μm的细长轴突，这在神经系统中属于最小的，其向内在固有层内形成无髓鞘的神经纤维并向上穿过筛骨的筛板，进入颅内终止于嗅球。在解剖学上ORNs在不同种群中具有形态学上的同源性，胞体位于上皮最深层面的ORNs常发出长而细的顶树突，而胞体位于较表浅层面的ORNs则常发出短而粗的顶树突。这些树突内包含高尔基（Golgi）小体、滑面和粗面内质网、线粒体、微管以及小囊泡。

ORNs从胚胎学上说是源自于嗅觉基板，而且被认为具有中枢神经系统的起源，但是ORNs并不是静态的，而是在整个生命过程中不停地进行更新。其平均生命期为30～120天不等，这主要取决于物种和周围环境的不同。ORNs胞体在OE不同层面的广泛分布可以反映ORNs的年龄。较年幼的细胞位于最深层邻近基底膜，在基底膜发生最初的分化，而年长的细胞胞体则位于黏膜表面附近。ORNs被一系列基底膜附近有丝分裂活化的前体基底细胞所取代。嗅神经横断后，基底细胞出现有丝分裂活动和氚标记的脱氧胸腺嘧啶混合物增加。Costanzo和Becker曾报道在人类头部创伤后出现明显的嗅觉损伤，这种嗅觉损伤被认为可能是因为位于筛板附近的感受神经元的轴突发生横断。另外有报道嗅觉损伤后其功能会恢复，这一观察结果表明轴突离断后出现的ORNs的缺失可以被有丝分裂活化的基底细胞所替代。

ORNs的轴突通过基底膜后，被施万细胞紧紧包裹在轴突系膜里，最多可有200个轴突包在一起。随后，轴突系膜相互融合形成簇状结构穿过筛骨前端的筛板后散布于嗅球的表面。施万细胞包绕ORNs的轴突这点与大多数神经胶质细胞的处理过程不同，它们主要表达神经胶质纤维酸性蛋白，而不表达层粘连蛋白、纤维结合蛋白和波形纤维蛋白。另外，轴突系膜的结构组成与典型的周围神经系统也不同。在后者，单一的轴突通常是被包裹在神经胶质胞浆内，而嗅神经是由被施万细胞紧紧包裹的许多轴突组成神经束。这些观察结果表明ORNs的轴突对嗅球的神经支配能力可能是受施万氏细胞的特殊特性影响的。在脊椎动物体内，ORNs的数量很多，相对于其他感觉系统，只有视网膜上的视杆和视锥细胞的数量要多于ORNs。

二、支 持 细 胞

支持细胞构成嗅上皮的支架结构。支持细胞以柱状的形式围绕在ORNs的周围，它们跨越嗅上皮的全层并逐渐变细，并以足样贴附于基底层。与ORNs相似，支持细胞具有细胞的极性，也具有细胞化学性质。ORNs的胞体、树突和轴突通常被支持细胞的套样延伸所包绕。显微镜检查法扫描显示，许多细微的细胞延伸贯穿整个上皮层与ORNs形成多重联系。支持细胞顶端部分被长的微绒毛所覆盖，它们没有轴突并不能介导任何感觉信息。这些微绒毛扩展到黏膜表面，与嗅毛的薄处相混合。

人类和其他脊椎动物中存在不同种类的支持细胞。鼻腔内的有些区域可能仅由支持细胞和水平基底细胞组成，这种改变在一定程度上可能是由于生理环境的改变产生的。其他支持细胞的不均一性可能是因为一种特殊形态蛋白的表达，这点与ORNs上气味受体的形态学表达是相平行的。事实上，扫描电子显微镜观察的结果表明，至少在一定程度上，嗅觉受体带的表达是由支持细胞顶端和感受神经元顶端特殊的形态学表现所决定的。因此，支持细胞的不均一性对气味受体特异性上皮区的形成发挥了作用。

三、基底细胞

基底细胞位于OE的最底层，沿固有层排列。一共可分为两类基底细胞——水平基底细胞（horizontal basal cells，HBCs）和球状基底细胞（globose basal cells，GBCs）。两者的直径大约有4~7μm，并有圆形的位于中央的细胞核。HBCs位于基底层并含有角蛋白和中间丝状体，并具有增殖上皮细胞的张力丝特性。另外HBCs还含有外-5'-核苷酸酶，外-5'-核苷酸酶是神经发育过程中的一个标记物。HBCs的组化特性与鼻腔呼吸上皮的基底细胞相同。GBCs可能是这些细胞本身的不同种类，它们位于HBCs的上方，其胞浆具有低电子密度并含有基底小体。动物研究显示基底细胞具有干细胞的能力，在较底层上皮区域证明存在有丝分裂，当ORNs或支持细胞受损时，它们能发生分化并取代之。体内、体外研究证据表明至少某些GBCs能够生出新的ORNs。在啮齿类动物中，HBCs缓慢的分化并补充为GBCs。

四、微绒毛细胞

除了主要的嗅上皮细胞（嗅觉感受神经元、微绒毛支持细胞和基底细胞）之外，在鼻腔中至少还有其他五种数量上较少的微绒毛细胞（microvillous cells）的类型。这里使用微绒毛（microvillous）一词是指所有具有绒毛的细胞类型。第一种细胞是刷状细胞，存在于嗅觉上皮和呼吸上皮，具有比支持细胞更不易弯曲的微绒毛，就像一个刷子；第二种细胞具有平行对齐的绒毛，而且这些绒毛同支持细胞相比在直径和长度上更加一致。通过使用固定的方法，这一细胞的胞浆要比周围的支持细胞更加具有低电子密度；第三种细胞通过常规的组织固定方法发现与周围的支持细胞同样具有较低的电子密度，不过它的微绒毛要比上面提到的第二种类型致密得多；第四种细胞存在于人类中，通过常规组织固定方法证明也是低电子密度的，它们呈烧瓶形状，具有短的微绒毛以及杆状亚核，这些细胞几乎占神经元总数的10%；第五种细胞的顶端与内耳的毛细胞相似，并且存在于发育的过程中，这种细胞比较稀疏并呈带状分布。

以上所提及的五型微绒毛细胞对钙结合蛋白spot-35呈免疫反应阳性。它的微绒毛胞膜具有特殊的凝集素标记模式，这与周围的嗅觉感受细胞的纤毛和支持细胞的微绒毛是截然不同的。2型微绒毛细胞顶膜具有1A6抗体并显示了外-5'-核苷酸酶的活性。另外，虽然2型和4型细胞具有不同的形态，但它们可能是相同的多形细胞。这些细胞的顶端的形状可能会受固定的影响。在固定的组织中可以看到大量的2型细胞，而在非固定的组织中可以看到大量的4型细胞。这些标记模式的功能含意仍然是未知的，而且所有微绒毛细胞的确切作用也是未知的。1型刷状细胞可能帮助调节电解质例如NaHCO$_3$的浓度。据推测，因为与内耳毛细胞相似，5型细胞具有的硬的不易弯曲的微绒毛可能属于机械性刺激感受器。2型和4型被认为是双极神经元，但是对于这一点还存在争议。

五、固有层、嗅腺和黏液

嗅黏膜的固有层含有轴突束、血管、结缔组织和嗅腺（Bowman腺）。ORNs的轴突形成了一个小的上皮内束，进入固有层后，在那里形成了大束（20~100μm）投射到嗅球的中央部。Bowman腺是分支的管泡状腺体，具有多种短管，开口于嗅黏膜的表面。Bowman腺主要与分泌覆盖嗅黏膜的黏液有关，分泌物为浆液性或水样，该分泌物可以清洁和湿润嗅上皮，并供给气味分子必需的溶剂，有辅助嗅觉的功能。人类的Bowman腺是球状的（直径20~40μm），由浆细胞和干细胞组成。浆细胞是呈锥体形的，具有球状核和短而粗的微绒毛，浆细胞内有高密度的分泌颗粒，但缺少浆液性腺泡细胞中广泛存在的粗面内质网。肌上皮细胞经过肌动蛋白染色可在低倍显微镜下看见其围绕着腺细胞。嗅黏膜中至少含有两种Bowman腺浆细胞，一种具有低电子密度小滴，而另外一种含有不透明小滴，这表明这些腺体可以分泌多样性的黏液产物。虽然这些产物的确切功能到目前为止还不明确，但是很有可能与气味剂的结合、清理和黏液黏度的维持有关，以保证嗅觉过程适当的发生。

关于OE怎样对应于嗅球的问题引起了大家的普遍兴趣并存在很大的争论。虽然有广泛的结构学上的模式，但OE和嗅球间的空间关系似乎并不是简单的点对点的局部结构，这一点与我们已知的视网膜侧面膝状体通路很相似。一个比较可信的解释是单一的轴突在离开上皮之后分类成功能性相关的亚基，因此，尽管针对于一种特殊气味的感受神经元可以分布于OE的几个区域，但是这些细胞的轴突融合成一个功能性亚基神经分布于嗅球的一个特定区域。电生理学方面的研究支持了这一假说，通过研究发现在嗅球中气体敏感性具有差别性的分布。

第二节　嗅球的解剖

嗅球（olfactory bulb，OB）是成对存在的，呈卵圆形结构。在大多数的哺乳动物中，OB占据了头颅内最重要的位置，并且体积相对较大。而在人类和其他的灵长类中，OB被扩大的大脑挤占，相对变小，位于额叶的腹侧面。OB具有典型的层状结构（图1-2-2-1）。和大脑中其他的脑组织一样，OB也是由传入纤维、主细胞、中间神经元这神经三要素组成。两个主要的传入纤维到达OB：一是ORNs的轴突，即嗅觉轴突，主要传递气体分子信息；二是脑神经轴突，即离心轴突，对OB微循环起着调节影响的作用。在OB中有两类主细胞：僧帽细胞和簇状细胞。中间神经元包括三类：球周细胞、颗粒细胞和短突细胞（图1-2-2-2）。

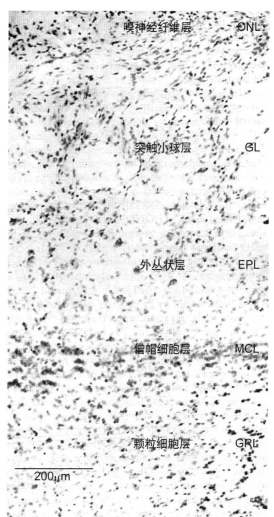

图1-2-2-1 人类嗅球的甲基紫罗兰染色切片显示了嗅球的层状结构
嗅神经纤维层（ONL），突触小球层（GL），外丛状层（EPL），僧帽细胞层（MCL），颗粒细胞层（GRL）（标准线＝200μm）

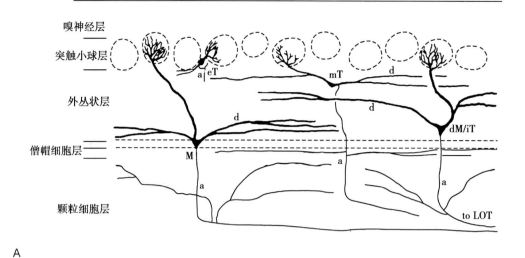

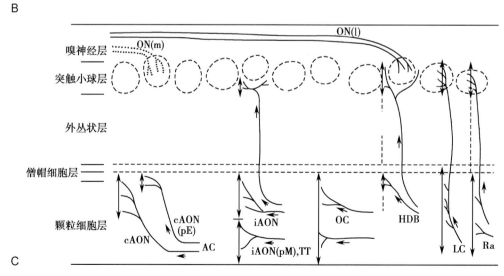

图1-2-2-2 哺乳动物主嗅球中（A）主细胞、（B）局部中间神经元和（C）传入纤维的层状分布示意图

A. 僧帽细胞、内部簇状细胞（iT 或移位僧帽细胞 dM）、中部簇状细胞（mT）和外部簇状细胞（eT）的树突和轴突侧突（a 轴突，d 树突，LOT 外侧嗅束）；B. 三种类型颗粒细胞GⅠ、GⅡ和GⅢ以及球旁细胞（PG）、表浅短突细胞[SA（s）]、van Gehuchten 细胞[SA（v）]、卡扎尔细胞[SA（c）]、水平细胞[SA（h）]、Blanes 细胞[SA（b）]和高尔基细胞[SA（g）]；C. ON（m）和 ON（l）代表嗅神经纤维的两种亚型，离心的传入纤维来自于对侧的前嗅核（cAON）、同侧的前嗅核（iAON）、顶盖（TT）、嗅皮层（OC）、斜角带的水平肢（HDB）、蓝斑（LC）和脊核（Ra）（pEAON的外侧部分，pM AON的近中部）

(Mori K.1987)

层次和神经类型

（一）嗅神经层

ORNs的无髓鞘轴突（平均直径0.3μm）组成了初级的嗅觉投射。轴突以单束到达嗅球并在表面交织形成嗅神经层。每一个神经束中，嗅觉轴突紧凑地排列着（彼此间5～20nm），这样可以使相邻轴突间发生假突触相互作用。嗅觉轴突在进入嗅球之前并不产生分支，并且它们的数量与ORNs的数量相一致。单一神经胶质细胞，即嗅鞘细胞，位于嗅神经层，包绕嗅觉轴突。这些细胞具有星形胶质细胞和施万细胞的特性，并且能够表达一系列的神经营养因子。嗅鞘细胞能够促进外伤后轴突的再生。

（二）突触小球层

ORNs的轴突从嗅神经层到达球状神经纤维网状区域被称为突触小球。在不同的脊椎动物中，突触小球的直径从30～200μm不等，组成突触小球层。小球层大约有一个或者两个小球的厚度。每一个嗅觉轴突仅发出神经支配一个突触小球。在进入突触小球后，嗅觉轴突发出具有末端膨体的树状分支（平均分支长度170μm），这些树状分支大约占突触小球的14%。在突触小球内，嗅觉轴突与主细胞和中间神经元的树突形成突触联系，因此，每个突触小球均是由轴突和树突间隔组成的复杂结构。

通过对突触小球进行显微电镜检查发现，每个小球均被大量PG细胞的小胞体（长轴6～8μm）包绕。每个PG细胞发出树突分支并终止于一个或两个突触小球内，并与嗅觉轴突和主细胞的树突末端混合，另外每个PG细胞的轴突则可以延伸至3～5个突触小球。PG细胞具有不同神经化学、形态学和生理学的特性。大约10%的PG细胞，由化学性质截然不同的神经元集合组成，而这些神经元与嗅觉轴突没有形成突触联系。

PG细胞与外簇状细胞和短突细胞相混合。短突细胞具有卵圆形胞体，其树突发出分支于小球间或围绕在小球周围，另外短突细胞的轴突可以延伸至1～3个突触小球。PG细胞和短突细胞的树突具有棘突，而簇状细胞则相反，它具有平滑的树突。外簇状细胞（长轴10～15μm）具有短的顶树突，终止于突触小球，并有1～3个基底树突扩展至突触小球下方。有些外簇状细胞发出轴突至嗅皮层，而中间神经元的轴突则终止于嗅球。中间簇状细胞既可以在突触小球层发生联系又能够在嗅球的相对区域间形成点对点的交互投射，形成"嗅球内联合系统（intrabulbar associational system）"的结构学组成。

突触小球是嗅球最有特色的特征。突触小球在功能上并不是一致的，这在对嗅球气体编码过程中起到主要的作用。小球的这种特异性的一个实例被称为"改良小球复合物（modified glomerular complex）"。这些小球位于嗅球尾部背侧中间区，具有不典型的结构特性，并有可能处理特殊气体信号的相关信息。小球的发育取决于ORNs的影响。嗅觉系统具有唯一的可塑性，虽然在成年人的一生中ORNs可以被新生的细胞所代替，但从嗅上皮到突触小球带状投射的稳定是保持不变的。细胞外基质或神经元黏膜分子对嗅觉轴突到突触小球起到了基本的指引作用。

（三）外丛状层

EPL主要包括由主神经元和颗粒细胞的树突形成的致密神经纤维网和相对低密度的神经元胞体。簇状细胞是OB中的一类重要的投射神经元，其胞体分散遍及于外丛状层。根据其分布和树突结构的不同，可以分为三种类型：深层簇状细胞的胞体位于外丛状层的深部，直径大约15～30μm，其形态上与移行的僧帽细胞相似。中层簇状细胞常位于外丛状层的中间层，它们的直径大约15～20μm，并有与深层簇状细胞相似的树突结构。每个细胞发出较细的顶树突延伸穿过整个外丛状层终止于单一的突触小球，在那里形成广泛的树枝状分支，然而其二级树突仍然限制在外丛状层的表层分区。表浅簇状细胞的胞体邻近突触小球，一个单一的顶树突延伸到突触小球并成树状分支。二级树突延伸的长度要比其他类型的簇状细胞要短。表浅簇状细胞的轴突很大程度上参与了嗅球的联系循环。虽然簇状细胞常被认为是小僧帽细胞，但是近期的证据显示它们无论在基因和形态上，还是轴突的分布上均有不同。这些数据表明僧帽细胞和簇状细胞在嗅觉系统气味信息处理中代表了至少两条平行回路。

（四）僧帽细胞层

僧帽细胞层（mitral cell layer，MCL）较薄，并包含僧帽细胞的相对较大的胞体（直径0.5～3.0μm）。僧帽细胞是OB中最主要的神经元，其胞体直径约为15～30μm。在青年人中，僧帽细胞的数量约为51 000。从僧帽细胞胞体发出顶树突（直径2～12μm，长200～800μm），并垂直于僧帽细胞层呈放射状的延伸，穿过EPL并以一个复杂的树状结构终止于突触小球层。每个僧帽细胞还有2～9个基底树突（直径1～8μm，长达1300μm），在半径900μm的范围内，发出分支终止于EPL。在家兔体内，可以有25个僧帽细胞发出神经支配于一个突触小球。因为二级树突分布的不同，僧帽细胞可以分为两种亚型：Ⅰ型僧帽细胞（M1），数量较多，其二级树突可到达EPL的深层，较邻近僧帽细胞层；Ⅱ型僧帽细胞（M2），胞体位置比较表浅，其二级树突呈放射状延伸穿过外丛状层分布于该层的表浅部分，邻近突触小球层。这两种类型僧帽细胞的二级树突均能够延伸长几百微米，穿过外丛状层到达对侧OB的对称位置。僧帽细胞的顶树突和二级树突随着它们的延长逐渐变细，并且光滑，没有棘状突起。虽然二级树突能够成树枝状分支，但它们的分支是有限的，与小球中簇状细胞顶树突的广泛程度不同。从细胞胞体的基极部分伸展出有髓鞘轴突，并加入OB的其他主要神经元的轴突中，在OB尾侧部分形成外侧嗅束，并到达二级嗅觉皮层。僧帽细胞的轴突常发出分叉，其分支分布于颗粒细胞层。

僧帽细胞和簇状细胞显示了多重的差别，包括细胞胞体的位置、基底树突的分布和递质的特异性。这些神经元也具有不同的细胞分化遗传因素。此外，僧帽细胞和簇状细胞可能与特殊种类的颗粒细胞存在联系，并且在嗅觉皮层存在不同的投射模式。另外，在僧帽细胞层内侧有一层较薄的神经纤维网状结构，其主要成分为大量的僧帽细胞和簇状细胞的轴突和侧突，以及颗粒细胞的外周树突，也被称为内网状层（internal plexiform layer，IPL）。

（五）颗粒细胞层

颗粒细胞是嗅球内主要的中间神经元，其与视网膜内的无长突细胞相似，两者均是无轴索细胞并且间接的形成局部回路。颗粒细胞的胞体较小，直径大约6～8μm，每3～5个细胞组成聚集体。在这些聚集体中，两个颗粒细胞之间存在间隙连接，因此每个相邻神经元的活动是同步的。它们有局限性的基底树突并布满被称为棘突（spines）的颗粒状突起。顶树突同样具有棘样突起，能够放射状的延伸，通过僧帽细胞层在外丛状层的亚层中广泛的发出树状分支。顶树突和基底树突上棘突的密度相对于其他有棘突的神经元来说属于中等程度，大约0.21个/μm。颗粒细胞的树突棘与那些通常所描述的树突棘稍有不同，它们的颈部很长，有时可长达5μm，另外它们的头部很大并呈椭圆形。根据颗粒细胞体在颗粒细胞层的位置和它们的顶树突在外丛状层的亚层分布的不同，可以将颗粒细胞分为几个亚型。表浅颗粒细胞的顶树突能够延伸穿过深部的外丛状层，中途不分支，最后到达表浅的亚层。深层颗粒细胞树状分支广泛并迅速地进入外丛状层，邻近僧帽细胞层。在小鼠和家兔体内存在第三种亚型，其树突树状分支可以延伸扩展整个外丛状层。值得注意的是这些颗粒细胞的数量，在亚层的组成与僧帽细胞和簇状细胞，在外丛状层二级树突的亚层分布是相应的。僧帽细胞的二级树突在外丛状层深部亚层的分布，很有可能与深层颗粒细胞形成突触回路。作为一个互补的形式，簇状细胞的二级树突在外丛状层表浅亚层的分布，很可能与浅层颗粒细胞建立突触回路。这些发现进一步支持了嗅觉系统在处理信息的过程中存在平行的信息传导回路这一说法。

在颗粒细胞层含有相对较多的短突细胞。通过高尔基渗透技术和钙离子蛋白微清蛋白免疫染色技术，将短突细胞进行分类，它们中的两类Golgi细胞和Blanes细胞体位于颗粒细胞层。这些神经元的大小处于颗粒细胞和僧帽细胞之间。Blanes细胞仅有树突的末端具有棘突，Golgi细胞的树突几乎是无棘突的。Golgi细胞和Blanes细胞的轴突终止于颗粒细胞层，并有部分终止于EPL的深处。

OB是嗅觉系统发生突触的第一位点，因此可能是嗅觉信息处理过程中的第一部分。所以了解OB内部突触回路的组成和功能具有重要的意义。嗅球的突触回路包括对称的和非对称的轴－树突触和树－树突触。嗅觉的信息传导通路主要位于以下两个主要层面，即突触小球层和外丛状层（图1-2-2-3）。最初的通路在突触小球内，在这儿嗅觉感受神经元的轴突与僧帽细胞、簇状细胞以及球周神经元发生兴奋性突触联系（图1-2-2-4）。

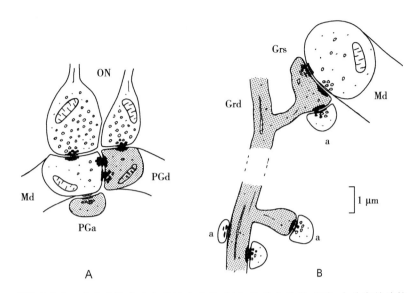

图1-2-2-3 哺乳动物嗅球中突触小球层（A）和外丛状层（B）内的突触连接

图中突触前抑制的成分为阴影，突触前兴奋的成分为无阴影 A. 为两个嗅觉感受神经元的轴突（ON）与僧帽或簇状细胞的树突（Md）和球旁细胞的树突（PGd）形成突触，在两个树突间也存在相互的突触连接，另外来自远处的球旁细胞的轴突（PGa）与僧帽或簇状细胞的树突形成突触；B. 为颗粒细胞棘突（Grs）与僧帽或簇状细胞的树突间形成相互的树－树突触连接，如图中所示棘突是源自颗粒细胞树突（Grd），另外图中可见离心的轴突（a）与颗粒细胞可形成突触连接

（Shepherd.1992）

图1-2-2-4 扫描电镜下的突触小球

图中可见嗅觉感受神经元轴突的末端（asteriks）与灰白的低电子密度树突形成不对称的突触联系（箭头），如图所示感受神经元轴突的末端充满着囊泡，并且大体上呈现电子致密形式，根据突触学苍白树突（Pd）应该为球旁细胞的树突，它与2个小的已经证实是僧帽或簇状细胞树突（Md）的苍白树突形成对称的突触联系（箭头），Pd具有棘样突起与两个感受神经元的轴突形成突触联系（箭头所示）并与Md形成树－树突触连接（标准线＝1.0μm）

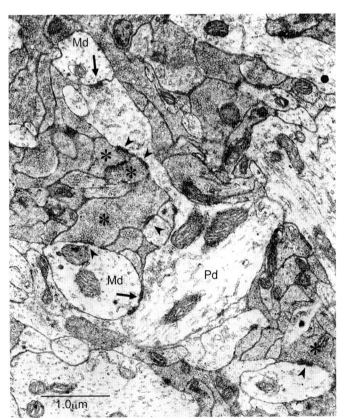

突触小球内回路的第2个主要部分是由僧帽细胞和簇状细胞与球周细胞形成的交互性树－树突触联系。除了之前提到的突触小球的主要突触组成之外，PG细胞的轴突还可以延伸5个以上突触小球的距离，在那里它们发出抑制性突触与僧帽或簇状细胞的顶树突发生联系。另外，在突触小球层集中了几种离心轴突，它们一般终止于PG细胞（见图1-2-2-2 C）。

在所有OB的回路中，被广泛研究的是僧帽或簇状细胞与颗粒细胞间的交互树-树突触联系（图1-2-2-3 B）。僧帽细胞和簇状细胞树突内的电子密度相对较低，其内具有微管、线粒体和多核蛋白体的典型分布。在突触前的质膜中有少数小球囊。在颗粒细胞棘突的头侧具有突触后特异性区域，通常头侧有凹面。突触后特异区是不对称的，棘突的头侧常含有不同大小的多形囊泡。棘突头侧的胞浆内相对于僧帽或簇状细胞树突具有高电子密度。与大多数棘突相反，颗粒细胞的棘突中存在线粒体。这一点可能与它们突触前功能相关的能量需求有关。

在外丛状层中颗粒细胞棘突和僧帽/簇状细胞树突之间的交互突触具有以1∶1比例的动态平衡。通过进一步的研究，Hinds发现不对称性树－树突触首先发生分化，但是在接下来的1天内变成对称性突触。另外，Greer和Halasz研究发现当OB颗粒细胞的亚群发生去神经时，这些棘突建立交互形式的新突触，包括不对称性和对称性的特异性发育。正如之前提到的，在外丛状层中树突的层状分布表明颗粒细胞的特异性亚群（深层颗粒细胞）优先与僧帽细胞形成突触，而其他层面的颗粒细胞则优先与簇状细胞形成突触。

另外，外丛状层反馈环的内在树状树突回路通过轴索侧支和离心轴突来发生作用。发自僧帽细胞和簇状细胞的轴索侧支终止于颗粒细胞的基底树突。另外还有一系列复杂的离心轴突，它们终止于OB的所有层面包括小球层、外丛状层和颗粒细胞层。离心轴突发自斜角带的水平肢（horizontal limb of the diagonal band，HDB）、神经嵴、蓝斑（locus coeruleus，LC）、对侧和同侧的前嗅核以及梨状皮质的神经元。大体上，离心轴突可以通过兴奋中间神经元、颗粒细胞和球周细胞的突触来调节OB的活性。

第三节　嗅觉中枢的解剖

一、中枢嗅觉结构的概述

二级嗅觉中枢包括嗅球中僧帽和簇状细胞的轴突投射到大脑内的所有区域，在哺乳动物中，我们通常描述和讨论的主要二级嗅觉中枢包括：AON、一系列喙内侧皮层（rostromedial cortices）、腹侧球形顶盖（ventral tenia tecta）、前海马的延长部（anterior hippocampal continuation）和灰被（indusium griseum）、嗅结节（olfactory tubercle）、梨状皮层（piriform cortices）的前部和后部、内梨状神经核（endopiriform nucleus）、杏仁体周围区、杏仁体前部皮层神经核以及内嗅皮层的侧面（the lateral entorhinal cortex）。尽管在脊椎动物和部分哺乳动物间嗅觉的投射模式在一定程度上保持了一致性，但是仍有物种间的差异。

除了大脑半球之间的连合处之外，所有的二级嗅觉中枢都是成对存在的，所有的证据都证明这些区域在解剖或者功能上是完全对称的。僧帽细胞和簇状细胞亚型的轴突从嗅球发出，形成了嗅柄（olfactory peduncle，OP）。这条通路也是喙状迁徙流（rostral migratory stream）的通路，室管膜下区（subventricular zone）的祖细胞通过这条通路向嗅球神经元迁移。在嗅柄和嗅球的尾部存在AON，它实际上是一种混合了几种具有特征性投射模式的不同形态学分类的皮层结构。AON主要具有两层结构（表面丛状层和深部细胞层），但是在其尾部末端邻近前连合处逐渐演变成三层的结构。

AON的背侧中部和LOT的中部含有几种二级嗅觉结构合起来称为喙内侧皮层，包括灰被（又称为背侧海马延长部或胼胝上回）、前海马的延长部、腹侧球形顶盖等，嗅结节有时作为嗅柄皮层也包含在内。前海马延长部和灰被在结构上被认为是海马结构的一部分，可能与腹侧球形顶盖一样源自大脑皮层中间部。

嗅柄的尾端以及外侧嗅束和嗅皮层的中部具有特征性的嗅结节。嗅结节与杏仁体（amygdaloid complex）和基底神经节（basal ganglia）相同，源自纹状体亚大脑皮层（striatal subpallium），嗅结节的尾端邻近嗅皮层的背侧中部，有些学者将它们划分为一组来与前嗅核和连续的侧面嗅觉皮层相区分。

从侧面来说，嗅球的僧帽细胞和簇状细胞的轴突在嗅柄区域从LOT发出。LOT轴突的侧突进入梨状皮层的前、后端、内嗅皮层的侧面以及过渡的杏仁体周围区和杏仁体皮质内侧部的前皮质神经核。梨状皮层是一个不均匀的3层皮质层，包括表浅丛状层和两个细胞胞体层，在嗅觉功能的研究中非常重要。梨状皮层的深部具有内梨状神经核，有些学者将其认为是梨状皮层的第4层，与第3层的深层部分既独立又相结合。在杏仁体内，源自LOT的嗅球侧突发出神经支配于前皮层神经核和杏仁体周围区；后者邻近于梨状皮层，有的时候也被认为是梨状皮层的一部分。这些杏仁体呈3层结构，这点与梨状皮层相似，其中第Ⅱ层和第Ⅲ层相对发育不全。内嗅皮层包括中间区和侧面区域，具有6层结构，这点与梨状皮层不同。因此内嗅皮层被认为是嗅觉不均皮质和同形皮质间的过渡型皮质。梨状皮层，内嗅皮层和杏仁体周围区皮层总体上被称为侧面嗅觉皮层（the lateral olfactory cortices）。

二、二级嗅觉中枢的联系

（一）前嗅神经核

AON作为前嗅皮层的亚单位，呈薄片状结构位于嗅柄的深处。根据其结构和联系的不同，AON可以被分为几个亚区域。AON主要有2层，即表浅丛状层和细胞胞体层，在表浅丛状层中含有传入投射纤维及其内在神经元的顶树突。也有学者认为在其尾部末端邻近前神经联合处逐渐形成第3层结构。AON接收来自嗅球表浅丛状层（层Ia）中僧帽细胞和簇状细胞的投射。

AON是发出到达嗅球的反馈联系的主要来源，所有的AON亚区均能够发出投射到达同侧和对侧嗅球，不过外侧部区域除外，该区域仅能通过前连合发出投射到达对侧嗅球。同时AON也能够发出投射到达梨状皮层、嗅结节、腹侧球形顶盖、眶额回和下丘脑，并能够接收来自梨状皮层、内嗅皮层以及海马CA1区的投射。

AON在嗅觉处理过程中的功能并不清楚，因为它能够调节大部分甚至两侧嗅球间的联系，因此可以推测AON在嗅觉信息处理中起到了重要的作用。在家兔体内记录到的AON神经元对气味剂的选择性反映比OB中记录到的要少。有研究发现，在对成年大鼠进行气味辨别试验的同时，通过使用2-脱氧葡萄糖（2-deoxyGlucose，2DG）染色法发现在试验动物体内AON内存在气味诱导的神经活性的改变，而对照组中则不存在；另外同样的试验在梨状皮层中也没有变化。当嗅柄处离心纤维被单侧离断或在OB内给予去甲肾上腺抑制剂后，OB中气味活性区域内c-fos的表达也会出现双侧的减少，然而2DG的吸收模式并不受影响。这些结果表明AON是一个可塑性的结构与嗅球和其他二级嗅觉结构一起参与嗅觉记忆过程。

（二）喙内侧的嗅觉结构

腹侧球形顶盖、前海马延长部和灰被能够接收来自OB突触小球层的传入。另外，前海马延长部和灰被也接收来自内嗅皮层的传入。因为前海马延长部和灰被被认为是海马结构的一部分，来自OB的传入直接到达海马而不用经过内嗅皮层。腹侧球形顶盖和前海马延长部也会发出返回到OB的反馈投射，而灰被则并没有。另外腹侧球形顶盖接收来自AON的投射，并发出投射返回AON，而灰被则接收梨状皮层的附加传入。

（三）嗅结节

哺乳动物的嗅结节是大脑基底部的一个重要的突出部分，位于嗅柄的尾部、LOT的中间部，它接收来自OB僧帽细胞和簇状细胞的传入纤维。嗅结节的表浅丛状层结构与嗅皮层的侧面和喙部相似，但是它的细胞结构具有多样性。一般来说，它与其他的纹状复合体相似，不过在邻近梨状皮层侧面则表现了3层皮层的结构。然而嗅结节与梨状皮层不同的是，嗅结节并没有传出投射到OB或者其他任何二级嗅觉结构；嗅结节的传出纤维直接到达丘脑的背中部和近中线处的神经核、腹侧苍白球（the ventral pallidum）和伏核（the nucleus accumbens）。到达和发自嗅结节的投射纤维在不同物种间是多样的，例如，在许多嗅觉敏感的动物中（嗅觉感知发育良好），嗅结节接收大量的直接来自嗅球的传入，并且在嗅结节和其他纹状体结构间有细胞桥的存在；然而在人类和其他嗅觉不敏感的灵长类动物中，嗅结节接收来自OB的传入纤维的区域则有所缩小。

（四）梨状皮层和内梨状神经核

在所有的二级嗅觉中枢中，对于梨状皮层在嗅觉功能方面的研究是最集中的。这一具有三层不均皮质的结构接收除了嗅结节之外的大量发自OB和其他二级嗅觉皮层的传入纤维。僧帽细胞和簇状细胞通过LOT投射到梨状皮层，并形成树状分支。梨状皮层也接收来自眶额回、岛叶皮层、海马、基底前脑、脑干、丘脑和下丘脑的投射，并且能够发出广阔的投射返回到OB。这些反馈投射主要终止于OB的颗粒细胞或其附近，颗粒细胞在嗅球对于僧帽细胞和簇状细胞投射神经元起到抑制作用。许多从梨状皮层到达其他区域的投射也曾被描述，包括到许多其他二级嗅觉中枢、海马、眶额回、岛叶皮层、杏仁体、下丘脑和丘脑的背中部及近中线的神经核的投射。

梨状皮层的深处有内梨状神经核，大量的多极细胞与上面的皮层相互连接，这一部分与层Ⅲ的深层部分即独立又相连，有些学者把它们当作梨状皮层的第Ⅳ层。内梨状神经核的功能是未知的，然而对动物模型的研究表明它在颞叶致癫痫方面起到了重要的作用。

（五）杏仁体周围皮质和杏仁体复合物的前大脑皮层神经核

在哺乳动物中，主OB的轴突投射到杏仁体周围皮质和杏仁体复合物的前大脑皮层神经核。副嗅球也可以发出投射到杏仁体，不过它的靶点区域与主OB不同。这些"扩展的杏仁体（extended amygdala）"结构表现了特征性的3层结构，但是层Ⅱ和层Ⅲ的发育要小于梨皮层。杏仁体周围皮质和杏仁体复合物的前大脑皮层神经核的嗅觉传出靶点包括梨状皮层、内嗅皮层、下缘区域和腹侧脑岛区域。在杏仁体内邻近前皮层神经核的第二表浅皮层结构是外侧嗅束的神经核。这一结构具有3层皮层结构，这点与前皮层神经核相似，不过对于它与其他二级嗅觉中枢的内部连接则了解得很少。

（六）内嗅皮层

内嗅皮层的侧面部分是嗅球轴突尾部的主要投射区域。内嗅皮层可以分为内侧区、外侧区和中间区三部分并且大体上具有6层（或7层，灵长类动物和大鼠在结构上有区别），这点与梨状皮层的3层的结构不同。内嗅皮层被认为是嗅觉不均皮层和同形皮层之间的过渡型，虽然它具有6层结构，但是并不能直接的对应于哺乳动物同形皮层的6层。内嗅皮层投射反馈到OB，以及其他嗅觉皮层结构包括前嗅核、腹侧球形顶盖、灰被、梨状皮层、内梨状神经核、嗅结节和杏仁体皮层，最主要的是到海马的投射。

结 论

本章主要总结了嗅觉系统的基本成分和组成方式，但是对于能够处理不挥发气味的特异性副嗅觉系统没有详细的介绍。嗅上皮、嗅球和各二级嗅觉中枢细胞间的不均一性仍然需要更进一步的研究。分子生物学工具（例如单克隆抗体技术和组织培养技术）的应用，可以进一步特征化嗅觉受体细胞的亚群。受体细胞功能、多样转导机制的可能性和气味分子受体的特性，这几方面也仍需要进一步的研究。许多对于OB的突触组成仍然是未知的，例如，对于OB中突触小球作为一个功能性单位来处理气味特异性的机制，以及嗅觉感受神经元轴突在突触小球中，如何发生选择性突触联系等均需要进一步了解。同样，我们对于离心轴突的突触学，以及它们是如何变更OB功能的了解还处在初级阶段。然而，近些年来将嗅觉系统作为一个模型来调查回路组成、发育原则、轴突向导、神经活性肽的分布和中枢神经系统可塑性等方面的研究越来越多。因此，在未来我们的研究不仅要针对一般脑组织的了解，尤其还要针对嗅觉系统的功能组成问题进行进一步的深入研究。

（朱莹莹）

参考文献

1. 李文琪，范少光. 嗅觉研究进展——2004年诺贝尔生理学或医学奖获奖工作简介. 生理科学进展，2006，37：83-96

2. 王正朝，黄瑞华，潘玲梅等. 环核苷酸门控离子通道的结构、功能及活性调节. 中国生物化学与分子生物学报，2006，22：282-288

3. Adamek GD，Shipley MT，Sanders MS. The indusium griseum in the mouse：architecture. Timm's histochemistry and some afferent connections. Brain Res Bull，1984，12：657-668

4. Allison AC，Warwick TT. Quantitative observations on the olfactory system of the rabbit. Brain，1949，72：186-196

5. Andres KH. Der olfaktorische Saum der Katze. Z Zellforsch Mikrosk Anat，1969，96：250-274

6. Bannister LH，Dodson HC. Endocytotic pathways in the olfactory and uptake of tracers. Microsc Res Techn，1992，23：128-141

7. Barber PC，Lindsay RM. Schwann cells of the olfactory nerves contain glial fibrillary acidic protein and resemble astrocytes. Neuroscience，1982，7：3077-3090

8. Bartolomei JC，Greer CA. Olfactory ensheathing cells：bridging the gap in spinal cord injury. Neurosurgery，2000，47：1057-1068

9. Behan M，Haberly LB. Intrinsic and efferent connections of the endopiriform nucleus in rat. J Comp Neurol，1999，408：532-548

10. Bhatnagar KP，Kennedy RC，Baron G，et al. Number of mitral cells and the bulb volume in the aging human olfactory bulb：a quantitative morphological study. Anat Rec，1987，218：73-87

11. Boulet M，Daval G，Leveteau J. Qualitative and quantitative odour discrimination by mitral cells as compared to anterior olfactory nucleus cells. Brain Res，1978，142：123-134

12. Braun N，Zimmerman H. Association of ecto-5'-nucleotidase with specific cells types in the adult and developing rat olfactory organ. J Comp Neurol，1998，393：528-537

13. Breipohl W，Laugwitz HJ，Bornfed N. Topological relation between the dendrites of olfactory sensory cell and sustentacular cells in different vertebrates. An ultrastructural study. J Anat，1974，117：89-94

14. Brennan PA，Keverne EB. Neural mechanisms of mammalian olfactory learning. Prog Neurobiol，1997，51：457-481

15. Buck L，Axel R. A novel multigene family may encode odorant receptors：a molecular basis for recognition. Cell，1991，65：175-187

16. Butler AB，Hodos W. Comparative Vertebrate Anatomy：Evolution and Adaptation. New York：Wiley-Liss，1996

17. Cameron HA，Kaliszewski CK，Greer CA. Organization of mitochondria in olfactory bulb granule cell dendritic spines. Synapse，1991，8（2）：107-118

18. Carmichael ST，Clugnet MC，Price JL. Central olfactory connections in the macaque monkey. J Comp Neurol，1994，346：403-434

19. Carnichael ST，Clugnet MC，Price JL. Central olfactory connections in the macaque monkey. J Comp Neurol，1994，346：403-434

20. Carr V Mcm，Farbman AI，Coletti LM，et al. Identification of a new nonneuronal cell type in rat olfactory epithelium. Neuroscience，1991，45：433-449

21. Carr V Mcm，Menco B Ph M，Yankova MP，et al. Odorants as cell-type specific activators of a heat shock response in the rat olfactory mucosa. J Comp Neurol，2001，432：425-439

22. Carson KA. Quantitative localization of neurons projecting to the mouse main olfactory bulb. Brain Res Bull，1984，12：629-634

23. Clancy AN，Schoenfeld TA，Macrides F. Topographic organization of peripheral input to the hamster main olfactory bulb. Chem Senses，1985，10：399-400

24. Clark WE，Le Gros. The projection of the olfactory epithelium on the olfactory bulb in the rabbit. J Neurol Neurosurg Psychiatry，1951，14：1-10

25. Costanzo RM，Becker DP. Smell and taste disorders in head injury and neurosurgery patients. In：Meiselman HL，Rivilin RS. Clinical Measurements of taste and smell. New York：MacMillian Publishing Corp，1986：565-578

26. Costanzo RM，Grazidei PPC. Development and plasticity of the olfactory system. In：Finger TE，Sliver WL，eds.

Neurobiology of taste and smell. New York：John Wiley & Sons，1987：233-250

27. Costanzo RM，Morrison EE. Three-dimensional scanning electron microscopic study of the normal hamster olfactory epithelium. J Neurocytol，1989，18：381-391

28. Davis BJ，Macrides F. The organization of centrifugal projections from the anterior olfactory nucleus，ventral hippocampal rudiment，and piriform cortex to the main olfactory bulb in the hamster：an autoradiographic study. J Comp Neurol，1981，203：475-493

29. Davis BJ，Macride F，Youngs WM，et al. Efferents and centrifugal afferents of the main and accessory olfactory bulbs in the hamster. Brain Res Bull，1978，3：59-72

30. Doucette R. PNS-CNS transition zone of the first cranial nerve. J. Comp. Neurol，1991，312：451-466

31. Eng DL，Kocsis JD. Activity dependent changes in extracellular potassium and excitability in turtle olfacotry nerve. J Neurophysiol，1987，57：740-754

32. Farbman AL，Menco B. Development of olfactory epithelium in the rat. In：Breipohl W，ed. Ontogeny of olfaction. New York：Springer-Verlag，1986：45-56

33. Funk D，and Amir S. Enhanced fos expression within the primary olfacotry and limbic pathways induced by an aversive conditioned odor stimulus. Neuroscience，2000，98：403-406

34. Gabriela SA，Bronwen MJ，Keith MK. Neural encoding of olfactory recognition memory. Journal of Reproduction and Development，2005，51：547-558

35. Getchell ML，Getchell TV. Fine structural aspects of secretion and extrinsic innervation in the olfactory mucosa. Microsc Res Techn，1992，23：111-127

36. Getchell TV，Shepherd GM. Synaptic actions on mitral and tufted cells elicited by olfactory nerve volleys in the rabbit. J Physiol，1975，251：497-522

37. Goldstein BJ，Schwob JE. Analysis of the globose basal cell compartment in rat olfactory epithelium using GBC-1，a new monoclonal antibody against globose basal cells. J Neurosci，1996，16：4005-4016

38. Granziadei PPC，Monti-Graziadei GA. Neurogenesis and neuron regeneration in the olfactory system of mammals. I. Morphological aspects of diiferentiation and structural organization of the olfactory sensory neurons. J Neurocytol，1979，8：1-18

39. Graziadei PPC，Monti Graziadei GA. The olfactory system：a model for the study of neurogenesis and axon regeneration in mammals. In Cotman CW（Ed）. Neuronal Plasticity，New York：Raven Press，1978：131-153

40. Greer CA，Stewart WB，Kauer JS，et al. Topographical and laminar localization of 2-deoxyGlucose uptake in rat olfactory bulb induced by electrical stimulation of olfactory nerves. Brain Res，1981，217：279-293

41. Greer CA. Golgi analyses of dendritic organization among denervated olfactory bulb granule cells. J Compar Neurol，1987，257：442-452

42. Greer CA，Halasz N. Plasticity of dendrodendritic microcircuits following mitral cell loss in the olfactory of the murine mutant Purkinje cell degeneration. J Compar Neurol，1987，256：284-298

43. Greer CA，Shepherd GM. Mitral cell degeneration and sensory function on the neurological mutant mouse Purkinje cell degeneration（PCD）. Brain Res，1982，235：156-161

44. Greer CA，Kaliszewski CK，Cameron HA. Ultrastructural analyses of local circuits in the olfactory system. Pro Electr Microsc Soc Am，1989，47：790-791

45. Liu WL，Shipley MT. Intrabulbar associational system in the rat olfactory bulb comprises cholecystokinik-containing tufted cells that synapse onto the dendrites of GABAergic granule cells. J Comp Neurol，1994，346：541-558

46. Haberly LB. Olfactory cortex. In：Shepherd GM. The Synaptic Organization of the Brain. New York：Oxford University Press，1998：377-417

47. Haberly LB. Parallel-distributed processing in olfactory cortex：new insights from morphological and physiological analysis of neuronal circuitry. Chem Sense，2001，26：551-576

48. Haberly LB，and Price JL. Association and commissural fiber systems of the olfactory cortex of the rat. J Comp Neurol，1978，178：711-740

49. Hamrick WD，Wilson DA，Sullivan RM. Neural correlates of memory for odor detection conditioning in adult rats. Neurosci Lett，1993，163：36-40

50. Harrison T，Scott J. Olfactory bulb responses to odor stimulation：analysis of response pattern and intensity relationships. J Neurophysiol，1986，56：1571-1589

51. Heimer L，Wilson RD. The subcortical projections of the cortex：similarities in the neural connections of the

hippocampus，the pirform cortex and the neocortex. In：Santini M. Perspectives in Neurobiology. New York：Raven，1975：177-193

52. Holbrook EH，Mieleszko Szumowski KE，Schwob JE. An immunochemical，ultrastructural，and developmental characterization of the horizontal basal cells of rat olfactory epithelium. J Comp Nuerol，1995，363：129-146

53. Huard JMT，Youngentob SL，Goldstein BJ，et al. Adult olfactory epithelium contains multipotent progenitors that give rise to neurons and non-neural cells. J Comp Neurol，1998，400：469-486

54. Inokuchi A，Boran TV，Kimmelman CP，et al. Effects of locus ceruleus and olfactory bulb stimulation on rat olfactory tubercle neuron activity. Otolaryngol Head Neck Surg，1988，98：116-120

55. Inokuchi A，Mooney KE，Snow JB Jr. Dopaminergic modulation of bulbofugal projections in the rat olfactory tubercle. Am J Otolaryngol，1987，8：214-218

56. Jackowski A，Parnavelas JG，Lieberman AR. The reciprocal synapse in the external plexiform layer of the mammalian olfactory bulb. Brain Res，1978，159：17-28

57. Jahr CE，Nicoll RA. An intracellular analysis of dendrodendritic inhibition in the turtle in vitro olfactory bulb. J Physiol 1982，326：213-234

58. Jankovski A，Garcia C，Soriano，et al. Proliferation，migration and differentiation of neuronal progenitor cells in the adult mouse subventricular zone surgically separated from its olfactory bulb. Eur J Neuros，1998，10：3853-3868

59. Jeffery PK，Reid L. New observations of rat airway epithelium：a quantitative and electron microscopic study. J Anat，1975，120：295-320

60. Jourdan F. Ultrastructure de le'epithelium olfactif du rat：polymorphisme des recepteurs. Cr Hebd Seanc Acad Sci Paris，1975，280：5250-5254

61. Kafitz KW，Greer CA. Differential expression of extracellular matrix and cell adhesion molecules in the olfactory nerve and glomerular layers of adult rats. J Neurobiol，1998，34：271-282

62. Kasowski HJ，Kim H，Greer CA. Compartmental organization of the olfactory bulb glomerulus. J Comp Neurol，1999，407：261-274

63. Kauer JS. Coding in the olfactory system. In：Finger TE. Neurobiology of taste and smell. New York：John Wiley & Sons，1987：205-331

64. Kauer JS. Olfactory receptor cell staining using horseradish peroxidase. Anat Rec，1981，200：331-336

65. Kauer JS. Response patterns of amphibian olfactory bulb neurons to odour stimulation. J Physiol London，1974，243：695-715

66. Kern RC，Pitovski DZ. Localization of 11β-hydroxyseroid dehydrogenase：specific protector of the mineralocorticoid receptor in mammalian olfactory mucosa. Acta Otolaryngol（Stockh），1997，117：738-743

67. Kier EL，Fulbright RK，Bronen RA. Limbic lobe embryology and anatomy：dissection and MR of the medial surface of the fetal cerebral hemisphere. Am J Neuroradial，1995，16：1847-1853

68. Klenoff JR，Greer CA. Postnatal development of olfactory receptor cell axonal arbors. J Comp Neurol，1998，390：256-267

69. Kosaka K，Heizmann CW，Kosaka T. Calcium-binding protein parvalabumin-immunoreactive neurons in the rat olfactory bulb. 1. Distribution and structural features in adult rat. Exp Brain Res，1994，99：191-204

70. Kosaka K，Toida K，Margolis FL，et al. Chemically defined neuron groups and their subpopulations in the glomerular layer of the rat main olfactory bulb. II. Prominent differences in the intraglomerular dendritic arborization and their relationship to olfactory nerve terminals. Neuroscience，1997，76：775-786

71. Kowianski P，Lipowska M，Morys J. The piriform cortex and the endopiriform nucleus in the rat reveal generally similar pattern of connections. Folia Morphol，1999，58：9-19

72. Krettek JE，and Price JL. A description of the amygdaloid complex in the rat and cat with observations on intra-amygdaloid axonal connections. J Comp Neurol，1978，178：255-280

73. Kunzle H，Radtke-Schuller S. Basal telencephalic regions connected with olfactory bulb in a Madagascan hedgehog tenrec. J Comp Neurol，2000，423：706-726

74. LaMantia AS，Bhasin N，Rhodes K，et al. Mesenchymal/ epithelial induction mediates olfactory pathway formation. Neuron，2000，28：411-425

75. Land LJ. Localized projection of olfactory nerves to rabbit olfactory bulb. Brain Res，1973，63：153-166

76. Landis DMD，Reese TS，Raviala E. Differences in membrane structure between excitatory and inhibitory components

of the reciprocal synapse in the olfactory bulb. J Compar Neurol, 1974, 155：67-92

77. Leveateau J, MacLeod P. Olfactory discrimination in the rabbit olfactory glomerulus. Science, 1966, 153：175-176

78. Levy F, Meurisse M, Ferreira G, et al. Afferents to the rostral olfactory bulb in sheep with special emphasis on the cholinergic, noradrenergic and serotonergic connections. J Chem Neuroanat, 1999, 16：245-263

79. Luskin MB, Price JL. The topographic organization of associational fibers to the olfactory system in the rat, including centrifugal fibers to the olfactory bulb. J Comp Neurol, 1983b, 216：264-291

80. Luskin MB, Price JL. The laminar distribution of intracortical fibers originating in the olfactory cortex of the rat. J Comp Neurol, 1983, 216：292-302

81. Luskin MB, Price JL. The distribution of axon collaterals from the olfactory bulb and the nucleus of the horizontal limb of the diagonal band to the olfactory cortex demonstrated by double retrograde labeling techniques. J Compar Neurol, 1982, 209：249-263

82. Mackay-Sim A, Chuah MI. Neurtrophic factors in the primary olfactory pathway. Prog Neurobiol, 2000, 62：527-559

83. Macrides F, Schoenfeld TA, Marchand JE, et al. Evidence for morphologically, neuronchemically and functionally heterogeneous classes of mitral and tufted cells in the olfactory bulb. Chem Sense, 1985, 10：175-202

84. Meisami E, Hamedi S. Relative contribution of brain and peripheral connections to postnatal growth and cell accretion in the rat olfactory bulb. Brain Res, 1986, 394：282-286

85. Menco B Ph M. Lectins bind differentially to cilia and microvilli of major and minor cell population in olfactory and nasal respiratory epithelia. Microsc Res Techn, 1992, 23：181-199

86. Menco B Ph M, Farbman AI. A banded topography in the developing rat's oflactory epithelial surface. J Comp Neurol, 1997, 388：293-306

87. Menco B Ph M, Jackson JE. Cells resembling hair cells in developing rat olfactory and nasal respiratory epithelia. Tissue Cell. 1997b, 29：707-713

88. Menco B, Farbman AL. Genesis of cilia and microvilli of rat nasnal epithelia during prenatal development. I. Olfactory epithelium, qualitative studies. J Cell Sci, 1985, 78：283-310

89. Menco B, Farbman AL. Genesis of cilia and microvilli of rat nasnal epithelia during prenatal development. II. Olfactory epithelium, a morphometric analysis. J Cell Sci, 1985, 78：311-336

90. Menco B Ph M, Birrell GB, Fuller CM, et al. Ultrastructural localization of amiloride-sensitive sodium channels and Na^+, K^+-ATPase in the rat's olfactory epithelial surface. Chem Senses, 1998, 23：137-149

91. Miller ML, Andringa A, Evans JE, et al. Microvillar cells of the olfactory epithelium：morphology and regeneration following exposure to toxic compounds. Brain Res, 1995, 669：1-9

92. Millhouse, OE, Heimer L. Cell configurations in the olfactory tubercle of the rat. J Comp Neurol, 1984, 228：571-597

93. Miyawaki A, Homma H, Tamura HO, et al. Zonal distribution of sulfotransferase in olfactory sustentacular cells. EMBO J, 1996, 15：2050-2055

94. Monti-Graziadei GA, Karlan MS, Bernstein, JJ, et al. Reinnervation of the olfactory bulb after section of the olfactory nerve in monkey. Brain Res, 1980, 189：343-354

95. Moore KL, Persaud TVN. The developing human：clinically oriented embryology. 7th ed. Saunders：Philadelphia, 2003

96. Moran DT, Rowley III J C, Jafek BW, et al. The fine structure of the olfactory mucosa in man. J Neurocytol, 1982, 11：721-746

97. Moran DT, Rowley JC, Jafek BW. Electron microscopy of human olfactory epithelium reveals a new cell type：the microvillar cell. Brain Res, 1982, 253：39-46

98. Mori K. Membrane and synaptic properties of identified neurons in the olfactory bulb. Pro Neurobiol, 1987, 29：275-320

99. Mori K, Kishi K, Ojima H. Distribution of dendrites of mitral, displaced mitral, tufted, and granule cells in the rabbit olfactory bulb. J Compar Neurol, 1983, 219：339-355

100. Mori K, Nagao H, Yoshihara Y. The olfactory bulb：coding andprocessing of odor molecule information. Science, 1999, 286：711-715

101. Mori K, Nowycky MC, Shepherd GM. Analysis of a longduration inhibitory potential in mitral cells in the isolated

turtle olfactory bulb. J Physiol, 1981, 314: 311-320

102. Mori K, Von Campenhausen H, Yoshihara Y. Zonal organization of the mammalian main and accessory olfactory systems. Phil Trans Roy Soc LondSer B Biol Sci, 2000, 355: 1801-1812

103. Morrison EE, Costanzo RM. Morphology of the human olfactory epithelium. J Compar Neurol, 1990, 297: 1-13

104. Morrison EE, Costanzo RM. Morphology of olfactory epithelium in human and other vertebrates. Microsc Res Techn, 1992, 23: 49-61

105. Naessen R. An enquiry on the morphological characteristics and possible changes with the olfactory region of man. Acta Otolaryngol, 1971, 71: 49-62

106. Naguro T, Iwashita K. Olfactory epithelium in young adultand aging rats as seen with high-resolution scanning electron microscopy. Microsc Res Techn, 1992, 23: 62-75

107. Nowycky MC, Mori K, Shepherd GM. Blockade of synaptic inhibition reveals long-lasting synaptic excitation in isolated turtle olfactory bulb. J Neurophysiol, 1981, 46: 649-658

108. Nowycky MC, Mori K, Shepherd GM. GABAergic mechanisms of dendrodendritic synapses in isolated turtle olfactory bulb. J Neurophysiol, 1981, 46: 639-648

109. Ogata T. Mammalian tuft (brush) cells and chloride cells of other vertebrates share a similar structure and cytochemical reactivities. Acta Histochem. Cytochem, 2001, 33: 439-449

110. Ohta Y, Ichimura K. Globose basal cells are identified as proliferating cells in mouse olfactory epithelium. Ann Otol Rhino Laryngol, 2001, 110: 53-55

111. Ophir D, Lancet D. Expression of intermediate filaments and desmoplakin in vertebrate olfactory mucosa. Anat Rec, 1988, 221: 740-760

112. Orona E, Scott JW, Rainer EC. Different granule cell population innervate superficial and deep regions of the external plexiform layer in rat oflactory bulb. J Neurol, 1983, 217: 227-237

113. Paxinos G, Watson C. The Rat Brain in Stereotaxic Coordinates. San Diego: Academic Press, 1986

114. Pedersen PE, Jastreboff P J, Stewart WB, et al. Mapping of an olfactory receptor population that projects to a specific region in the rat oflactory bulb. J Compar Neurol, 1986, 250: 93-108

115. Pinching AJ, Powell TPS. The neuron types of the glomerular layer of the olfactory bulb. J Cell Sci, 1971, 9: 305-345

116. Pinching AJ, Powell TPS. The neuropil of the glomeruli of the olfactory bulb. J Cell Sci, 1971, 9: 347-377

117. Pinching AJ, Powell TPS. The termination of centrifugal fibers in the glomerular layer of the olfactory bulb. J Cell Sci, 1972, 10: 621-635

118. Pixley SK, Farbman AI, Menco B Ph M. A monoclonal antibody marker for olfactory sustentacular cell microvilli. Anat Rec, 1997, 248: 307-321

119. Price JL, Sprich WW. Observations on the lateral olfactory tract of the rat. J Comp Neurol, 1975, 162: 321-336

120. Rafols JA, Getchell TV. Morphological relations between the receptor neurons, sustentacular cells and Schwann cells in the olfactory mucosa of the salamander. Anat Rec, 1983, 206: 87-101

121. Rall W, Shepherd GM. Theoretical reconstruction of field potentials and dendrodendritic synaptic interactions in olfactory bulb. J Neurophysiol, 1968, 31: 884-915

122. Rall W, Shepherd GM, Reese TS, et al. Dendrodendritic synaptic pathway for inhibition in the olfactory bulb. J Exper Neurol, 1966, 14: 44-56

123. Rambotti MG, Ssccardi C, Spreca A, et al. Immunocytochemical localization of S-100 β protein in olfactory and supporting cells of lamb olfactory epithelium. J. Histochem. Cytochem, 1989, 37: 1825-1833

124. Ressler KL, Sullivan SL, Buck LB. A zonal organization of odorant receptor gene expression in the olfactory epithelium. Cell, 1993, 73: 597-609

125. Reyher CK, Lubke J, Larsen WJ, et al. Olfactory bulb granule cell aggregates: morphological evidence for interperikaryal electrotonic coupling via gap junctions. J Neurosic, 1991, 11: 1485-1495

126. Sallaz M, Jourdan F. C-fos expression and 2-deoxyGlucose uptake in the olfactory bulb of odour-stimulated awake rats. Neuroreport, 1993, 4: 55-58

127. Sallaz M, Jourdan F. Odour-induced c-fos expression in the rat olfactory bulb: involvement of centrifugal afferents. Brain Res, 1996, 721: 66-75

128. Schneider SP, Macrides. Laminar distributions of interneurons in the main olfactory bulb of the adult hamster. Brain

Res Bull, 1978, 3：73-82

129. Schoenfeld TA, Macrides F. Topographic organization of connections between the main olfactory bulb and pars externa of the anterior olfactory nucleus in the hamster. J Comp Neurol, 1984, 227：121-135

130. Schoenfeld TA, Clancy AN, Forbes WB, et al. The spatial organization of the peripheral olfactory system of the hamster. Part I：Receptor neuron projections to the main olfactory bulb. Brain Res Bull, 1994, 34：183-210

131. Schoenfeld TA, Marchand JE, Macrides F. Topographic organization of tufted cell axonal projections in the hamster main olfactory bulb：An intrabulbar associational system. J Comp Neurol, 1985, 235：503-518

132. Schwob JE, Huard JMT, Luskin MB, et al. Retroviral lineage studies of the rat olfactory epithelium. Chem Senses, 1994, 19：671-682

133. Schwob JE, Gottieb DI. The primary olfactory projection has two chemically distinct zones. J Neurosci, 1986, 11：3393-3404

134. Scott JW. Electrophysiological identification of mitral and tufted cells and distribution of their axons in olfactory system of the rat. J Neurophysiol, 1981, 46：918-931

135. Scott JW, Brierley T.A functional map in rat olfactory epithelium. Chem Senses, 1999, 24：679-690

136. Scott J, Rainer E, Pemberton J, et al. Pattern of olfactory bulb mitral and tufted cell connections to the anterior olfactory nucleus of the rat. J Comp Neurol, 1985, 242：415-424

137. Scott JW, Harrison TA. The olfactory bulb：anatomy and physiology. In：Finger TE, Sliver WL. Neurobiology of taste and smell. New York：John Wiley & Sons, 1987：151-178

138. Seifert K. Ultrastruktur des Riechepithels beim Makrosmatiker. Eine elektronenmikroskopische Untersuchung. In：Bargmann W, Doerr E. Normal und pathologische Anatomie. Heft 21, Stuttgart：Georg Thieme Verlag, 1971

139. Shepherd DM, Koch C. Introduction to synaptic circuits. In：Shepherd GM. The Synaptic Organization of the Brain, New York：Oxford University Press, 1998：1-36

140. Shepherd GM, Greer CA. The olfactory bulb. In：Shepherd G. Synaptic organization of the brain. New York：Oxford University Press, 1990：133-169

141. Shipley MT. Olfactory system. In：Paxinos G. The Rat Nervous System, 2nd ed. San Diego：Academic Press, 1995：899-928

142. Stinson SF . Nasal Tumors in Animals and Man. Boca Raton FL：CRC Press Inc, 1983：45-102

143. Strotmann J, Wanner I, Helfrich T, et al. Rostro-caudal patterning of receptor- expressing olfactory neurons in the rat nasal cavity. Cell Tissue Res, 1994, 278：11-20

144. Suzuki Y, Takeda M, Obara N, et al. Olfactory epithelium consisting of supporting cells and horizontal basal cells in the posterior nasal cavity of mice. Cell Tissue Res, 2000, 299：313-325

145. Takagi S F. Studies on the olfactory nervous system of the Old Word monkey. Prog Neurobiol, 1986, 27：195-250

146. Toida K, Kosaka K, Aika Y, et al. Chemically defined neuron groups and their subpopulations in the glomerular layer of the rat main olfactory bulb. IV. Intraglomerular synapses of tyrosine hydroxylase-immunoreactive neurons. Neuroscience, 2000, 101：11-17

147. Toida K, Kosaka K, Hezmann CW, et al. Chemically defined neuron groups and their subpopulations in the glomerular layer of the rat main olfactory bulb. III. Structural features of calbindin D28K-immunoreactive neurons. J Comp Neurol, 1998, 392：197-198

148. Trombley PO, Westbrook GL. Excitatory synaptic transmission in cultures of rat olfactory bulb. J Neurophysiol, 1990, 64：598-606

149. Tseng GF, Haberly LB. Deep neurons in piriform cortex. I. Morphology and synaptically evoked responses including a unique high-amplitude paired shock facilitaion. J Neurophysiol, 1989, 62：369-385

150. Valverde E, Lopez-Mascaraque L, De Carlos JA. Structure of the nucleus olfactorius anterior of the hedgehog（Erinaceus europaeus）. J Comp Neurol, 1989, 279：581-600

151. Vollrath M, Altmannsberger M, Weber K, et al. An ultrastructural and immunohistological study of the rat olfactory epithelium：unique properties of olfactory sensory cells. Dofferentiation, 1985, 29：243-253

152. Weiler E, and Farbman AI. Supporting cell proliferation in the rat olfactory epithelium decreases postnatally. Glia, 1998, 22：315-328

153. White EL. Synaptic organization of the mammalian olfactory glomerulus：new finding including an intraspecific variation. Brain Res, 1973, 60：299-313

154. Willey TJ，Maeda G，Schultz RL，et al. The principal projection pathway between the olfactory bulb and the prepyriform cortex in the cat. J Neurosci Res，1983，9：253-277

155. Woolf TB，Schepherd GM，Greer CA. Serial reconstructions of granule cell spine in the mammalian olfactory bulb. Synapse. 1991a，7：181-192

156. Wyss JM，Sripanidkulchai K. The indusium griseum and anterior hippocampal continuation in the rat. J Comp Neurol，1983，219：251-272

157. Yamada S. Scanning electron microscopic study of olfactory epithelia. J Clin Electron Microsc，1983，16：95-108

158. Yamagishi M，Ishizuka Y，Fujiwara M，et al. Distribution of calcium binding proteins in sensory oragns of the ear nose and throat. Acta Otolaryngol，1993，506（Suppl）：85-89

第三章

嗅觉生理学

第一节　嗅觉换能分子神经生理学

嗅觉与视觉、听觉、触觉一起，构成了人类的基本感知能力。由于长期以来对嗅觉的研究重视不足和直接的嗅觉实验困难，与其他感觉相比，科学界对嗅觉的气味识别机制的认识，尚处于相对较低的水平。近年来，由于分子生物学及神经电生理的迅速发展，嗅觉生理在分子学及神经学方面的研究已取得不少成就。目前，嗅觉的转导机制已经基本明确，但在这一过程中的具体参与分子、离子、蛋白质及嗅觉信息的转换方面尚不完全明确，有待进一步研究。

一、嗅觉信号的感觉与传导相关的系统

目前的研究认为至少包含以下四个不同的系统参与嗅觉信号的感觉和传导：主要嗅觉系统、附属嗅觉系统、终神经系统和三叉神经系统。

（一）主要嗅觉系统

嗅黏膜由表层的嗅上皮和深层的固有层两部分组成。嗅上皮属假复层柱状上皮，主要由3种细胞构成：嗅感受神经元（olfactory receptor neurons，ORNs）、支持细胞和基底细胞。固有层由无髓鞘的ORNs轴突、多细胞嗅腺及血管构成。嗅感受神经元是梭形双极神经元，均匀分布在支持细胞之间，其树突伸向嗅上皮表面，末端呈圆形膨大成球状，称嗅小泡。从嗅小泡向嗅上皮表面的黏液中发出许多纤毛，每个嗅小泡约含$10\sim30$根纤毛，每根纤毛长约$30\sim200\mu m$；纤毛的质膜内含有嗅觉感受器，此感受器由七种跨膜亚单位的蛋白组成，是与嗅素发生相互作用的部位。ORNs在生理条件下即存在一定水平的凋亡和再生，处于动态平衡，在病毒感染等因素的作用下，该平衡可被打破，并在较低的水平上建立新的平衡，此过程受到凋亡相关基因Bcl-2、Bax及iNOS等的调节。嗅黏膜表面覆盖一层由Bowman腺分泌的黏液，黏液中富含脂质成分，有助于脂溶性嗅素溶解于黏液中并与ORNs发生作用。嗅素被吸入后，经鼻腔到达嗅区黏膜，但只有水溶性和（或）脂溶性的嗅素才能溶于黏液并被接受。嗅素刺激嗅感受神经元产生神经冲动，经嗅神经传递至嗅球，经过一系列加工后，再经嗅束传递至嗅中枢，最终产生嗅觉。目前认为，主要嗅觉系统主要感知有气味和挥发性的物质，而对于无气味和难挥发物质的感知尚不清楚。

（二）附属嗅觉系统

主要由犁鼻器组成（图1-3-1-1）。多数陆生脊椎动物，在鼻内犁骨的两侧，有一对特殊的器官，名为犁鼻器（vomeronasal organ，VNO）。犁鼻器为成对的小盲管。在多数哺乳动物中，此器的外侧部覆盖有柱状纤毛上皮，上皮下层含有较大的腺体和一膨胀体；内侧则为较厚的嗅上皮，其中有双极ORNs及支持细胞。人的犁鼻器于胚胎$5\sim6$周形成，24周时长度约为24mm。以往认为该器官在胚胎后期或婴儿期逐渐退化消失，但Johnson等发现，在39%的成年人鼻中隔前下部可见犁鼻器的开口，提示犁鼻器在成年人也是存在的。附属嗅觉系统是一个独立的嗅觉系统，主要感知无气味和难挥发的物质，可感知诸如信息素之类的物质。

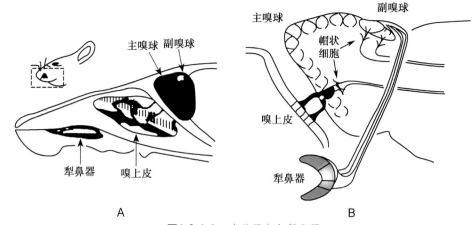

图1-3-1-1 嗅觉器官和犁鼻器
A.表示犁鼻器和嗅上皮的位置关系；B.表示它们向上的纤维投射
（李文琪.2006）

（三）终神经系统

终神经（terminal nerve，TN）系统是一种独立的、存在于所有脊椎动物中的化学感受系统。TN系统的外周嗅觉部分是由疏松网状样组织组成，分布于鼻腔黏膜，凭借节点与中枢神经系统相联系，直接投射到前脑的特殊区域。TN系统与主要嗅觉系统和犁鼻器相伴随。已经发现TN的神经活动可以影响相伴随的神经系统，包括三叉神经系统。目前了解较深的是含有特殊化学标志物的TN，这些标志物包括促性腺激素释放激素（gonadotropin-releasing hormone，GnRH）、FMRF amide、乙酰胆碱酯酶（acetylcholinesterase，AchE）。有研究表明含有GnRH的TN具有改变嗅觉的潜在功能，可能通过释放GnRH，调控与生殖行为相关的气味探测。TN系统被认为在大脑－下丘脑－性腺系统的发育过程中起重要作用，然而，对于终末神经的起源及移行的问题，目前尚未完全清楚。

（四）三叉神经系统

鼻腔的躯体感觉神经主要由三叉神经（第V对脑神经）第一支（眼神经）和第二支（上颌神经）的分支构成。许多研究发现，三叉神经除了感受痛、冷、温、触觉外，还参与感受气味。多数嗅素可以刺激三叉神经产生感觉，如寒冷、疼痛等，还可产生刺痒或刺激性的感觉，常被认为属于嗅觉的一部分。多数学者认为三叉神经"嗅觉"与嗅神经形成的嗅觉之间有一定的相关性。最近，Bensafi等提出嗅神经系统和三叉神经系统的神经网络彼此独立，但存在重叠，可能与编码气味刺激的强度有关。目前，三叉神经形成嗅觉的机制尚未完全清楚。

二、嗅觉的分子生物学基础

嗅觉的转导过程包括：①嗅素黏膜到嗅黏膜；②嗅素与嗅黏膜上ORNs的嗅素受体结合并产生神经冲动；③神经冲动经嗅神经纤维传入至嗅球，进而传递至嗅中枢，最终形成嗅觉。这一过程需要一系列分子、离子、蛋白、酶的参与。

（一）嗅素

嗅素的种类繁多、结构差别也很大。嗅素必须具有以下特性：疏水性、脂溶性及表面活性、挥发性、低极性、分子量不超过4×10^6等。自然界中的气味物质往往是由许多种、甚至几十种结构相异的嗅素分子以一定比例形成的混合物，而一种气味物质中任何嗅素的化学结构的任何细小变化，都可能改变其气味。在众多的嗅素中，它们的结构可能在形状、疏水性、长度、体积和功能团等许多方面有所不同，属于复杂的、多维的刺激源，其中嗅素分子的长度和功能团是决定嗅素气味特征的主要因素。嗅素经鼻腔到达嗅区后，溶解于嗅黏膜表面黏液层，然后与ORNs发生作用。

（二）嗅素结合蛋白

从1979年Steven Price等发现苯甲醚结合蛋白开始，不同作者报道相继发现了樟脑结合蛋白、苯甲醛结合蛋白、2-异丁基-3-甲基乙酰甲醇结合蛋白等。嗅素结合蛋白（odorant binding proteins，OBP）是一类可溶性的小分子量蛋白，存在于嗅黏膜表面的黏液层中。目前已知，嗅素结合蛋白在嗅素与嗅觉受体结合的过程中起桥梁作用，有黏合、浓聚、运输嗅素和增加嗅素溶解度的作用。嗅素结合蛋白的气味载体功能是由其氨基酸序列所决定的。不同嗅素结合蛋白的氨基酸序列的相似度较低，但是在其高级结构上都具有一个由8段β-折叠组成的非极性笼状或桶状的结构，即所谓脂质运载蛋白，该结构可以与疏水分子结合。

（三）嗅觉受体

1. 嗅觉受体（olfactory receptor，OR）的特性 1991年Linda Buck和Richard Axel在小鼠嗅上皮中成功克隆出OR。OR是一种膜蛋白：从氨基酸序列分析看，它有7个跨膜结构，属于G-蛋白偶联受体（G-protein-couple receptors，GPCRs）超家族中的一员。每一跨膜区段含有19～26个氨基酸。各疏水跨膜区段间由数目不等的氨基酸组成的环状结构连接，肽链的N端位于膜内侧，C端在膜外侧，在细胞膜两侧各形成3个环。通过比较分析不同OR的氨基酸序列发现了各OR共有的保守区，如膜内第1环的LHTPMY，膜内第2环头端的MAYDRYVAIC和第3跨膜区的尾端，第5跨膜区尾端的SY，第6跨膜区头端的FSTCSSH和第7跨膜区的PMLNPF等。在这7个跨膜区段中，第3、4和5是与嗅素相结合的部位。这几个区段中的氨基酸序列变化最多，这些氨基酸序列的差别是OR与不同嗅素结合的结构基础（图1-3-1-2）。

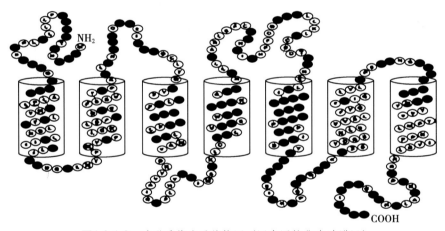

图1-3-1-2 嗅觉受体分子结构图（图中圆柱代表跨膜区）

（李文琪. 2006）

从空间结构看，OR有以下5个特点：①蛋白质分子呈螺旋状折叠，第1、3、5、7螺旋轴和2、4、6螺旋轴反向平行；②各螺旋的疏水部分朝向细胞膜脂质层；③保守区决定各螺旋之间的位置关系；④从细胞膜内侧看，各螺旋均按顺时针方向形成螺旋；⑤各螺旋轴互不相交。OR基因家族是目前已知的最大基因家族，约占染色体基因库的1%。在啮齿类动物，能够感受不同嗅素的OR多达1000种。人类OR基因相对较少，大约有350种。鱼类有100种左右。一个ORN只表达一种OR，只能与同一类嗅觉决定簇相结合。这一特性成为嗅觉信息编码的重要结构基础。

2. OR的进化 人基因组中一共有约1000个OR基因，分散于50个染色体位点。其中约65%的基因发生了有害突变而失去功能，即假基因化。因此人类约有350个OR基因有功能，其他约650个OR基因为无功能的假基因。OR基因以2种类型存在：类型Ⅰ（和鱼的水溶性嗅素结合受体相对应）和类型Ⅱ（能和挥发性嗅素结合）。实际上，人的全部OR基因都起源于位于11号染色体的类型Ⅰ基因簇。该基因簇首先被复制到11号染色体的另一位置，然后演化出位于1号染色体的类型Ⅱ基因簇。在这个新位置，

OR基因通过多轮复制，在整个基因组内扩增形成今天的OR基因库。人OR基因的大规模假基因化与从灵长类动物到人的进化过程有关。比如，新大陆猴的假基因化水平与小鼠相当，旧大陆猴假基因化达到大约30%，猿类OR假基因化水平更高（达到45%），最终人类达到最高的假基因化水平（达到65%）。人基因积累的不利突变使其假基因化速率比其他灵长类快4倍，假基因数量是其他灵长类的2倍，这可能与人类的生存对嗅觉的依赖度大大低于其他灵长类动物有关。

3. 嗅觉受体的分布　　不同种类的OR在嗅上皮中不是随机分布的。在哺乳动物，它们分布在4个不同的区。啮齿类动物大约有1000种不同的OR，每一嗅上皮区内有大约250种不同的OR。这四个嗅上皮区都是前后走向，包括鼻中隔和中鼻甲及上鼻甲。因此，每一区在鼻腔中都有其固定的空间位置。由于各种OR固定分布在一定的分区之中，因此每一种OR在鼻腔中，都有其固定的空间分布。由于OR在鼻腔中有空间分布的差别，这种空间分布的信息可以通过传入神经纤维，反映在脑内（嗅球）。OR在鼻腔的这种分布特点，也可以看成是嗅觉信息在鼻腔中初步的空间编码。在各区内的OR是随机分布的，即每一种OR都被不同种类的其他OR包围。OR分布于ORNs的纤毛上。由于纤毛很长（可达200μm），同一类型的神经元虽然中间被其他类型神经元隔开，但它们的纤毛可以相互接触。因此，只要有嗅素存在于某一区内的任何位置，都有机会被相应的OR所感受，从而提高了识别嗅素的敏感性。

（四）嗅觉受体蛋白生物膜

OR蛋白的生物膜为具有流动性的磷脂质双分子层，膜的表面含有亲水性、负极性的磷酸基团，磷脂质分子尾部（指向膜中部）的是疏水的碳氢化合物链。生物膜的磷酸酯质双分子层具有相对的通透性，脂溶性的、小分子可以通过，而大分子则不能透过。该生物膜在界定细胞、提供特殊功能作用位点、控制物质出胞和入胞活动、在细胞间信息传达及对外界信息（气味、信息素等）的识别中起重要作用。

（五）G-蛋白与G-蛋白偶联受体

嗅素与G-蛋白偶联受体结合，触发了第二信使的生化合成，包括环磷酸腺苷（3'-5'-cyclic adenosine monophosphate，cAMP）和三磷酸肌醇（inositol 1，4，5-triphosphate，IP$_3$），从而引起阳离子通道的开放，最终导致动作电位的产生和信号传导。

G-蛋白是由α、β、γ三个亚基构成的三聚体。α亚基是活性亚基，不同的G蛋白的α亚基结构不同，但多数G蛋白的β、γ亚基结构相同或相似。各种α亚基为一单链多肽（43kD），有共有的保守区域，在功能上是二磷酸鸟苷/三磷酸鸟苷结合部位和潜在三磷酸鸟苷酶活性区；β亚基（37 kD）和γ亚基（7.5～10kD）紧密结合，作为同一功能单位，以调控蛋白的身份参与信号传导。G蛋白的α和γ亚基都通过共价结合的脂酰基锚定于质膜中，使G蛋白成为膜内在蛋白。人类有15种α亚基，5种β亚基和10种γ亚基，组合成近百种三聚体G蛋白，构成G蛋白家族。G蛋白可参与不同信号途径，偶联不同效应成分。调节腺苷酸环化酶的G蛋白中，可激活腺苷酸环化酶的称激活型G蛋白（stimulatory G-protein，Gs），抑制腺苷酸环化酶的称抑制型G蛋白（inhibitory G-protein，Gi）。调节磷脂酶C的G蛋白称为磷脂酶C型G蛋白。其中与Gs相关的蛋白有Gs-s（Gs short）、Gs-1（Gs long）和G-olf（the olfactory G-protein）三种。Gs分布广泛，而G-olf分布相对局限。G-olf最早被发现存在于嗅上皮中，曾被认为只与嗅觉信号传导有关；随后的研究发现G-olf也存在于大脑的其他区域，特别是终脑皮层。G-olf缺乏的转基因小鼠，不仅表现为嗅觉丧失，还可表现为多动症，提示G-olf在嗅觉信号传导和其他神经信号传导过程中均扮演重要的角色。

哺乳动物中，G-蛋白偶联受体有A1、A2A、A2B和A3四种；其中A1、A3与抑制型G蛋白相偶联，而A2A、A2B与激活型G蛋白和G-olf相偶联。

（六）环核苷酸门控通道

1985年，Fesenko等发现环鸟苷酸（cyclic guanylic acid，cGMP）能直接活化视网膜视感细胞的光依赖性通道，即环核苷酸门控离子通道（cyclic nucleotide-gated channels，CNGs），随后有学者陆续报道在视锥细胞、ORNs的化学敏感性纤毛中发现了相似的通道，后来陆续发现在肾脏、心脏、肝脏等组织中也存在类似的通道。近来有一些关于CNGs的分子克隆、功能表达及其特征的报道，说明人们对

CNGs的认识正在逐步深入。

1. CNGs的结构　属于不同基因超家族阳离子通道的成员。6个不同基因编码CNGs，4个A亚单元（A1～A4）和两个B亚单元（B1，B3）。CNGs通常形成异四聚体复合物，由2个或3个不同的亚单元所组成。CNGs具有电压门控性离子通道的特征，由7个疏水区组成，其中核心结构单元是6个跨膜片断（S1～S6），近羧基末端的S7含有环核苷酸（cAMP/cGMP）结合位点。S5与S6之间有20～30个氨基酸的孔状结构，CNGs的S4部分与K^+、Na^+和Ca^{2+}通道的电压传感基序非常相似。ORNs上的天然CNGs通道是由1个基本亚基（CNGA2）和2个调节亚基（CNGA4和CNGB1b）组成的异聚体复合物（图1-3-1-3）。在ORNs天然CNGs通道的3个亚基中，CNGA2是最重要的，当CNGA2亚基单独表达时可以产生功能性同源聚体通道，而CNGA4和CNGB1b亚基都不能单独组成功能性CNGs，但每个都可以提高CNGA2亚基对cAMP的敏感性。

2. ORNs的CNGs的功能　ORNs的CNGs是一种非特异性阳离子通道。在ORNs中对嗅素刺激产生反应，通过直接结合环核苷酸，而开放纤毛中CNGs离子通道，产生短暂的电流。ORNs中产生的电流有两部分：先是由CNGs调节的阳离子内流，紧接着就是由Ca^{2+}激活的Cl^-通道所调节的阴离子内流。近来有研究表明，在气味的转导过程中，在一些ORNs中只存在cGMP信号转导途径，由于CNGs的高选择性，在这些细胞中是没有cAMP通路的。由此可见，CNGs在嗅觉信号转导中的功能是相当复杂的。

3. CNGs调控ORNs　①磷酸化/去磷酸化：CNGs对cAMP、cGMP的敏感性可以通过酪氨酸蛋白激酶（protein tyrosine kinases，PTK）和酪氨酸蛋白磷酸酯酶（protein tyrosine phosphatases，PTP）催化的磷酸化来调节。研究发现，蛋白磷酸化可以使CNGA2通道的配体敏感性增加10倍。当蛋白激酶C使N段一个丝氨酸磷酸化以后，CNGs就可以被更低浓度的cAMP激活。而Müller等研究发现，CNGA2的配体敏感性不受CaM的调节，PTKs介导的磷酸化作用可以使cGMP的活化常数值从19μmol/L增加到56μmol/L。配体敏感性的改变是由于cGMP结合域中丝氨酸残基S557和S579的磷酸化造成的。由此可见，磷酸化/去磷酸化对CNGs的调节非常重要；②Ca^{2+}/Ca^{2+}结合蛋白（CaM）：Ca^{2+}/CaM在调节CNGs活性时，A4和B1b亚单元起了关键性的作用。Bradley等研究发现，A4和B1b亚单元上两个IQ型钙调素结合

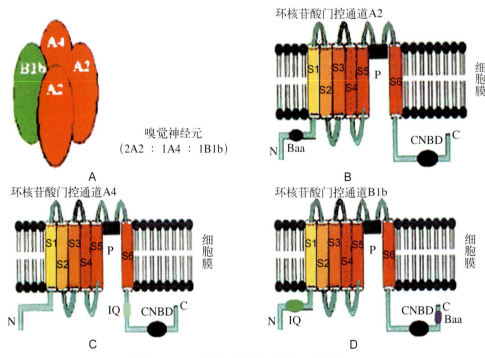

图1-3-1-3　环核苷酸门控通道的亚基组成
（王正朝. 2006）

位点是Ca^{2+}/CaM对通道进行抑制性调节所必需的，但不需要A2和B1b亚单元上的Baa型Ca^{2+}/CaM结合位点，这可能有其他更重要的生理功能。Ca^{2+}/CaM可使位于ORNs上的天然CNGs对cAMP的敏感性增加50倍以上（即降低了配体选择性），这种变化被认为是ORNs主要的适应性反馈机制。CNGA2亚基的NH_2—和COOH—末端区域可以相互作用。这种相互作用使得通道更倾向于处于开放状态。CaM结合对抗这种相互作用。Ca^{2+}/CaM结合关闭状态的CNGs比开放状态的要牢固，也就是说，结合力和CNGs的开关状态有关。通常Ca^{2+}对CNGs的负性反馈作用是很快的，在不到500ms的时间内就达到稳定水平。CNGA4亚基可以加速Ca^{2+}/CaM介导的负反馈，从而有助于嗅觉系统的快速适应。

（七）一氧化碳和一氧化氮

一氧化氮（nitrous oxide，NO）在嗅觉的信号传导、嗅觉系统的发育和再生等方面扮演重要角色，同时也参与嗅上皮的损伤和修复的调节，包括ORNs凋亡、嗅神经轴突变性、嗅上皮的呼吸上皮化生和基底细胞的分化及ORNs再生等。有研究认为NO在嗅觉传导中的作用机制为ORNs受气味刺激，通过钙依赖方式合成NO，又导致细胞G蛋白介导的第二信使cGMP的升高，触发了cGMP门控的阳离子通道的开放，导致细胞去极化和动作电位的产生，通过传入纤维携带嗅觉信号再通过嗅球的突触传递到达嗅觉中枢。同时NO以简单扩散方式到达邻近细胞，作为内源性核苷酸转移酶和胞浆鸟苷酸环化酶的激活因子，导致cGMP升高，从而使邻近的ORNs也产生去极化和动作电位，协同传入嗅觉信号。但也有学者认为，NO激活K^+通道并产生动作电位是非cGMP依赖性的。NO作为一种细胞间信号分子，通过介导传统的神经递质谷氨酸（glutamate acid，Glu）的释放使第二信使cGMP升高或降低，在嗅球突触联系中也起重要作用。嗅觉系统的发育和再生过程中，有学者认为NO参与了ORNs的轴突活动和基底细胞向ORNs的分化。另外，ORNs的再生可迅速诱导诱导型一氧化氮合成酶（inductible nitric oxide synthase，iNOS）的表达，提示iNOS在嗅感受神经元再生和突触的重建等方面有重要的调节作用。

与NO分子结构类似的一氧化碳（carbon oxide，CO）不仅是一种重要的信使分子，而且可能是一种新型的神经递质，在神经系统多种生理和病理生理过程中参加了复杂的介质传递，在嗅觉系统中同样发挥重要的作用。CO作为另一种气态神经递质，通过与cGMP的产物结合，参与ORNs的发育，而且内生性的CO/cGMP信号参与嗅觉适应性反应，是调控气味传导敏感性的基础。人类和哺乳动物内源性CO的产生途径至少有两条：一是依赖还原型辅酶Ⅱ微粒体脂质过氧化产生的，其机制尚不清楚；另一条是依赖还原型辅酶Ⅱ和细胞色素p450的血红素氧化酶催化血红素分解产生的。细胞色素p450供应电子给血色素氧化酶，血色素氧化酶降解血红素产生胆绿素、铁，并释放CO。产生的胆绿素很快被胆绿素还原酶还原为胆红素，为一种强有力的抗氧化剂。释放的铁离子既能诱导铁蛋白的合成，又是脂质过氧化反应的一种有效催化剂。内源性CO主要来源于后一种途径。在ORNs原代培养中，发现ORNs发育的不同时期释放的CO与产生的cGMP水平变化一致。血色素氧化酶抑制剂锌原卟啉-Ⅸ（Zinc protoporphyrin-Ⅸ，ZnPP-Ⅸ）可抑制cGMP的产生。证明CO是这些细胞中鸟苷酸环化酶（sGC）活性的内源性调节剂，与ORNs的发育有关。

（八）神经递质

目前关于神经递质在嗅觉传导中的确切机制仍不清楚，但有一些证据表明神经递质确实参与了嗅觉的形成及传导。嗅觉系统中最重要的神经递质包括Glu和γ-氨基丁酸（γ-amino-butyric acid，GABA）：Glu是兴奋性递质，而GABA是抑制性递质。这两种递质在嗅球、嗅结节、杏仁体和中隔区均有表达。另外，多巴胺（dopamine，DA）以及一些神经肽也影响嗅觉信息的传递。另有研究表明，乙酰胆碱在嗅觉系统功能及可塑性方面起着关键的作用，进一步研究发现乙酰胆碱参与调节嗅觉的感知力。其他与嗅觉传导有关的神经递质还包括去甲肾上腺素、5-羟色胺（5-hydroxytryptamine，5-HT）、cAMP、肌肽等。

三、嗅觉分子神经换能通路

嗅觉是机体嗅觉感受器感受某些化学分子所引起的感觉。Elad研究了人鼻腔中气流后指出，鼻腔中的气流主要是由总鼻道的中、下部通过的，而鼻腔的梯形结构迫使更多的气流流向位于鼻腔顶部的嗅区黏膜。嗅素作用于鼻腔顶部的嗅上皮后，通过三个层次的传导和修饰，最后在皮层形成嗅觉。第一层次是鼻腔嗅上皮中的嗅觉受体，它们感受空气中的不同嗅分子即嗅素，在鼻腔中经过初步处理后，由嗅神经传到第二层次——嗅球。信息到达嗅球中的不同嗅小球，在嗅小球交换神经元，再传递给僧帽细胞，信息在嗅球中经过加工和修饰后，形成空间和时间的编码。编码后的信息传递到第三层次——大脑皮层右侧眶额回。在大脑皮层中通过解码形成不同的气味感觉。第一层次的嗅觉受体是嗅素开始产生感受性换能的场所，而第二层的嗅球则是嗅觉信号的中转站。

吸入鼻腔的空气，不仅有能兴奋嗅感受器并最终形成嗅觉的嗅素，还有一些分子被称为信息素（Pheromone）。它们刺激鼻腔中的另一类受体，信息传到中枢后，不引起特定的气味感觉，而是调节内分泌和引起特定的行为反应。信息素受体在鼻腔的分布、信息向上传导的途径和到达中枢的部位等都与上述不同，成为另一套独立的嗅觉系统——犁鼻器。

（一）嗅素与OR相互作用的方式

1. 嗅觉受体码　通常人们闻到的气味，实际上是空气中的一组分子（嗅素）对鼻黏膜上嗅感受器产生刺激后的综合效应，是很多不同种类分子共同作用的结果。而嗅觉系统也是以一种组合的方式处理和识别嗅觉信息的。也就是说，大多数气味都是由多种嗅素组成的，每一种嗅素能激活多种OR，一种OR可与多种嗅素结合。因而每一种气味的识别需依赖于唯一组合模式的受体群，相当于每一种气味都拥有自己的嗅觉受体码。这很像字母表中字母与单词的关系，字母需要通过不同的排列组合才能成为不同的单词。不同的OR也需组合在一起才能识别不同的气味。成百上千种OR经过组合可以产生数量庞大的受体码，嗅素结构的细微变化即可激动不同的受体码。这解释了为什么大约1000种OR能识别近万种气味，结构相似的嗅素可呈现出气味特征的显著不同，不同浓度的同种嗅素也可能表现出不同气味特征。

2. 嗅素识别OR的特点　嗅素对OR的作用，不是整个分子与OR相结合，而是嗅素分子的某些化学结构即区段（domain），它们作为一种配体与OR相结合。每一种嗅素中可以存在几种不同的区段。这些不同的区段可以作用于不同的OR。其作用类似于抗原分子中的抗原决定簇。在抗原－抗体的反应中，一种抗原分子含有很多抗原决定簇。在抗原作用于机体产生抗体的过程中，机体对不同的抗原决定簇分别产生不同的单克隆抗体，机体所产生的所有单克隆抗体组成了对这一抗原分子的多克隆抗体。在嗅素和受体结合时也有类似的现象：由于一种嗅素包括几种不同的抗原决定簇，因此可以作用于几种不同的OR。又由于不同的嗅素可以有相同的抗原决定簇，因此，同一类OR可以感受不同嗅素的刺激。这就解释了为什么一种嗅素可以兴奋几种不同的OR，而同一种OR也可以接受几种不同嗅素的刺激。由于OR感受的是嗅素中的某些化学结构，而不是整个分子，因此，可以认为这是机体对空气中不同信息分子的最初步的处理和分析。

（二）气味信号的处理和传递

嗅觉系统由嗅上皮、嗅球和嗅皮质构成。嗅上皮的每一个ORNs只表达一种OR基因，产生一种特定的OR。在嗅上皮层中，表达相同OR的ORNs分散排列，表达不同OR的ORNs散置其中，因此气味信号呈高度分散式分布，一种气味的代码是数个分散存在的ORNs的总和，每个ORNs都表达其OR码的一个组分。当气味信号从嗅上皮传至嗅球后便呈现出另一种分布模式：表达相同OR的OSNs的轴突都汇聚于同一个嗅小球上，而一种气味的代码是数个特定嗅小球的立体组合，因而气味信号在嗅球中呈精确的空间立体分布。

嗅小球与其上一级神经元，即僧帽细胞间也是特定的一对一的联系，从而维持了嗅觉信息传递的特异性。在每个嗅小球中，表达相同OR的许多ORNs的轴突与僧帽细胞的树突间形成若干突触，这使得嗅觉系统能识别环境中低浓度的化学物质。气味信号从嗅球传入嗅皮质的过程中同样存在着精确的传入模式，而且在不同的个体都一样，所以不同的人对同种气味的感觉很相似。僧帽细胞将每种气味信号定向传至大脑皮层特定区域的皮质神经元，然后再整合加工成与该气味信号相对应的特定模式，产生嗅觉。在嗅觉皮质中拥有一个立体化的感觉图谱，其中来自于特定受体的信号投射于特定部位的神经元丛。来自不同受体的感觉输入在空间上相互重叠，并且能够和单独的神经元相连接，从而提供一种对嗅素的组合性受体编码信息的各个成分的整合。来自于同一种受体的信号投射于多个嗅觉皮质区域，使得对于由一个单独的受体输入到神经皮质和边缘系统的信息以平行的、可能是分化的方式进行信息编码。

（三）嗅觉分子转导机制

嗅觉转导机制的过程为嗅素黏附到嗅上皮，通过与嗅上皮中的ORNs膜上的特异性OR结合，使产生相应的电脉冲，然后通过嗅丝传至嗅球。目前认为嗅素与气味特异性膜传导受体结合后，主要通过以下几条途径产生电信号。

1. cAMP途径　嗅素与ORNs上特异受体结合后启动信号传导。每一种OR由一条固定于细胞膜内并横穿细胞膜7次的氨基酸链、G蛋白偶联受体构成，氨基酸链形成一种黏合球囊，气味物质黏附于上面，由此诱导受体蛋白的形状发生改变，从而活化G蛋白α亚单位（GSα或Golfα），活化后的G蛋白可激活腺苷酸环化酶Ⅲ（Adenylyl cyclase Ⅲ），促使胞内的ATP转化为cAMP，提高细胞内cAMP浓度。嗅神经细胞膜上有一种环核苷酸门控阳离子通道（CNG通道），cAMP可以打开这一通道，引起Ca^{2+}进入胞内（也有少量Na^+内流），提高胞内Ca^{2+}浓度，再打开Ca^{2+}-门控Cl^-通道（Ca^{2+}-gated Cl^- channel），引起Cl^-外流，形成一种内向电流，提高膜内的正电位，产生膜的去极化，形成动作电位（神经冲动），通过嗅丝传导到嗅球。

2. IP_3途径　IP_3衍生物也作为第二信使成为嗅觉增益和化学电信号传导的第二途径。大体的级联反应与cAMP类似，但是化学变化不同。嗅素与嗅觉受体结合后，激活了另一类的G蛋白，活化的G蛋白参与细胞内膜限制性酶磷脂酶C（phospholipase C，PLC）活化。PLC水解脂质为磷脂酰-4,5-二磷酸肌醇（phosphatidylinositol-4,5-disphosphate，PIP2），产生了IP_3和甘油二酯（diacyl glycerol，DAG），然后激活离子通道，改变胞内Ca^{2+}水平。值得一提的是，G蛋白有不同的种类，不同的G蛋白使独特的化学性气味在独立的嗅觉纤毛上产生的刺激被活化，进而激发不同的嗅觉信号转导途径（cAMP途径和IP_3/DAG途径）。cAMP途径和IP_3/DAG途径可分别进行，也可能存在交叉反应。

3. cGMP信号通路　研究发现，有一小部分ORNs投射到嗅球内一组不典型的小球内，称为项链小球（necklace glomeruli），含有一套不同的信号分子。这组亚群表达与其他嗅感受神经元亚群不同的信号转导成分，包括嗅觉特异性鸟苷环化酶-D、cGMP-激活的磷酸二酯酶-2（PDE2）和cGMP-选择性环核苷酸门控通道（cGMP-CNGs）。同时，Mike和Juilfs也发现典型ORNs中cAMP信号通道的特异性标志蛋白成分如G-olf，腺苷酸环化酶Ⅲ（ACⅢ），磷酸二酯酶-1C2（PDE-1C2），以及三种特异性CNG亚基A2、A4、B1b（CNGA2，CNGA4，CNGB1b）在这组神经元中都没有。这些发现排除了已知的cAMP-信号通道和新发现的cGMP-依赖性通道共存的可能性，提示cGMP是这组ORNs主要的信使。说明嗅球内的项链小球相连的非典型性ORNs存在一种独立于cAMP信号通道之外的信号传导通路——cGMP信号通路。另有研究表明，cAMP转导的级联反应被cGMP所调控，嗅素刺激可通过调节ORNs内cAMP和Ca^{2+}的水平而使cGMP持续升高并维持在高水平。cGMP的形成有助于被腺苷环化酶活化的cAMP的信号传导，具体机制尚不清楚，而cAMP对鸟苷环化酶有负反馈作用，限制cGMP的信号转导。

四、嗅觉气体分子识别理论

鉴于实验条件的限制，对于大脑识别气味的具体机制，长期以来都没有清晰的概念和统一的理论。目前主要有两种理论：一种是Amoore的立体化学理论，另一种是Luca Turin的分子振动理论。

1. 立体化学理论　1946年，Linus Pauling提出气味的特性是由其分子量及其结构决定的。此论点从1949年开始，被John Amoore、Moncrieff等学者发展补充，认为不同分子大小、形状的嗅素与嗅觉系统的相应受体特异性反应，描述为"锁－匙"机制。假定OR拥有特殊形状的结构布局，当到达的气体分子也拥有与之契合的形状和大小时，气体分子则占据此OR并激发嗅觉反应。作为解释气体分子与OR如何相互作用的理论，立体化学理论是最为广泛接受的理论。1991年Linda Buck和Richard Axel在小鼠鼻腔中发现并成功克隆出OR，进一步支持了Amoore的理论。

2. 分子振动理论　1996年，Luca Turin提出：嗅觉受体蛋白有生物分光镜的功能，可作为"无弹性电子通道"，气味振动模型得到了很大的深化。研究发现，在ORNs中含有高水平浓度的硫辛酰胺脱氢酶。根据Luca Turin的理论，嗅觉受体蛋白和G-蛋白上有锌的结合位点；且OR还具有还原型辅酶Ⅱ（NADPH）硫辛酰胺脱氢酶的作用，该酶中含有锌，可与嗅觉受体蛋白和G-蛋白结合，从而有助于电子流与G-蛋白转导的相继发生。嗅觉受体蛋白的结合位点为空时，电子不能通过通道结合位点，受体蛋白和G-蛋白之间的二硫化桥联处于氧化状态。当嗅素与结合位点结合时，分子的振荡激活电子通过通道。电子通过蛋白产生流动，通过锌离子还原二硫化桥联，使信息通过G-蛋白进一步转导，向嗅球发出生物电脉冲，使得气味得以识别。至于具体的电子传递产生的机制仍不明确。

第二节　嗅球生理和神经化学

嗅球是嗅脑的一部分，位于前颅窝底，贴近大脑额叶下部皮质，是嗅神经纤维的终核，也是嗅觉信息传导通路中的第一站。嗅球在嗅觉的信号传导中发挥着极其重要的作用。嗅球的生理和神经化学极其复杂，目前尚未完全清楚。

一、解剖学基础

嗅球是一个扁圆形实体，为层状结构，由外向内共有六层，依次为嗅神经层（olfactory nerve layer）、突触球层（glomerular layer）、外丛状层（external plexiform layer）、僧帽细胞层（mitral cell layer）、颗粒细胞层（granule cell layer）和前嗅核层（anterior olfactory nucleus layer），其中颗粒细胞层亦称内丛状层（internal plexiform layer）。分布于其间的神经元有僧帽细胞（mitral cells）、丛状细胞（tufted cells）、球周细胞（periglomerular cells）、颗粒细胞（granule cells）和短轴突细胞（short axon cells）等。僧帽细胞顶树突垂直穿过外丛状层，与突触球形成树形复合体，二级树突分深、浅二类，平行分布于外丛状层。丛状细胞根据其位置分内丛状细胞、中丛状细胞和外丛状细胞，树突分布于突触球层，内、外丛状细胞和僧帽细胞的轴突一起参与嗅束的构成，而中丛状细胞的轴突则分叉后分布于颗粒细胞层。球周细胞位于突触球周围，轴突参与球周局部神经元回路的形成。颗粒细胞无轴突，有大量树突。嗅觉信息传导通路有两个水平，一个在外丛状层，一个在突触小球层。浅层颗粒细胞的树突在外丛状层浅部与丛状细胞的二级树突形成突触回路，深层颗粒细胞则在外丛状层深部与僧帽细胞的二级树突形成局部突触回路。可见，嗅觉系统内可能存在两种平行的嗅觉信号处理机制。另外，在各突触球、两侧嗅球、嗅中枢神经元之间均有着广泛的神经联系，起着相互影响和反馈的作用。

二、嗅 球 生 理

（一）嗅觉信息的中转站

嗅球分为主嗅球（main olfactory bulb，MOB）与副嗅球（accessory olfactory bulb，AOB），参与组成两套独立的系统，即嗅觉系统和附属嗅觉系统。在嗅觉系统中，主嗅球是嗅觉信息向中枢传递的第二站。第一站的神经元是鼻腔嗅上皮细胞中的ORNs，其上的OR接受嗅素的刺激后，产生的神经冲动经过嗅丝传递到主嗅球中的二级神经元（僧帽细胞），完成第一阶段的信息传递，进而向上传到嗅觉中枢皮层，产生嗅觉。附属嗅觉系统主要由犁鼻器和副嗅球组成。其中犁鼻器为鼻内犁骨的两侧很小区域内的一对特殊的器官，在这一区域中的神经元不接受嗅素的刺激，而接受信息素的刺激，神经元产生的冲动传到嗅球中的副嗅球，最终不引起嗅觉，而引起机体内分泌和行为的变化。

（二）编码嗅觉信息

嗅球的一个重要的作用就是编码嗅觉信息。嗅素与OR结合启动信号传导，由嗅神经传到嗅球，通过在嗅球中形成的时间和空间编码，最后传到皮层形成不同的气味感觉。

1. 空间编码　空间编码实际上是嗅觉信息的解剖学定位，也可以看成是嗅觉信息在一定解剖部位的镶嵌模式。由于各种组织结构都是立体或三维的，因此也称为嗅觉信息的空间编码。鼻腔中OR的分布是有规律的，主要分布在嗅上皮的4个不同的立体空间区域。嗅觉信息在嗅上皮中经过初步的空间编码，然后由嗅神经传向嗅球，神经冲动在嗅球的嗅小球中进行神经元的交换，将信息传到第二级神经元，即僧帽细胞。嗅小球在嗅球中的分布是十分规律的。在功能上，每一种嗅小球只接收同一种受体传入神经的冲动，而且同一种受体传入神经只投射到同一侧嗅球的两个嗅小球之中。这种解剖和功能特性决定了每一种嗅受体的传入神经投射到哪一部位的嗅小球，是有规律和固定的。由于各个嗅小球的位置在嗅球内也是有规律而固定的，嗅觉信息在嗅球中的这种位置排列模式，或嗅觉信息在嗅球中的地图，形成了嗅球中的空间编码。

2. 时间编码　嗅觉信息的另一要素是时间。起初人们在使用电极记录嗅球中僧帽细胞的动作电位时，发现电位的变化有振荡的特点。有的振荡频率很慢，和呼吸同步，有的则较快。后来发现，以不同嗅素刺激鼻腔的OR，对这些电位振荡的频率和幅度有不同的影响，呈现出不同的振荡模式，说明这些振荡具有一定的生理学意义。由于任何振荡都是周期性的，因此嗅球中的嗅觉信息包含有时间这一要素，称为时间编码。Giraudet等发现如果在分析僧帽细胞的放电时，不考虑其中的时间因素，只看平均放电率的变化，将无法全面了解嗅觉信息的特性和它所代表的生物学含义。因此嗅球对嗅觉信息的精确辨别，需要时间编码这一要素。

（三）加工和处理嗅觉信息

嗅素混合物的各种成分通常不能被单一的察觉，嗅球对嗅素混合物的表述也不是各种单一嗅素的简单合并。由鼻腔ORNs向上传递的神经冲动到达嗅球后，需要嗅球对信息的进一步加工和处理。

1. 嗅觉信息加工和处理的相关解剖基础　信息的加工和处理是多样和复杂的，目前尚未完全了解。嗅球的中间神经元是实行嗅觉信息加工和处理的主要细胞。嗅球中颗粒细胞所介导的侧抑制（或交互式抑制）及嗅小球层中的短轴突细胞和球周细胞对嗅觉信息在嗅球中的加工和处理具有重要作用。颗粒细胞在嗅球中的树突很丰富，它主要接收由僧帽细胞传来的冲动，介导这种冲动的神经递质是Glu。颗粒细胞的传出冲动主要传向另一僧帽细胞，介导冲动的神经递质是GABA，属于抑制性突触。因此由"僧帽细胞－颗粒细胞－僧帽细胞"组成了一种侧抑制结构，即僧帽细胞的兴奋通过颗粒细胞对另一僧帽细胞产生抑制作用。每一个嗅小球中的突触，集中了同一类嗅受体发来的神经纤维，而且与之相连的僧帽细胞也有很强的特异性：它们只向同一个嗅小球发出纤维形成突触。嗅球中的嗅小球和僧帽细胞的排列也很有规律：化学结构类似的嗅素所刺激的嗅受体，在嗅球中相应的嗅小球和僧帽细胞的位置是邻近的。这种位置排列有利于相互之间的侧抑制。由球周细胞与僧帽细胞树突形成的突触是抑制性突触（由GABA介导）。有学者从形态和功能两方面对嗅球中的嗅小球层中的中间神经元进行了研究，发现过去称之为"短轴突细胞"（short axon cell）的轴突并不短，而且证明它与球周细胞的突触是由Glu介导的兴奋性突触。由嗅神经元发出的纤维到达嗅小球后，其纤维主要在嗅小球中与僧帽细胞的树突形成突触，它也由纤维与外丛状细胞形成突触，将冲动传到外丛状细胞。外丛状细胞可以将冲动传向短轴突细胞。这样，在嗅球的嗅小球层形成了一种回路：嗅神经—外丛细胞—短轴突细胞—球周细胞—僧帽细胞。由于球周细胞与僧帽细胞之间的突触是抑制性突触，因此，在嗅小球层也有类似于上述"僧帽细胞—颗粒细胞—僧帽细胞"的抑制性回路。这一回路同样也具有上述侧抑制的功能。球周细胞可以和嗅神经元轴突形成突触，由球周细胞释放的GABA和DA，通过GABA和DA产生对嗅神经冲动的抑制。这样，在嗅神经与僧帽细胞发生突触联系之前，球周细胞可以通过突触前的抑制，影响突触传递。因此，球周细胞在嗅小球层可以通过突触前和突触后两种途径修饰由嗅神经出入的信息。由于上述的修饰作用是中心的兴奋对周围产生抑制作用，称为"中心－周围抑制"（centre surround inhibition）机制。这样，在嗅球中有两个类似的、串联的"中心－周围抑制"机制，第一级在嗅小球层，第二级在僧帽细胞层。通过这两层的作用使僧帽细胞向上传送的信息更加特异。

2. 嗅觉信息加工和处理的相关研究　有学者用9种碳链长度不同的脂肪醛进行研究，发现动物在分别接受9种不同的脂肪醛对鼻腔嗅觉受体的刺激后，同一个僧帽细胞的放电有不同的变化，并认为通过侧抑制可以精化僧帽细胞的特异性，去除非特异反应，是嗅球中一种重要的加工和处理信息的方式。Friedrich等研究发现在嗅素分子刺激的初期，僧帽细胞的信号活动发生明显的改变，然而ORNs则没变化，认为这是嗅觉信息编码的一种方式；实验还表明嗅球细胞的交互式抑制对嗅球输出神经的信号活动的动态形成有重要的作用。近来研究发现，嗅球神经元的蛋白受体对嗅球加工处理嗅觉信息有重要的作用，如GABA受体、Glu受体和它们的亚族。Karpuk实验发现GABAB受体可能在嗅球编码期间形成突触小球活化方式中扮演一个重要的角色。嗅球的编码功能较为复杂，还有待深入了解。

（四）嗅球与其他脑区的联系

嗅觉信息在嗅球中经过修饰和处理后，主要由僧帽细胞的传出纤维组成的外侧嗅束（lateral olfactory tract，LOT）传送到嗅皮层，最后在皮层形成各种不同的嗅感觉。在功能上，嗅球中每一个僧帽细胞所携带的信息，来自同一个嗅觉受体，反映的是一种嗅素中嗅觉决定簇的信息。然而研究发现僧帽细胞在向皮层投射时，不存在一对一的关系。一种嗅皮层锥体细胞可以接受多种僧帽细胞的纤维联系，或多种嗅受体传来的信息可以投向同一个锥体细胞，存在交叉投射。由于多种受体的信息可传到一个锥体细胞上，因此产生会聚作用。嗅皮层中的锥体细胞发出的纤维可以向下传到嗅球，形成皮层－嗅球间的反馈通路，修饰嗅球中的信息。嗅皮层中的锥体细胞还可接受一些其他脑区传来的非嗅觉的信息。嗅皮层中的锥体细胞也与眶额皮层发生横向联系，眶额皮层也接受丘脑背内侧核传来的纤维。此外，嗅球中的嗅觉信息也传到邻近脑区，例如杏仁体、海马、下丘脑、内嗅皮质区等。因此，嗅觉信息传到中枢后，不仅在皮层产生嗅感觉，还与学习、记忆、行为、情绪等活动有关。这些功能的实现，需要皮层和其他脑区共同完成。究竟由嗅球中产生的空间和时间编码信息，如何在皮层中解码，其他脑区如何协助其完成，最终形成对嗅觉的感受，还有很多问题尚未解决。

（五）神经元迁移导向作用

1. 嗅球神经迁移现象　嗅球能持续不断地、甚至在成年期产生新的中间神经元（interneuron）。在嗅球中的中间神经元主要包括球周细胞和颗粒细胞。通常认为神经元前体细胞有两种来源，在胚胎期它们从外侧神经节隆起迁移过来，而出生后，它们来源于前室下区（anterior subventricular zone，SVZa）。这些神经元前体细胞经嘴侧迁移流（rostral migratory stream，RMS）迁移到嗅球当中。有学者认为SVZa有3种类型的细胞，即成神经细胞、星形胶质细胞和未分化细胞。SVZa成神经细胞以同型细胞链沿互相连接的网状通路迁移，在SVZa的前背侧汇合，形成嘴侧迁移流，最终到达嗅球。Iwai认为在嘴侧迁移流中，新生的神经元形成一条长链通过由胶质细胞形成的隧道到达嗅球的中心，然后呈放射状地迁移入颗粒细胞层和球周层并分化成成熟的神经元。成年哺乳动物SVZa神经元源源不断地产生并向嗅球中迁移的现象不仅在啮齿类动物中被发现，而且在灵长类动物中也有发现。各种哺乳动物的RMS长短不一，致使SVZa从室下区迁移到嗅球的距离也不一样，例如在灵长类动物中，SVZa神经元通常需要迁移几个厘米才能到达嗅球。

2. 嗅球神经元迁移导向的相关研究　目前，关于神经元前体细胞经由RMS朝嗅球中迁移的具体机制还不很清楚。以往大部分研究者均认为嗅球对神经元前体细胞无任何导向作用，然而近来Liu等通过研究发现在嗅球中含有一种对SVZa神经元具有弥散性吸引作用的物质。Liu研究发现嗅球在体内外都对SVZa神经元具有吸引作用。实验还发现嗅球对SVZa细胞和RMS中迁移的神经元前体细胞都具有吸引作用，并且这种吸引作用从胚胎期一直持续至成年期。然而Kirschenbaum等的研究发现当将嗅球去除后，SVZa神经元前体细胞仍然在SVZa中增殖并在RMS中迁移。对这两种实验结果的差异，Liu认为可能是由于相对长时间的嗅球去除，导致RMS体积改变所致，而且缺乏量化分析。由于Liu分析了在每张脑片上向前迁移和向后迁移的神经元的比率，Liu认为其每个实验均得到了内在的控制。实验也确实发现嗅球去除后仍有细胞朝RMS头端迁移。然而，量化分析显示向头端迁移的神经元数量显著下降。实验显示嗅球仍是SVZa神经元朝嗅球迁移的重要物质基础。Liu的实验结果首次证实了嗅球能分泌一种具有吸引作用的化学趋化因子，这种因子在引导神经元前体细胞从SVZa迁移到嗅球中具有重要作用，且嗅球中这种从胚胎到成年期持续存在的吸引作用提示可能是SVZa神经元朝嗅球持续迁移的重要机制。由于SVZa神经元的迁移对于嗅球的发育、可塑性以及气味辨别是极其重要的，所以嗅球具有吸引作用的发现不仅有助于我们对嗅球发育的理解，并且揭示了潜在调节嗅觉信号和可塑性的一种新机制。不过，对于嗅球是否对RMS的神经元有迁移导向作用，还存在很大的争议。

三、嗅球的神经化学

（一）嗅球的神经递质

1. 嗅神经层　嗅神经层中的神经元的神经递质目前尚未完全明确。但有些递质确实参与了神经元的神经传导。目前认为，谷氨酸（glutamate acid，Glu）和天冬氨酸（aspartic，Asp）可能是主嗅球从嗅神经到僧帽细胞的突触传递的主要的内源性兴奋递质。嗅标记蛋白（olfactory marker protein，OMP）和肌肽可能是ORNs的候选神经递质。OMP在ORNs中含量丰富，并有一定的特异性，但没有直接的证据表明ORNs能释放嗅觉标志蛋白。肌肽在神经组织中只存在于ORNs。

2. 突触球层　突触球层的神经元通常被称为近球神经元，这是一个广义神经的术语，包括了胞体交叠分布的表层簇状细胞。近球神经元有许多不同的亚群，各个亚群神经元含有不同的神经递质。许多近球神经元含DA和GABA；有一些近球神经元包含血管活性肠肽，还有一些轴突投射到突触球层深层的近球神经元包含还原型辅酶Ⅱ依赖性黄递酶，神经肽Y，生长抑素，最近研究表明，还原型辅酶Ⅱ主要存在于小球周围细胞中。另外，有些近球神经元中存在胆囊收缩素、天冬氨酸、谷氨酸盐、促甲状腺激素释放激素，蛋白激酶C、钙结合蛋白、乙酰胆碱酯酶（acetylcholinesterase，AchE）等。近球神经元的神经递质较多而复杂，但目前对于近球神经元递质的研究尚未深入。

3. 外丛状层　位于外丛状层的丛状细胞的可能递质有胆囊收缩素、血管活性肠肽。

4. 僧帽细胞层　僧帽细胞的可能递质是乙酰天冬氨酸。

5. 颗粒细胞层　颗粒细胞的可能递质是GABA。

（二）嗅球中若干功能蛋白分布和功能

1. 酪氨酸羟化酶（tyrosine hydroxylase，TH）　TH是儿茶酚胺合成的限速酶，是DA生物合成系统中的第一个酶，酪氨酸从血液进入到神经元后，在TH催化之下形成多巴，再经过多巴脱羧酶的催化，脱羧之后生成DA。TH被认为是脑内DA能神经元的蛋白标志。目前，TH在人类嗅球的具体分布情况尚不清楚。Liu等研究发现TH基因在嗅球的球周细胞的DA能神经元有高表达，该基因的表达由传入神经支配调控，单侧嗅觉传入神经阻滞，明显减少嗅球中酪氨酸羟化酶基因的表达和蛋白水平。我国学者通过免疫组织化学发现TH主要分布在嗅球的突触球层，而在外丛状层则很少。

2. 钙结合相关蛋白　钙离子在跨膜及胞内信息传导中具有重要作用，它关系到神经兴奋性、突触的形成和可塑性、微管转运及基因表达等。在这些重要的钙依赖功能活动中，有不少钙结合蛋白（calcium-binding proteins，CaBP）来介导参与调控。CaBP是广泛存在于机体内的一类与钙有高度亲和力的蛋白质家族，具有广泛的生理功能。钙结合蛋白-D、钙视网膜蛋白、小白蛋白是钙结合蛋白家族中三个重要的成员，主要存在于各种神经组织中，在嗅球中有大量表达并位于不同的神经元群体中，提示这些神经元可能有生理和功能上的差异，具体的功能尚不清楚，目前主要用作不同神经元群的标记物，广泛地用于神经解剖及实验生物医学的研究中。成年动物嗅球中，钙结合蛋白-D主要分布在突触球层。Hwang等研究表明钙结合蛋白-D的表达几乎完全局限于突触球层，颗粒细胞层只有少量表达，并且随着年龄的增加，主嗅球中表达钙结合蛋白-D的神经元显著减少。研究也发现年龄增加时，钙视网膜蛋白表达减少。小白蛋白主要位于外网织层，对其他层的分布描述不一致。学者也发现小白蛋白基因的表达随年龄增加而减少。这些研究提示主嗅球中CaBP的基因表达与高龄哺乳动物的嗅觉功能密切相关。出生后嗅球发育各期CaBP的分布中，钙结合蛋白-D都主要位于嗅球的小球层，对其他层的分布尚不清楚。钙视网膜蛋白在大鼠的小球层、外网织层、僧帽细胞层、内网织层和粒细胞层均有分布，但有报道在小鼠的僧帽细胞层不存在，而对在嗅神经层的分布的研究则有较多差异。目前相关的研究基本认为小白蛋白在大鼠发育早期（出生后10天）嗅球中几乎没有表达或是表达较弱，之后数目大量增加，表达增强，主要位于外丛状层，在小球层也有少量。

3. 嗅标记蛋白（olfactory marker proteins, OMP）OMP是1972年Magolis从嗅觉初级系统分离出来的，主要存在于成熟的OSNs的胞体和突起（树突和轴突），OMP阳性免疫反应的出现标志着嗅神经细胞的成熟和功能的开始，是嗅觉传导通路中唯一的标志性蛋白，也被视为ORNs的候选神经递质之一。它还对嗅球功能有标志作用，与嗅球的功能密切相关。多数研究均表明OMP位于成年嗅球的嗅神经层和小球层。但Leo等在嗅球的外网织层观察到很长的OMP阳性纤维。

4. ErbB-3和ErbB-4　ErbB-3和ErbB-4是表皮生长因子受体（epidermal growth factor receptor, EGFR）家族的成员。四个跨膜酪氨酸激酶组成ErbB受体家族：ErbB-1、ErbB-2、ErbB-3和ErbrB-4。神经调节蛋白（neuregulins, NRG）是一结构相似的多肽家族，NRG的功能性受体是由ErbB受体酪氨酸激酶所组成，包括ErbB-2、ErbB-3和ErbB-4。NRG与ErbB受体结合后，激活一系列下游的信号转导通路，诱导广泛的生物学功能。NRG-Erb信号传导通路在外周和中枢神经系统的发育具有重要功能。有研究表明，嗅球神经轴突的迁移可能涉及NRG-Erb信号传导通路。嗅球系统中具有神经调节蛋白受体ErbB-4和ErbB-3，该家族的成员接受EGF或其他肽类的信号，然后两两结合，相互激活再发挥作用。ErbB-3能结合配体，与另外的ErbB-3或其他家族成员结成同二聚体或异二聚体。受体酪氨酸激酶信号传导过程如下，当单体膜外段与信号分子结合后会两两配对，称为二聚化，双方催化中心附近的激活唇（Activation lip）的一个或多个酪氨酸残基被磷酸化激活，接着双方会发生构象改变，结果表现为ATP亲和力的增高，或是对某种蛋白质结合能力增强，并磷酸化激活受体胞质内其他酪氨酸位点。这些被磷酸化的酪氨酸通常会与适配器蛋白作用。一如其名中的"适配器"，适配器蛋白本身并不具有催化活性，只是为两种酶提供一个沟通的接口，正如日常转换插座所起的作用一样。通过适配器蛋白Ras激活蛋白被激活，它会将Ras-ADP的ADP转换为ATP，Ras被激活，信号被进一步传递。在成年动物的嗅觉系统中，仍然存在广泛的可塑性和神经发生，因此ErbB家族在成年动物嗅觉系统中也可能是重要的。有研究表明，嗅球中ErbB-3主要限制分布在嗅神经层的鞘细胞中，ErbB-4主要分布在球周细胞、丛状细胞和僧帽细胞中。

5. 一氧化氮合酶（NOS）　NO是体内重要的生物活性物质，广泛参与人体生理、病理、生长发育与衰老死亡等一系列重要过程。NO作为一种特殊的活性物质，不仅参与突触传递过程，而且充当第二信使，参与长时程增效机制的形成，与神经系统的可塑性有关。NO是一种重要的细胞间信使分子，通过诱导环鸟苷酸的增加，在嗅球的突触联系中起重要的作用。NO的合成在很大程度上取决于NOS的活性。一氧化氮合酶活性受Ca^{2+}浓度调节，任何引起Ca^{2+}流入细胞的因素均能导致NOS活性增加和NO合成增高，而嗅素是通过与嗅觉感受器细胞膜上嗅素感受器蛋白结合，打开阳离子通道，导致Ca^{2+}内流，可以调节NOS活性。有学者研究刺猬嗅球中NOS的分布发现，强阳性神经元主要位于刺猬嗅球边缘的突触小球层，小球周细胞也有NOS强阳性表达，偶见深染的NOS阳性僧帽细胞，内颗粒细胞层有大量浅染且较小的NOS阳性神经元。NOS阳性神经元在刺猬嗅球中的广泛分布提示NOS在刺猬嗅觉传导中的重要作用。目前NOS在嗅球具体的分布情况尚有争议。

6. c-fos蛋白　c-fos基因是原癌基因家族成员，在神经系统的信号传导中有重要作用。c-fos基因转录产生的成熟mRNA的长度为2.2kB，它编码380个氨基酸、相对分子质量为62的fos蛋白。c-fos基因可被细胞外或细胞内多种因素诱导，进行快速表达，产生的蛋白通过与早期基因蛋白（c-Jun）形成异二聚体，作用于DNA的AP-1位点上，作为转录因子，调节其他基因的表达，在细胞对各种刺激的反应及细胞的发育、分化过程中发挥重要作用。c-fos基因表达对长期记忆的保持是必须的，它可能通过信号转导途径诱导突触重建及传递。关于嗅球c-fos的出生后发育表达的研究见于大鼠，有研究表明大鼠在视觉、嗅觉识别记忆的获得过程中，视神经细胞、嗅球及海马中c-fos基因表达均明显增加。根据McCormark研究，在神经发育过程中，fos的表达遵循着一个规则的时间过程，与突触的发生、髓鞘形成、突触活性及细胞生长等有关。有学者研究表明，嗅球出现fos表达的可能顺序为颗粒细胞-僧帽细胞-小球层细胞，而消失的顺序则相反。这提示分化越早的细胞其保持分化的能力越长。而分化越晚的细胞其保持分化的能力越短。

7. 成纤维细胞生长因子（fibroblast growth factor，FGF）：成纤维细胞生长因子是存在于哺乳动物体内的一种生物活性物质，其作为神经营养和再生因子，能够维持神经元的生存，促进中枢神经细胞的生长、发育及存活。成纤维细胞因子在嗅球中位于神经细胞层和僧帽细胞层，对于调节嗅神经通路及神经纤维具有重要意义，可促进嗅感受神经元的分化，维持正常嗅神经元的存活。大多数学者认为嗅觉有随着年龄增长而呈逐渐减退的趋势。而随着年龄的增高成纤维细胞生长因子的表达减少，提示成纤维细胞生长因子与老化性嗅觉减退的密切关系。

8. 凋亡相关基因蛋白　嗅球中凋亡相关基因主要是bcl-2和Bax，主要表达于僧帽细胞。bcl-2是抗凋亡基因，在神经细胞中bcl-2基因表达可抑制神经元的凋亡，Bax是促凋亡基因。bcl-2和Bax两者密切相关，bcl-2抑制凋亡必须通过与Bax形成异源二聚体来实现。目前大多数学者认为，嗅阈随年龄增长升高，嗅觉减退的发生率也随年龄增长而升高。而年龄增长伴随的神经老化过程可合并细胞凋亡，衰退过程与凋亡，两者具有同源性。研究表明嗅球老化后主要是bcl-2表达显著下降，使得Bax表达占优势，促进了嗅球中神经细胞的凋亡，使其神经元数减少，终致老化，具体机制尚不清楚。

9. 蛋白激酶（protein kinase，PK）　在嗅觉系统有重要作用的蛋白激酶，主要包括蛋白激酶A（PKA）、蛋白激酶C（PKC）、钙调蛋白激酶（CaMK）。Liu等实验发现在突触小球、颗粒细胞、外丛状层和嗅神经层有强的PKA免疫染色；PKC则主要分布在颗粒细胞层和外丛状层，在突触小球的表达较弱。CaMKIV主要表达在颗粒细胞，而CaMKII分布的范围较广，包括突触小球、外丛状层、僧帽细胞和颗粒细胞层。由于PKA、PKC、CaMKII与酪氨酸羟化酶同样在球周细胞有高的免疫染色表达，提示它们三者在嗅球TH基因的表达调控中扮演一个重要的角色。通过改变蛋白激酶的活性可以调控TH基因的表达。值得一提的是蛋白激酶C，它是由Nishizuka等从脑组织中分离出来的一条单肽链，组成分子量为80～90kD。PKC广泛分布于各组织细胞的质膜、胞质中。PKC参与许多细胞的调控，通过影响多种蛋白质底物磷酸化，参与一系列与生命现象有关的过程，如参与细胞信号传递，控制细胞增殖与分化，调节基因表达，改变细胞形态，参与神经递质释放等，对神经细胞的再生与凋亡有重要作用。PKC主要表达于嗅球的僧帽细胞和血管内皮细胞，发现PKC与凋亡基因bcl-2和Bax在大鼠嗅球僧帽细胞的表达呈明显的一致性，且PKC与bcl-2的表达呈明显的负相关，推测蛋白激酶C能够通过介导大鼠嗅球僧帽细胞的凋亡对大鼠嗅球组织的生长、发育起着重要的负反馈调节作用。

10. 雄激素受体　雄激素受体在人体组织分布很广，除了前列腺、精囊、睾丸、附睾等生殖器官外，在中枢神经系统、皮肤、腺体、骨骼、肌肉等组织中均发现雄激素受体的存在。雄激素是甾体激素中最早被发现的激素，对正常雄性动物的发育、生殖及免疫功能的维持有重要作用，这些作用是由雄激素受体介导的。雄激素受体蛋白在嗅球中主要存在于僧帽细胞。Tsim等发现，雄激素对OMP等相关蛋白的表达有调节作用，提示雄激素可能引导了嗅球中神经回路的发育。

11. 神经生长因子（nerve growth factor，NGF）　神经生长因子影响着外周和中枢神经系统中某些神经元的存活和分化，可促进、调控神经元的发育，对神经元特殊功能的发挥具有重要作用，能使感觉神经节及交感神经节数目增加，体积增大。NGF的表达主要见于僧帽细胞，NGF对嗅神经细胞分化、发育有重要的作用，对嗅神经细胞变性和坏死也有保护和修复作用。具体的相关机制尚不明确，需进一步的研究。

12. 神经元核心抗原　神经元核心抗原是一种可溶性核蛋白，其免疫反应性在神经元分化成熟后即开始出现，特异性结合神经元核心抗原的单克隆抗体可与脊椎动物神经系统几乎所有部位的成熟神经细胞核发生免疫反应，包括脊髓、大脑皮质、海马、背侧丘脑、尾壳核、小脑等的神经元。神经元核心抗原作为一种神经组织特异的蛋白分子可能参与调节神经元发育成熟的转录过程。神经元核心抗原在嗅球中主要表达于成熟嗅球中的颗粒细胞层中。有实验研究发现小鼠出生到发育为成熟个体的过程中，神经元核心抗原表达阳性的成熟神经细胞由周边逐渐向嗅球中心迁移，可能与气味模式的形成有关。神经元核心抗原目前主要作为一种良好的成熟神经元标记物。

13. 嗅球中的吸引性导向因子　嗅球中的中间神经元来源于从哺乳动物前脑室下区（SVZa）迁移而来的神经元前体细胞。目前在神经元迁移的研究中较为明确的有5种分子家族能够引导轴突的投射和神经元的迁移，包括Netrins、Ephrins、Slit、Semaphorins和Chemokines。然而目前学者发现，嗅球中的吸引性物质不是目前已知的任何一种神经元迁移趋化因子。Netrin不可能是嗅球中的趋化因子，因为Netrin-1在嗅球中没有表达，而Netrin-2呈现出排斥SVZa神经元的作用。已证实Ephrins和slit皆是轴突排斥因子。Liu等研究发现Netrin-2对SVZa神经元既无趋化作用也无排斥作用；SVZa神经元对SDF-1没有反应；另外为了证实嗅球的这种吸引作用是由何种物质产生的，Liu使用SVZa组织块与转染了能表达Netrin-1、Semaphorins和Chemokine SDF-1的HEK细胞共同培养，结果发现它们都不具有趋化作用。

近年来，Pennartz研究发现，神经元黏附分子对SVZa的迁移也具有重要的作用。脑源性神经营养因子（brain-derived neurotrophic factor，BDNF）已被鉴定为调节SVZa中神经生化的潜在的信号分子，但它在活体内的功能尚不完全清楚。Berghuis研究发现脑源性神经营养因子与其受体蛋白——酪氨酸蛋白受体激酶结合，通过磷脂酶C-γ途径，调节小白蛋白和GABA能中间神经元的树突的生长。Bath等通过小鼠基因敲除实验发现，BDNF的突变体（缬氨酸变成蛋氨酸）会改变嗅球的神经发生，但不会影响嗅觉刺激的敏感性和习惯性，提示BDNF对嗅球的神经发生、迁移有重要的作用。Chiaramello等研究发现BDNF与其受体蛋白TrkB相互作用，通过磷脂酰肌醇-3激酶（phosphatidylinositol-3 kinase）和促分裂原活化蛋白激酶(mitogen-activated protein kinase)信号途径，可调控SVZa前体神经元细胞的迁移。另外，Paratcha等证实神经胶质细胞系来源的神经营养因子是一种引导嘴侧迁移流（rostral migratory stream，RMS）中神经前体细胞迁移的直接化学引诱物和参与神经细胞黏附分子在这一过程的作用。Garzotto等实验发现，肝细胞生长因子能刺激SVZa组织和选择性诱导MAP激酶途径活化，通过与嗅球中的肝细胞生长因子受体蛋白Met-Grb2的结合，引导SVZa的神经元前体细胞的迁移；提示肝细胞生长因子也可能是嗅球中一种潜在的神经元迁移趋化因子。目前，对嗅球中的趋化因子还知之甚少。

第三节　中枢嗅觉通路的感觉生理

王安石曾赋诗咏梅："遥知不是雪，为有暗香来。"在这里，当白梅和落雪引起人们视觉上的混淆时，发挥重要辨别作用的就是嗅觉。人类能够识别和记忆大约 1 万种不同的气味，其生理机制却一直是个谜。最近许多学者卓有成效的研究使嗅觉的发生机制渐趋明朗，但仍有不明之处，尤其是中枢神经系统的感觉生理。

一、嗅觉中枢传导通路

嗅脑和边缘叶在种系发生上是相当古老的，目前对嗅脑的确切定义是与嗅觉纤维有直接联系的脑部，在进化过程中相当于旧皮质的部分。包括嗅球、嗅束、嗅结节、嗅前核、前穿质、梨状区及部分杏仁体等。

嗅球是嗅觉信息传导通路中的第一站。嗅球中的僧帽细胞及丛状细胞的轴突形成嗅束传至中枢。嗅球还接受发自中枢的神经纤维。这些纤维至嗅球发挥着脑控制嗅觉传入的功能。嗅束（olfactory tract）是自嗅球发出的纤维束，主要由僧帽细胞及丛状细胞的向心轴突纤维及嗅皮质投射到嗅球颗粒细胞的传出纤维构成，还包括一些对侧嗅球和嗅前核的传出纤维，为嗅信息的传入与反馈抑制性的通道。嗅束纤维在嗅三角底的两侧，分成外侧嗅纹和内侧嗅纹。

前嗅核（anterior olfactory nucleus）由一些散在于嗅球尾端、嗅束纤维之间以及内、外嗅回中的的细胞团组成。

梨状叶（piriform lobe）包括梨状前区，杏仁周区（梨状区）和内嗅区。梨状前区接受外侧嗅纹的传入纤维，故被看做是嗅觉传导的中继站。此区向后移行为杏仁周区。

嗅皮层指包括前嗅核、梨状皮层在内的深层的嗅觉中枢。

梨状叶为嗅区高级中枢，分为初级嗅皮质和次级嗅皮质。前者包括前梨状区和杏仁周区，直接接受来自嗅球和前嗅核的纤维；后者指内嗅区，前梨状区皮质向后为海马旁回的内嗅区。内嗅区的绝大部分，除其最后内侧部以外，广泛接受来自嗅球的纤维，传出纤维主要到达海马。此外梨状区也发出纤维至嗅球的颗粒细胞，它们的作用可能是抑制性的，而嗅球内的颗粒细胞则是抑制性的中间神经元。梨状叶可能在气味主观识别方面起主要作用，因有纤维与海马、杏仁体簇及下丘脑等边缘系统相联系，嗅觉的较高级中枢受两侧皮质支配。

眶额回为嗅觉脑内最高级中枢。嗅觉冲动经前梨区皮质至丘脑内侧背核大细胞部，再由此投射到额叶的额眶皮质。然而，仅仅是右侧大脑半球的眶额回。来自嗅皮质的双侧嗅觉冲动，进入此级嗅皮质的单侧性，提示嗅刺激在皮质上的特殊性与功能上的不对称性存在于人脑的右侧额眶皮质。

另外，在各突触球、两侧嗅中枢神经元之间均有着广泛的神经联系，起着相互影响和反馈的作用。嗅束主要由僧帽细胞、丛状细胞的轴突纤维及嗅皮质投射到嗅球颗粒细胞的纤维构成，还包括一些对侧嗅球与前嗅核的传出纤维，为嗅球信息的传入与抑制性的传出通路。另外嗅球直接投射到大脑边缘系统。所以，嗅球可以传达关于情绪的作用。

二、嗅觉反射

嗅觉反射路径包括嗅—躯体反射和嗅—内脏反射的路径。可归纳为三条路径。

（一）缰核—脚间核—被盖背侧核纵束路径

此路径的关键是经过缰核。嗅冲动可经两种途径到达缰核：①嗅冲动通过外侧嗅纹核和杏仁体的其他亚核，发出纤维经终纹到中隔区，在中隔区换元后再经丘脑髓纹终于缰核；②嗅冲动经梨状叶皮质投射到海马，再由海马经穹隆进入丘脑髓纹，传至缰核。同时，缰核经丘脑髓纹还接受来自苍白球、下丘脑和丘脑枕核的纤维；缰核与中脑顶盖间有纤维联系。因此，缰核可接受躯体感觉、视觉和嗅觉等多种感觉冲动，是这些感觉的整合中枢。缰核主要的传出纤维是缰核脚间束，此束位于红核内侧。由脚间核发出纤维至脑干被盖的一些网状核，其中特别是被盖背侧核，该核发出纤维进入背侧纵束。嗅冲动就是这样，主要由缰核中介，经过多突触联系，最后由背侧纵束到达有关的躯体和内脏运动核，完成嗅—躯体和嗅—内脏反射。

（二）前穿质—隔核—前脑内侧束路径

嗅冲动经前穿质、隔核中介进入前脑内侧束。此束经过视前外侧区、下丘脑外侧而达中脑被盖。在此过程中前脑内侧束与下丘脑的视前核、结节核、乳头体核之间有往返纤维联系，下丘脑从而得以对嗅冲动、乳头体脚传导的内脏感觉冲动进行整合。前脑内侧束最后到达脑干网状核和躯体运动核，从而完成嗅—躯体和嗅—内脏反射。

（三）杏仁体—隔区、下丘脑—前脑内侧束路径

嗅冲动经嗅束—外侧嗅纹传至杏仁体的皮质内侧核群，而后经终纹至隔区、视前区、下丘脑前核和腹内侧核。嗅冲动经下丘脑整合后，再经前脑内侧束到达脑干的躯体和内脏运动核，从而完成嗅—躯体和嗅—内脏反射。

三、嗅觉传导通路的神经递质及信号识别

（一）嗅觉传导通路中的神经递质

目前关于神经递质在嗅觉传导中的确切机制仍不清楚，但有一些证据表明神经递质确实参与了嗅觉的形成及传导。Glu为嗅觉系统最主要的神经递质，属于兴奋性递质，在学习记忆、突触可塑性、神经元发育和退化等方面有重要作用。而GABA是抑制性递质，有调节Glu、DA、NE、5-HT等递质的释放的作用。这两种递质在嗅球、嗅结节、杏仁体和中隔区表达。另外，DA以及一些神经肽也影响嗅觉系统的传递。另有研究表明：乙酰胆碱是与学习记忆关系最为密切的神经递质，在嗅球和梨状皮质的嗅神经感觉功能及可塑性方面起着重要的作用，胆碱能功能的紊乱对正常的嗅觉记忆功能也会产生

重要的影响。进一步研究发现对于嗅觉感知力存在Ach调节。其他与嗅觉传导有关的神经递质还包括：去甲肾上腺素、5-HT、cAMP及肌肽。

（二）嗅觉信号的识别

美国科学家Richard Axel和Linda Buck的研究揭示：有气味的物质会首先与OR结合，这些OR位于鼻腔嗅上皮的ORNs中。OR被气味分子激活后，ORNs就会产生电信号，这些信号随后被传输到位于嗅球内相应区域中，并进而传至大脑其他区域，结合成特定模式。由此，人就能感受到比如茉莉花的香味，并在另一个时候想起这种气味。

Richard Axel和Linda Buck发现，人大约有1000个基因用来编码ORNs膜上的不同OR。而且，人的嗅觉系统具有高度"专业化"的特征。比如，每个ORNs仅表达出一种嗅觉受体基因，ORNs的种类与OR完全相同。ORNs会将神经信号传递至嗅球中被称为嗅小球的微小结构。人的嗅球中约有2000个嗅小球，数量大约是ORNs的2倍。嗅小球也非常地"专业化"，携带相同受体的ORNs会将神经信号传递到相应的嗅小球中，也就是说，来自具有相同受体的ORNs的信息会在相同的嗅小球中集中。嗅小球随后又会激活僧帽细胞，每个嗅小球只激活一个僧帽细胞，使人的嗅觉系统中信息传输的"专业性"仍得到保持。僧帽细胞然后将信息传输到大脑其他部分。结果，来自不同类型OR的信息组合成与特定气味相对应的模式，大脑最终有意识地感知到特定的气味。

不同的单个气味可以混合，人类的嗅觉系统可以识别约400 000种的混合气味。气体分子之间发生相互作用时，混合的气体分子可被不同的受体分子联合识别。每个ORNs会对有限的几种相关气味分子做出反应。绝大多数气味都是由多种气体分子组成的，其中每种气体分子会激活相应的多个OR，而每个受体可以被几种气味分子激活，并会通过神经纤维球和大脑其他区域的信号传递而组合成一定的气味模式。尽管OR只有约1000种，但它们可以产生大量的组合，从而形成大量的气味识别模式，这也就是人类和动物能够辨别和记忆不同气味的基础。

嗅觉系统把无数的化学物质转译成为不同的嗅觉感知。为了进一步明确这个过程发生的中间步骤，Zou等设法得到了OR表达的跨神经元示踪剂，这种示踪剂从表达受体的神经元开始行走至嗅球处，然后再到嗅觉皮层，这样就提供了观察从一个特定的OR所接收的信息输入至皮层神经元的途径。这些研究在嗅觉皮质中揭示了一个立体化的感觉图谱，其中来自于特定受体的信号投射于特定部位的神经元丛。来自不同受体的感觉输入在空间上相互重叠，并且能够和单独的神经元相联结，来自于同一种受体的信号投射于多个嗅觉皮质区域，使得对于由一个单独的受体输入到神经皮质和边缘系统的信息以平行的、可能是分化的方式进行信息编码。研究提示，来自同一种受体的信号投射于不同嗅觉皮质区域以及边缘系统。起自ORNs的信息经中继后沿着嗅束在中脑和大脑之间的前连合处进入大脑组织，此处嗅束分为两条通路走行，一条在低位脑干处由中间进入中央嗅觉区，另一条沿侧边走行进入侧位嗅觉区。中央嗅觉区包含一系列定位于下丘脑前部的大脑中央基底部的核团，核团的纤维投射到下丘脑或者大脑边缘系统的其他原始部位，这个系统和嗅觉引起的基本情绪反应有关。嗅觉信息从此处输入至几乎所有的边缘系统的部分，尤其是进化上较新的区域如海马。这个部位与嗅觉的记忆及辨别能力的形成有关。

每个ORN的轴突都延伸到并终止于一个嗅小球，嗅球大约与1.4亿个无相互连接的ORNs连接。球周细胞在各个嗅小球之间连接着，嗅球中的僧帽细胞接受来自球周细胞及嗅感受细胞的信号，僧帽细胞相互之间通过轴索旁支或突触相互连接在一起，在嗅球的深部，僧帽细胞与颗粒细胞相互连接形成神经回路，僧帽细胞使颗粒细胞兴奋，颗粒细胞使僧帽细胞抑制，这两种性质不同的细胞通过负反馈连接，形成一个振荡的神经回路，嗅觉信号通过嗅球处理后，经侧嗅束传向前嗅核及前梨状皮层的锥形细胞，前嗅核和前梨状皮层中各有一些兴奋性神经元及抑制性神经元，也构成类似僧帽细胞和颗粒细胞构成的神经回路。前梨状皮层通过深锥细胞连接到外皮层，并且通过中嗅束向前嗅核、嗅球输出反馈信号。

四、同 步 振 荡

（一）什么是同步振荡

20世纪70年代，Sheer在脑电图的研究中发现：当神经系统受到某种刺激时，脑电图中会出现一个高频约40Hz的电位，称之为事件相关电位。这个现象经多个实验证实，说明脑在相应事件刺激时，可能在不同的部分发生过一个同样频率的电位。人们对这个电位产生的原因、它在脑活动中的作用感到很大的兴趣。进一步的电生理研究发现在脑的各个部位、多种功能中都产生一个同样频率的脉冲发放，人们称之为同步振荡（synchronous oscillations），至于它在系统中起什么作用也有多种看法，将其归纳为以下几点。

1. 标记作用　神经系统的信息既然是多个神经元构成的时间空间模式，因此要有一个标记，以便识别它。

2. 诱导作用　神经系统的这部分受到刺激产生活动，要诱导神经系统的另一部分产生相关活动。这个诱导作用相当于信使传递。

3. 多特征的整合　神经系统的各种特征是在不同部分上提取的，但构成事物的整体一进入意识，那就有一个各特征的整合，这个任务也是由同步振荡来完成的。

4. 信息加工标志　信息进入脑的各部分都有一个加工过程，如海马对短期记忆的信息要进行加工，标志就是同步振荡。

（二）嗅觉神经系统的同步振荡

神经系统内各信息通道的信号是如何整合的？一个可能的途径就是通过同步振荡来协调。1989年，Gray等在Nature杂志上发表了猫视皮层神经元群活动存在40～60Hz同步振荡的研究结果，这一发现引起神经科学界的极大关注，随后的一系列神经生物学实验发现，这种振荡存在于各种感觉系统中枢；而且无论实验动物处于麻醉状态、清醒状态或是活动状态，情形均相同。从而证实了同步振荡与感觉信息处理密切相关，揭示了知识和外界事物在脑内如何被编码、表达和加工的。由于同步振荡是神经系统中的一种普遍现象。20世纪末，Kashiwadani和Sasaki等开始致力于研究嗅觉系统的同步振荡现象，研究表明：在嗅小球内，对受体输入信息（空间编码的信息）的合并和整合是通过神经元间的同步实现的，不同神经元群在不同时刻的同步化响应形成了对客体刺激气味不同分子的组合的时间编码，这种同步信号进一步传向嗅觉中枢即嗅皮层，短暂的同步化为嗅皮层整合不同受体信号提供了基础。气味分子会引起不同嗅小球的丛状细胞和僧帽细胞发生30～80Hz同步振荡峰电位释放。僧帽细胞、丛状细胞与颗粒细胞的相互作用是形成振荡局部场电位的原因。

五、气味在大脑皮层的表达——解码

从客观的角度看，发生在嗅球中的编码是必然的生理现实。然而，嗅觉系统的大脑皮层提取这种客观现实的何种信息（来自嗅球的脉冲）并通过何种组织形式给予表达一直是人们没有解决的问题。目前，非线性混沌动力学常被用于解释脑部的活动，人们提出了各种脑部的神经模型，然而缺乏实验的支持。Gilles Laurent研究小组提到如果将嗅球中的编码过程理解为对气味信息去相关的扩展表达，那么气味在大脑皮层的表达是气味信息的"疏编码"（sparsening，解码）过程。通过实验数据和解剖模型，研究了细胞群同步振荡与局部场电位（local field potential，LFP）关系，较好地解释了蝗虫触角（其功能上相对于哺乳动物的嗅球）输出神经细胞与蘑菇体（与昆虫嗅觉学习有关的区域）中神经细胞间发生的疏编码过程。在实验数据的基础上，研究表明动力学过程与相关性过程共同完成了对气味的优化表达，一旦表达被优化，信息初始输入的复杂性就能被降低到由几个特殊神经元就能反映的程度。但对于其他生物是否有同样的现象还没有实验证明。去相关表达和疏编码最终实现了气味有效识别。实验发现昆虫蘑菇体β叶上的神经元对某种特定气味的刺激响应具有特定性，对于不同气味的刺激表现出不同的响应模式这使得它们十分适合把嗅觉系统的处理信息"读出"，从而有能力分辨出气味。至于其如何具体地分辨气味的机制还有待于进一步的研究。因而目前对气味在大脑皮层的表达即解码过程只处于假设和推测，对解码过程机制的种种阐述的实验数据还十分贫乏。

六、嗅觉与大脑功能区的联系

随着人类大脑的进化，不同功能的脑层渐次发展起来，这与婴儿个体在母体子宫中发育的顺序相同。最先发展的是爬行皮层（reptilian cortex），这个皮层是最基本的生物功能控制层，主要控制呼吸、心跳等行为，还有类似于恐惧的基本反应。其次发展的脑层是边缘系统（limbic system），这是情绪和大量个性化行为如性吸引、快乐的控制中心。最后发展的是新皮层（neocortex），是主管逻辑运算的皮层。在感觉系统中，嗅觉与大脑的边缘系统的联系是最直接的，这也是气味的情绪力量的最基本的心理学基础和新学科——香味学的基石。

边缘系统大致分为三个部分：①颞叶内侧边缘系统结构，包括海马结构、杏仁体、扣带回和嗅周皮质（主要包括嗅球、嗅束、嗅三角、前穿质、杏仁体和海马旁回前部等）；②丘脑内侧核团，有内侧背核和前部核团；③额叶的腹内侧部分，包括眶额皮质、前额叶内侧。多数学者认为海马结构与近期记忆有关，还参与情绪反应或情绪控制。杏仁体（也称杏仁核复合体）位于海马回沟深部，具有广泛复杂的纤维联系。杏仁体的传入纤维以聚合的感觉纤维为主，其中包括来自嗅球和嗅皮质的纤维，以及来自丘脑、下丘脑、脑干、大脑皮质的投射纤维。因此杏仁体既是嗅觉通路的重要部分，同时又作为一个重要的中继中心，可以调节感情状态。气味的唤醒与情绪的密切关系来自于大脑神经中枢的嗅区和边缘系统的与情绪唤醒有关的杏仁体和海马体的独特联系。只有2个神经突触间隔嗅神经和大脑边缘系统的杏仁体，而嗅神经和海马间的神经突触只有3个，嗅觉刺激可以很迅速的激起以上部分同时放电，产生相应的嗅觉和情绪唤醒。由于边缘系统是记忆的重要部位，通过气味的刺激可以提高边缘系统的兴奋程度，使得气味刺激与记忆材料产生非常紧密的连接，从而提高记忆效果。

七、不同气味嗅觉的研究与情绪

嗅觉信息除了传到皮层产生嗅感觉外，还可传至邻近脑区，参与学习、记忆、行为和情绪等活动。关于不同气味引起脑区激活差异的研究，学者们多从愉快及非愉快气体分类入手，希望通过对不同"快乐度"气体引起刺激差异的研究，从心理学、情感情绪等方面对人脑高级功能进行深入研究。研究发现不同"快乐度"气体激活的脑区存在着差异，但对于这个问题还存在争议，诸多学者的研究结果不尽相同，究其原因可能与被试者状态、样本数大小、数据分析技术以及作为刺激性气体的试剂不同有关。

但大多数学者认为愉快及非愉快气体刺激均主要引起右侧大脑半球激活，在大脑前部区域愉快气体激活较明显，大脑后部区域非愉快气体激活较明显。具体表现在额叶内侧回、右侧岛叶及额叶上、中、下回区域以愉快气体激活明显；愉快气体刺激引起扣带回前部及中间部明显激活，非愉快气体引起扣带回中间部及后部明显激活；非愉快气体还引起双侧海马旁回明显激活，但愉快气体不能引起此区域激活。另外非愉快气体引起脑干、小脑、胼胝体等区域激活较愉快气体多且分散，这可能是由于被试者对非愉快气体的反应更加复杂造成的。

边缘系统与情绪变化有关。目前认为边缘系统大致分为三个部分：颞叶内侧边缘系统结构，包括海马结构、杏仁体、扣带回和嗅周皮质，丘脑内侧核团（内侧背核和前部核团），额叶的腹内侧部分（包括眶额皮质、前额叶内侧）。解剖资料显示海马结构通过直接或间接的投射与丘脑、下丘脑、中脑网状结构以及广泛的皮质区（主要是特殊感觉区和多形式的联络区）相互连接。

杏仁体位于海马回沟深部，其传入纤维以聚合的感觉纤维为主，包括来自嗅球和嗅皮质等多个部位的投射纤维。因此杏仁体既是嗅觉通路的重要部分，同时又作为一个重要的中继中心，可以调节感情状态。

实验证明扣带回及额叶前部（包括眶额回、额内侧回）是与情绪关系密切的区域，以上区域受损会引起明显的情绪变化。1973年Papez提出了边缘叶参与情绪的特异环路，称Papez环路（也称海马回路），此环路包含参与情绪的某些重要结构，同时也参与脑的记忆、感觉等活动。有研究提示在给予可引起情绪变化的气味刺激时在海马旁回（BA30，BA34~36）、杏仁体（BA28）、扣带回（BA23，BA29~32），额内侧回（BA6，BA8~10）以及额叶其他部分区域均发现不同程度的激活，证明了人脑在受到引起情绪变化的气味刺激时这些区域参与了大脑情绪变化的反应。

结　语

嗅觉是一种特殊感觉，在动物及人的感觉系统中，嗅觉系统是相对较简单古老的系统，随着科技的发展，人们对嗅觉系统的认识有了巨大进步，但仍然有很多方面还没有完全弄清楚，特别是中枢嗅觉通路的感觉生理，如嗅皮层是如何对从嗅球传入的信号进行解码的？最近的研究主要集中于研究ORNs和嗅球，而对嗅中枢的研究较少。相信随着科学技术的进步，人们最终会揭开嗅觉中枢感觉机制的奥秘。

第四节　嗅觉信息的神经编码

神经系统中的信息以神经元放电的方式传递。嗅觉信息的神经编码，主要包括感觉细胞、嗅球和嗅皮层三个水平上的编码。关于嗅觉系统神经编码模型的研究很多，比较著名的有：①Mozell等提出的关于嗅上皮对不同气味反应的层析模型，解释嗅觉反应强度与外界刺激关系的回归模型；②Nahn提出的气味分子从嗅上皮表面到ORNs的扩散模型；③Freeman根据嗅觉系统的解剖结构建立的神经网络模型。Mori等详细描述了从感觉细胞到僧帽细胞、丛状细胞，信息传递到嗅皮层神经元又反馈到颗粒细胞，并作用到僧帽细胞的过程中神经元之间的相互关系。显然，这个信号传递过程包含嗅觉神经电信号的编码和传递，涉及气味编码的可塑性，可以用于分析嗅觉系统学习和记忆的机制，完整分析这个神经传导过程对理解嗅觉系统具有重要意义。

一、嗅觉通路信息识别编码

（一）ORNs水平的编码

人和动物的体表或组织内部存在一些专一感受机体内外环境条件改变的结构和装置，称为感受器。感受器与其附属结构组成感觉器官。附属结构的功能是接受刺激并将该刺激有效地传送至感受器。感受器通过感觉神经将信息传导至中枢，经过整合后通过传出神经将信号传送到相关器官，调节机体的活动。按感受器位置分类，嗅觉属于外感受器中的特殊感受器，感受器官为嗅上皮。嗅上皮位于鼻腔顶部，由双极的ORNs、基底细胞和支持细胞所构成。ORNs纤毛膜表面有感受气味分子的受体。嗅物质分子（嗅素）通常很小（一般小于200u）、具有脂溶性和挥发性，与嗅上皮表面的黏液中的嗅结合蛋白结合，然后转运到ORNs表面，与纤毛膜上的嗅觉受体结合，由此启动一系列反应，最终产生嗅觉。

嗅觉受体（OR）基因家族，是动物基因组中最大的一个，有1000个基因，约占基因总数的1%。受体种类繁多，属于具有7个a螺旋跨膜结构的G蛋白偶联受体超家族。在哺乳动物中已发现该受体超家族约有1000个成员。人类在进化过程中，一部分基因发生假基因化，但至少有350个有功能的OR基因。每一个OR可与多种嗅素以不同的亲和力相结合，而每一个嗅素能同2~6个OR亚单位相互作用，每一个ORN可能只表达一个OR亚单位。由于OR的相对非特异性，一个ORNs可与多个嗅素起反应，称为分子感受范围。尽管受体氨基酸组成的基本序列很有特点，但它们在排列上富于变化，可以识别结构不同的多种气味分子。人和动物能辨别的气味种类难以计数，已被确定的嗅素约有50万种。其中，近千种已被用于人的嗅阈检测，其精确度取决于OR的排列方式和嗅素刺激的强度。在受体的跨膜区，一个氨基酸的变化就会改变受体结合气味分子的特异性，因此认为气味分子的结合位点在受体的跨膜区。

自然界中的含气味的物质通常是由多种分子以一定比例形成的混合物，一种气味往往包括几种甚至几十种结构不同的嗅素。这些嗅素可能具有不同的形状、体积、疏水性、分子长度和功能团，属于复杂的、多维的刺激源。每种OR可识别一定结构范围内的分子，称为OR的敏感性谱。不同受体的敏感性谱不同，有的较窄，有的较宽。嗅感受神经元通过嗅素分类、OR组合的方式进行编码。分子结构类似的嗅素可被不同的，但敏感性谱重叠的受体组识别，而结构相关的OR能识别亲和力和特异性重叠的嗅素组，因此，不同的气味可被受体组合识别。通过OR组合极大地提高了编码气味的能力。气味分子的结构或浓度的轻微变化都会影响到OR组合模式。有研究表明，一个感受神经元甚至能够辨别碳链长度只相差一个碳原子的气味分子，即使有相同的碳链长度，但只要有一个功能团不同也能被辨别。阈值最低的神经元先被激活，阈值高的则需更高浓度的嗅素激活。由此可见，气味识别的分子基础由OR的敏感性谱决定。

OR与G-蛋白偶联，可激活腺苷酸环化酶。绝大多数嗅受体与cAMP第二信息系统相关，结合一个嗅素可在50ms内引起cAMP升高。cAMP再激活环核苷酸门控性通道（cyclic nucleotide-gated channels，CNG），后者属非特异性阳离子电导通道，允许Na^+、K^+和Ca^{2+}通过，使ORNs的树突产生去极化，电信号穿过细胞体，激发轴丘处产生动作电位（图1-3-4-1）。激发电位随振幅的大小而不同，它标志着嗅素的浓度不同。不过仅仅一小部分（3%~4%）的CNG开放就可产生最大的效应，但能激发OSNs产生信号的浓度范围是很窄的。嗅感受神经元胞膜去极化，产生感受器电位，将化学信号转换为电信号，通过嗅神经传至嗅球。

高浓度的嗅素或长时间的接触可使大量的Ca^{2+}经CNGs内流。Ca^{2+}对ORNs有多种调节效应。Ca^{2+}可激活血红素氧合酶2（hemeoxygenase 2），该酶能合成一氧化碳（Carbon oxide，CO），CO再激活鸟苷酸环化酶（guanylate cyclase，GC）。另外，Ca^{2+}还能抑制GC，以使ORNs上的环化酶不被过度激活。CO可自由扩散，以激活相邻的ORNs上的GC，使之产生环鸟苷酸（cyclic guanylic acid，cGMP），cGMP能结合到环核酸门控通道并使之开放。由于相邻的ORNs对相同的气味也产生反应，因此它不可能产生一种特异的嗅觉丧失。ORNs具有适应嗅味长时间刺激的特征。Ca^{2+}还可与钙调素结合，抑制环核苷酸开放离子通道，因此，Ca^{2+}还有降低激发电位的作用。

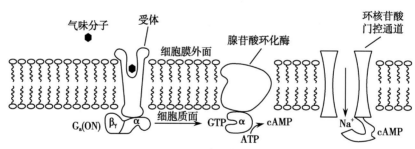

图1-3-4-1 嗅觉信号形成

细胞外表面的气味分子和跨膜受体结合，G蛋白释放α亚基并激活腺苷酸环化酶，cAMP升高，进而打开环核苷酸门控通道，Na^+等阳离子内流，细胞膜去极化

（Buck L. 1991）

（二）嗅球水平的编码

嗅球是感受信息从嗅区传入到大脑其他部位的入口，也是实现气味信息编码和识别的关键部位，嗅球内神经元的电位变化与嗅觉系统的学习记忆有密切关系。ORNs的轴突组成嗅神经，与嗅球内的僧帽细胞或丛状细胞（Tufed cell）及小球周细胞形成兴奋性突触，而僧帽细胞发出轴突进入嗅囊。小球周细胞与颗粒细胞为嗅球内的抑制性中间神经元。嗅小球（olfactory glomeruli）为球形结构，直径约150μm，内有广泛的突触联系，相互交错。嗅球内约含有2000个嗅小球，每一个嗅小球可接受25 000个ORNs的传入纤维，并感受相同的气味，因此认为嗅小球是气味的特异性功能单位（图1-3-4-2）。低浓度的某种嗅素可激活单个嗅小球内的细胞，这些细胞接受ORNs的传入，ORNs上含有对该嗅素具有高亲和力的OR。而在高浓度的时候，也可激活其他小球内的细胞，但它们的ORNs上的嗅受体亲和力低。每个小球内均含有75个僧帽细胞或丛状细胞的树突。以此推测，僧帽细胞或丛状细胞可能起着整合来自ORNs的微弱传入信号并使之增强的作用。

ORNs向嗅球投射时遵循两个基本原则，①区对区投射原则（zone to zone projection）：嗅神经纤维及它们向嗅球的投射有一个局部解剖组构，与嗅上皮相应，嗅球也分为4个区域，嗅上皮某一个区域的感觉神经元接受的嗅觉信息传送至嗅球的相应区域，嗅上皮以前后方向排列到达邻近的嗅小球，一定的气味可兴奋特殊排列的小球，嗅素的浓度越高，所激活的范围就越大；②嗅小球汇聚原则（glomerular convergence）：嗅感受神经元的轴突穿过筛板进入嗅球后，终末与嗅球内僧帽细胞（M）和丛状细胞（T）的主树突构成兴奋性轴-树突触，这些轴-树型突触结构称为嗅小球（Glomerulus），表达某种受体的嗅感受神经元轴突汇聚于特定的嗅小球上。在啮齿类动物中嗅感受神经元与嗅小球中M-T细胞（僧帽细胞-丛状细胞）的汇聚比例达1000∶1。每个嗅小球可以看作是一种OR类型的多个感觉神经元轴突的汇聚中心。汇聚的意义在于整合弱信号，增强嗅小球对低浓度气味的敏感性，确保信息的探测；抵消无关的输入，减少"噪声"，通过突触后总和，增强信噪比，提高信息的表征；多个嗅感受神经元的汇聚不会因一些神经元的退化而破坏与嗅小球的连接，从而保证气味的正确感知。

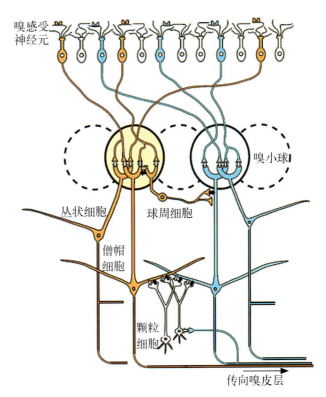

图1-3-4-2　嗅球的神经环路
2种嗅小球（棕色和蓝色）代表发出的两种不同类型嗅觉受体，僧帽细胞和丛状细胞是输出神经元，颗粒细胞和球周细胞都是抑制性中间神经元（短白色箭头代表兴奋性突触，短黑色箭头代表抑制性突触）

(Mori K. 1999)

表达相同OR的感受神经元轴突汇聚于嗅球的1～3个嗅小球内，它们对称地分布于嗅球中两个固定区域，即内侧面和外侧面。但一个嗅小球也可能接受多种受体的混合输入。所以每个嗅小球是一种或几种OR的信息整合单元。中间神经元球周细胞（periglomerular cell）和颗粒细胞（granule cell）的树突分别与嗅小球内M-T细胞的主树突及二级树突构成树—树交互性突触。球周细胞调节同一嗅小球内M-T细胞群的相互作用，颗粒细胞调节嗅小球间M-T细胞的相互作用。僧帽-颗粒细胞突触属于Glu能兴奋型突触，颗粒-僧帽细胞突触属于GABA能抑制型突触，通过树—树交互性突触，构成局部神经元回路，既可以对一个嗅小球内的僧帽细胞形成反馈抑制（自抑制），又可以对邻近嗅小球的僧帽细胞构成侧抑制，从而控制僧帽细胞的输出。

来自于1000个不同受体的信息被嗅球内1800～2000个嗅小球处理。不同类型的气味信号进入不同的嗅小球后，传至僧帽细胞和丛状细胞。由于每个僧帽细胞和丛状细胞的一个主树突投射至一个嗅小球，所以僧帽细胞和丛状细胞所具有的特异性，反映了所支配的嗅小球的特异性。支配相同嗅小球的两个僧帽细胞，对相同气味刺激的反应是相似的。由于侧抑制，支配邻近的不同嗅小球的两个僧帽细胞对相同气味的反应是相反的：如果一个兴奋，另一个则抑制；反之亦然。这种结果增强了嗅小球间活动强弱的对比，提高了僧帽细胞与丛状细胞对气味分子特征调节的特异性。由此可见，在嗅球，某种气味的性质通过激活嗅小球的特异性合并而编码。一种气味引起一种方式的模块合并，具有共同结构特征的气味分子激活相同的嗅小球故通过嗅小球特异的神经活动有可能推测气味分子特征，反之，从气味分子结构可以推测嗅球的神经反应。

嗅小球对受体输入的信息合并和整合时如何同步化地传向嗅皮层呢?对兔子的实验研究表明:气味分子会引起不同嗅小球的丛状细胞和僧帽细胞发生30～80Hz同步振荡峰电位释放。M-T细胞与颗粒细胞的相互作用是形成振荡局部场电位的原因。同一嗅小球内僧帽细胞引发的相关峰电位依赖于其主树突的电偶联,特异的同步化信号是一个由树突的α-氨基羟甲基噁唑丙酸 (α-amino-3-hydroxy-5-methyl-4-isoxazole-propionic acid，AMPA) 自身受体调节的偶联去极化所形成。当两个邻近的嗅小球同时接受到输入时,各嗅小球输出的时间模式可通过侧抑制来调整。故颗粒细胞与M-T细胞树—树交互性突触的力度决定了峰电位同步化的程度。属于不同嗅小球的两个僧帽细胞的轴突汇聚于嗅皮层同一个神经元上,同步化的峰电位通过两个突触输入的总和增加靶神经元的反应。该神经元的活动代表了两个嗅小球合并的活动,或不同气味信号的合并。嗅皮层通过将气味特征的完整集中,传至不同脑区形成感觉。短暂的同步化为嗅皮层整合不同受体信号提供了基础。M-T细胞通过树—树交互性突触形成的自抑制和侧抑制在嗅球的信息处理中起了中心作用。故而气味识别的一部分应在树-树交互性突触上。

(三) 嗅球以上水平的编码

僧帽细胞的轴突经嗅束到达嗅觉皮质。该皮质有两个特点:①它属旧皮质,在结构上类似于非哺乳类脊柱动物的前脑皮质,仅有三层构造;②它是唯一不经过丘脑而直接接受感觉传入的皮质。

嗅束投射至嗅皮质,嗅皮质分成五部分,它们各具有不同的纤维连接和功能作用。前嗅核 (anterior olfactory nucleus),发出纤维经前连合到对侧嗅球。前穿质 (anterior perforated substance),在非灵长类称嗅结节,发出纤维投射至下丘脑后部 (皮质内侧杏仁体转而投射至下丘脑内侧部) 一起参与了嗅觉的情感方面和动机方面的作用,直接影响进食和性交。内嗅皮质 (entorhinal cortex) 发出纤维到海马,它们可能与嗅觉编码的情节记忆成分有关。梨状皮质,占据大部分的嗅皮质,它们与嗅觉的分辨有关。梨状皮质发出纤维投射至丘脑内侧核,转而再投射至眶额皮质,该皮质主司有意识的气味感知。

僧帽细胞和丛状细胞的轴突在嗅球后部汇聚形成侧嗅束进入前脑嗅皮层,另一部分直接进入丘脑、下丘脑、眶内皮层,再入眶前皮层、海马。对刺激具有相似敏感性的皮层神经元彼此相近,在嗅皮层区接受某种受体输入的位点在不同的动物相似或对等,大多数在脑的两个半球呈对称分布。来自一种受体的输入可进入多个嗅皮层区和一个区域的几个位点。不同受体的输入进入部分重叠的神经元丛或被合并于单个的皮层神经元。不同嗅皮层区的信息传递到不同的脑区,具有不同功能的多个脑区可能接受到来自相同受体的输入。大多数嗅皮层区的信息被中继到额前皮层和下丘脑外侧部。前部和后部的梨状皮层形态不同,功能上可能也不同,其信号传递到不同额前皮层区。只有嗅结节核中继于下丘脑后部。在嗅皮层发现有振荡电位,嗅皮层可能通过时间模式对同步化的神经元集群进行编码。气味学习在于皮层内神经元突触功能的增强,气味刺激反复激活突触,增强的突触使神经元群相互作用,达到同步化,诱发冲动产生。当来自嗅球振荡电位的振幅、相位与贮存于皮层内突触的一种气味记忆相匹配时,皮层通过对振荡模式的共振来识别这种气味。因此,嗅皮层不仅是气味的感受部位,还可能是气味记忆的贮存部位。

嗅皮层与新皮层间的联系有利于气味的有意识识别和更高级任务的获得。额前皮层位于气味识别和反应系统中的顶部,起最终执行功能。眶前皮层直接接受来自梨状皮层的信息,与额前皮层的其他部分、杏仁体、海马旁区相互联系。因此,眶前皮层神经元的放电模式反映了特异性嗅觉刺激信息的汇聚。眶前皮层与基底外侧杏仁体的联系对动机和情绪的信息编码是关键的。在大鼠嗅觉辨别学习中,基底外侧杏仁体编码有关动机的信息,眶前皮层利用这个信息以及其他脑区的联系整合信息,选择和采取适当的行为策略。所以,哺乳动物具有学习和主动适应的能力。

二、嗅觉神经系统的时空编码和解码机制

从嗅觉系统识别机制模型研究的发展来看,其研究大致经历以下三个阶段:①非解剖的数理和统计模型:这种模型只是在表观上解释了嗅觉系统的某些生理现象,与嗅觉系统的解剖结构缺乏联系。如早期的层析模型、回归模型、知识模型;②基于解剖的神经网络模型:这种模型初步建立了嗅觉系

统生理解剖模型,但其分析研究的对象介于宏观和微观之间,而且这些模型离实际的生理过程尚有距离,如K系列模型;③基于时空编码的神经网络动力学统计模型。我们重点介绍第三阶段最新的一些重要研究成果,探讨嗅觉神经系统的时空编码和解码机制。

(一)嗅觉神经系统空间编码

自20世纪80年代后,众多学者相继从不同的研究领域对嗅觉系统识别机制进行了大量深入的研究并取得一定成就。然而,对嗅觉系统如何识别和记忆上万种不同气味的生理机制仍然不是十分清楚。随着研究的进一步深入,人们开始从分子水平到细胞的组织方式上研究嗅觉系统的识别机制,其中具有代表性意义的是Axel和Buck从1991年开始从事的研究工作,在持续了十几年的研究后,其成果获得了2004年诺贝尔生理学和医学奖。

Axel和Buck早在1991年就发现了一个大型的基因家族,这些基因构成了相当数量的OR种类,相应受体位于嗅上皮的嗅感受神经元内。每个嗅感受神经元只含有一种OR(ORs),每种嗅觉受体可以探测到数量有限的气味物质,因此嗅感受神经元分工相对明确,专一性强。各种嗅觉受体的结构与其表达的区域相关,氨基酸序列具有高度同源性的受体趋向定位于同一个区,嗅上皮相应的从背部到腹部分为4个区域,这使得气味编码在感受器水平具有空间模式。与嗅上皮相应,主嗅球也分为4个区域,嗅上皮某一个区域的感觉神经元接受的嗅觉信息传送至主嗅球的相应区域,即区对区投射原则(zone to zone projection)(图1-3-4-3)。因此,嗅上皮的一系列特定表达区域形成了"第一级嗅位图"。

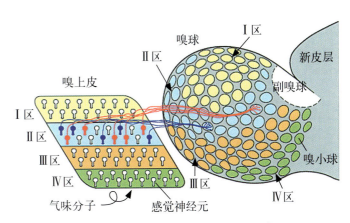

图1-3-4-3 嗅上皮和嗅球区对区投射示意图

嗅上皮根据嗅觉受体表达分为4个区(Ⅰ~Ⅳ区),嗅上皮某一个区域的感觉神经元接受的嗅觉信息投射至嗅球的相应区域,感觉神经元轴突表达于仅少数特定嗅小球中相同的嗅觉受体(红色或深蓝色)

(Mori K. 1999)

嗅感受神经元向上可激活嗅球的微区(microregions),即嗅小球(glomeruli)。嗅小球也非常"专业化",携带相同受体的嗅感受神经元会将神经信息传递到相应的嗅小球中,也就是说,来自具有相同受体的细胞的信息会在相同的嗅小球中集中。这样,气味信息经嗅小球的重新组织形成了"第二级嗅位图"。嗅小球随后又激活僧帽细胞,每个僧帽细胞只被一个嗅小球激活,这使得嗅觉系统中信息传输的"专一性"仍得到保持。由于这种对应性,可以认为是"第二级嗅位图"的延伸。

Axel和Buck对嗅觉系统的研究取得了突破性的进展,但尚有很多方面有待更进一步深入,特别是嗅觉的中枢过程及相关的分子机制。

(二)嗅觉神经系统时间编码

由于调频编码获得准确的刺激强度信息,神经元需要足够的时间才能发放数个动作电位。因此,调频编码不能很好地适用于传输刺激时间的准确信息。为解决这一问题,神经元可充当同步探测器,也就是神经元只有在输入信号同时发生时才发放冲动,因而传送了输入信号到达的准确时间,称为时间编码。时间编码要求输入信号同时到达,以引起突触后细胞放电。要使它作为一个精确的时间信号,同时到达的输入信号不应与前面或后续的输入信号总和,这种情况只有在时间常数很短才发生。真正发生这种情况的是在细小树突和神经元受到抑制性突触后电位作用的时候。

时间编码涉及刺激过程的精确时间。例如,通过测定声波进入两耳的时间延搁定位声源,时间编码也是感知的关键。不同形式的刺激(如物体的运动、形态和颜色)是由脑内广泛分布的不同区域中的细胞进行处理的。脑怎样从这些有关物体的不同信息中产生一完整感觉?这一问题称为整合。一个可能的解释是单个刺激的不同信息通过所涉及的神经同时放电而"结合"在一起,这就需要精确的时间。有人认为丘脑神经元的放电速率振荡可能对整合是必需的信号。

1. 嗅觉系统的同步振荡　神经系统内各信息通道的信号是如何整合的?一个可能的途径就是通过同步振荡来协调。1989年,Gray和Singer等在Nature杂志上发表了猫视皮层神经元群活动存在40~60Hz同步振荡的研究结果,这一发现引起神经科学界的极大关注,随后的一系列神经生物学实验发现,这种振荡存在于各种感觉系统中枢;而且无论实验动物处于麻醉状态、清醒状态或是活动状态,情形均相同。从而证实了同步振荡与感觉信息处理密切相关,解释了知识和外界事物在脑内如何被编码、表达和加工的。

由于同步振荡是神经系统中的一种普遍现象。20世纪末,Kashiwadani和Sasaki等开始致力于研究嗅觉系统的同步振荡现象。研究表明:在嗅小球内,对受体输入信息(空间编码的信息)的合并和整合是通过神经元间的同步实现的,不同神经元群在不同时刻的同步化响应形成了对客体刺激气味(不同分子的组合)的时间编码,这种同步信号进一步传向嗅觉中枢即嗅皮层,短暂的同步化为嗅皮层整合不同受体信号提供了基础。气味分子会引起不同嗅小球的丛状细胞和僧帽细胞发生30~80Hz同步振荡峰电位释放。M-T细胞(僧帽细胞-丛状细胞)与颗粒细胞的相互作用是形成振荡局部场电位(oscillatory local field potential,OLFP)的原因。

Laurent研究小组通过实验数据和解剖模型,从统计的角度研究了同步振荡和"去相关"的现象。研究表明蝗虫触角神经叶(antennal lobe,功能上相当于哺乳动物的嗅球)中投射神经元(projection neurons,PNs)和局部中间神经元(local interneurons,LNs)间相互作用产生的动力学同步振荡过程与去相关过程共同完成了对气味的优化表达和时间编码。PNs对刺激气味的去相关过程具体描述如下:假设单个神经元响应强度用单位时间的脉冲数来表示,那么PNs组群对每种气味的表达,对于特定细胞在特定单位时间有相应的脉冲数。根据以上的假设,两种不同的气味刺激将得到两个不同特定单位时间相应的脉冲数。研究同一时刻即两个不同单位时间相应脉冲数同一列间PNs的相关性,发现蝗虫触角神经叶中空间分布的PNs对两种气味的表达模式呈现出分布式交叠的特点,而且这种交迭响应将会随着时间的推移而减少,因而气味在蝗虫触角神经叶中编码过程可理解为PNs对气味信息去相关的扩展表达。

2. 嗅觉系统同步振荡仿真建模　Bazhenov等在昆虫触角的生理解剖的基础上,提出了复杂的蝗虫触角神经叶网络结构模型,网络由90个PNs和30个LNs构成,其中所有的连接都是随机的,概率是0.5。为了仿真气味刺激,随机选择33%的LNs和PNs被电流脉冲刺激。仿真结果表明对于不同的刺激,同一个PN在不同时刻表现出同步性,对于同一种刺激,不同的PNs在不同的时刻表现出同步性。因此,在刺激响应的不同时期,不同的PNs组群对场振荡作出贡献,PN响应的时序结构是不同的。

自从发现神经系统的同步现象以来,研究者对其产生的机制进行了广泛深入的研究,人们开始从分子水平研究这种同步现象。在最新的研究中,Christie(2005年)等为了验证间隙连接在特定嗅小球同步振荡中的作用,利用连接蛋白36(Cx36)剔除老鼠嗅球切片进行对照实验,发现在剔除老鼠上,投射到同一个嗅小球的僧帽细胞间不存在峰值同步。这证实间隙连接是造成同步的原因之一。

(三)嗅觉神经系统解码机制

从客观的角度看,发生在嗅球中的编码是神经网络非线性动力学作用的必然生理现实。然而嗅觉系统的大脑皮层提取这种客观现实的何种信息(来自嗅球的脉冲),并通过何种组织形式表达一直是人们没有解决的问题。为了研究这些问题,Laurrent研究小组选择了蝗虫的嗅觉系统作为研究对象。昆虫脑区的蘑菇体是人们认为与昆虫嗅觉学习有关的区域,因而,研究蝗虫触角神经叶中PNs与蘑菇体中Kenyon细胞(Kenyon cells,KCs)之间的生理过程对人们了解嗅觉系统的解码机制具有十分重要的意义。研究表明发生在触角神经叶中去相关表达(时间编码)和蘑菇体中解码的结合,致使嗅觉信息被有效压缩,即一旦气味的表达被优化,信息初始输入的复杂性就能被降低到由几个特殊神经元,就能反应的程度。基于他们的这种假设和解释,去相关表达和疏编码最终实现了气味有效识别。

通过解剖蝗虫脑区的蘑菇体表明，PNs与KCs形成突触。这样，气味信息经PNs编码后，分布式交叠输出的神经信号进一步传递到脑区蘑菇体。在每个振荡周期中，只有同步的PNs输出信号才能激活蘑菇体中的KCS，所以KCS集合中只有一小部分被激活。因此，KCS对气味的表达都是疏编码的，即在每一振荡周期中PNs输出的时空模式被压缩成少数几个神经元激活的模式，每一次刺激都只有几个神经元被特异性高度激活，这样MB中气味A和A'响应模式很少是交叠的。解码减少了神经元响应模式之间的交叠，从而降低了记忆之间的干涉；而且由于刺激诱发模式可用更少的元件来表达，因而其存贮的记忆模式将更简单。这样，解码既对繁杂冗余的信息提供了简单表示，又有利于上层传入神经抽取刺激中最本质的特征。

由于气味在KCS上诱发峰值响应是稀疏分布的，因此，在这个层次上对气味响应的神经元进行逐一采样是十分困难的。相比而言，接收成千KCS会聚输入的KCS下行神经元具有更少的组群（比如蘑菇体上α叶和β叶的神经元，数目可能只有几十个到几百个），因而研究KCS下行神经元的神经电现象显得较为容易。

实验发现β叶上的神经元对某种特定气味的刺激响应具有特定性，对于不同气味的刺激表现出不同的响应模式，而且这种响应模式比AL上PNs响应模式简单。这使得它们十分适合把嗅觉系统的处理信息"读出"，从而有能力分辨出气味A和A'。至于其如何具体地分辨气味的机制还有待于进一步的研究。因而目前对气味在大脑皮层的表达即解码过程只处于假设和推测，对解码过程机制的种种阐述的实验数据还十分贫乏。

研究嗅觉信息在皮层的定位，就要用示踪物质观察神经传送的方向和最终位置。Buck等人采取以下两种方法。

1. 用嗅觉特异性促进子　在感觉神经元、嗅上皮细胞选择性表达麦胚凝集素，作为神经传送的示踪物质。这些凝集素可以通过神经元的轴突转移到嗅泡，再通过神经元突触、轴突，传输到嗅觉皮层。用这个方法证实了，来自一个嗅觉受体的输入信号集中于一些嗅皮层固定不变区域神经元簇，来自不同嗅受体的信号在不同的嗅小球与投射的神经元是被隔离开的。因此，源于不同嗅受体的输入信号，可能在嗅皮层有部分重叠，以及单个的皮层神经元能接受来自多个不同嗅受体的输入信号的组合。

2. 使用转录因子c-fos　作为神经元活动的标记，以免疫组织化学方法观察c-fos在神经元的分布，可使单个细胞穿过整个皮层前梨状皮质（anterior piriform cortex，APC）的气味反应可视化。在很多类型的神经元中，由于去极化引起的钙离子流入细胞内，c-fos即可快速并瞬间诱导出来。此外，c-fos诱导模式可以概括很多大脑区域神经元活动的模式，包括听觉、视觉和触觉的皮层区域。使用这种方法，发现一些专一的气味激活APC神经元的特定部位。

在一个防止气味泄漏的聚碳酸酯小盒中，分别使小鼠单独暴露于各种气味中，如乙酸乙酯、橘味醚、香草醛、薄荷醇等。使用清醒的、能自由活动小鼠研究气味的表达。研究表明：气味作用部位在APC，这是一个主要的嗅觉皮层，在基因追踪研究中能显示嗅觉受体输入信号的独特模式。用计算机检查c-fos的免疫染色图像，在显微镜下对位于APC神经元c-fos+进行标记，再进行统计分析。每一个气味都会使皮层神经元的一些小的亚单位兴奋，统计证明：这些皮层神经元在APC的分布是稀疏和不均衡的。不同的气味在APC的表现是不同的、部分是重叠的。这些特征具有个体相似性，也具有浓度依赖性，即随着气味浓度的增加这种特性在数量与空间上都得到增大。

结　语

迄今，人们对嗅觉信息编码模型的研究取得了较大的进步，但这些研究仍然存在以下几个关键的问题尚待解决：①由于在嗅神经电位的检测上可能存在体感电位和其他神经电位等干扰因素造成测量的不确定性，因而给分析带来难度；②对气味时空分辨的研究还处于相对独立和片面的阶段，它们对气味的识别到底分别起到多大的作用？人们只能定性地描述嗅上皮嗅觉感受器和嗅球在气味时空分辨中可能起到的作用。这种能将嗅觉传感器输入与嗅球输出有机结合、能较为定量地动态地反映出气味信号分辨的理论模型十分缺乏；③对气味在大脑皮层的表达目前只处于假设和推测，这方面的实验也很少，对解码过程机制的种种阐述缺乏实验数据的进一步证实；④由于人体的特殊性，涉及社会伦理等因素，目前研究限于动物学及基础学，其实际应用的路途仍很漫长。

第五节 气 味 记 忆

据说，人对气味的记忆相当牢固，可以持续很多年，远远长于视觉带来的记忆，因此，有医师利用气味疗法来唤起失忆患者的语言，以及与之相应的点滴生活记忆，然而，对于气味这种难以用语言形容的感官体验常不能被有序、理性地记录。长期以来，人们对于气味记忆的形成及维持的理解和认识还处于十分低级的水平。与视觉、听觉等感觉相比，嗅觉是最古老、最原始的感觉，嗅觉中枢属于神经系统的原皮质，有高度的保守性。嗅觉系统通过感知外界环境的化学信号，辨别相关气味的方位以寻找食物，辨别安全与危险，参与情感交流，同时嗅觉与其他行为相互作用，构成嗅觉学习和记忆的复杂生理过程。

（一）气味记忆的研究基础

嗅觉系统主要由嗅上皮、嗅球和嗅皮质三部分组成。嗅觉受体在嗅上皮内被嗅觉感觉神经元识别后，通过其轴突末端的嗅小球传递至嗅球，与嗅球内神经元建立突触联系，嗅球内神经元再与嗅觉皮质内神经元建立纤维联系，将传入的信号由嗅球传递到初级嗅皮质的嗅前核、梨状前皮质、下丘脑、杏仁体、内侧嗅区，再由嗅中枢的次级嗅皮质传至海马，这样嗅上皮、嗅球和大脑嗅觉中枢就构成了嗅觉感受和传导及记忆形成的器官基础。

目前关于神经递质在嗅觉传导和记忆中的确切机制还不是很清楚。有一些证据表明神经递质参与了嗅觉的形成及传导，如Glu在学习记忆、突触可塑性、神经元发育和退化等方面起重要作用，GABA则调节Glu、DA、NE、5-HT等递质的释放。这两种递质在嗅球、嗅结节、杏仁体和嗅皮质的中隔区均有表达。Ach是与学习记忆关系最为密切的神经递质，在嗅球和梨状皮质的嗅神经感觉功能及可塑性方面起着重要的作用，胆碱能神经功能的紊乱对正常的嗅觉记忆会产生重要的影响。

哺乳动物的嗅觉学习记忆表现出大量与人类相同的陈述性记忆的特点：审判性学习、快速编码、持久回忆和高容量信息存储等。嗅觉的学习记忆涉及相对简单的组织结构，具有鲜明的特色，表现为一种相对简单的学习方式。学者们以哺乳动物为模型在嗅觉系统的各个水平上进行了大量的研究。

嗅觉初始记忆的形成及嗅信息短期保留需要嗅球、梨状嗅皮质和海马等结构的参与，而似乎只有嗅球和梨状嗅皮质和较长时间的嗅觉记忆有关。嗅球内Ⅰ类代谢型Glu受体增加，可增强并维持僧帽细胞至颗粒细胞突触所需有效记忆的敏感性。

嗅觉学习和记忆可分为社会和非社会动机的任务。社会动机介导嗅觉学习和记忆对于动物被群体接受显得更为重要。许多哺乳动物是通过气味寻求合适的生存环境，并以此获得同类及亲属的接纳，如羔羊和母羊通过气味识别、社群啮齿动物个体的群体认可、食物偏好相似的哺乳动物群生存等。这些例子为研究社会性的嗅觉记忆提供良好的动物模型。母羊通过亲生羔羊身体发出的特殊气味来识别后代。在分娩羔羊2~4小时期间，母羊即形成了一个选择性的嗅觉记忆，因此拒绝接受任何非亲生羔羊的气味；而羔羊对母羊也形成了一种选择性的嗅觉记忆。母子双方对气味学习和记忆发生于一段很短的时间内，通常是依赖发生在分娩过程中激素水平的变化和产道的机械刺激，所引发信号反馈至大脑的特殊区域，导致对某种气味敏感性显著增强。通过模仿母羊的分娩过程，并施以人为控制的产道刺激，可诱导母羊接受一只非亲生羔羊的气味，并形成了一种长达3天识别记忆。

啮齿类动物对社群环境的识别，则主要依赖于内在动机。在测试啮齿类动物对社群环境的识别的实验中，将实验动物间隔一定时间暴露于某一种气味刺激两次，第二次暴露时，动物正确识别该气味所需的时间减少；若第二次接触的是另一种气味刺激，实验动物则需要更长时间来识别。这一实验证明动物在第二次接触同样的气味时，识别加快可能是由于第一次接触气味刺激时在脑中已经形成了对该气味的记忆。这一现象已被用于建立研究动物短期嗅觉记忆的动物模型。

对于某些鼠类而言，嗅觉记忆是选择偏好食物的基础。在不同的啮齿类动物，如大鼠、小鼠和沙鼠，向同类传递偏好食物的信息的能力已经得到证明。将特定新型饲料饲养实验动物（干预组）和用传统食物饲养的实验动物（观察组）混合笼养一段时间后，发现观察组实验动物逐渐发展了对新型饲料的偏好，说明干预组实验动物将自身的食物偏好习惯传递给了观察组。两组动物的相互作用，足以吸引他们对某种食物偏好持续超过6天。作者考虑为观察组动物从干预组呼气中识别了新型食物的气味并形成嗅觉记忆。哺乳动物对亲代和居住环境的识别及养成偏好食物习惯，是研究嗅觉系统产生嗅觉并形成记忆的理想的动物模型，广泛应用于相关研究。

（二）主要嗅觉系统对气味的学习和记忆

哺乳动物具有两套嗅觉系统，即主嗅觉系统（main olfactory system，MOS）和副嗅觉系统，也就是犁鼻器（vomeronasal organ，VNO）。前者对环境中的大多数挥发性化学物质进行识别，后者对同种个体释放的信息素进行识别。在主要嗅觉系统，位于鼻腔顶部嗅上皮中的嗅感受神经元接受气味物质的刺激，产生神经冲动（嗅觉信号），经嗅神经传到初级嗅中枢，即主嗅球（main olfactory bulb，MOB），再传至皮质的二级和三级的区域，边缘系统和丘脑（图1-3-5-1）。由此，嗅觉信号最终传递到更高的涉及意识知觉的皮质及边缘系统，如杏仁体和下丘脑。犁鼻系统由犁鼻器发出的神经投射到副嗅球，副嗅球发出神经轴突投射到达杏仁内侧核、内侧视前区、终纹床核、下丘脑腹内侧核等高级神经中枢。

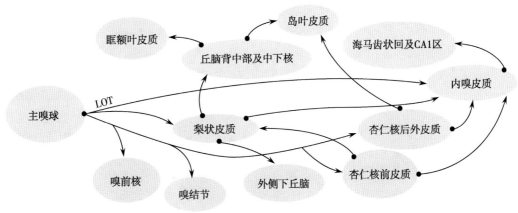

图1-3-5-1 主要嗅觉系统的神经连接示意图
（Brennan PA. 1997）

主要嗅球中的僧帽细胞和丛状细胞通过嗅觉侧支传送神经冲动至嗅觉皮层外层：梨状皮质，嗅结节，嗅前核和杏仁体。而来自中枢的神经纤维有相当一部分投射至丘脑背中部及腹侧部分的中下核，进而反向投射至额叶皮质。另有小部分纤维投射至下丘脑和杏仁体。这些神经联系可调节若干自主神经和内分泌的变化，并对气味刺激作出反应。上述联系的中断可导致复杂的嗅觉丧失，表现为对气味区分能力的丧失。

主要嗅觉系统气味学习不同于犁鼻系统，被认为是更具有分散性，涉及二级和三级嗅觉中枢处理区域。神经物质和分子参与的动态变化形成短期和（或）长期记忆的痕迹。研究大脑的一些关键结构的活化和可逆失活提供了一些有价值的信息。最初记忆的形成及其短期保留似乎需要一种分布式神经系统，涉及嗅球、梨状皮质、嗅皮质和海马。通过对母羊识别亲生羊羔的研究表明：嗅觉记忆形成涉及主嗅球、梨状皮质、眶额叶皮质和齿状回中早期基因c-fos和（或）zif/268的激活，改变其mRNA的表达量。比较嗅觉正常和嗅觉缺失的母羊，表明嗅觉缺失的母羊丧失对亲生羔羊的识别能力，并且主要嗅球、梨状皮质、额叶嗅皮质等表达前述基因并未增加。对于母羊产后4.5小时内嗅觉记忆的巩固，梨状皮质和额叶嗅皮质似乎发挥了关键作用。嗅球、梨状皮质和额叶嗅皮质在形成正常选择性识别记忆的过程中是必不可少的。对催产素受体基因敲除小鼠的研究显示，短暂的群体接触可导致嗅觉系统的区域激活，并且嗅球、梨状皮质和内侧杏仁体中c-fos表达增加。非行为研究表明，电刺激可引起嗅球及梨状皮质可塑性的发生变化，高频电刺激嗅球颗粒细胞层可导致嗅球本身和梨状皮质的可塑性长期增强。

嗅觉记忆，分为短期记忆和长期记忆。在啮齿类动物的嗅皮质的病变导致短期气味记忆丧失，而海马病变却不会影响短期识别记忆。比较一致的观点是嗅觉系统记忆的形成和短期记忆，需要广泛分布神经网络，嗅皮质发挥了关键的作用，而长期记忆需要的神经网络较少，似乎只需嗅球及梨状皮质来维持整个记忆痕迹的存在。

嗅觉记忆的一般特点，即在嗅球水平形成持久神经变化。主嗅球（MOB）结构简单，涉及三个主要层次类型的细胞（图1-3-5-2）：球旁、僧帽/丛状细胞和颗粒细胞。嗅神经末梢与主要嗅小球中的僧帽细胞、丛状细胞及球旁细胞（PG）相联系。PG细胞（GABA能或DA能神经元）调节反馈抑制嗅小球自身及横向嗅小球。僧帽细胞和丛状细胞的树突主要与嗅小球接触，二级树突与外层网状层相接触。僧帽细胞可能利用Glu和天门冬氨酸作为递质，一方面激活了与离子通道偶联的自身受体，提高了僧帽细胞的活性，另一方面使颗粒细胞去极化，释放GABA增多，又抑制僧帽细胞的活性。颗粒细胞，是嗅球最多的神经元，使僧帽细胞的突触横向连接外部网状层二级树突，并可能控制僧帽细胞信息的输出。

嗅球水平整体信号传导通路模式（图1-3-5-2）：机体在气味刺激诱发下，释放去甲肾上腺素或乙酰胆碱，结合GABA能颗粒中间神经元，反馈抑制僧帽细胞释放GABA。反馈抑制区域嗅觉受体活化，增加僧帽细胞突触之间Glu的释放，最终激活颗粒细胞释放NO。接着，NO作为一个逆行信使，刺激鸟苷酸环化酶活性，生成环磷酸鸟苷，促使突触前僧帽细胞Glu的进一步释放。Glu促进GABA释放，从而增强颗粒细胞反馈抑制僧帽细胞。突触前隙受体接触气味分子，加强Glu释放。Glu作用于离子型Glu受体，促进NO释放，实现嗅觉识别记忆痕迹的初始阶段，但不影响其后记忆形成。Ⅰ类代谢型Glu受体（mGluR）属于受体激动剂类受体，其敏感性的改变，更有效促使嗅球内部僧帽细胞和颗粒细胞释放Glu和GABA，从而巩固嗅觉记忆。药理研究还表明，向嗅球内靶向注射mGluR1拮抗剂，（AIDA and LY393675），而不是mGluR5（MPEP）的拮抗剂，当拮抗剂与受体相结合时，可阻止记忆再现，但不影响任何记忆形成。因此，嗅觉识别记忆巩固偏向依赖GluNMDA受体对NMDA/ AMPA-NO信号路径，决定于mGluR1受体活动。Glu的有效发送，形成信号通路，构成新的记忆联系。

嗅球接受来自脑干的NA和5-HT能神经元和前脑胆碱能神经元的支配。此外，前穿质（嗅结节）还接受来自脑干的DA能神经元的支配。这些不同神经的支配涉及动物的嗅觉改变和嗅觉学习，在动物进食和生殖行为等方面起重要作用。

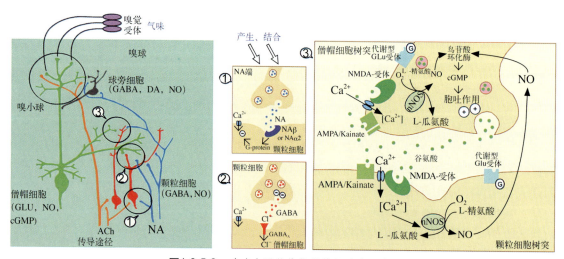

图1-3-5-2　嗅球水平整体信号传导通路示意图

①机体释放甲肾上腺素或乙酰胆碱；②反馈抑制僧帽细胞释放（GABA）；③颗粒细胞释放（NO），NO作为一个逆行信使，刺激鸟苷酸环化酶活性，生成环磷酸鸟苷，促使突触前僧帽细胞Glu的进一步释放

（Gabriela SA. 2005）

（三）嗅觉系统与社会识别记忆

1. 主嗅球系统、犁鼻系统与社会识别记忆　嗅觉系统对于动物的社会记忆起重要作用。雄性啮齿动物接触已经接触过的动物的尿或其他刺激物，其探究行为持续时间大大减少，说明该动物已经对该刺激物特异性气味特征形成记忆。破坏此动物嗅球，嗅觉记忆将不复存在。鼠类拥有两个不同的嗅觉通路，MOB和AOB。MOB主要区别环境中的挥发性气味，AOB主要检测种类间非挥发性的特定信息素。社会探究的典型行为是嗅闻、舔动物的肛门、生殖器，这种无距离的行为暗示利用非挥发性气味——信息素作为识别线索与AOB有关，犁鼻器官的剥离将影响这一探究行为。由于这个通路受性甾体化合物的影响而表现为性两型。雄性个体出生前和出生后的早期在雄激素作用下，不仅雄性犁鼻器和神经感觉上皮细胞的体积大于雌性，僧帽细胞、颗粒细胞的数目也多于雌性，而且在AOB投射区终纹床核、杏仁内侧核、隔核和外侧缰核小细胞体中存在较小的性两型，原因是大脑发育的关键时期在出生前和出生后的早期（7天以内），雌性个体细胞的程序性死亡发生率大于雄性，雌性有神经再生、飘逸或丢失的时期。因此，出生前用雄激素受体的阻断剂Flutamide处理可以破坏嗅觉系统的性差异，有利于动物在嗅觉刺激中减少社会识别记忆中的性差异。阉割减少了犁鼻系统性两型，使雄性动物行为类似于雌性，睾酮移植不仅恢复阉割而萎缩的AOB结构，而且也恢复雄性典型的社会识别记忆。然而，通过对不同动物的研究，发现MOB也影响嗅觉识别记忆。来自幼羊尿液的信号大多数具有挥发性，可激活主嗅球神经感觉上皮细胞。母羊在分娩后几个小时内通过MOB学习分辨它的幼羊。可见，社会识别记忆与AOB和MOB均有一定的关系。

2. Bruce效应　雌性动物在怀孕后一定时期内能够记住雄性配偶尿液的特殊信息素，而使妊娠不被雄性配偶的尿液信息素中断，但陌生雄性的尿液信息素可中断妊娠反应，并很快使雌性动物又进入到发情期，这一现象叫Bruce效应。Bruce效应是研究信息素引起的嗅觉记忆非常有效的模型。

产生Bruce效应的神经机制有以下几个特点：①交配时阴道颈的刺激是形成记忆的前提，交配后立即延长4～6小时雄性信息素的暴露也是形成记忆的必要因素。仅仅交配或单独暴露雄性信息素不足以产生记忆；②记忆储存在AOB。在记忆形成的关键时期，用麻醉剂局部注入AOB导致记忆缺失，而在犁鼻通路以外进行相同的处理没有阻止记忆的形成，因而记忆形成的解剖结构在AOB的神经环路上；③记忆的形成依靠交配导致的去甲肾上腺素能系统的活动，并且去甲肾上腺素能神经纤维传递到AOB。用6-氢氧多巴胺破坏去甲肾上腺素能纤维，可扰乱记忆的形成；④交配之后信息素记忆至少延续30天。

在AOB神经环路上，犁鼻受体细胞的轴突到达AOB背部和第一神经元僧帽细胞的树突在嗅小球层形成突触联系。僧帽细胞的轴突投射到犁鼻系统较高的中枢。僧帽细胞的树突和中间神经元（颗粒细胞）形成特定的树突—树突型突触，是由一对兴奋型和抑制型突触构成，因而属于交互型突触。兴奋型突触属于不对称型突触，突触前膜由僧帽细胞的树突构成，突触后膜由颗粒细胞的树突构成。抑制型突触属于对称型突触，前膜是由颗粒细胞的树突、后膜是由僧帽细胞的树突构成。当僧帽细胞的树突被犁鼻神经传来的冲动兴奋时，不对称型突触前膜通过释放兴奋性谷氨酸盐,使颗粒细胞树突去极化。去极化颗粒细胞树突通过对称型突触转而释放抑制性突触递质γ-氨基丁酸（GABA）而使僧帽细胞的树突超极化。GABA在交互型突触中介导的反馈抑制系统是控制兴奋从AOB传出到较高级脑中枢最重要的调节方式。

交配和信息素暴露与形成嗅觉记忆之间的关系已从两个方面得到了阐明：一方面，交配使雌性阴道颈部扩张，传入脊髓的刺激增多，通过上行传导系统激活脑干去甲肾上腺素能细胞，去甲肾上腺素能神经纤维的末端投射到AOB僧帽细胞，去甲肾上腺素释放并和僧帽细胞肾上腺素能受体结合，使僧帽细胞兴奋性显著提高，另一方面，通过配偶信息素刺激犁鼻感受器，使之产生感受器电位，并将电位变化传递到AOB僧帽细胞。两方面的共同作用使兴奋性突触前膜释放的谷氨酸盐增多，从而使突触后膜去极化，突触后膜去极化导致抑制性突触前膜释放GABA增多，GABA对僧帽细胞的反馈抑制加强，使僧帽细胞超级化，最终导致信息素记忆在AOB形成。

雌鼠交配时AOB僧帽细胞的活性不仅被暂时提高，而且AOB的突触在形态学上也发生了变化。雌性和雄性配偶交配并且暴露配偶信息素6小时，使不对称型突触后膜（即对称型突触前膜）比仅暴露雄性信息素6小时而没有交配的雌性显著增大，前膜（即对称型突触后膜）的大小在两者之间没有显著性差异。突触后膜的增大与受体数目的增多有关。这些受体包括N-甲基-D-天冬氨酸（NMDA）受体NR1，α-氨基-3-羟基-5-甲基异噁唑-4-丙酸（AMPA）受体GluR1和GABA受体GABAa。在交配时僧帽细胞活性的暂时提高导致突触的可塑性变化，使GABA介导的抑制作用提高。这个"自我抑制"是形成信息素记忆的基本机制，而僧帽细胞活性的长期抑制是长期记忆形成的基础。至此可以对Bruce效应的形成做出解释：AOB自我抑制的增加可中断配偶的信息素信号，从而阻止这个信号被传递到更高级中枢；而对陌生雄鼠的信息素信号无中断效应，可将其传递到更高级的中枢，若下丘脑接受了这个信息素信号，下丘脑催乳素抑制因子释放，抑制垂体催乳素的释放，也抑制卵巢黄体酮（孕酮）的释放，最终使维持怀孕的内分泌系统被扰乱而导致怀孕失败。这就是Bruce效应。该效应过程显示，突触的可塑性变化和GABA介导抑制的提高在形成信息素记忆中起重要作用。

3. 母亲行为　许多雌性哺乳动物在分娩后的不同时间内，能够识别和抚养自己的幼体。棕色田鼠在24小时后能识别自己的幼鼠；母羊在两个小时的分娩过程里，就已能识别自己的幼羊。母体对幼体的识别和MOB神经生物学的变化过程有关。与AOB相同，僧帽－颗粒细胞突触属于Glu能兴奋型突触，颗粒－僧帽细胞突触属于GABA能抑制型突触，通过树突—树突交互型突触，构成局部神经元回路，既可以对一个嗅小球模块内的僧帽细胞形成反馈抑制（自抑制），又可以对邻近嗅小球模块的僧帽细胞构成侧抑制，从而控制僧帽细胞的输出。在分娩过程中，一方面，阴道颈部的扩张，传入脊髓的刺激增多，激活脑干去甲肾上腺素细胞，此类细胞投射到下丘脑的室周核和嗅球，导致从颗粒细胞GABA释放的减少，从而使僧帽细胞去抑制化。另一方面，来自幼体尿液的信号大多数具有挥发性，可激活MOB，由于来自于幼体的嗅觉信号使僧帽细胞也表现去抑制状态，僧帽细胞的去抑制增加了谷氨酸盐的释放，不仅激活了与离子通道偶联的自身受体，提供一个短暂的环路正反馈到僧帽细胞，提高了僧帽细胞的活性，而且谷氨酸盐作用到颗粒细胞，使颗粒细胞去极化，颗粒细胞释放GABA增多，又抑制僧帽细胞的活性，导致颗粒细胞－僧帽细胞突触从兴奋性到抑制性比例的增加。颗粒细胞和僧帽细胞同时激活，产生的NO也增多，这一过程不仅发生于分娩后的母羊的嗅觉识别反应中，也发生在小鼠的嗅识别反应中。僧帽细胞有鸟苷酸（GMP）环化酶，能够产生环鸟甘酸（cGMP）。僧帽细胞cGMP增多有利于谷氨酸盐的释放。阻断神经性NO合酶或cGMP酶活性将影响谷氨酸盐的增加和GABA释放，也就阻止了母羊对自己小羊的记忆。母羊分娩24小时后给予阻断剂处理，没有影响母羊对自己幼羊的记忆，表明母羊已经记住了自己幼羊的气味。

母体识别自己的幼体，一方面，主嗅球僧帽细胞和颗粒细胞活性增加，在产后24小时内嗅球细胞外谷氨酸盐和GABA明显增多，而这一影响具有选择性，例如，在出生前或产后对不熟悉的幼羊没有谷氨酸盐的释放也没有GABA的释放。另一方面，MOB形态学上也发生了明显的变化：在产后的第一周由于对幼体气味的偏爱，使嗅球的僧帽细胞比怀孕后期增加了60%，而其中的30%是由于母体对自己幼体的偏爱而增加的细胞数目。产后母体这一神经生物学上的变化对于阐明母体对于幼体形成的长期记忆在MOB还是在嗅觉加工的更高一级中枢将提供一个极好的研究模型。

（四）嗅觉与记忆的联系

生活中常有这样的事情：人闻到某种气味，一下子就回想起过去也伴随这种气味发生的某个场景，许多细节都会生动而鲜明起来。嗅觉与听觉一样，可能与记忆有某种相关的联系。实验中给受试者展示一系列图片，每展示一张图片的同时释放与图片内容无关的某种气味让受试者闻到。让受试者把它们联想起来，看到一张鸭子的图片时闻到玫瑰花香，就想象鸭子走进一座玫瑰花园。然后，向受试者再次展示那些图片，这次没有气味相随，还夹杂一些新图片。同时，利用核磁共振成像技术（MRI）对受试者大脑进行扫描，发现受试者看到熟悉图片时，海马区和负责处理气味的梨状皮质（嗅觉中枢）都被激活，但在观看新图片时则没有这种效应。因此可认为，与某件事相关的记忆是分散存储在大脑中各个感觉中心的，但回想起某件事来是由大脑中的海马体执行的。如果一种感觉刺激令人产生某一回忆，那么由其他感觉器官所感知和记忆的场景也会触发回忆。

嗅觉与记忆相连，应当区分两种联系，一种是先天的联系，另一种是后天习得的联系。前者指的是人或某些动物一生下来就具有的某种感觉功能和现象，而后者是指要从生活中学习才能获得某种感觉与记忆的联系，无论是嗅觉、听觉，还是触觉和视觉。嗅觉与记忆相关是因为人和其他动物的大脑中的嗅觉中心与记忆既有天生的联系，又有后天习得而形成的联系，也就是先天的大脑与神经发育与后天行为都有可能让嗅觉与记忆联系在一起。

人的大脑中除了海马区与记忆功能有着直接关联外，另有一块控制嗅觉的功能区（嗅觉中心或中枢）可能也与记忆密切相关。由于一些癫痫患者在接受脑部病灶切除手术后出现记忆受损的症状，德国波恩癫痫医院的研究人员尝试检测患者癫痫发作时脑部的记忆活动以便准确定位病灶，希望由此能帮助更好地治疗患者。将测量电极放置在患者脑部海马区的附近，同时给患者出示几组互不关联的词汇进行试验，并记录下患者记住这些词汇时脑部的活动。结果意外发现，大脑中除了海马区外，另有一块所谓"嗅觉大脑"（嗅觉中心）也参与了记忆过程。

在对比试验数据时发现，当患者看见一个词汇时，总是距离海马区约15mm的嗅觉功能区里的神经元首先活动，然后才是海马区的神经元开始活动。而一旦两个功能区的神经细胞活动达到同步的时候，给出的词汇就会被患者完全记住，而当两个功能区的神经细胞分别活动但没有达到同步的时候，给出的词汇则不能被患者记住。这个研究提示：①人类的记忆并非总是原先所认为的只由海马区负责，而是有多个大脑皮质的区域负责，比如，嗅觉中心也参与了部分记忆功能；②嗅觉与记忆有关联或嗅觉也参与记忆是大脑先天进化和发育的结果，正如当嗅觉感受器产生和发育时，大脑中的嗅球和大脑皮质中的嗅觉中心也同步发育，并建立了巩固的神经联系一样，人的海马区在发育后具有记忆功能时，嗅觉中心也同样发育成既具有感觉和闻气味的功能，也具有部分记忆功能的中枢部分。因此嗅觉中心的功能是双重的，同时与海马区的记忆功能是同步的。不仅如此，德国研究人员的发现也表明，人们平常从听觉和视觉能产生的记忆联想也有天生的大脑解剖和生理基础。比如，海马区和嗅觉中心的同步活动产生时，是以近40Hz频率在所谓的伽马振荡区里发生的，而此前已经发现，大脑在处理视觉刺激时也有这种40Hz振荡的同步现象。这也提示，人的视觉与记忆的联系也具有先天的大脑神经的基础。也就是说，海马区的记忆功能与嗅觉中枢和视觉中枢可能有产生同步反应的神经基础，因而才会在看见或闻到某东西的气味时，记忆起自己曾经经历过的事件和自己干过的事。

嗅觉、听觉、视觉、触觉甚至味觉等与记忆的联系并不是先天就会产生，只是说有了这些联系的神经基础后，在后天的生活中，如儿时在姨妈家吃香蕉或炖肉，当时的气味与自己和他人所做的事情就同时贮存进大脑的海马区、嗅觉中心。于是在以后的日子，当一闻到香蕉和炖肉的气味，海马区和嗅觉中心就会同步活动或被激活，于是伴随气味的记忆就一一浮现在脑海中，历久弥新。由气味（声音亦同样，如歌声），引出的记忆才会历历在目，不仅让人温馨感动，而且如余音绕梁，如影像过目，三日不绝。研究人员还发现，引起这种联觉现象是眼耳鼻舌身这些感受器的相应的大脑皮质区域与海马区的同步活动，而且大脑中控制感觉的杏仁体也会传递记忆和感知信号，刺激海马区和杏仁体同步活动，从而加深记忆。

结　语

哺乳动物的嗅觉识别记忆在亲缘识别、配偶选择、幼仔抚育、近亲回避、等级制度的建立、取食等行为上发挥着关键作用，对个体的生存和社群的稳定有重要意义。近日，法国上塞纳省卡尔什市医院的嗅觉治疗实验室表示，他们运用的气味疗法在帮助失忆者唤醒沉睡的记忆方面取得了成效。据介绍，对于因大脑受外伤而失忆的患者，大脑皮层的兴奋能激发记忆，而一定的气味正好能联系到患者的某些回忆，这就是气味治疗法帮助患者寻找失去的记忆的原理。嗅觉识别记忆研究和应用还需广大科学工作者进一步探索和深入挖掘。

（邱恩惠　王茂鑫　上官翰京　李志春　陈志宏）

参考文献

1. 陈兴明, 徐春晓. 人嗅性诱发电位. 中华耳鼻咽喉科杂志, 2000, 35: 70-72

2. 陈志宏, 倪道凤, 高扬, 等. 流感病毒感染后小鼠嗅感受神经元的凋亡和再生. 中国耳鼻咽喉颅底外科杂志, 2004, 10: 324-326

3. 陈志宏, 倪道凤, 高扬, 等. 凋亡相关基因Bcl-2和bax及iNOS在流感病毒感染后小鼠嗅上皮的表达. 临床耳鼻咽喉头颈外科杂志, 2007, 21: 510-512

4. 关桂梅, 刘田撼, 黄襄, 等. 大鼠嗅球凋亡基因蛋白的表达与蛋白激酶C调控的探讨. 耳鼻咽喉—头颈外科, 2002, 9: 113-114

5. 关桂梅, 王轶鹏, 董震. 成纤维细胞生长因子在大鼠嗅球中表达及其与老化性嗅觉减退的关系. 耳鼻咽喉—头颈外科, 1999, 6: 118-120

6. 关新民, 韩济生. 医学神经生物学. 北京: 人民卫生出版社, 2002

7. 何凤琴, 邰发道, 张育辉. 雄激素与鼠类的社会行为. 陕西师范大学学报 (自然科学版), 2003, 31 (增总19): 203-207

8. 李文琪, 范少光. 嗅觉研究进展——2004年诺贝尔生理学或医学奖获奖工作简介. 生理科学进展, 2006, 37: 83-96

9. 李雨民, 陈洪. 嗅觉基因编码和信号大脑皮层定位. 中国医学杂志, 2005, 3: 534-538

10. 刘志欣, 郭炳冉, 李修善, 等. 刺猬嗅球一氧化氮合酶阳性神经元的分布和形态. 曲阜师范大学学报, 2006, 32: 107-109

11. 耐骆香, 阮奕文, 谢瑶, 等. 大鼠嗅球在不同年龄阶段的Fos表达. 广东解剖学通报, 1997, 19: 10-11

12. 秦照萍, 叶树明, 杜继曾, 等. 成年SD大鼠嗅球中几种蛋白的免疫组化分布研究. 浙江大学学报 (理学版), 2005, 32: 94-98

13. 舒斯云, 包新民译. 神经元: 细胞和分子生物学. 北京: 科学出版社, 2001

14. 王建礼, 邰发道, 安书成. 哺乳动物主要嗅觉系统和犁鼻系统信息识别的编码模式. 兽类学报, 2004, 24: 339-345

15. 王正朝, 黄瑞华, 潘玲梅, 等. 环核苷酸门控离子通道的结构、功能及活性调节. 中国生物化学与分子生物学报, 2006, 22: 282-288

16. 魏宏权, 李笑天, 于刚, 等. 神经元核心抗原在小鼠嗅球和嗅上皮发育中的表达. 临床耳鼻咽喉头颈外科, 2007, 21: 363-365

17. 郑茜茜, 沈小妹, 王平. 嗅觉神经系统识别机制模型研究进展. 生物医学工程学杂志, 2008, 25: 200-203

18. Aggleton JP, Mishkin M, Saunders RC. Projections from the entorhinal cortex, perirhinal cortex, presubiculum, and parasubiculum to the medial thalamus in macaque monkeys: identifying different pathways using disconnection techniques. Exp Brain Res, 2005, 167: 1-16

19. Aungst JL, Heyward PM, Puche AC, et al. Centre-surround inhibition among olfactory bulb glomeruli. Nature, 2003, 426: 623-629

20. Baldwin JM. Geneticapproaches to auxin action. EMBO J, 1993, 12: 1693-1703

21. Bath KG, Mandairon N, Jing D, et al. Variant brain-derived neurotrophic factor (Val66Met) alters adult olfactory bulb neurogenesis and spontaneous olfactory discrimination. Neurosci, 2008, 28: 2383-2393

22. Belluscio L, Gold GH, Nemes A, et al. Mice deficient in G-olf are anosmic. Neuron, 1998, 20: 69-81

23. Bensafi M, Iannilli E, Gerber J, et al. Neural coding of stimulus concentration in the human olfactory and intranasal trigeminal systems. Neuroscience, 2008, 154: 832-838

24. Berghuis P, Agerman K, Dobszay MB, et al. Brain-derived neurotrophic factor selectively regulates dendritogenesis of parvalbumin-containing interneurons in the main olfactory bulb through the PLC gamma pathway. J Neurobio, 2006, 66: 1437-1451

25. Bradley J, Broigk W, Yau K W, et al. Calmodulin permanently associates with rat olfactory CNG channels under native conditions. Nat Neurosci, 2004, 7: 705-710

26. Brennan PA, Keverne EB. Neural mechanisms of mammalian olfactory learning. Prog Neurobiol, 1997, 51: 457-481

27. Buck L, Axel R. A novel multigene family may encode odorant receptors: a molecular basis for recognition. Cell, 1991, 65: 175-187

28. Buck L. The molecular architecture of odor and pheromonesensing inmammals. Cell, 2000, 100: 611-618

29. Carlelon A, Rochefort C, Morante, et al. Making scents of olfactory neurogenesis. Journal of Physiology (Paris), 2002, 96: 115-122.

30. Casabona G. Intracellular signal modulation: a pivotal role for protein kinase C. Prog Neuropsychopharmacol Biol Psychiatry, 1997, 21: 407-409

31. Chiaramello S, Dalmasso G, Bezin L, et al. BDNF/TrkB interaction regulates migration of SVZa precursor cells via PI3-K and MAP-K signalling pathways. Eur J Neurosci, 2007, 26: 1780-1790

32. Christie JM, Bark C, Hormuzdi SG, et al. Connexin36 mediates spike synchrony in olfactory bulb glomeruli. Neuron, 2005, 46: 761-772

33. Davis RL. Olfactory learning. Neuron, 2004, 44: 31-48

34. Dellacorte C, Kalinoski DL, Huque T, et al. NADPH Diaphorase staining suggests localizadon of Nitric Oxide Synthase within mature vertebrate olfactory neurons. Neurosci, 1995, 66: 215-225

35. Doetsch F, Garcia-Verdugo JM, Alvarez BA. Cellular composition and three-dimensional organization of the subventricular germinal zone in the adult mammalian brain. J Neurosci, 1997, 17: 5046-5061

36. Drinnan SL, Hope BT, Snutch TP, et al. G-olf in the basal ganglia. Mol Cell Neurosci, 1991, 2: 66-70

37. Emsley JG, Mitchell BD, Kempermann G, et al. Adult neurogenesis and repair of the adult CNS with neural progenitors, precursors, and stem cells. Prog Neurobiol, 2005, 75: 321-341

38. Fell J, Klaver P, Elger CE, et al. The interaction of rhinal cortex and hippocampus in human declarative memory formation. Rev Neurosci, 2002, 13: 299-312

39. Friedrich RW, Laurent G. Dynamics of olfactory bulb input and output activity during odor stimulation in zebra fish. Neurophysiol, 2004, 91: 2658-2669

40. Gabriela SA, Bronwen MJ, Keith MK. Neural encoding of olfactory recognition memory. Journal of Reproduction and Development, 2005, 51: 547-558

41. Garzotto D, Giacobini P, Crepaldi T, et al. Hepatocyte growth factor regulates migration of olfactory interneuron precursors in the rostral migratory stream through Met-Grb2 coupling. J Neurosci, 2008, 28: 5901-5909

42. Giraudet P, Berthommier F, Chapur M. Mitral cell temporal response patterns evoked by odormixtures in the rat olfactory bulb. J Neurophysio, 2002, 88: 829-838

43. Gray CM, Konig P, Engel AK, et al. Oscillatory responses in cat visual cortex exhibit inter-columnar synchronization which reflects global stimulus properties.

44. Gray CM. Synchronous oscillations in neural system: mechanisms and functions. J Computational Neuroscience, 1994, 1: 11-38

45. Guofa Liu, Yi Rao. Neuronal Migration from the Forebrain to the Olfactory Bulb Requires a New Attractant Persistent in the Olfactory Bulb. J Neurosci, 2003, 23: 6651-6659

46. Guyton AC, Hall JE. Medical physiology. 10th Ed. Philadephia. America, 2000: 618-619

47. Herrada G, Dulac C. A novel family of putative pheromone receptors in mammals with a topographically organized and sexually dimorphic distribution. Cell, 1997, 90: 763-773

48. Herz RS, Eliassen J, Beland S, et al. Neuroimaging evidence for the emotional potency of odor-evoked memory. Neurop sychologia, 2004, 42: 371-378

49. Hummel T, Livermore A. Intranasal chemosensory function of the trigeminal nerve and aspects of its relation to olfaction. Int Arch Occup Environ Health, 2002, 75: 305-313

50. Hwang IK, DS Kim, HY Lee, et al. Age-related changes of parvalbumin immunoreactive neurons in the rat main olfactory bulb. Mol Cells, 2003, 16: 302-306

51. Hwang IK, Kang TC, Lee JC, et al. Age- related change of calbindin D-28k immunoreactive neurons in the rat main olfactory bulb. Neurosci Lett, 2002, 326: 159-162.

52. Hwang IK, Yoo KY, Nam YS, et al. Age-related changes in calretinin-immunoreactive periglomerular cells in the rat main olfactory bulb. Vet Med Sci, 2006, 68: 465-469

53. Iannilli E, Del Gratta C, Gerber JC, et al. Trigeminal activation using chemical, electrical, and mechanical stimuli. Pain, 2008, 139: 376-388

54. Iannilli E, Gerber J, Frasnelli J, et al. Intranasal trigeminal function in subjects with and without an intact sense of smell. Brain Res, 2007, 1139: 235-244

55. Ichikawa M. Synaptic mechanisms underlying pheromonal memory in vomeronasal system. Zoological Science, 2003, 20: 687-695

56. Insausti R, Marcos P, Arroyo- Jimenez MM, et al. Comparative aspects of the olfactory portion of the entorhinal cortex and its projection to the hippocampus in rodents, nonhuman primates, and the human brain. Brain Res Bull, 2002, 57: 557-560

57. Insel TR, Laurent G, Kendrick KM, et al. Olfactory memory: how does the nose know. In: Society for Neuroscience 31st Annual Meeting. San Diego CA USA, 2001

58. Iwai M, Sato K, Kamada H, et al. Temporal Profile of Stem Cell Division, Migration, and Differentiation From Subventricular Zone to Olfactory Bulb After Transient Forebrain Ischemia in Gerbils. Cereb Blood Flow Metab, 2003, 23: 331-341

59. James B. The importance of NMDA/nitric oxide signalling in mouse olfactory memory. In: Laboratory of Cognitive & Behavioural Neuroscience. University of Cambridge: Babraham Institute, 2003: 230

60. Johnson BA, Ho SL, Xu Z, et al. Functional mapping of the at olfactory bulb using diverse odorant reveals modular responses to functional groups and hydrocarbon strucrural features. J Comp Neurol, 2002, 449: 180-194.

61. Jones DT, Reed RR. G-olf: an olfactory neuron specific-G protein involved in odorant signal transduction. Science, 1989, 244: 790-795

62. Juilfs D M, Fülle H-J, Zhao A Z, et al. A subset of olfactory neurons that selectively express cGMP-stimulated phosphodiesterase (PDE2) and guanylyl cyclase-D define a unique olfactory signal transduction pathway. Proc Natl Acad Sci USA, 1997, 94: 3388–3395

63. Karpuk N, Hayar A. Activation of postsynaptic GABAB receptors modulates the bursting pattern and synaptic activity of olfactory bulb juxtaglomerular neurons. Neurophysiol, 2008, 99: 308-319

64. Kashiwadani H, SasakiYF, Uchida N, et al. Synchronized oscillatory discharges of mitral/tufted cells with different molecular receptive ranges in the rabbit olfactory bulb. The American Physiological Society, 1999, 82: 1786-1792

65. Kathleen E, Whitlock. Development of the Nervus Terminals: Origin and Migration. Microscopy Research and Technique. 2004, 65: 2-12

66. Kaupp UB, Seifert R. Cyclic nucleotide-gated ion channels. Physiol Rev, 2002, 82: 769-824

67. Kaut KP, Bunsey MD, Riccio DC. Olfactory learning and memory impairments following lesions to the hippocampus and perirhinalentorhinal cortex. Behav Neurosci 2003, 117: 304-319

68. Keller M, Merisse M, Jouaneau N, et al. Neural networks involved in acquisition and consolidation of the lamb odour by parturient ewes. In: 35th Annual General Meeting of the Brain and Behaviour Society.Barcelona Spain, 2003

69. Keller M, Meurisse M, Levy F. Mapping the neural substrates involved in maternal responsiveness and lamb olfactory memory in parturient ewes using Fos imaging. Behav Neurosci, 2004, 118: 1274-1284

70. Kirschenbaum B, Doetsch F, Lois C, et al. Adult subventricular zone neuronal p recursors continue to proliferate and migrate in the absence of the olfactory bulb. J Neurosci, 1999, 19: 2171-2180

71. Kull B, Svenningsson P, Fredholm BB. Adenosine A (2A) receptors are colocalized with and activate g (olf) in rat striatum. Mol Pharmacol, 2000, 58: 771-777

72. Laurent G. Olfactory network dynamics and the coding of multidimensional signals. Nat Rev Neurosci, 2002, 3: 884-895

73. Lei H, Christensen TA, Hildebrand JG. Local inhibition modulates odor-evoked synchronization of glomerulus-specific output neurons. Nat Neurosci, 2002, 5: 505-506

74. Leo JM Couper, AH Devine, et al. Focal denervation alters cellular phenotypes and survival in the rat olfactory bulb: a developmental analysis. Comp Neurol, 2000, 4 25: 409-421

75. Leon M, Brett JA. Olfactory coding in the mammalian olfactory bulb. Brain research reviews, 2003, 42: 23-32

76. LindholmT, CullheimS, DecknerM, et al. Expression of neuregulin and ErbB3 and ErbB4 after a traumatic lesion in the ventral funiculus of the spinal cord and in the intact primary olfactory system. Exp Brain Res, 2002, 1 42: 81-90

77. Liu N. Regional distribution of protein kinases in normal and odor-deprived mouse olfactory bulbs. Chem Senses, 2000, 5: 401-406

78. Lopez-Mascaraque L, de Castro F. The olfactory bulb as an independent developmental domain. Cell Death Differ, 2002, 9: 1279-1286

79. LS Demski. Terminal nerver complex. Accta Anat 1993, 148: 81-95

80. Mason HA, Ito S, Corfas G. Extracellular signas that regulate the tangential migration of olfactory bulb neuronal precursors: inducers, inhibitors, and repellents. J Neurosci, 2001, 21: 7654-7663

81. Matsuoka M, Kaba H, Moil Y, et al. Synaptic plasticity in olfactory memory formation in female mice. Neuroreport, 1997, 8: 2501-2504

82. McCormack MA, Rosen KM, Villa-Komaroff L, et al. Changes in immediate early gene expression during postnatal development of cat cortex and cerebellum. Mol Brain Res, 1992, 12: 215-223

83. Meyer MR, Angele A, Kremmer E, et al.. A cGMP-signaling pathway in a subset of olfactory sensory neurons. Proc Natl Acad Sci U S A, 2000, 97: 10595-10600

84. Moon C, Simpson PJ, Tu Y, et al. Regulation of intracellular cyclic GMP levels in olfactory sensory neurons. J Neurochem, 2005, 95: 200-209

85. Morgan JI, Currant T. Stimulus-Tanscription coupling in the nervous system: involvement of the inducible proto-oneogenes Fos and Jun. Annu Rev Neurosci, 1991, 14: 421-451

86. Mori K, Nagao H, Yoshihara Y. The olfactory bulb: coding andprocessing of odor molecule information. Science, 1999, 286: 711-715

87. Mori K, Yoshihara Y. Molecular recognition and olfactory processing in the mammalian olfactory system. J Prog Neurobiol, 1995, 45: 585-619

88. Muller F, Vantler M, Weitz D, et al. Ligand sensitivity of the 2 subunit from the bovine cone cGMP-gated channel is modulated by protein kinaseC but not by calmodulin. J Physiol, 2001, 532 (Pt 2): 399-409

89. Murase S, Horwitz AF. Deleted in colorectal carcinoma and differentially expressed integrins mediate the directional migration of neural precursors in the rostral migratory stream. J Neurosci, 2002, 22: 3568-3579

90. Nakamura T, Gold GH. A cyclic nucleotide-gated conductance in olfactory receptor cilia. Nature, 1987, 325: 442-444

91. Paratcha G, Ibáñez CF, Ledda F. GDNF is a chemoattractant factor for neuronal precursor cells in the rostral migratory stream. Mol Cell Neurosci, 2006, 31: 505-514

92. Pennartz S, Belvindrah R, Tomiuk S, et al. Purification of neuronal precursors from the adult mouse brain: comprehensive gene expression analysis provides new insights into the control of cell migration, differentiation, and homeostasis. Mol Cell Neurosci, 2004, 25: 692-706

93. Perez-Orive J, MaZor O, Turner SG, et al. Oscillations and Sparsening of odor representations in the mushroom body. Science, 2002, 297: 359-365

94. Perroteau L, Oberto M, Soncin I, et al. Transregulation of ErbB expression in the mouse olfactory bulb. Cell Mot Blot (Noisy-le-grand), 1999, 45: 293-301

95. Petrulis A, Eichenbaum H. The perirhinalentorhinal cortex, but not the hippocampus, is critical for expression of individual recognition in the context of the Coolidge effect. Neuroscience, 2003, 122: 599-607

96. Popik P, Vetulani J, Bisaga A, et al. Recognition cue in the rat's social memory paradigm. Journal of Basic and Clinical Physiology and Pharmacology, 1991, 2: 315-327

97. Ressler K J, Sullivan S L, Buck LB. A zonal organization of odorant receptor gene expression in the olfactory epithelium. Cell, 1993, 72: 597-609

98. Rolls ET, O'Doherty J, Kringelbach ML, et al. Representations of pleasant and painful touch in the human orbitofrontal and cingulate cortices. Cereb Cortex, 2003, 13: 308-317

99. Sánchez-Andrade G. Ovarian cycle influences on neural plasticity and olfactory learning in the mouse. In: Laboratory of Cognitive & Behavioural Neuroscience. Babraham Institute, University of Cambridge, 2005: 271

100. Schmachtenberg O, Bacigalupo J, et al. Nitric oxide activates a potassium current in Olfactory sensory neurons from Caudiverbe racaudiverbera and Xenopus laevis. Brain ReS, 1999, 266: 301-305

101. Schoppa NE, Westbrook GL. AMPA autoreceptors drive correlated spiking in olfactory bulb glomeruli. Nat Neurosci, 2002, 5: 1194-1202

102. Sullivan SL, Ressler K, Buck LB. Spatial patterning and information coding in the olfactory system. Curr Op Genet Dev, 1995, 5: 516-523

103. Touhara K. Odor discrimination by G protein-coupled olfactory receptors. Microsc Res Tech. 2002, 58: 135 -141

104. Tsim TY, Wong EY, Leung MS, et al. Expression of axon guidance molecules and their related genes during development and sexual differentiation of the olfactory bulb in rats. Neuroscienee, 2004, 123: 951-965

105. Vicini S，Ortinski P. Genetic manipulations of GABAA receptor in mice make inhibition exciting. Pharmacol Ther，2004，103：109-120

106. Vonder C，Malsherg & Schneider W. Biological Cybernetics. 1986，54：29.

107. Weruaga E，Crespo C，Porteros A，et al. NADPH-Diaphorase hostochemistry reveals heterogeneity in the distribution of nitric oxide synthase-expressing interneurons between olfactory glomeru in two mouse strains. J neurosci Res，1998，53：239-250

108. Wilson DA，Fletcher ML，Sullivan RM. Acetylcholine and olfactory perceptual learning. Learn Mem，2004，11：28-34

109. Yokoi M，Mori K，Nakanishi S. Refinement of odormolecule tuning by dendrodendritic synaptic inhibition in the olfactory bulb. Proc Natl Acad Sci U S A，1995，92：3371-3375

110. Zou Z，Horowits LF，Montmayeur，JP，et al. Genetic tracing reveals a stereotyped sensory map in the olfacton cortex. Nature，2001，414：173-178

第四章

嗅觉感受遗传学

人类和非人类群体的嗅觉功能形成过程中，形成了许多嗅觉特点，这些嗅觉特点存在个体差异性。嗅觉特点个体差异性的形成不仅受遗传因素的影响，而且也受环境因素的影响，此外个体的生活经历、年龄、健康状态和性别对嗅觉特点的形成也有影响。

一、嗅觉感受遗传的研究方法

研究嗅觉感受遗传的方法常应用行为遗传研究方法。行为遗传学是研究遗传因素和环境因素对个体不同行为形成产生影响的一门科学。应用行为遗传学方法研究已经显示遗传因素对人类的心理、生理等许多方面有明显的影响。行为遗传研究包括人类行为遗传研究和非人类行为遗传研究。人类行为遗传研究方法包括双胞胎研究，家庭和寄养家庭研究。非人类行为遗传方法包括种系研究和选择种系研究。种系研究是指近亲繁殖至少20代以上的动物进行的研究。选择种系研究是指在选择动物，专门饲养以观察其某些特点形成的研究。同时联合分子生物学技术识别DNA序列和表型的变化。

二、嗅觉感受遗传的研究

（一）双胞胎研究

1. 双胞胎嗅觉感受遗传研究的依据　双胞胎是较常见的生物学现象，有两种类型：同卵双胞胎和异卵双胞胎。同卵双胞胎是一个受精卵在早期细胞分裂过程中，分裂成两个完整的胚胎，各自发育成胎儿。异卵双胞胎是由母体排出两个成熟的卵且同时受精发育成。由于双胞胎胚胎发育的条件完全相同，而同卵双胞胎的遗传基因也相同，异卵双胞胎的遗传基因也有50%的可能是相同的，所以双胞胎出生后的各种性状（包括疾病等）上的差异，是人们常常用作研究人类遗传、疾病等的理想材料。与异卵双胞胎相比，同卵双胞胎拥有更多的相似处，这表明遗传因素对于个体的特点形成有影响。将同卵双胞胎分开抚养，异卵双胞胎共同抚养，发现异卵双胞胎拥有更多的相同点，这表明共同的环境因素对于个体特点形成是密不可分的。但关于形成双胞胎的因素看法不一，有时可能是环境因素起了主导作用，有时又可能是遗传因素起了主导作用；抑或这两种因素共同作用。目前较为普遍的看法认为遗传和环境因素可能在双胞胎的形成过程中共同起作用。不同人群、种族和年龄的妇女双胞胎生育率不同。目前欧洲人中双胞胎的出生率为总出生率的1.2%，非洲为3.2%，亚洲为0.6%，而我国妇女的双胞胎率为0.79%。最近几年双胞胎的出生率在不断上升。

2. 双胞胎与嗅觉遗传　双胞胎既有许多相同点又有许多不同点，遗传因素和共享的环境因素和不同的环境因素对于这些特点都会产生影响。Hubert等应用醋酸、异丁酸和丁基环乙酮三种物质对51对男同卵双胞子与47对男异卵双胞子进行嗅觉察觉阈测试，没有发现气味敏感性遗传变化的依据，仅有少数吸烟、饮酒的个体表现出对异丁酸的嗅觉敏感性下降，表明气味敏感性遗传变化的范围很小。Forrai等应用丙酮和甲乙基酮对87对同卵双胞子与61对异卵双胞子进行嗅觉测试，结果显示遗传因素对丙酮气味识别有影响，对甲乙基酮没有影响。Ward等选择了14对同卵双胞子与6对部分患有帕金森病的异卵双胞子进行嗅觉察觉和识别测试，14对同卵双胞子中13对受试者嗅觉功能下降，1对嗅觉功能正常，而在6对异卵双胞子中，与健康的孪生子相比，患有帕金森病的受试者嗅觉减退，这表明嗅觉损伤是后天获得的，而不是先天遗传的。Wysocki等对双胞胎嗅觉敏感性是否具有相似性进行了研究。应用雄甾烯酮和吡啶测试17对同卵双胞子与21对异卵双胞子，测试物采取气味和空白对照两种方法，进行嗅觉敏感性比较，结果所有同卵双胞子和61%异卵双胞子对雄甾烯酮气味敏感性是一致的，这表明遗传因素对嗅觉感受有一定的影响。但没有体现遗传因素对吡啶敏感性的影响，这可能与实验方法有关，这种实验方法不能识别吡啶敏感性的遗传成分。有研究表明遗传因素对同卵双胞子和男性的嗅觉影响较大。Kopala等按照UPSIT（University of Pennsylvania Smell Identification Test）的标准，对12对部分患有精神分裂症同卵双胞子和12对健康对照者嗅觉评估，前者的总分明显低于后者。患病与健康的孪生子评分没有差别，推测与遗传因素所致孪生子大脑中枢功能障碍有关。

时间遗传学强调了遗传因素对个体行为特点形成的作用。选择特定一段时间，记录受试者行为特点及随年龄增长发生的行为变化，以了解遗传和环境因素对行为特点及行为变化的相对作用。受试者的行为特点时间剖面图显示同卵双胞子比异卵双胞子具有更多的相似点，说明遗传因素在个体行为特点发展形成过程中起作用。研究表明随着年龄的变化，嗅觉敏感性也发生变化。

以上的研究表明遗传因素在嗅觉特点形成过程中有非常重要的作用，但环境因素的影响也是不可忽略的。

（二）家庭研究

家庭研究是通过这个家庭的几代人来研究某一特点的遗传传递效应。单基因遗传特点不易受环境的影响，而延续的特点是非常复杂的。这是因为父母将基因和环境变化因素传递给子代，而子代将这两种变化因素合并为一。家庭研究的缺点是受试者的年龄、发育状态和生活经历存在很大差异。

Whissell-Buechy等研究了109个白种人家庭对麝香的敏感性，其中36个家庭的成员，无论男女，对麝香都不敏感，研究证实对麝香失嗅的遗传方式是常染色体隐性遗传。Wysocki等提出雄甾烯酮的遗传方式是X连锁遗传。另有研究显示年龄和环境因素对嗅觉敏感性有影响。

（三）寄养家庭研究

寄养家庭研究有两种形式：一是有血缘关系的个体分开生活，二是非血缘关系的个体共同生活。生活在不同环境有血缘关系的个体表现出许多相似之处与他们拥有相同的基因有关系。生活在相同环境非血缘关系的个体具有许多共同特点是受共同环境因素影响的结果。这种研究方法需要考虑有血缘关系的个体和非血缘关系的个体的特点异同性，研究环境的选择等问题。目前寄养家庭研究主要应用于嗅觉与亲缘认知的研究领域。

根据数量基因理论，受多基因的影响，有血缘关系的个体行为特点也会发生变化。环境因素对行为特点的形成也有影响。从生物学角度分析，由于受遗传和环境双重因素的影响，生活在共同环境有血缘关系的个体可能表现出相似性或差异性。如果对于某一固定特点，有血缘关系的个体没有共同体现这一特点，说明环境和遗传因素对这种特点没有产生影响。

（四）动物研究

动物实验能够对构成行为基础的遗传和环境因素依据实验目的进行人为控制或者控制环境的选择以了解遗传因素与环境因素的相互作用，也可单纯控制环境，突出遗传因素的作用。此外，动物寿命短，可以观察行为代代传递的特点。

嗅觉是动物重要的生理功能。动物依靠嗅觉觅食、交配、划分领地以及逃避外来伤害等。动物的嗅觉系统比人类发达灵敏，研究者通过动物品种之间或动物品种内部比较、选择动物或克隆动物嗅觉基因的方法对动物的嗅觉系统进行研究，观察动物嗅觉反应性是否存在遗传变异的因素。自从1960年以来，果蝇神经遗传学方面的研究已经取得了很大的发展，果蝇作为研究对象引入嗅觉研究领域，企图解释在果蝇嗅觉系统遗传因素怎样构成嗅觉变异的机制。Fuyama将来自不同地方的五种黑腹果蝇放置在乙醇、醋酸、乳酸、乙酸乙酯和丁醛不同气味环境，发现气味敏感性存在品种间差异。Fuyama认为遗传因素是构成嗅觉反应性变化的基础，而这种行为特点的变化与果蝇的环境适应能力也有关系，说明遗传因素和环境因素变化对嗅觉都有影响。推测在相同环境下，嗅觉的敏感性会相对增加，而变异性会逐渐减少，这更有利于动物觅食、交配、繁殖等行为。对野生型和基因突变的果蝇幼虫研究显示不同种系的果蝇幼虫气味敏感性不同，野生型幼虫比突变幼虫嗅觉敏感性高。不同种系的果蝇种系内和种系间嗅觉敏感性存在差异。Lilly等已经确认了失嗅的基因位点，并从幼虫分离出与嗅觉缺陷有关的两个等位基因，这些突变体神经或运动功能障碍具有特异性。研究表明，X连锁位点突变与嗅觉障碍有关，对苯甲醛特异性失嗅是由于X染色体近五角形位点的区域突变。对乙醛和醋酸酯部分失嗅与5个X连锁位点突变有关。Acj6（abnormal chemosensory jump6）突变会降低果蝇触角电位图放大效应和行为反应能力，对气味触角反应性下降会引起异常化学感觉行为。克隆黑腹果蝇嗅觉相关基因有助于更深刻的理解嗅觉功能。特异的X连锁基因突变对苯甲醛的反应性有影响，而成虫调节苯甲醛反应性的神经通路出现变异也会降低嗅觉敏感性。通过遗传筛查证实嗅觉基因olf突变可改变气味反应性，olfE与幼虫和成虫对苯甲醛的敏感性有关。olfE至少有2个转录子，其中的一个直接参与嗅觉功能的调控。嗅觉基因olfA，olfB和olfF突变影响乙醛气味识别，olfC基因突变与醋酸酯嗅觉缺陷有关，而olfD基因突变将导致对所有气味的敏感性降低。与嗅觉特点相关的特异等位基因的作用机制尚不清楚。

对小鼠的研究已经证实嗅觉系统形态异常与3种基因表型有关，它们是Staggerer、PCD（purkinje cell degeneration）和近亲种系Balb/c。Staggerer基因突变的小鼠嗅球结构紊乱，嗅觉相关学习能力下降，而嗅觉适应能力未受明显影响。同时这些小鼠的活动和交配行为出现异常，说明嗅觉受到影响。PCD小鼠外侧嗅束神经纤维变性。而Balb/c种系的嗅神经元轴突与嗅球球周细胞的树突没有形成突触。遗传因素的变化导致种系嗅觉特点出现差异性，具体机制不清。在人类，特异性失嗅与不同气味不敏感剖面图有关，根据这个嗅觉原理，Wysocki等对雄性小鼠进行气味不敏感性检测，结果显示C57小鼠对异戊酸气味不敏感，AKR小鼠对测试的气味没有明显不敏感性。C57小鼠失嗅的表现与人类特异性失嗅相似。这个结果在后来的Pourtier和Sicard的实验中得到证实，他们认为动物行为差异与动物个体的动机状态和生理功能差异相关。研究证实对异戊酸失嗅是以常染色体隐性遗传的方式由亲代基因传递给子代。此外，环境因素对依赖嗅觉的选择行为有影响。

嗅球对嗅觉行为也有影响。Wysocki等研究了嗅球切除对C57BL/6J、AKR/J和F_1杂交鼠糖精味觉条件反应产生的影响。在嗅球切除前，这三种鼠对糖精条件反应性的遗传型不同。嗅球切除后，C57BL/6J对糖精的条件反应性发生明显的变化，对AKR/J几乎没有影响，对F_1杂交鼠显示中度的反应性。化学物刺激引起嗅黏膜的损害影响小鼠的探察行为，这是因为化学物损害了小鼠的嗅觉信息处理能力，妨碍了新信息的觉察。

三、嗅觉与亲缘认知

动物研究表明同种系的动物通过嗅觉交流从事性别、社会行为和繁殖等识别和认知活动。有机体依赖机体散发的特异气味认知有血缘关系的个体。对金仓鼠研究显示它们使用自己的表型作为亲缘认知的线索。在感觉系统，嗅觉对于识别、认知活动的调节作用不如视觉和听觉有效。在1964年Hamilton提出了亲缘选择理论，这个理论认为有血缘关系的个体间存在自然亲缘偏向行为，这是因为与亲代个体行为相关的基因可传递给子代个体。通过这种机制进行亲缘认知和识别亲缘与非亲缘的个体。基因对个体及子代幸存和繁殖活动的影响，称为包括适应度。有血缘关系的个体与非血缘关系的个体相比，包括适应度的作用表现更明显。

亲缘认知的机制包括绿色胡须基因（green beard alleles）、认知基因和表型匹配系统。绿色胡须效应是指基因造成的表型影响，以此来显示个体之间的关系，并使这些个体倾向于对拥有相同表型特点的个体产生利他行为。认知基因是指表型标志和察觉其他有机体拥有的相同标志的能力。表型匹配是指熟悉自己的表型和认知其他有机体拥有的相同表型。亲缘认知不仅要识别信号，而且要按照这个信号行动。

通过气味倾向性观察，饲养动物的环境和条件对动物亲缘认知有影响。将2个种系的小鼠，按雌、雄性分开饲养。分开饲养的小鼠表现对同种系小鼠的气味没有明显的倾向性，而对共同饲养的异种系小鼠有明显的气味倾向性。对羊的研究表明气味对亲缘认知也有作用。将孪生羊羔中的一只分开饲养，一只和母羊共同饲养，与分开抚养的孪生羔羊相比，母羊对和自己共同生活的羔羊有明显的亲近行为。而与非血缘关系分开饲养不熟悉的羔羊相比，母羊对和自己分开饲养的孪生羔羊仍有亲近行为，这表明母羊熟悉孪生羔羊散发的气味，使其能够对有血缘关系的羔羊进行识别和认知。同时孪生的羔羊拥有共同的遗传和环境的特点也有助于母羊找到被分开饲养的羔羊。羔羊气味的来源包括遗传的本体气味，吸吮或舔犊后天获得的气味，或者两者的混合气味。而对于分开饲养的孪生羔羊来说，亲缘认知依靠遗传的本体气味，因为后天获得的气味已经被剥夺。亲缘认知的嗅觉线索与主要组织相容性复合体（major histocompatibility complex，MHC）有关，MHC可使个体产生明显的气味复合物，这可能与遗传变化引起机体解剖和生理变化相关。对小鼠的研究发现，尽管雌、雄小鼠的遗传基础不同，但野生型的雌鼠通过嗅觉线索能够识别不同T位基因型的雄鼠。依据嗅觉雄鼠能够识别不同T位基因型的雌鼠。X染色体和Y染色体在通过化学感觉识别不同基因型的小鼠的过程中也起作用，X染色体和Y染色体分别决定与基因型相关的小鼠气味，但它们的作用没有MHC明显。由MHC产生的嗅觉线索影响交配伙伴选择和受孕频率，这是因为MHC产生的气味线索不同。Brown已经证明同种类不同Ⅰ级区和Ⅱ级区MHC的小鼠产生尿液气味不同，这也会影响小鼠交配和亲缘认知等行为。用大鼠重复试验也得出相同的结果。

食物与个体气味的形成也有关系。对双胞胎气味亲缘认知的研究表明饮食、生存环境、年龄、性别等对个体气味的形成都有作用，而个体的气味对亲缘与非亲缘个体的行为也会产生不同影响。有研究提出，食物对个体气味的影响比MHC更明显。

家庭研究也显示嗅觉与亲缘认知有密切的关系。与奶瓶喂养的婴儿相比，母乳喂养的婴儿对乳汁的气味有明显的亲近行为。儿童和成年人都能通过衣服的气味识别家庭成员与非家庭成员。

嗅觉和个体气味的形成受遗传和环境等多因素影响，遗传和环境的变化因素会引起嗅觉和气味的变化，因此个体亲缘认知的行为会随之变化。

四、与嗅觉遗传相关的疾病

（一）特发性低促性腺激素型性腺功能低下综合征

特发性低促性腺激素型性腺功能低下综合征，又称Kallmann综合征（Kallmann syndrome，KS），是一种由于缺乏内源性促性腺激素释放激素（gonadotropin releaseing hormone，GnRH）诱导的黄体生成素（luteinizing hormone，LH）分泌脉冲所致的性腺发育障碍合并嗅觉障碍的一种疾病。典型症状为：嗅觉丧失或减弱，性腺发育不良，可伴有其他先天性缺陷，如面中线发育不良或肢体畸形等。最早由Kallmann于1944年报告9例家族性男子性功能减退合并嗅觉丧失或减退而得名。世界各国发病率为1/10000～1/50000，是嗅觉障碍的原因之一。

Kallmann综合征系遗传性病变，有多种遗传方式，可为常染色体显性遗传（autosomal dominant inheritance）、常染色体隐性遗传（autosomal recessive inheritance）、性连锁隐性遗传（X-linked inheritance）。临床常将Kallmann综合征分为家族型和散发型。家族型约为1/3，其中64%为常染色体显性遗传，25%为常染色体隐性遗传，11%为性连锁隐性遗传，而散发型病理约为2/3。目前已分离出的一些致病基因，认识较完善的有两种：KAL-1基因和KAL-2/纤维母细胞生长因子受体基因（FGFR）。KAL-1基因位于X染色体p22.3，包含14个外显子，编码680个氨基酸，是一种细胞外基质蛋白。KAL-1蛋白具有调控神经轴突向外生长和识别靶组织或靶细胞的功能，可能参与GnRH分泌神经元和嗅觉神经元的迁移。KAL-1基因的突变有三种类型：错义或无义突变、剪切位点的突变、基因内的缺失和染色体的缺失。在家族性的Kallmann综合征中，带KAL-1突变基因的男性表现为青春期发育延迟，促性腺激素不足型性腺功能减退等临床症状，而带有KAL-1基因突变基因的女性没有特殊表型。然而，KAL-1基因突变仅在14%的X连锁的家系和11%的男性散发病例中被发现，大多数Kallmann综合征还是由常染色体上的基因所致。FGFR1基因定位在染色体8p11.2-12区域，是由18个外显子编码的822个氨基酸的蛋白。FGFR基因与嗅球的发育相关。FGFR基因的突变包含杂合的无义的突变和FGFR1基因的微小缺失。FGFR1基因的突变占Kallmann综合征病因的10%。带有KAL-2基因突变者表现为嗅觉丧失、发育迟缓和发育异常的生殖器官，也可表现为牙齿发育不全、唇裂、腭裂。而常染色体隐性遗传方式的KAL-3基因尚未被确定。目前已报道GPR54基因缺陷与Kallmann综合征有关。目前认为Kallmann综合征发病机制是由于胚胎早期KAL基因突变，不能合成KAL黏附蛋白，影响GnRH神经细胞的迁移，影响嗅球、嗅束的形成。由于下丘脑GnRH分泌不足，因此，引起不同程度的LH和促卵泡激素（follicle stimulating hormone，FSH）的缺乏，继而导致睾酮（testosterone，T）分泌减少，引起睾丸功能低下和嗅觉障碍。

（二）家族性帕金森病

家族性帕金森病（Parkinson's disease，PD）表现为震颤、肌张力、嗅觉障碍和行为异常。家族性帕金森病遗传方式多为常染色体显性遗传，目前已发现的致病基因，包括G2019S、Y1699C、R1941H和T2356I，多为散发病例。家族性帕金森病的最常见位点是LRRK2基因突变。在118例家族性帕金森病患者的系列研究中，已经确定LRRK2基因突变的发生率为5.1%。LRRK2基因编码dardarin蛋白。突变的LRRK2基因编码变异dardarin蛋白，而dardarin变异蛋白导致PARK8基因突变。Dardarin变异蛋白在家族性帕金森病患者大脑的各个部位均有表达，但在1400名没有帕金森病的健康人中未发现这种蛋白发生突变的现象。Dardarin蛋白的功能尚不完全清楚，研究人员认为可能和磷酸化过程有关。蛋白的磷酸化被认为与神经系统的退行性疾病的发生有关。PD患者体内存在PARK8基因突变，而没有这种疾病的家庭成员体内则检测不到这种突变的存在。在1个最大的常染色体显性遗传性迟发帕金森病家族中，其中的受累者具有相同的Y1699C错义突变。在117个英国家族性帕金森病家族中对所有LRRK2的51个外显子进行突变筛查显示在编码序列中最常见的基因突变是G2019S，另外还识别出2个新的突变基因R1941H和T2356I。组织病理检查显示黑质细胞丢失及Lewy体形成，并有少量皮质Lewy体。嗅球病理改变可见变性细胞的胞浆出现特征性的Lewy体。也有研究证实，PD患者的嗅觉障碍是不可逆的，不随PD药物或手术治疗而改善，符合神经变性疾病的特点，故应重视PD的嗅觉障碍，早期识别，以助疾病的早期诊断。

（三）阿尔茨海默病

阿尔茨海默病（Alzehimer's disaese，AD）又叫老年性痴呆，是老年常见的神经系统变性疾病之一。临床上以进行性记忆丧失和认知功能障碍包括嗅觉为特征。目前已确定与AD发病有关的基因有4个，分别是位于21号染色体上的APP基因、第19号染色体上的ApoE基因、第14号染色体上的早老素-1基因和第1号染色体上的早老素-2基因。已经证实AD嗅觉障碍与ApoEε4等位基因有关。ApoE 是含有299个氨基酸的糖蛋白，其结构基因具有明显的遗传多态性，位于19号染色体长臂（19q13.2）单一位点的3个共显性等位基因是ε2、ε3和ε4，分别编码3种主要的ApoE异构体为ε2、ε3、ε4。ApoE的3种等位基因变异体在人体中的分布为：ε3占基因库的绝大多数70%～80%，ε4和ε2则分别占总体的10%～15%和5%～10%。Corder等在晚发AD家系中还发现ApoEε4与AD有剂量依赖关系，即ApoEe4纯合子发病年龄比杂合子早，而杂合子又比没有ApoEε4者早。ApoEε4基因提高了患AD的危险度，ApoEε4纯合子的相对危险度为5.1～17.9，而杂合子为2.2～4.4。江三多等发现随ApoEε4基因增多，AD患病率上升，发病年龄提前。研究证实，AD患者基因频率显著增高，且随ε4数目增多，AD发病年龄提前，生存期缩短，提示ε4是AD的主要危险因素。

五、问题与展望

不同物种间的基因同缘性很高，人类间基因同缘性高达99.99%，人类与果蝇和线虫的基因组间有部分基因的同缘性可高达90%以上，人类与小鼠间基因同缘性高达99%之多。世界与物种的多态性和多样性发展似乎遵循着简约原则，因此应该对与嗅觉损害相关的人类与动物基因型进一步的研究，使我们更好的理解嗅觉障碍的机制，以提供更有效的治疗。仅就嗅觉系统遗传学而言，主要是由Slit、 semaphorin、netrin等基因及超家族构建的遗传网络。目前嗅觉遗传学研究进展使人们更深刻地认识和理解了遗传性、复合性、多基因或单基因机制的嗅觉疾病。此外，嗅觉系统是鼻科学和神经病学结合的交叉系统，嗅觉系统的症状和体征可能是全身神经病变的局部反应，反之亦然。因此耳鼻咽喉科医师需要扎实的鼻科学基础和神经科学的基础，同时神经鼻科学也应在国内引起足够的重视。

（万桂莲）

参考文献

1. 邓春华，梅骅，苗永青. Kallmann综合征四例报道. 中华泌尿外科杂志，1997，18：298-300

2. 江三多，冯国郸，吴晓东，等. Alzehimer病与载脂蛋白Eε4等位基因的关联分析. 中华精神科杂志，1996，29：15-18

3. Forrai G，Bankovi G，Szabados T，et al. Ketone compound smelling ability：study in Hungarian twins. Acta Med Acad Sci Hung, 1981, 38：153-158

4. Fuyama Y. Behavior genetics of olfactory responses in Drosophila. I. Olfactory and strain differences in Drosophila melanogaster. Behav Genet, 1976, 6：407-420

5. Hamilton WD. The genetical evolution of social behavior. J Theoret Biol, 1964, 7：1-52

6. Hubert HB，Fibsitz，RR，Brown KS，et al. Olfactory sensitivity in twins. In Twin Research, 1981, 3：97-103

7. Kopala LC，Good KP，Torry EF，et al. Olfactory function in monozygotic twins discordant for schizophrenia. Am J Psychiatry, 1998, 155：134-136

8. Lilly M and Carlson J. Smellblind：a gene required for drosophila olfaction. Genetics, 1990, 124：293-302

9. Pourtier L，Sicard G. Comparison of the sensitivity of C57BL/6J and AKR/J mice to airborne molecules of isovaleric acid and amyl acetate. Behav Genet, 1990, 20：499-509

10. Rugarli EI，Ballabio A. Kallmann syndrome：from genetics to neurobiology. JAMA, 1993, 270：2713-2716

11. Strittmater WJ，Saunders AM，Schmeche ID，et al. Apollipoprotein E，high-avidity binding to-amyloidant increased frequency of type 4 allele in late-onsetfamilial Alzehimer's disease. Proc Natl Acad Sci USA, 1993, 90：1977

12. Ward CD，Hess WA，Calne DB. Olfactory impairment in Parkinson's disease. Neurology, 1983, 33：943-946

13. Whissell-Buechy D，Amoore JE. Odour-blindness to musk simple recessive inheritance. Nature, 1973, 242：271-273

14. Wyscoki CL，and Beauchamp K. Ability to smell androstenone is genetically determined . Proc Natl Acad Sci, 1984, 81：4899-4902

15. Wysocki CJ，NYby J，Whitney G. Conditioned taste aversions：genotype by olfactory bulbectomy interactions. Behav Genet, 1978, 8：119

第五章

嗅黏膜及嗅球的组织病理学研究

一、嗅黏膜的组织学特点

人类嗅黏膜被认为分布于鼻中隔上10mm，筛板以下，上鼻甲的内侧壁（图1-5-0-1）。作为嗅觉一级神经元的嗅感受神经元，局限分布于鼻中隔和上鼻甲组成的嗅区内，啮齿类嗅上皮广泛分布于鼻中隔和复数鼻甲之间，较人类嗅上皮厚（图1-5-0-2）。光镜下嗅上皮由外向内保持着支持细胞、嗅感受神经元和基底细胞的核层结构（图1-5-0-3），固有层主要有嗅腺和嗅神经束。嗅黏膜的超微结构可观察到第四种细胞即微绒毛细胞。

（一）人嗅黏膜的超微结构

Moran等1982年观察了正常人嗅黏膜超微结构，对嗅黏膜的组织形态学概要为嗅黏膜比呼吸黏膜厚，约70μm，其固有层扩展至下面的软骨或骨时，厚度约150μm，没有黏膜下层。电镜下观察人嗅上皮有四种主要细胞：有纤毛的嗅感受神经元、微绒毛细胞、支持细胞和基底细胞。除基底细胞外，其他细胞均可达到上皮表面。上皮表面覆盖着一层黏液，当黏液被清除干净，可发现嗅感受神经元的嗅泡伸出纤毛，微绒毛细胞伸出微绒毛，支持细胞亦伸出微绒毛。由上皮的顶部开始观察，首先是微绒毛细胞的细胞核，接着是稍微有些扁的，有大量不同颜色的支持细胞核。再往下是圆形的有着大量常染色质的嗅感受神经元的细胞核，很宽的分布且占据了上皮层一半的厚度。在其深面，基底膜之上，则是基底细胞核。固有层显示了包含有血管、嗅腺、嗅神经束等不规则的结缔组织（图1-5-0-4）。

Moran分别对人嗅黏膜超微结构做了经典的描述。

1. 有纤毛的嗅感受神经元　是主要的感受细胞，带着细胞体的双极神经元位于嗅上皮的中间区域。每个双极嗅感受神经元的树突伸向嗅上皮表面，并突入鼻腔；而其轴突伸向颅内止于嗅球。嗅感受神

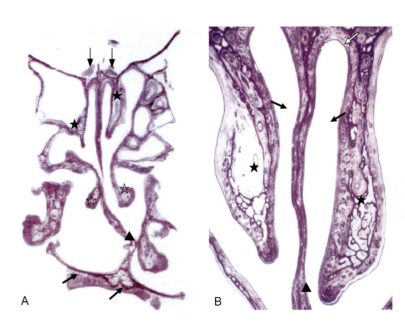

A

B

图1-5-0-1　人鼻大块标本火棉胶包埋切片（冠状位）

A. 嗅黏膜位于鼻中隔上10mm，筛板以下，上鼻甲内侧壁的区域,上鼻甲（★）中鼻甲（☆）鼻中隔（▲）嗅球位于前颅底（➡），硬腭（➡）; B. 为嗅区的放大像:上鼻甲（★）,鼻中隔（▲），嗅区（▼），筛板（⇦）

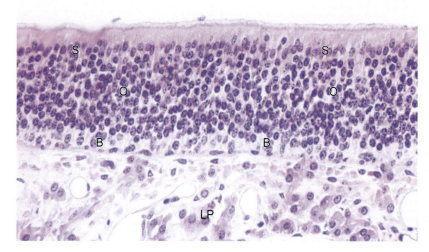

图1-5-0-2 鼠的嗅上皮，显示了整齐的核层结构

支持细胞核（S），核密集的嗅感受神经元核（O），约6～8层，基底细胞核（B），固有层（LP）（HE染色×200）

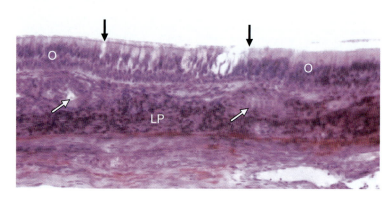

图1-5-0-3 人正常嗅上皮

嗅上皮内见岛状呼吸上皮化生，两个箭头（⬇）之间可见纤毛细胞和杯状细胞，两侧为保持良好核层结构的嗅上皮（O），固有层（LP）见嗅腺（⬆）

火棉胶包埋切片（HE染色×100）

经元很丰富，在上皮表面每隔3～5μm出现一个（见图1-5-0-4）。在嗅上皮的横切面切片（低倍电镜照片）上计数，发现嗅感受神经元的密度约30000/mm²。人嗅上皮的精确的组织学测量，其面积大约2cm²，以此统计人鼻腔中大约有600万个嗅感受神经元。在嗅上皮中可看到嗅感受神经元的胞体占据着嗅上皮中间的大片区域。其圆形的以常染色质为主的细胞核很容易辨认，其中一部分细胞的细胞质很暗，反之，另一些胞质显示很亮（见图1-5-0-4）。单个的嗅感受神经元在纵切面上观察，从其顶端的嗅泡至胞体的底部长度为42μm（图1-5-0-5A），加之轴突，嗅感受神经元的细胞很长，其穿过筛板，经过数毫米长的走行，最终到达嗅球。

2. 嗅泡　位于嗅感受神经元的顶部，伸出到鼻腔的黏液层内。嗅泡是由嗅感受神经元的树突终端膨大部分形成的球形体，直径约1.5μm，可伸出上皮表层2μm；嗅泡有10～30根嗅纤毛（由基体伸出）。随着树突接近上皮表面，其直径可减少至0.7μm。其狭窄的颈部通过复合体连接附近的支持细胞。沿胞体长轴平行走向的微管，使嗅泡看起来很稳定，这些微管还使嗅泡连接于树突的轴。由基体伸出的纤毛位于嗅泡的上边和侧边（图1-5-0-5B）。

3. 嗅纤毛　在纵切面上，嗅纤毛轴的基底部（根部）直径为0.25μm，它看起来像是一个能运动的纤毛。由根部算起1.5μm的地方纤毛逐渐变细形成直径0.13μm细长的末梢，仅在嗅泡的表面才有嗅纤毛从基体伸出。近纤毛根部的横切面显示微管结构呈"9+2"的模式，即中间2个周围9对，类似摆动纤毛的组织模式，但不存在动力蛋白臂（图1-5-0-6）。很多情况下，会有亚结构的变异。出现9+3、9+4的模式。变异品种中的9+4的模式更普遍。远离根部，随着纤毛直径的变细，微管成对的减少，直到接近顶端，直径为0.13μm时，仅有两个或三个单独的微管在其中心。此外，在纤毛之间，有短的，偶尔有分支的微绒毛从嗅泡的表面伸展开来（见图1-5-0-5B）。

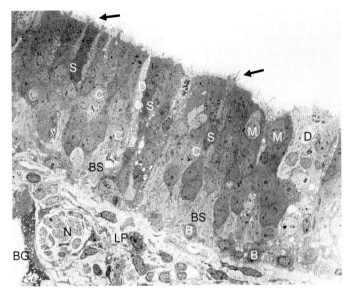

图1-5-0-4 人嗅黏膜（鼻中隔侧）低倍电镜纵切片嗅上皮内见到四种细胞为微绒毛(M)、支持细胞(S)、有纤毛的嗅感受神经元（C）及基底细胞（B），箭头所指为有纤毛的嗅泡，上皮内退化细胞明显（D），支持细胞的基底细胞（BS），固有层（LP），神经束（N），嗅腺（BG）（×1000）

（Moran.1982）

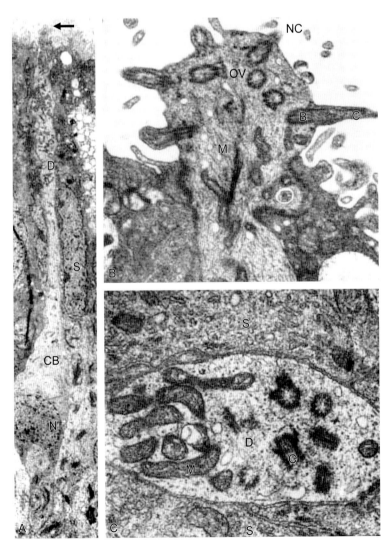

图1-5-0-5 A. 有纤毛的嗅感受神经元纵切面 嗅泡（箭头），胞体（CB），树突（D），胞核（N，嗅感受神经元），支持细胞核（S）（×4250）；B. 嗅泡纵切面 基体（B） 嗅纤毛（C），微绒毛（M），鼻腔（NC）（×33000）；C. 树突横切面上皮表面附近（D），中心粒（C）明显，大量的线粒体（M），支持细胞（S）（×45 400）

（Moran.1982）

4. 微绒毛细胞　嗅黏膜低倍电镜照片上，嗅上皮的表面可清楚看到此种细胞。这些细胞大约宽0.1μm，长1.5μm。微绒毛细胞很独特，由于细胞质缺乏超微结构成分，使得微绒毛细胞比邻近的细胞更加电子透亮。核最靠近上皮表面，颜色较淡，为常染色质，染色质有明显轻度的向外周聚集，核仁未见（图1-5-0-7）。在高倍电镜照片下，微绒毛细胞呈烧瓶形（或细颈瓶形）。其胞体向上部迅速变细，在其顶端形成细颈，并在胞顶伸出一小丛细而直的微绒毛至鼻腔内的黏液层内，因而有了这种细胞的学名。每个薄切片有8～12个微绒毛在细胞表面，估计每个细胞有75～100个微绒毛。在细胞的顶极，其通过连接复合体和附近的支持细胞连接，通常包含微管、微丝和滑面内质网。核上的胞质（粗面内质网为主）内游离核糖体和发育良好的高尔基复合体明显可见。一些中心粒位于细胞顶极附近（图1-5-0-7），亦有单个的中心粒明显地位于细胞中心。大而椭圆形的细胞核充满细胞的基底极，在它周围是线粒体和偶尔能见到的电子致密的囊泡（可能是溶酶体）。基底的细胞质包含有相同超微成分的复合体，并逐渐变细变薄，呈轴突样的细胞质突起向下延伸穿过上皮固有层，已测到该突起约为25μm，但很难确定其终末端所在的位置或确定为轴突。微绒毛细胞通常单独出现，偶有成对出现。在大量的纵行薄切片中进行细胞计数，发现微绒毛细胞与有纤毛的嗅感受神经元之比为1∶10。以此计算人类嗅上皮约有600 000个微绒毛细胞。

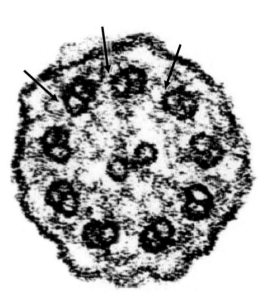

图1-5-0-6　透射电镜显示典型的嗅感受神经元纤毛的横切面，呈现9+2的结构模式

与呼吸上皮纤毛（见图1-5-0-15）比较显示未见纤毛内的动力臂（箭头）（透射电镜×355 000）

(Jafek.1983)

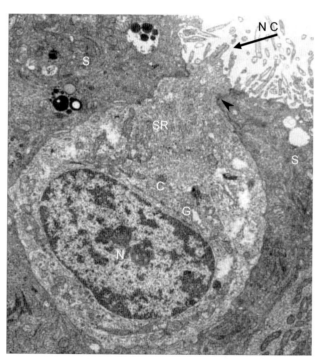

图1-5-0-7　微绒毛细胞的纵切面

短微绒毛（长箭头）指向鼻腔（NC），与周围的支持细胞（S）的连接复合体（箭头）接触，细胞质在核（N）上，包括中心粒（C），高尔基体（G），滑面内质网（SR）（×18800）

(Moran.1982)

5. 支持细胞　在电镜下发现其形态很吸引人。首先，它们展现出结构上的极性分布：在细胞的顶点，细胞质很密集且富含细胞器，而且细胞越靠近基底膜的地方，则越稀少。细胞的表面包含有大量的微绒毛，不规则、有时呈分支状。不时从穹隆形的细胞顶伸出鼻腔（图1-5-0-8）。微绒毛来源于圆柱形的细胞尖端，没有发现纤毛和基体。在微绒毛下的细胞顶极被细胞器充满，位于滑面质网的细管之间，有许多线粒体、游离核糖体和各种各样的充满电子密集的嗜锇物质的膜限制性囊泡（图1-5-0-9），与细胞膜融合的囊泡，这些小囊有时具备如下特征：脂褐质颗粒，嗅色素聚集或脂质丰富颗粒。另外，还

有粗面内质网池,核上是宽大的高尔基复合体,大量的微丝向细胞下2/3穿过,沿细胞长轴螺旋性的前进(图1-5-0-10)。在一些支持细胞基底部,只有少量细胞器。细胞质中还包含了大量的卵圆形的500~1000Å的囊泡。大多数局限在中心,还有许多分散在周围非常接近胞膜。

支持细胞与有纤毛的嗅感受神经元,微绒毛细胞,基底细胞之间联系紧密。在嗅上皮的表面,支持细胞连接它周围的细胞(包括嗅感受神经元、微绒毛细胞和其他的微绒毛细胞)形成一个"典型"的连接复合体,包括紧密连接,中间连接和细胞间桥小体。在嗅上皮横切面的上1/3,显示了支持细胞和嗅感受神经元的树突间的定向构象:所有的树突完全地被支持细胞们包绕着,可能是一个支持细胞包围一些树突,另一些则为2个或3个支持细胞共同包围着。偶尔见树突和支持细胞间的细胞桥粒看起来像是两者的连接。

6. 基底细胞 为干细胞——新的嗅感受神经元和支持细胞的来源,用来分化替代正常更新或受伤时丢失的细胞,在静止期的基底细胞很小,位于基底膜之上(见图1-5-0-2),有一个位于中央的、有些暗的异染色质的卵圆形核

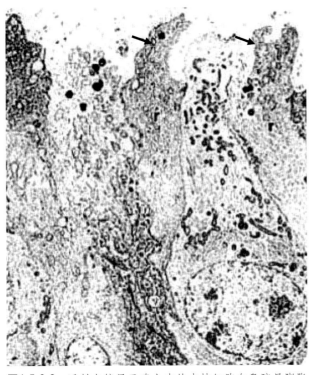

图1-5-0-8 透射电镜显示嗅上皮的支持细胞向鼻腔呈膨胀状突起(↑)

可能类似嗅觉启动反应,另一种可能是组织固定不良造成的肌动蛋白收缩所致的细胞尸僵(透射电镜×5000)

(Jafek.1983)

及一个有一定密度的细丝聚集的细胞质。偶尔见线粒体、囊泡(其中一些包含等渗的、电密度物质)、粗面内质网,滑面内质网及游离线粒体也可见到。当基底细胞开始分化时,其形态要经历深刻变化,表现为细胞核更富于常染色质,显示出细胞的转录活性增强。如果向双极神经元发育,基底细胞基底处出现一个修长的轴突,该轴突与周围的轴突束前行,由轴突束引导成长中的新轴突尖端到达其目的地——嗅球(图1-5-0-11)。

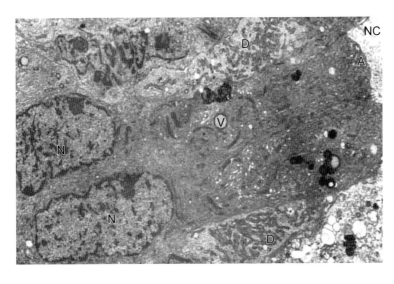

图1-5-0-9 支持细胞上半部纵切面

微绒毛由胞顶(A)伸入鼻腔(NC),密集的细胞质在核(N)上,包含大量电子密集的囊泡(V),树突(D)(×7600)

(Moran.1982)

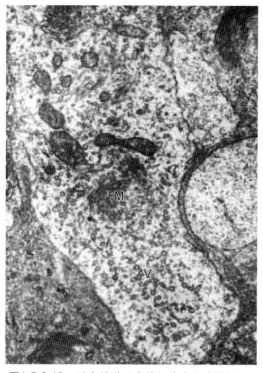

图1-5-0-10 固有层附近支持细胞底部的纵切面
微丝束（M），密集的小泡（V）（×18000）
(Moran.1982)

7. 树突 超微结构的观察不能确定树突突触的直线长度。树突在上皮下约20～35μm与胞体连接，其周围被支持细胞的细胞质包绕，借以与别的树突分隔开，偶见到成对的树突。在嗅泡的上皮表面下的树突部分，可看到基体。基体一般垂直向上接近到上皮表面，且常观察到一个或更多的基底足。基体聚集在树突顶部，在细胞体的深部，基体未被观察到。树突细胞包含大量的微管，与细胞的长轴平行，这些微管贯穿整个嗅感受神经元。有纵向嵴的线粒体聚集现象被观察到，主要分布在嗅感受神经元的最顶部（图1-5-0-5 C）。中等数量的囊泡存在于细胞的顶部，这些可代表滑面内质网或胞内、胞外囊泡。

8. 胞体 在胞体的核上区域，包含了所有的与合成高分子相关联的细胞器。细胞外围被粗面内质网池所占据，在粗面内质网中央有发育良好的高尔基复合体，在高尔基复合体的分泌面附近有多泡体和大的膜限制性的电子密集的囊泡。另外，成束的纵向排列的微丝位于胞体中央或外围。纵向切片显示胞体和有纤毛的嗅感受神经元的树突通过一些支持细胞的基底部从侧面相接。树突紧贴并部分绕于另一嗅感受神经元的胞体，伸向上皮表面。

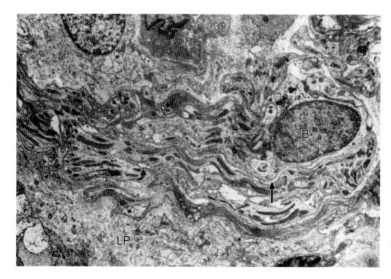

图1-5-0-11 嗅上皮底部
基底细胞（B）正在分化为嗅感受神经元，伸出轴突（箭头）加入其他轴突，走行向固有层（LP）（×7200）
(Moran.1982)

9. 轴突 嗅感受神经元的细胞底端渐变细形成轴突，穿过基底膜转向，通过固有层走行向与嗅球的突触连接。在上皮层轴突的直径很小，到固有层变的恰好为0.2～0.3μm，在此，大量的小的轴突形成束（图1-5-0-12）。在嗅上皮基底部的轴突的形态各异。最大直径为1.25μm，包括了许多线粒体和微管；最小仅0.2μm，没有线粒体，仅有少量纵向的微管。所有的轴突都被支持细胞的细胞膜包绕，偶见一些轴突间直接接触。大的轴突尽管有支持细胞包绕，他们之间通常彼此分离。大的轴突可能与小的轴突接触，同样小的轴突经常互相接触。

10. 嗅腺 又称Bowman腺，为单个或略有分支的管状腺。在横切面上观察，分泌腺泡近似圆形，直径约50μm。内有一个15μm宽的环形空隙。具有以下五个特征：①嗅腺细胞是呈锥形分布的浆液性

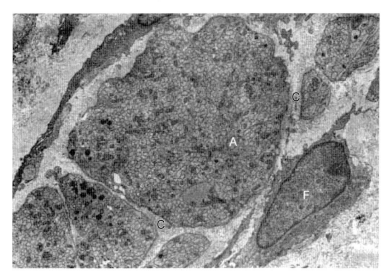

图1-5-0-12　固有层内的几个神经束，包含了几个小轴突（A）的横切面，可见纤维原细胞（F）分泌胶原支持固有层（×7200）

(Moran.1982)

细胞；②大而圆的细胞核位于细胞底部，细胞核周可见粗面内质网，核上区包含高尔基器；③顶极充满了膜限制的高电子密度的分泌颗粒；④细胞表面有短小的微绒毛伸向腺腔；⑤腺泡周围有细长的肌上皮细胞（myoepithelial cell）（图1-5-0-13）。未见有导致"嗅上皮呈黄色色素沉着"的溶酶体和脂褐质颗粒。

11. 嗅神经束　嗅感受神经元的轴突进入固有层形成大的神经束，其横切面显示单个轴突很细，有一致的直径，多数的轴突之间直接接触。偶有轴突会被包围轴突丛束的神经胶质细胞隔开。

（二）人嗅黏膜超微结构特点及其功能

Jafek（1983）在上述观察的基础上，深入地观察了人的鼻呼吸黏膜超微结构特征，回顾了相关文献200余篇，重点将人嗅上皮和呼吸上皮超微结构加以对比研究。在观察超微结构时，注重评估和应用这些观察，并同时与以往文献的相关内容或观点加以比较，以便更好地了解这些结构的功能意义。

1. 人类嗅感受神经元的一些特殊结构及

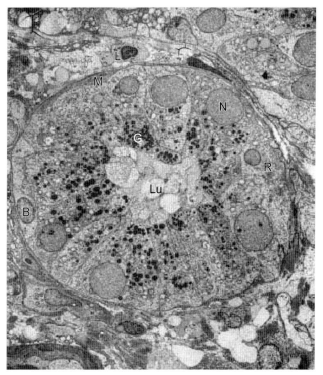

图1-5-0-13　嗅腺的横切面　未分化的基底细胞（B），分泌颗粒（G），内腔（Lu），肌上皮细胞（M），核（N），粗面内质网（R）（×2900）

(Moran.1982)

意义　人类嗅感受神经元与其他脊椎动物相似的特征是：梭形形态的双极神经元，有一末端膨大的远端树突，以及远端轴突穿过基底膜到中央连接部分。但人类嗅感受神经元有以下某些特征结构。

（1）人嗅感受神经元是有纤毛的感受器：嗅纤毛来源于双极细胞树突的球状末端（嗅泡）。层板鳃亚纲的鱼缺乏纤毛嗅感受神经元，其嗅上皮为无纤毛的双极神经元。而其他物种（如狗、猪）同时具有纤毛和无纤毛嗅感受神经元，但不在同一位置。人类在胎儿时期亦有无纤毛嗅感受神经元，因为存在于犁鼻骨器官（Jacobsen器官）中称之为犁鼻骨型感受神经元，但这一结构被认为是退行性变。由此可以推论，嗅纤毛对于嗅觉来说并非必需的，但人类却是存在的。

（2）人类嗅纤毛是不运动的，因为它们缺乏动力臂：在近端的纤毛横切面的严格观察显示缺乏动力臂，因为动力臂包括mg^{2+}-ATP酶，可启动纤毛运动。对人类来说，动力臂和运动性对嗅觉来说可能不是必需的。因为在目前的条件下（用冰冻切片研究结果），最能解释嗅觉传导机制的理由是气味分子与纤毛或嗅泡细胞膜感受器位点的相互作用。因为嗅泡和嗅纤毛沐浴在黏膜分泌物之中，它们是最符合逻辑的感受器位点。而不是取决于嗅纤毛的运动与否。

（3）嗅纤毛的9+2的微管排列：与其他脊椎动物相似，代表着嗅纤毛的特点。对于嗅纤毛超微结构的变化例如9+0、9+4、巨纤毛等，既不是有代表性的变化，也不是没有意义。这些变化的频率需要在无嗅功能的病例（如嗅觉丧失、嗅觉障碍）中进行定量检测，这将是后续研究中的一个课题。

（4）人嗅感受神经元不含有嗅色素：如脂褐质颗粒、嗅色素聚集或脂质丰富的颗粒。嗅色素在支持细胞，基底细胞和Bowman腺体的个别细胞中被发现。可以推断嗅色素在双极神经元的传导过程中是不重要的，其本身未必是传导通路的一部分，但功能还是未知的。

（5）嗅感受神经元大多数是一致的：感受器细胞反应的不同是由于理化水平、模式的微小不同，而不是由于形态学上的不同。对鼠、狗、猫等嗅感受神经元细胞的观察，可通过大小、形态、远近端突触的形状，包含的神经微管数量来区别。如有些细胞可能代表发育或再生的改变,并命名为中间细胞。而目前在人类是无法做到的。

（6）无纤毛的犁鼻骨型嗅感受神经元细胞未被观察到。

（7）嗅泡上的纤毛和微绒毛：增加了用来传导嗅觉的细胞膜的总面积。有研究甚至推测微绒毛包含了嗅感觉器的位置。

2. 微绒毛细胞是人类嗅上皮的第二类感觉神经元，其功能尚不清楚　微绒毛细胞是一个特殊的细胞类型，由于外形的一致和出现频率较多，已否认是变性的细胞类型或其他细胞类型的某一发育阶段。

理由一：微绒毛细胞不同于上呼吸道的丛簇的毛刷状细胞。虽然表面上有些相似，但更多的细微的亚细胞结构的不同，毛刷状细胞与微绒毛细胞不同之处在于：有典型丰富的丝簇贯穿细胞质、高宽统一的微绒毛、典型的细胞间轴丝。在人鼻黏膜呼吸区域内未发现毛刷状细胞。

理由二：从微绒毛细胞的结构和功能上推测它是一种感受器细胞，理由是：①其超微结构显示了神经元结构，而且作为初级感受器细胞与其他的双极神经元是相似的（在许多物种的动物上）。形态学上的证据提示微绒毛细胞代表一种不同的结构的人类嗅黏膜的化学感受器细胞（尽管还需要有另外的生理学试验）；②在细胞的基底部常可出现轴突样的细胞质的伸展；③以往的研究显示，其他的脊椎动物的微绒毛感受器具有功能。鲑鱼、鳟鱼、金鱼的嗅上皮表面有微绒毛细胞。当金鱼嗅神经被切断后，微绒毛细胞发生变性，这提示该细胞是感受器细胞，微绒毛细胞是常出现在Jacobson器官的唯一的一类感受器，在人类已是退化了的组织。但这种副嗅组织在其他动物的嗅觉中扮演着重要的角色，这种无纤毛的微绒毛神经元有很好的功能。

3. 支持细胞功能上的作用是推测的　超微结构提示除了具有支持作用外，还有吞噬作用及在嗅觉启动反应中起作用。

嗅上皮的支持细胞在超微结构和功能上与呼吸上皮的支持细胞有显著不同。最明显的解剖学区别是没有产生和分泌黏液的作用。因为在支持细胞的顶部细胞质缺乏有包膜的电密度黏液聚集，缺乏粗面内质网，缺乏明显的高尔基复合体。

（1）支持作用：支持细胞为双极神经元提供隔离和包绕，有类似神经胶质细胞的作用。在浅表的支持细胞包绕了双极神经元。偶尔见神经元之间直接接触，其不包括细胞膜特殊化的联合和链接。在更浅表的位置，支持细胞与双极神经元之间连接复合体和小带状闭合封闭了细胞间空隙，与外界腔隙分开。

（2）吞噬作用：动物实验显示吸入芳香物质30min后，放射标记芳香物质的78%仍存留在嗅黏膜上。气味分子通过微绒毛在黏液中被清除掉及被隔离、分解，某种非代谢产物和副产物堆集过长时间，可导致电密度颗粒和包涵体增多。运用放射自显影技术研究兔嗅上皮溶酶体样结构，在支持细胞（也可以是嗅腺细胞）中发现的溶酶体样结构，"嗅色素"实际上是气味清除或吸附的细胞膜限制的产物。支持细胞像肝脏一样有丰富的滑面内质网，可用来进行外界分子降解。总之，支持细胞有吞饮、吸收、酶解来自黏液层的气味分子和其他外界分子的作用。

（3）支持细胞可能在嗅觉启动反应中起作用。其内有与细胞长轴平行的成束的丝状物，从分布、大小和形态来看，提示它们可能是肌动蛋白细丝，有使细胞缩短的作用。如果嗅黏膜收缩（可能是对有毒刺激或辅助黏液运动具有保护性功能），细丝束能提供某些动力。这种表面结构对结合物质很敏感，经常膨胀或表面上看起来从细胞上皮表面喷射出来。从以往人嗅组织不同的固定过程的产生显著不同的结果来看，亦证明了支持细胞收缩功能。较差的固定技术或死后数分钟的嗅组织中，可见支持细胞顶部的细胞质膨出到黏液层，呈现强烈收缩状态的现象，提示支持细胞的收缩器可能像肌肉细胞一样，要经历尸僵。

4. 基底细胞是干细胞　基底细胞的结构反映了它的主要功能，不断更新损伤或正常双极嗅神经元、补充丢失的支持细胞。在基底细胞发育成双极神经元的早期过程中，超微结构的观察可以发现，基底细胞发出一根新的轴突向中央走行进入轴突束，这回答了新的轴突是如何进入大脑的问题。但存在着新的轴突是如何正确地进入轴突束的问题。可能的答案是嗅觉传导是一个末梢的过程，其依靠某些分子配对，一个至今尚未阐明的物理化学作用，而不是神经元分布的模式。基底细胞作为干细胞，在发育过程中未观察到一些中间细胞，因为这种细胞可能提供一些关于分化和编码机制的附加的信息。中间细胞在其他的物种亦未被发现。此外基底细胞分化发育为纤毛或杯状细胞的机制还不清楚。

5. 嗅上皮固有层特点

（1）嗅上皮固有层比呼吸上皮固有层薄。

（2）在大量轴突束向中枢方向走行时，嗅上皮固有层引导了大量的轴突丛束，这些轴突丛束被胶质细胞所包绕。

（3）其缺乏呼吸道上皮所特有的大的静脉丛，缺乏具备呼吸道上皮特征的大量的聚集的淋巴细胞。

（4）在人嗅上皮包含嗅腺（Bowman腺体），但并非所有物种的嗅上皮都具备。尽管嗅腺在超微结构上呈明显的外分泌性质，并向外分泌蛋白，但它们并没有呈现显著的粗面内质网肥大。而在其他的浆液腺，例如甲状腺或胰岛的外分泌细胞则出现粗面内质网的显著肥大。在腺泡的外周，除了浆液的分泌细胞，未分化的基底（干）细胞和修长、丝状包裹的肌上皮细胞常被观察到。肌上皮细胞的功能可能是接触并压缩腺泡，使分泌产物沿腺管排出到鼻腔中去。Bowman腺分泌的本质尚未定论，但是由于它在其他物种中嗅上皮的位置及出现的频率，并提供了该区域黏液层的非黏液成分的作用来推论，对嗅觉传导过程是必需的。

（三）人鼻呼吸上皮的超微结构及功能

Jafek的研究指出，以往对人鼻呼吸上皮的认知来源于大量的非人类标本、支气管上皮和肺组织的研究，是一种推理的趋势。事实上这些组织不一定代表了人类鼻呼吸上皮的超微结构特点。更为重要的是嗅区位于鼻黏膜包围之中，呼吸上皮化生是嗅上皮一个重要的组织病理改变，了解人鼻呼吸上皮的超微结构，对于嗅觉病理学研究是非常必要的。以下是Jafek对人鼻腔呼吸上皮超微结构的较为详细的描述。

呼吸上皮占据鼻腔的大部分，前起鼻前庭后部，后至鼻咽部。只有鼻腔顶部的2cm^{2}的嗅上皮除外。呼吸上皮一般比嗅黏膜薄，大约20~30μm厚。鼻呼吸上皮的基本结构是假复层柱状上皮。在基底膜之上包括纤毛细胞、杯状细胞、基底细胞及中间细胞；与呼吸道黏膜不同的是，在人类鼻黏膜中没有发现刷状细胞。基底膜之下是疏松的固有层，其包括小血管网，伴有独一无二的静脉丛，有集中和游离的血细胞。鼻黏膜的功能与嗅上皮不同，是调节功能，使得吸入的空气在鼻腔加湿，调温，滤过（图1-5-0-14）。

1. 纤毛细胞　纤毛细胞是呼吸上皮的重要组织部分，其超微结构如下。

（1）约有15~20μm高，在核上为柱状向下逐渐变细（以适应基底细胞的多边形），可到达基底膜。

（2）细胞核呈圆形或椭圆形位于上皮中间或细胞的底层，核的直径为8~10μm，含有均匀分布的常染色质，伴有与光滑的核膜相邻的异染色质，核仁明显。

（3）核下区域散布着粗面内质网、游离的核糖体、张力丝、偶尔的多囊体和表面光滑的小囊结构。有少许溶酶体和糖原，未见到色素。

（4）纤毛细胞最显著特征是表面的纤毛：①每个细胞有150~200根纤毛，在每个细胞表面高6~8μm。直径0.3μ，长度基本一致，在细胞的中央部有一些聚集；②纤毛的结构基本上与动物的纤毛一致。纤毛体的横切面有纵向排列的微管，通常是中央2个，外周为9对，形成9+2结构。但也偶尔为9+3、9+4、9+0等形状。可见纤毛内的动力臂（图1-5-0-15）；③每个纤毛来源于细胞体的基体，纤毛根从基体伸往细胞顶部。是先两根中央微管的末端到达基体，当9对外周微管进入基体时，形成三联体。这个结构在光镜下可显示为增强的嗜伊红染色，并被命名为基底板。当三联体到达顶部的细胞质时，聚集形成一个延长的锥体，并获得周期性的条纹，主要的条纹间距为40μm；④大量的细丝（有些有分支）将基体互相连接在一起，并最终与连接复合体相连，形成末端蹼；⑤在每根纤毛的远端，微管以盲端结束。

（5）除了纤毛外，细胞表面还覆盖着有分支的微绒毛，直径为3μ和0.1μ。微绒毛更侧重分布于细胞的外侧边缘。微绒毛与纤毛完全混杂在一起，但在细胞的外侧边缘更重要分布的是微绒毛。从微绒毛的主干有一些分支以锐角发出，这种特征在很多物种通过光学显微镜可以被观察到。这些微绒毛有成束的微细丝，有头发样突起的绒毛样边缘，后者被认为是多糖、蛋白质复合物。

（6）在核的基底部的细胞质，与邻近的基底细胞、中间细胞、杯状细胞和其他支持细胞形成并指

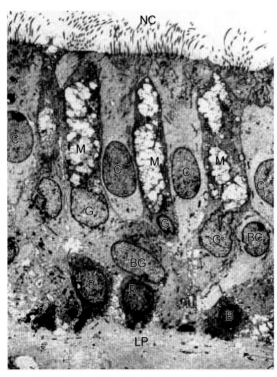

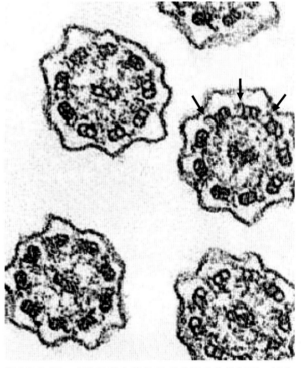

图1-5-0-14 鼻中隔的呼吸黏膜组织病理检查
纤毛细胞（C）、杯状细胞（G）和黏液滴（M）包裹着杯状细胞的细胞质，基层细胞（B），正在分化为纤毛细胞的基底细胞（BC），正在分化为杯状细胞的基底细胞（BG），固有层（LP），鼻腔（NC）（低倍电镜纵切片×3600）

（Moran.1982）

图1-5-0-15 高倍透射电镜显示呼吸纤毛的横切面，纤毛细胞表面纤毛的9+2结构（×145 300），箭头所指突出部为动力臂，并与中央双微管的长轴平行

（Jafek.1983）

状复合体，偶尔通过桥粒连接。细胞质相对透亮，因为纤毛细胞不包含分泌产物、或颗粒及核糖体较少的缘故。在该区域，存在不规则的细胞间隙，可能是组织固定的人工伪象，亦有认为它们代表水肿液和游离的炎症细胞聚集的潜在或事实上的空隙。

2.纤毛细胞的功能　从功能上来说，纤毛细胞的目的十分清楚：可移动鼻上皮黏液毯到鼻腔的后部，黏液毯可处理，协助特殊的物质以完成鼻腔的过滤功能。尽管这个过程表面上简单，但却是十分复杂的，且有很多的特殊性。

（1）纤毛的横切面显示与中央双微管的连线的垂直线是平行的。这些垂直线提示纤毛运动的摆动方向。

（2）纤毛具有异时性运动，为向某一方向的统一的摆动，而向另一方向的摆回，这些使得鼻上皮的黏液毯向着鼻咽部方向移动。黏液层的分层使得摆动变得便利，黏液分为两层，外周层较薄而表面的鼻腔层较厚。

（3）呼吸道纤毛的运动提供了黏液毯的动力，这种动力是以将黏液毯拖动来清洁嗅区。这种拖动功能依赖于黏液的液流学性质，使黏液互相粘连在一起。

3.杯状细胞　典型的黏液细胞。杯状细胞的顶部为柱状，底部逐渐变细，类似于邻近的纤毛细胞。其显著的特征是包含有透亮的黏液小滴，其向顶部与细胞的表面融合，向鼻腔膨出（在透射电镜下像高尔夫球），随后向鼻腔排出。一般认为这些杯状细胞与肠道上的杯状细胞类似。更为特殊的是，典型的细胞表面常有些肿胀，这是因为黏蛋白的堆积。一些简单的微绒毛，直径为0.1μm，长为0.4μm，基本位于细胞的边缘，看起来像有一个细丝状的帽子（多糖蛋白）。在未成熟杯状细胞和分泌性杯状细胞的微绒毛更多。杯状细胞一般通过连接复合体（与邻近纤毛细胞形成）与其他杯状细胞隔离开。在正常情况下，纤毛细胞是最多的，但在病理状态下，杯状细胞可肥大和增生。更基底的细胞膜与邻近的细胞形成并指状复合体，并以一些桥粒相连。这些并指状联合是疏松的，产生不规则的细胞间空隙。细胞或细胞物质（如纤维蛋白）在此间隙中未见。在鼻息肉的研究中认为，该间隙可能存在水肿液的聚集，并在此发现有炎症细胞及其残体。

杯状细胞顶部区域包含丰富的粗面内质网、游离核糖体及多聚核糖体、散的线粒体及明显的核上高尔基器。杯状细胞比邻近的纤毛细胞的细胞质相对更为电致密和更暗，这是由于含有核糖体。核位于细胞的基底部，位于邻近的纤毛细胞核的深层，带有不规则的内褶。核染色质向外周呈丛簇样分布趋势，但一般分布均匀一致。核内一般有一个明显的核仁，在细胞的基底部有一些线粒体和张力丝。细胞基底部逐渐变细与基底膜相接触。细胞具有的黏液小滴在细胞的顶逐渐隔离、变大、有包膜。

（1）杯状细胞的作用：杯状细胞可提供保持鼻腔湿度的黏液。估计杯状细胞一般密度为50 000～100 000个/mm²，较相应的嗅上皮支持细胞的密度低，但总数上要多。因为呼吸黏膜的面积大大高于嗅黏膜的面积（120cm²：2cm²），总数为60～120百万，与人类气管上皮相似，比支气管要少。有研究认为层流气体通过鼻腔时更倾向于通过某些区域，如下鼻甲区域的杯状细胞最多。杯状细胞集中分布于鼻腔前部，因为黏液是从前向后流动。当出现鼻腔各部产生的黏液相等或后部更多时，则被视为非生理性。在某些物理情况下，无论是其物种和位置，杯状细胞的数目都会增多。

（2）黏液产生的过程：黏液的蛋白部分由核周及核上的粗面内质网生产，之后进入发育完好的核上高尔基复合体，在此蛋白部分与碳水化合物联合，随后被硫酸化后形成糖蛋白，再形成黏液小滴，最终以有包膜的小囊的形式与其他细胞成分一起排出细胞表面。

基底的并指状复合体和顶部的细胞连接结构封闭了杯状细胞和邻近的细胞的情况在纤毛细胞部分已被讨论。简单地概括，顶部的封闭的连接复合体是传统的结构，其封闭细胞间间隙，并使之与鼻腔隔开。基底并指状联合的功能未知。由于增加了与其他细胞接触的面积，因此被认为用来物质交换。除了偶尔的桥粒连接外，没有膜的特殊性被观察到。这些并指状连接与其说有交换作用，不如说有隔离作用。其可使液体聚集。研究显示，在病变的息肉中，细胞与细胞之间开大，导致细胞间隙增大，内含有纤维蛋白与炎性细胞。细胞间隙也用来作为呼吸上皮的细胞成分，如IgA或IgE的淋巴细胞以及吞噬细胞的通道。

4. 中间细胞　中间细胞来源于基底细胞，代表了基底细胞向成熟纤毛细胞或杯状细胞分化的中间阶段。它们是延长的锥形到柱状细胞，底部紧靠基底膜，其顶部以不同的距离楔入邻近的杯状细胞或纤毛细胞之间，顶部不到鼻腔表面。与基底细胞比较，核的异染色质更少，核的位置更浅表。细胞质富含丰富核糖体及核糖体，有丰富的动力丝，偶有丝粒体，没有呈锥形的纤毛、发育完好的纤毛及黏液颗粒，根据成熟情况，可以区别新分化的未成熟的纤毛细胞和杯状细胞。在中间细胞中未见纤毛（基体），这可能是只有在细胞到达表面层才开始长出纤毛且非常快。

5. 基底细胞　基底细胞是杯状细胞和纤毛细胞的干细胞。基底细胞较小，呈多面体和三角形，位于基底膜上，它们呈卵圆形及偶尔锯齿形核排列，其长轴与基底膜平行。比嗅上皮的其他细胞有更多的异染色质和密度更大的核仁。细胞质包含有明显的动力丝，经常组成丝束状，其中一些聚集和凝缩与基底膜上的细胞呈半桥粒结合。基底细胞还会有游离的核糖体，偶见线粒体及游离小囊。未见初始和成熟形式的纤毛、基体、中心粒。细胞外膜与邻近细胞有并指状联合体，经常被细胞间隙隔开，偶尔以桥粒相连。

基底细胞的功能，①如同嗅上皮的基底细胞，可再生纤毛细胞和非纤毛细胞；②由于基底细胞没有发现有初级纤毛或基体，因此推论纤毛生长极快，且只在细胞到达上皮表面才生长的；③根据存在中间细胞推断，鼻呼吸上皮比嗅区上皮再生速度慢，而且是持续不断的；④基底细胞存在大量和丛束状的动力丝，可能是细胞化生为鳞状细胞的潜力；⑤基底细胞通过何种机制优先成为杯状细胞或纤毛细胞尚未知晓。

6. 基底膜　基底膜含有网状的密度结构和细的胶原纤维，偶有纤维细胞。它比嗅上皮及其他上皮的基底膜要厚得多。

7. 固有层　在基底膜的深层有疏松连接的组织层，含有小的黏液腺及浆液腺、相对独特的血管、位于鼻腔后部有淋巴细胞及偶尔的淋巴结聚集（小结）、游走的血细胞（包括巨噬细胞和白细胞）。可观察到相对独特的大量的薄壁的毛细血管、小静脉（正常是萎陷的）伴有环形和纵行的平滑肌。

固有层含有两种重要的结构，相对独特的血管和炎症细胞。

（1）人类鼻腔上皮的血管的超微结构：简而言之，上皮下和腺体周围的毛细血管和小静脉有多孔的内皮并被紊乱的基底膜包绕。更大的静脉，通常是萎缩的，有环形和纵形排列的平滑肌纤维，使得血管壁较其他部位的同等大小的血管壁要厚，由于有细胞膜的并指状联合及大量的潜在的或事实上的细胞空隙，提供了像勃起组织一样的膨胀和反应的能力。因而，这种相对独特的鼻腔脉管系统和相邻的细胞间空隙，可作为液体和可溶性物质从血管渗透到组织的快速通道，反之亦如此。

（2）固有层中存在大量的炎性细胞主要是淋巴细胞，还有巨噬细胞及肥大细胞等，参与鼻部的免疫反应。

（四）人嗅黏膜组织病理研究

人嗅黏膜组织病理研究的现状是：①对人嗅黏膜组织病学的研究报导多数来自对尸体解剖例的观察，少部分来自人活体嗅组织研究；②在研究者们设定的同样条件下，观察到嗅组织的结果可出现明显差异；③每个个体嗅黏膜的状态可能是多样的，取材的标本多为一块或数块，难以获得全面、准确的观察结果；④在解剖学设想的嗅区内取材，往往没有取到嗅黏膜；⑤因嗅组织处在不断再生的状态，导致采取标本后处理得难以令人满意。此外，加之受到医学伦理学的限制。因此，对人类嗅黏膜的研究是一个相当长期的工作。

在对生前没有鼻部和颅底病变、或没有嗅觉障碍的大量尸体解剖例的观察，发现人嗅黏膜有以下组织病理学改变：①嗅感受神经元的减少、消失；嗅上皮不同程度的萎缩（菲薄）；②嗅黏膜呼吸上皮化生；③嗅腺的黏液腺化生、萎缩。这些改变可以是同时存在，亦可能是部分或以某一特点为主的改变。

1. Nakashima 1984年对胎儿和成人的嗅上皮组织形态进行研究对比，对象为胎儿5例，分别为5（2

例)、6、7、9个月。成人21例（尸检病例），年龄20~91岁。既往没有头颈部放射治疗及嗅觉障碍病史，嗅组织采取方法见（临床篇第一章第八节），标本为中鼻甲水平以上包括筛板的嗅黏膜。在光学显微镜下对上鼻甲侧和鼻中隔侧嗅黏膜对比观察。

Nakashima对人嗅上皮组织形态有以下几点描述。

（1）胎儿嗅上皮比成人厚，有丰富的嗅感受神经元。有着清楚的支持细胞、嗅感受神经元、基底细胞的分布特征（图1-5-0-16）。

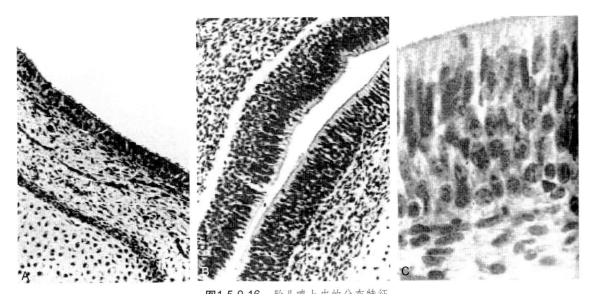

图1-5-0-16　胎儿嗅上皮的分布特征

A. 7个月胎儿的鼻呼吸黏膜，来自下鼻甲（×80）；B. 来自鼻腔顶部的嗅黏膜，鼻中隔侧（NS），上鼻甲侧（SC）（×80）；C. 7个月胎儿的嗅神经上皮，支持细胞（细长的核）和嗅感受神经元（相对清楚的圆核，×400）

（Nakashima. 1984）

（2）成人的嗅上皮比呼吸上皮薄，三种细胞的分布特征没有胎儿嗅上皮那样分明。成人嗅上皮可出现变性，其特点有变性的程度有年龄差异，变性范围包括基底细胞、支持细胞、嗅感受神经元，在嗅上皮变性的地方，看到嗅腺管腔的扩张、腺上皮的萎缩，嗅腺导管的开口扩大（图1-5-0-17）。

关于嗅上皮的厚度，Moran等认为，人嗅上皮比呼吸上皮厚。Nakashima则认为人嗅上皮的厚度是不同的，在胎儿和早期儿童，嗅黏膜富含细胞，故较呼吸上皮厚。在成人嗅上皮比呼吸上皮薄。在嗅上皮的某个部位，上皮较薄，有时仅有单层核结构。在脊柱动物中嗅上皮的厚度在不同的区域是不同的，这可能由于不同动物化学感受器的不同密度。尚不清楚这些嗅感受神经元在密度上的变化模式是否恒定；或是否代表嗅感受神经元不同浓度的区带；是否因细胞改变发生率的不同等，上述因素均可导致嗅感觉上皮的感受器数目呈波动性的改变。超微结构观察显示同一动物嗅黏膜的不同区域，嗅感受神经元和支持细胞的分布有很大的不同。总之，这将有待于今后的研究。

（3）呼吸上皮的混在特点为：多数呼吸上皮的混在是不规则的，两种上皮的界限是清楚可以辨认的，尤其是在鼻腔顶部呼吸上皮的岛状侵入尤为显著。

（4）多数标本的固有层可以观察到嗅神经束及纤细的神经纤维。

2. Paik（1992）一份研究报告对嗅黏膜的呼吸上皮化生做了更加详细的描述。从12例死后24小时尸体解剖病例收集嗅黏膜样本，年龄34~85岁。病史排除了嗅觉障碍的最常见的原因如慢性鼻炎、鼻窦炎，头部外伤，近期上呼吸道感染等。嗅组织采取方法见（临床篇第一章第八节）。在解剖显微镜下，所有样本来自于鼻中隔上部距筛板8mm之内，即组织样本都取自设想的嗅区内。每例患者取3个样本，共36块标本。

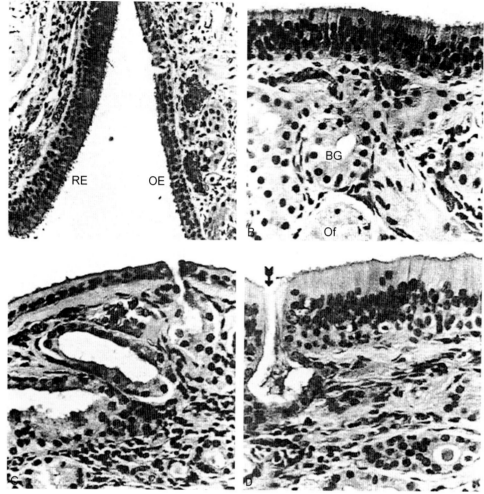

图1-5-0-17　A. 成人的呼吸、嗅上皮，来自上鼻甲是呼吸上皮（RE），来自鼻中隔侧是菲薄的嗅上皮（OE）；B. 成人嗅上皮，三种细胞界限不清；C. 嗅腺，变性的嗅上皮（成人）；D. 箭头为嗅腺的开口（成人）

（Nakashima.1984）

　　Paik对人嗅黏膜的呼吸上皮化生的特点做了以下的描述。

　　（1）人嗅黏膜的呼吸上皮化生与年龄老化有关：通过透射电镜观察，36例标本只有17例有嗅上皮，其余样本只含有呼吸上皮。随着年龄的增大，获得嗅上皮的可能性显著减少（$P<0.01$）。在年龄和获得嗅上皮之间呈明显的负相关。

　　（2）人嗅黏膜的呼吸上皮化生的特点：在嗅上皮的区域内，呼吸上皮呈团块分布。在银染切片的光学显微镜下观察：①在设定的嗅区，即上鼻甲和鼻中隔的上部，可观察到大量的呼吸道吸团块；②这些不同大小的呼吸道上皮团块在嗅黏膜和呼吸黏膜之间的移行区被发现；③或在上皮内陷入黏膜下时亦被频繁地观察到，尤其在鼻中隔和上鼻甲的最上部。

　　（3）通过嗅区整体标本的重建，进一步印证了上述两个特点。

　　（4）在呼吸上皮化生区域有残存的嗅上皮结构：超微结构观察嗅上皮的呼吸上皮侵入区域，发现有支持细胞样和微绒毛细胞样结构，推断为残余的嗅组织结构。

　　（5）菲薄的、萎缩的缺乏感受器细胞的嗅黏膜常被观察到。

　　3. 王娜亚等1995年观察了人嗅上皮的组织形态学特点，对象为44例尸检者，年龄28～87岁，平均年龄62岁。既往无鼻和颅底病变史。显微镜下取筛板下鼻中隔侧嗅上皮约3mm×3mm，共取44块嗅组织（每例一块）。HE染色，同时用神经胶质特异性S-100蛋白行免疫组织化学染色，按年龄分为中青年组8例（20～49岁）；中老年组15例（50～69岁）；老年组21例（70～89岁）。

该研究对人嗅上皮的组织学形态及其老化特点做了以下描述。

（1）人正常嗅上皮的形态有清晰的结构：光学显微镜下观察，嗅上皮保持良好的支持细胞、嗅感受神经元和基底细胞的核层结构（图1-5-0-18A）。基底膜下可见多处细小的神经纤维，固有层内有嗅腺和嗅神经束（图1-5-0-18B）。44例中有21例嗅上皮正常，占47.73%。在中青年、中老年和老年组的分布为100%、60%、19.05%。

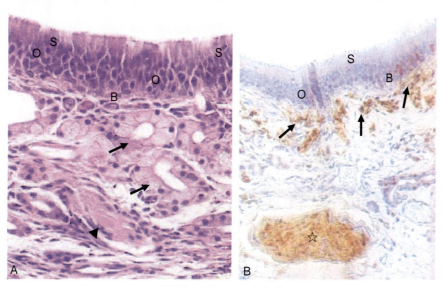

图1-5-0-18 正常嗅上皮

A. 嗅上皮可见支持细胞（S）、嗅感受神经元（O）、基底细胞（B）良好的核层结构，固有层可见嗅腺（↑），嗅神经束（▲）（HE染色×400）；B. 基底膜下可见S-100蛋白阳性的嗅神经纤维（↑），固有层可见S-100蛋白阳性的粗大的嗅神经束（☆）（免疫组织化学染色×200）

（2）嗅上皮的主要改变是出现不同程度的萎缩：其轻中度嗅上皮的萎缩是以嗅感受神经元减少为主（图1-5-0-19）；中度或重度萎缩除了嗅感受神经元的减少或消失之外，支持细胞出现萎缩或消失。嗅上皮萎缩有17例，占38.64%，分布于中老年和老年组，分别为40%、52.38%。

（3）嗅上皮消失（图1-5-0-20）：表现为支持细胞、嗅感受神经元和基底细胞消失，假复层柱状上皮消失，取而代之的是类似扁平上皮样的2层核结构。嗅上皮消失共有6例，占13.64%；并且均出现在老年组，占本组的28.57%。

上述的改变显示了人嗅上皮年龄分布特点，同时显示了人嗅上皮的老化具有以下特点：①人嗅上皮的萎缩可能是从50岁开始的；②50～69岁中老年者的嗅上皮萎缩是以嗅感受神经元减少为主；③70～89岁老年者则在嗅感受神经元减少的基础上出现嗅感受神经元、支持细胞、基底细胞萎缩或消失等改变。

（4）呼吸上皮化生是成人嗅黏膜的显著特点：44例中出现呼吸上皮化生为21例，占47.73%。将近半数出现纤毛细胞或杯状细胞在嗅上皮内呈岛状分布（图1-5-0-20），在三组的分布为25%、60%、47.62%，没有显示年龄分布特点。在呼吸上皮化生的区域可看到嗅腺的黏液腺化生。

（5）免疫组织化学染色：可观察到嗅上皮基底膜下细小的S-100蛋白呈阳性的嗅感受神经元的轴突，固有层可见S-100蛋白呈阳性的数个轴突组成的粗大的神经束（见图1-5-0-19）。嗅神经束在各组分布未显示明显年龄差异。

上述的研究报告均来自没有嗅觉障碍的人群，但对其嗅上皮的观察可发现诸种病理变化。以此推

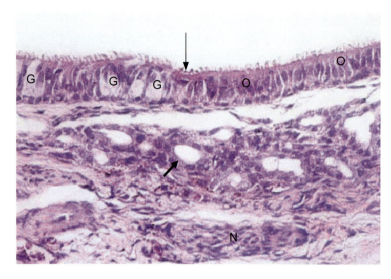

图1-5-0-19 箭头右侧为嗅上皮（O）出现萎缩，仅为支持细胞、嗅感受神经元、基底细胞三层核结构。
箭头左侧为呼吸上皮化生，杯状细胞（G）呈岛状分布，固有层见嗅腺（➡），嗅神经束（N）。（HE染色 ×200）

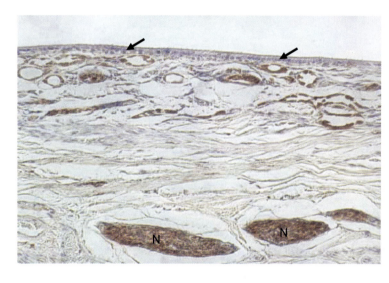

图1-5-0-20 高龄者嗅上皮，嗅上皮正常结构消失，扁平上皮化样改变（↓），仅为两层细胞结构，固有层可见S-100蛋白阳性的粗大的嗅神经束（N）。（免疫染色 ×200）

测嗅上皮的这种变性在人类可能是平常的，理由是在青年人中也被发现；也可能来自没有被发现的感染和有毒物质损害、也可能是反复的病毒或细菌的上呼吸道感染等原因来解释嗅上皮的变性。这些现象说明了非常重要的一点，就是人嗅上皮的变性可能是无症状的。可能是来自没有机械性病变和无嗅症、嗅觉减退、嗅觉倒错等；Nakashima认为该组人群中包含着嗅部病变者，环境因子如病毒、有毒化学是嗅上皮损害的原因之一。

嗅上皮的变性也可以来自自然加龄，嗅感受神经元的脱落的易感性与加龄有关。人嗅上皮的嗅感受神经元以及支持细胞、基底细胞的减少或消失是年长者占优势，因此嗅上皮萎缩是老化的特点之一。作为嗅觉受体的嗅感受神经元与其他神经细胞不同，终生不断反复新生、置换老化的嗅感受神经元，这种特点与上皮不断地再生相似。人和鼠的这种再生约为4周。位于紧靠基底膜的扁平基底细胞（角蛋白阳性）上的球状基底细胞是干细胞，根据免疫组织化学的GAP43（growth-associated phosphoprotein）阳性可确认。球状基底细胞中的神经干细胞根据需要分裂，产生嗅感受神经元的原始细胞；原始细胞在反复分裂的同时，分化成促进神经分化的bHLH型转录因子（basic helix-loophelix transcription factor）家族的Mash1、Neurogeninl、NeuroD 的细胞；其中NeuroD 阳性细胞是原始细胞最终阶段的细胞。在这以后不再分裂，分化为神经营养因子受体酪氨酸激酶B（TrkB）阳性的未成熟的嗅感受神经元。其轴突向嗅球、树突向嗅上皮表层延伸的同时，其细胞体经过嗅上皮中间向上方（表层）移动，轴索一旦到达嗅球便接受通过轴索来自嗅球的神经营养因子，最终成为嗅觉标记蛋白OMP（olfactory marker protein）阳性的成熟嗅感受神经元。成熟嗅感受神经元进一步向上边移动的同时老化，不久发生凋亡消失。可以推测嗅上皮老化的机制是：随着年龄的老化，干细胞的再生能力小于凋亡的速度，嗅上皮就会出现以嗅感受神经元改变为首的三种细胞不同程度减少，甚至消失。

4. 关于嗅上皮出现呼吸上皮化生的机制

（1）呼吸上皮化生是嗅黏膜对损害进行修复的一种形式：在暴露于毒性化学物质的实验中，大鼠嗅黏膜发生了多种组织学改变，包括呼吸上皮化生及病灶区嗅上皮的不规则排列。Paik认为修复类型依赖于初始黏膜损害的扩展。假如嗅黏膜完全损害，包括基底细胞层，它将被类似于呼吸上皮的化生上皮所替代。这反映了对延长的毒性化学物质暴露的适应性改变。假如损害不严重，嗅上皮可以正常组织结构再生，但嗅感受神经元更少或不规则排列。可以推断，呼吸上皮化生是炎症致使嗅上皮变性后修复的改变。（详见临床篇第三章第一节），但其发生机制有待于研究。

（2）呼吸上皮化生是嗅黏膜老化的改变之一：啮齿类嗅上皮伴随着加龄可观察到嗅上皮中呈岛状变性，即置换为呼吸上皮。Nakashima观察到，相对嗅区其他区域而言，呼吸上皮更易侵袭到鼻腔顶部。Paik的研究报告中显示在年龄和获得嗅上皮之间有明显的负相关，即随着年龄增大，嗅区有更多的呼吸上皮团块的出现，获得嗅组织可能性变得更小。有学者提出在耳蜗基底圈、前庭迷路、筛板后部有与年龄相关退化的相似机制。这三种组织都包含了神经纤维通过的小骨孔。随着年龄增大，骨质增生、骨孔闭合，这就导致神经纤维的压迫和退行性变，造成听觉、嗅觉、前庭功能的衰老性改变。此外，另一份报告结果则显示呼吸上皮化生的分布无明显年龄差异，这种差异可能与采取嗅组织的数量和部位不同有关，有待于进一步观察探讨。

嗅神经束病理学改变的研究报道相对较少。嗅觉标记蛋白（olfactory marker protein，OMP）是嗅感受神经元核的周围、树突、轴突、嗅球的神经纤维层、突触小球层及僧帽细胞呈阳性表达特异性蛋白，可用来标记成熟的嗅感受神经元。β-神经微管蛋白（β-neurotubulin，Tuj-1）则标记成熟过程中所有阶段的神经元，包括未成熟神经元。Holbrook用免疫组化方法，通过连续切片的方式，对比观察了OMP和Tuj-1在人嗅上皮同一部位的表达，重点是观察嗅神经束的病变。OMP和Tuj-1在嗅觉正常者嗅上皮的表达均为阳性，其中Tuj-1在嗅上皮各处包括成熟和未成熟的嗅感受神经元的标记均为阳性，对嗅神经束的标记为浓染。OMP染色大部分集中在嗅上皮的顶端，并标记绝大部分Tuj-1标记的嗅神经束。电镜下观察到正常嗅神经束的结构，具有正常的分隔和丰富的轴突，高倍放大后显示了大量的轴突，同时没有胶原异常沉着（图1-5-0-21）。

5. Holbrook的研究发现了嗅神经束的三种病变

（1）未成熟神经元占优势（predominance of immature neurons）：外伤性嗅觉丧失者的嗅神经束Tuj-1染色为浓染；其连续切片的OMP染色则稀疏，显示神经轴突是不成熟的（图

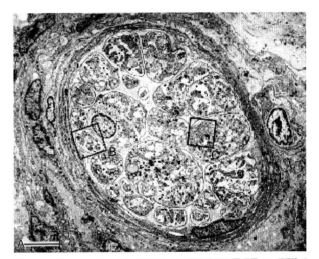

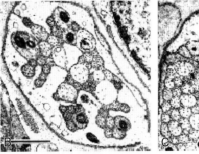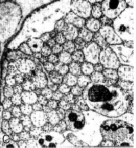

图1-5-0-21　慢性鼻窦炎鼻息肉患者（58岁男性）行FESS术后嗅觉恢复正常时，嗅上皮电镜观察

A. 神经束和包裹细胞（ensheathing cell），显示正常的分隔和丰富的轴突；B、C. A图中方框部分的高倍放大显示大量的轴突和没有胶原异常沉着

（Holbrook. 2004）

1-5-0-22)。因此推测，外伤性嗅觉丧失者嗅上皮包含相对较少的成熟神经元和过多的不成熟神经元。

（2）空神经束（empty nerve fascicles）：常规的HE染色显示固有层的嗅神经束的形态呈现浓染的流动细胞的不连续结构，易于辨认（图1-5-0-23A）。但是，HE染色不能显示嗅神经束微细病变。对1例原发性、渐进性失嗅患者嗅上皮的观察（图1-5-0-23），HE染色显示嗅神经束纤维变性，TuJ-1标记束膜内只有少量甚至缺乏神经轴突，电镜观察证实轴突缺如和嗅神经胶质明显减少，与正常嗅神经束相比（见图1-5-0-21），嗅束的区域结构断裂（图1-5-0-23C）。束膜内充满了胶原纤维（图1-5-0-23D和E），显示了退化的神经束被胶原替代。此外，神经束的病变在嗅感受神经元减少的早期阶段可被发现。在对1例严重的上呼吸道感染2个月伴有嗅觉减退者嗅上皮观察发现，光镜下神经束未见明显异常，而在电镜下显示束膜内缺乏神经轴突（图1-5-0-24），尽管包盖细胞保持着区域性结构，即明显的卷曲和包绕在一起，但和正常的嗅神经束（见图1-5-0-21）相比，轴突缺乏，

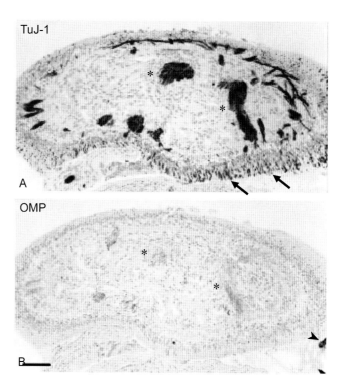

图1-5-0-22 头部外伤后嗅觉丧失患者（36岁女性）的嗅上皮的连续切片

A.TuJ-1标记在嗅上皮神经元内（箭头）和嗅神经束（星号）内一致浓染；B.与其相反，OMP标记无论是在上皮内（三角箭头）还是在嗅神经束内（星号）都很稀疏，因此，大多数TuJ-1标记阳性的感觉神经都是未成熟的

(Holbrook. 2004)

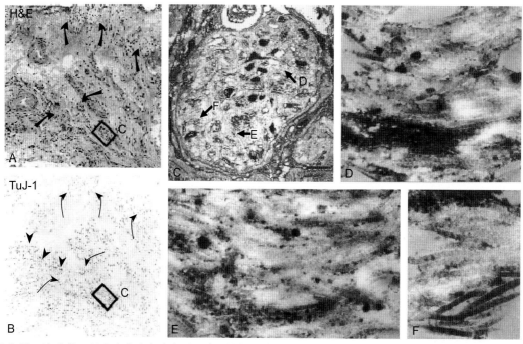

图1-5-0-23 渐进性、原发嗅觉丧失患者（67岁男性）的嗅上皮，石蜡包埋的光镜图和石蜡切片树脂包埋的电镜图

A.连续切片行HE染色；B.TuJ-1标记 嗅束（弯箭头）未被TuJ-1标记，但神经轴突束外偶尔被TuJ-1标记（三角箭头）；C.嗅神经束的区域结构断裂；D、E、F.等标记部位高倍放大电镜显示退化的神经束被胶原所替代

(Holbrook. 2004)

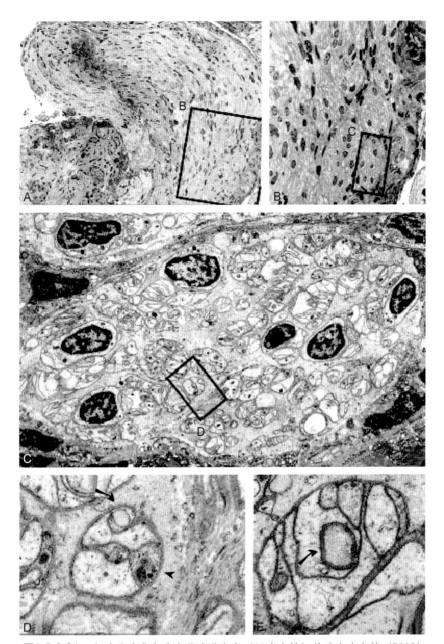

图1-5-0-24　上呼吸道感染后嗅觉减退患者（38岁女性）的嗅上皮电镜（P002）

　　A. 大量的神经束一致的显现；B. 方框部分放大为C图；C. 在进一步放大的神经束显示更为一致和易于辨认，与正常的相比，轴突数量显著减少；D. 在进一步放大的、紧靠一个罕见的、健康的轴突（三角箭头），胶原位于包裹细胞内（ensheathing cell）（弯箭头）；E. 第2个胶原位于包裹细胞内（弯箭头）的样本

（Holbrook. 2004）

　　胶原纤维明显增多并出现在包盖细胞襞内。总之，空神经束的特点为不管是嗅神经束内的区域结构断裂，还是包盖细胞保持着神经束的区域性结构，神经束内均缺乏神经轴突，被胶原纤维所取代。

　　（3）神经瘤（neuromas）：第三种类型的病理改变是轴突纤维的异常杂乱的缠结，称之为神经瘤。其大小和排列变化很大。有些神经瘤可源自固有层下嗅神经束，此后再次进入嗅上皮。这种类型的神经瘤类似于有花植物的茎和花（图1-5-0-25）。由于Tuj-1染色浓染，而OMP染色稀疏，提示了绝大多数轴突成分是不成熟神经元。1例嗅觉渐进性下降的患者，有明显的头部外伤史，影像检查发现筛板附近的脑膜增厚。神经瘤的结构提示其嗅觉减退是因为神经轴突不能到达嗅球。另外，神经瘤的另一种表现为完整的局限在上皮内（不穿过基底层），形成一种紧密的上皮内旋涡状结构，就如上述的茎与花的结构。本病例取材自1例严重细菌性鼻窦炎患者。上皮内神经瘤与上皮的损伤有着直接的关系。相同样本的其他区域显示广泛和进行性的嗅上皮损伤。嗅神经元稀疏，嗅上皮和固有层被大量的炎性细胞浸润（图1-5-0-26）。损伤后上皮结构的破裂理论上阻止了神经轴突穿越基底层，并离开上皮层，导致形成上皮内神经瘤。

总之，人嗅上皮组织活检与判断嗅觉能力之间难以建立准确的关联，因为①正常成人可以取到变性的嗅上皮或呼吸上皮化生的部分；②如果将焦点聚集在基底膜之上的上皮特征上，活检仅提供黏膜状态的一个方面的窗口信息；③而通过分析上皮下的嗅神经束改变，则从更广泛的角度来获得上皮状态的信息。神经束膜内轴突的密度和神经瘤的观察可以帮助预测嗅觉疾病的类型和严重程度。因此，通过对嗅上皮和上皮下结构特征的仔细观测，我们能更好地预测嗅觉功能和嗅觉疾病的原因，加深对人类嗅觉的理解。

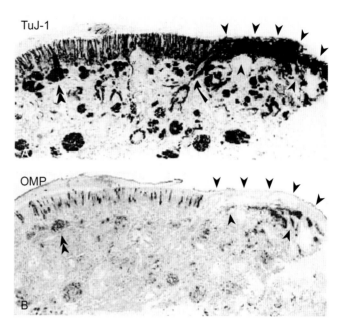

图1-5-0-25 嗅觉减退患者（30岁女性），影像学发现筛板处脑膜增厚

A. 大的凹陷性（re-entrant）神经瘤（单三角箭头）被浓染的TuJ-1标记；B. OMP标记染色不足，提示浓染的轴突大多数来自未成熟神经元，神经瘤根部（弯箭头）有小的凹陷性神经瘤（双三角箭头），其来源为成熟神经元的轴突（OMP染色阳性），神经瘤主要包含未成熟纤维（OMP阴性）

（Holbrook. 2004）

在其他章节里，将会对以下伴有嗅功能障碍的疾病的嗅上皮病理学改变分别加以叙述，如：外伤性嗅觉缺失症、病毒感染后嗅觉功能障碍、阿尔茨海默病、帕金森病、Kallmann综合征、鼻窦炎等。

二、人嗅球的组织病理学特点

嗅球是终脑的突起部分，是由主嗅球、副嗅球和前嗅核三部分构成，在发生学上属于旧皮质。其中与嗅觉直接有关的是主嗅球，相关研究主要是主嗅球，故在习惯上将主嗅球称之为嗅球。动物实验研究已确认，嗅球是在嗅感受神经元的分化完成后开始发生的。在胎儿期，当嗅感受神经元的轴突分化并到达终脑时，该部位即发生嗅球。当嗅球形成嗅神经纤维层之后，嗅球内神经细胞的开始分化。首先分化的是僧帽细胞（mitral cells，MC），刷状细胞（tufted cells）、颗粒细胞（granule cells）、小球周细胞（periglomerular cells）的分化在此之后开始。伴随着僧帽细胞层的形成，外颗粒层和内颗粒层亦分化，突触小球层是最后分化出现的。突触小球层的嗅神经轴突终末和僧帽细胞树突之间的突触最先形成，其后具有球状突触小泡的兴奋性突触在多数突触小球内形成，最后，嗅感受神经元轴突与僧帽细胞及刷状细胞的树突的向心性结合基本完成。但是，胎儿末期及刚出生后，位于突触小球周的小球周细胞与僧帽细胞、刷状细胞的结合，僧帽细胞、刷状细胞的树突和颗粒细胞的树突的双向结合，在颗粒细胞层的颗粒细胞树突与中枢发出的离心性纤维的结合还没有完成。这些结合是在出生后伴随着嗅刺激和僧帽细胞的成熟后形成的。

（一）人嗅球的组织学特点

嗅球为嗅觉的低级中枢，呈扁卵圆形，位于前颅窝筛板之上（图1-5-0-27），大脑额叶前下方（图1-5-0-28）。来自嗅感受神经元轴突的嗅丝在突触小球内形成第一次突触，将嗅刺激传入中枢。可以认为，嗅球是嗅觉传导通路末梢和中枢的链接点（图1-5-0-29）。作为嗅觉情报处理的低级中枢，把嗅刺激传到高位中枢的同时，接受从中枢发出的离心性纤维，形成复杂的神经回路网。嗅球形态学的研究方法

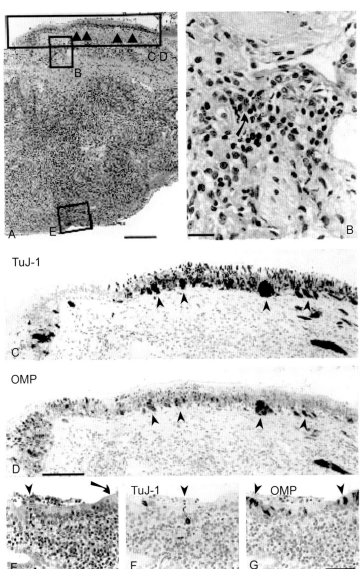

图1-5-0-26　慢性鼻窦炎的患者（46岁女性）
A. 嗅上皮HE染色显示广泛的慢性炎症；B. 固有层放大像，显示淋巴细胞浸润（弯箭头）；C、D. 分别进行TuJ-1标记和OMP标记，上皮内见神经瘤（三角箭头），TuJ-1标记浓染而OMP标记染色稀疏；E. 高倍放大像示炎性细胞（三角箭头）对上皮的活动性损伤一直延伸至其表面（弯箭头）；F. TuJ-1标记的单个嗅神经元及其树突（三角箭头）；G. 上皮内OMP标记丰富的免疫反应碎片（三角箭头），而没有完整的成熟神经元。

（Holbrook. 2004）

主要是银浸染法（Golgi法）、放射自显摄影及电镜等方法。此外，还有组织化学方面的研究。

　　动物嗅球的组织形态学已十分明确，光学显微镜下观察，家兔嗅球的横断面分为近似同心圆的6层。从外到内分别为嗅神经纤维层、突触小球层、外颗粒层、僧帽细胞层、内颗粒层及嗅束神经纤维层。人嗅球亦有较清楚的6层结构（图1-5-0-30），但突触小球层，外颗粒层，僧帽细胞层，内颗粒层，嗅束神经纤维层相互之间有移行过渡，不像动物嗅球的6层结构那样分明。

　　1. 嗅神经纤维层（olfactory nerve fibre layer）　为嗅球最外层，是嗅感受神经元轴突汇成嗅丝穿过筛板进入嗅球处形成的。无论是光学显微镜还是电镜下观察，均是由横向行走的轴突构成。成熟家兔的嗅球前部及腹侧约400μm，嗅球的背侧则很薄，约50μm。

　　2. 突触小球层（layer of synaptic glomeruli）　突触小球是由数种树突和轴突的反复分支构成的球状体。构成嗅神经纤维层的嗅感受神经元轴突与来自僧帽细胞和刷状细胞的主树突等在突触小球内反复分支，共同形成的突触将外界嗅刺激传入中枢。家兔的一个突触小球体内约有25 000个嗅神经纤维、68个刷状细胞的树突、24个僧帽细胞的树突。人的突触小球球体大而圆，直径约50～200μm，有时由2～4个分叶状结构集聚而成（图1-5-0-31A）。突触小球周围有小球周细胞，其树突分布于小球内，除了与嗅感受神经元的轴突连接之外，还在僧帽细胞和刷状细胞的树突之间形成突触，其轴突伸向其他突触小球，负责突触小球间的联络。形态学上，嗅感受神经元轴突与僧帽细胞、刷状细胞、小球周细胞的树突之间形成轴－树突触以及僧帽细胞、刷状细胞的树突与小球周细胞的树突之间形成树－树突触等的兴奋性突触，是有着球形突触的非对称突触。与此相反，抑制性的小球周细胞的树突间的树－树突触是有着扁平突触的对称突触。在电生理学上，僧帽细胞和刷状细胞的树突与小球周细胞的树突之间形成的突触具有双向功能，即每一突触同时存在兴奋性和抑制性功能，僧帽细胞和刷状细胞的树突向着小球周细胞的树突方向形成的突触是兴奋性的，相反是抑制性的。

3. 外颗粒层(external granular layer) 位于突触小球层和僧帽细胞层之间。该层有散在分布的外、中、内刷状细胞，其外形似僧帽细胞，但体积小，其主树突分布于突触小球，与嗅感受神经元的轴突形成突触(图1-5-0-32A)。数个副树突局限于外颗粒层，且呈水平分布，与颗粒细胞的末梢过程形成双向突触，刷状细胞向颗粒细胞的方向是兴奋性的球形突触小泡，颗粒细胞向刷状细胞的方向抑制性的扁平突触小泡。接近僧帽细胞层的刷状细胞具有与僧帽细胞相似的形态，位于外颗粒层浅层的刷状细胞的主树突斜行，水平进入突触小球。僧帽细胞和刷状细胞的数比为1:3，刷状细胞多于僧帽细胞。此外，外颗粒层还有僧帽细胞的树突、刷状细胞的树突、颗粒细胞树突的末梢过程，以及梨状叶、间脑、同侧和对侧前嗅核发出的离心性纤维。

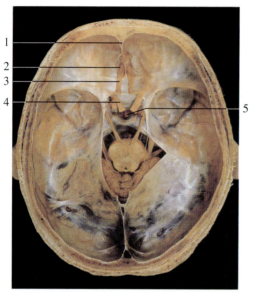

图1-5-0-27 嗅球在颅底位置

嗅球呈扁卵圆形，位于颅前窝筛板之上。1 鸡冠 2 嗅球 3 嗅束 4 视神经 5 垂体

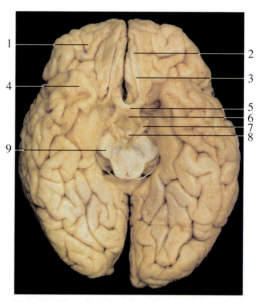

图1-5-0-28 嗅球位于大脑额叶前下方，其后部索条状部分为嗅束。

1 额叶 2 嗅球 3 嗅束 4 颞叶 5 视交叉 6 垂体柄 7 动眼神经 8 乳头体 9 大脑脚

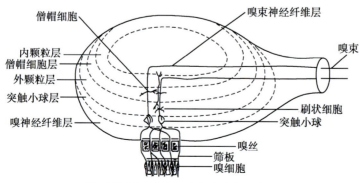

图1-5-0-29 嗅球至嗅上皮结构示意图

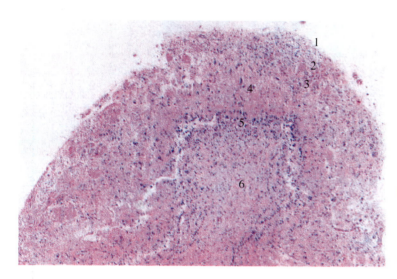

图1-5-0-30 正常人（47岁）嗅球组织学结构 可看到嗅球有6层结构，从外到内分别为 1 嗅神经纤维层 2 突触小球层 3 外颗粒层 4 僧帽细胞层 5 内颗粒层 6 嗅束神经纤维层。（HE染色×64）

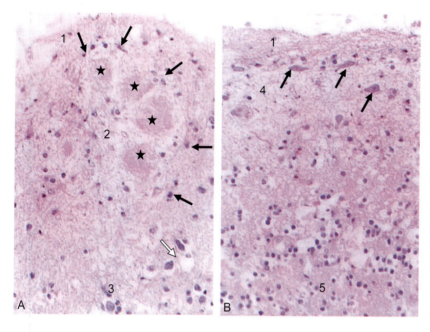

图1-5-0-31 青年人和老年人嗅球学结构

A. 青年人嗅球，突触小球呈分叶状结构（★），小球周细胞（↑），外颗粒层内刷状细胞（↘）（HE×400）；B.老龄者嗅球，突触小球的球形结构消失导致突触小球层萎缩、消失，加之外颗粒层萎缩，导致僧帽细胞（↑）层外移，内颗粒层外移（★）。（HE×400） 1 嗅神经纤维层 2 突触小球层 3 外颗粒层 4 僧帽细胞层 5 内颗粒层

4. 僧帽细胞层（mitral cell layer） 在外颗粒层的深部，由1～2层僧帽细胞组成。僧帽细胞为嗅球中最主要的神经元，其细胞排列疏松不整，与外颗粒层深部个体较大的刷状细胞移行过渡更为显著。僧帽细胞是嗅球中最大的神经元（图1-5-0-31B）。胞体可发出一条主树突和2～4条副树突，其中主树突直行穿过外颗粒层在突触小球内反复分支，与嗅感受神经元的轴突形成突触；僧帽细胞传达的嗅刺激通过外侧嗅索传达到梨状叶及其他二次中枢。僧帽细胞的副树突局限在外颗粒层，呈水平分布，并与位于颗粒细胞层的颗粒细胞树突形成双向的突触（图1-5-0-33）。僧帽细胞树突向颗粒细胞树突的方向是兴奋性的、具有球状突触小泡，反之，颗粒细胞树突向僧帽细胞树突方向是抑制性的、具有扁平的突触连接小泡。僧帽细胞、刷状细胞与颗粒细胞之间的具有双向突触占80%以上。僧帽细胞轴突参与构成嗅束。

5. 内颗粒层（internal granular layer） 位于僧帽细胞层的深面，含有大量无轴突的小神经元（图1-5-0-31B），其直径约8～10μm。它们的树突反复分支，有些位于局部，另一些则进入外颗粒层，只借树突和其他神经元发挥作用。其末梢过程的树突向外颗粒细胞层分布，一直延伸到突触小球，但没有进入小球。被称之为深突的树突分布于颗粒细胞层的深部。颗粒细胞的位置不同，其形态有差异。接近僧帽细胞的颗粒细胞其末梢过程几乎没有主干，直接在外颗粒细胞层内分支。深突细长，可

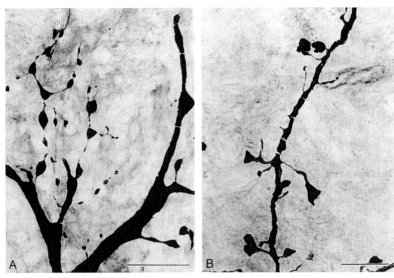

图1-5-0-32 嗅球超微结构

A. 刷状细胞的主树突。自主干发出的较粗分支，呈串珠状部分至末端（比例尺：5μm）；B. 颗粒细胞的树突，可看到胚芽状的形态（比例尺：5μm）

（夜久有滋. 1986）

达颗粒细胞层深部。位于颗粒细胞层深部的颗粒细胞与此相反，末梢过程长而有主干，深突短。末梢过程和深突在形态学上都是典型的树突，深突的直径小，与细胞体的接合部更加锐利，在颗粒细胞的这些树突中有多数的胚芽（图1-5-0-32B）、末梢过程与僧帽细胞和颗粒细胞的副树突形成双向的突触，已在外颗粒层叙述。内在和外在的轴突终末也与这些树突的胚芽形成突触。作为内在的轴突与僧帽细胞和刷状细胞的副轴突的末梢过程形成突触结合，颗粒细胞层内的短轴突细胞的轴突与深突形成突触。作为外在的轴突，即同侧的前嗅核和梨状叶等发出的离心性轴突和前连合发出的离心性轴突（对侧前嗅核纤维）和末梢过程、深突形成突触，梨状叶等发出的离心性轴突的多数与深突形成突触，这些突触除了短轴突颗粒细胞的轴突终末是抑制性的之外，其余颗粒细胞全都是兴奋性的。

6. 嗅束神经纤维层（nerve fibres layer of olfactory tract） 由僧帽细胞及刷状细胞的向心性轴突构成。其中有些包含与前嗅核中的神经元有突触联系及由来自对侧嗅球和前嗅球以及前穿质的神经元传出纤维构成，并止于不同层面。

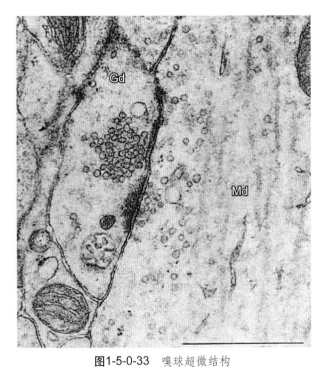

图1-5-0-33 嗅球超微结构

鼠僧帽细胞副树突（Md）和颗粒细胞树突（Gd）之间双向的突触连接 （比例尺：1μm）

（夜久有滋. 1986）

总之，嗅球的灰质内有4种神经元细胞，即僧帽细胞、刷状细胞、颗粒细胞及小球周细胞。嗅球内部神经元及其突起构成极为复杂的突触联系。僧帽细胞担当嗅觉二级神经元，接受嗅觉感受器中一级神经元（嗅感受神经元）传来的嗅信号，经过整合之后，通过轴突传入大脑梨状皮质及海马皮质区。颗粒细胞及小球周细胞被认为是抑制性中间神经元，对兴奋性刺激进行抑制性调整，具有维持兴奋和抑制的平衡作用。

（二）嗅球病的病理学研究及改变

目前人嗅球的病理学改变主要是来自对神经变性疾病和老化的研究。

阿尔茨海默病（Alzheimer's disease，AD）与嗅球病理学改变：嗅觉系统与AD有密切关系，嗅觉障碍往往出现在认知功能障碍之前，被认为是AD最早出现的症状之一。AD的病理学变化是在前嗅核、前梨状皮质，内嗅皮层等嗅觉中枢。其中最早出现变化是海马、扁桃核和内嗅野。老年斑、神经纤维缠结（图1-5-0-34）、β淀粉样蛋白沉积以及神经细胞变性消失等AD的病理学特点，在嗅球均可看到，但前嗅核的病变比嗅球更严重。所以，AD的嗅觉障碍是以认知性嗅觉障碍为主的中枢性嗅觉障碍。此外，本病的典型病理改变除了在嗅球及嗅皮质外，在嗅上皮同样存在，因此本病的嗅觉障碍亦可能含有感知和认知两方面的因素。对于AD尸解病例大样本研究中发现，①嗅球和嗅束出现神经纤维缠结、老年斑等病变早于皮质；②嗅球和嗅束的退行性变化与内侧嗅皮质病变呈正相关性；③嗅觉系统的退行性变化程度与皮质损害程度一致。

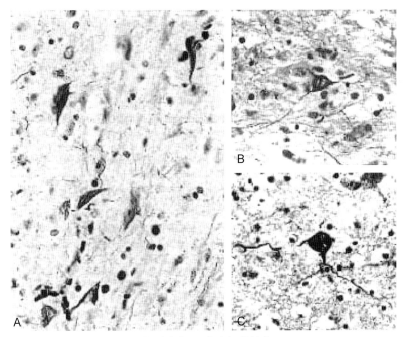

图1-5-0-34　嗅球超微结构

患者嗅球的Bielschowsky-银浸染色（AD），A. 前嗅核有5个神经原纤维纠缠；

B、C. 僧帽细胞为神经原纤维缠结

（Kishikawa.1990）

帕金森病与嗅球病理学改变：嗅觉障碍为本病的症状之一，但其病理学改变不甚明确。制作本病动物模型发现，作为嗅皮质之一的嗅结节的多巴胺细胞明显减少。帕金森病的尸解病例发现，嗅球、嗅束及前嗅核出现萎缩，但有学者认为这些退行性病变与嗅觉老化难以区分，需要进一步研究探讨。

老化与嗅球病理学改变：目前，年龄老化导致嗅觉障碍在临床上已引起重视。对不同年龄尸检者嗅球形态的研究对比，老龄者嗅球变化的特点是：僧帽细胞、刷状细胞、小球周细胞及颗粒细胞等神经元均出现不同程度退变减少；突触小球形态变小，甚至结构不清或消失；小球周细胞减少，并与突触小球减少呈正相关。这些变化导致嗅球六层结构的改变，嗅球出现不同程度萎缩（图1-5-0-35）。严重者可出现突触小球层、外颗粒层消失，僧帽细胞层和内颗粒细胞层明显外移（见图1-5-0-31B）。僧帽细胞明显减少，意味着嗅觉系的二级神经元减少；突触小球的明显减少或消失，意味着组成小球各种神经纤维减少或消失，最终导致嗅感受神经元与僧帽细胞之间联系削弱或丧失；小球周细胞担当突

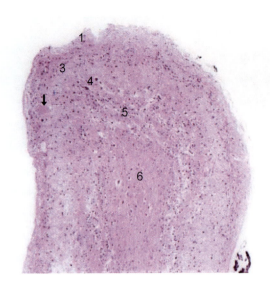

图1-5-0-35 高龄者（85岁）萎缩的嗅球组织学结构
突触小球层基本消失，偶见形态异常的突触小球（黑色箭头），外颗粒层外移（3），僧帽细胞明显减少 （HE染色 ×64）

触小球间的联络，小球周细胞减少影响了对兴奋性嗅刺激进行抑制性的调整。可以推测，嗅球上述的各种病理变化可造成中枢性的嗅觉障碍。

（王娜亚　程靖宁）

参考文献

1. 蒋文华主编，神经解剖学. 上海：复旦大学出版社，2002

2. 王娜亚，李廷，范为等. 老年患者嗅球的组织形态学变化. 中华医学杂志，1998，78：842-843

3. 王娜亚，石户谷淳一，小口直彦. ヒト剖検例におる嗅上皮の形態學の観察. 日本耳鼻学会誌，1995，34：256

4. 夜久有滋，猿田敏行. 家兔嗅球の発生に関する電镜的研究. 日耳鼻临床，34. 1984，77：1225-1240

5. 夜久有滋，猿田敏行. 嗅球形态とその传导路. 细胞，1986，18：23-30

6. Allison AC. The morphology of the olfactory system in the vertebrates. Biol Rev，1953，28：195-244

7. Amold SE，Smutzer GS，Trojanowski JQ，et al. Cellular and molecular neuropathology of the olfactory epithelium and central olfactory pathways in Alzheimer's disease and schizophrenia. Ann N Y Acad Sci，1998，30：762-775

8. Bannister LH. The fine structure of the olfactory surface of teleostean fishes. Q J Microbiol Sci，1965，106：334-342

9. Breeze RG，Wheeldon EB. The cells of the pulmonary airways. Am Rev Respir Dis，1977，116：705-777

10. Calof AL. Chikaraishi DM. Analysis of neurogenesis in a mammalian neuroepithleium：prolixferation and differentiation of an olfactory neuron precursor in vitro. Neuron，1989，3：115-127

11. Calof AL，Bonnin A，Crocker C. et al. Progenitor cells of the olfactory receptor neuron lineage. Microsc Res Tech，2002，58：176-188

12. Christen-Zaech S，Kraftsik R，Pillevuit O，et al. Early olfactory involvement in Alzheimer's disease. Can J Neurol Scl，2003，30：20-25

13. Doty RL. A review of olfactory dysfunctions in man. Am J Otolaryngol，1979，1：57-79

14. Ellefsen P，Tos M. Goblet cells in human trachea：Quantitative studies of a pathological biopsy material. Arch Otol，1972，95：547-555

15. Farbman AI，Margolis FL. Olfactorty marker protein during ontogeny；immuneohistochemical localization. Dev Bio，1980，74：205-215

16. Frasca JM，Auerback O，Parks VR，et al；Electron Microscopic Observations of the Bronchial Epithelium of Dogs. I. Control Dogs. Exp Mol，Pathol，1968，9：363-379

17. Graziadei PPC，Metcalf JF. Autoradiographic and ultrastructural observations on the frog's olfactory mucosa. Z Zellforsch，1971，116：305-318

18. Graziadei PPC. The ultrastructure of vertebrate olfactory mucosa. In：Friedmann. The ultrastructure of sensory organs. I. elsevier，New York Raven Press，USA，1973

19. Graziadei PPC. Cell dynamics in the olfactory mucosa. Tissue Cell，1973，5：113-131

20. Hornung DE. Mozell MM. Accessibility of odorant molecules to the receptors. In: Cagan RH, Kare MR. Biochemistry of taste and olfaction. New York: Academic Press, USA, 1981: 33-45

21. Jafek BW. Ultrastructure of human nasal mucosa. Laryngoscope, 1983, 93: 1576-1599

22. Jang W, Youngentob SL, Schwob JE. Globose basal cells are required for reconstitution of olfactory epithelium after methyl bromide lesion. J Comp Neurol, 2003, 460: 123-140

23. Keenan CM, Kelly DP, Bogdanffy MS. Degeneration and recovery of rat olfactory epithelium following inhalation of dibasic esters. Fundam Appl Toxicol, 1990, 15: 381-393

24. Kerjaschki D, Horandner H. The development of mouse olfactory vesicles and their cell contacts: A freeze etching study. J Ultrastruct Res, 1976, 54: 420-444

25. Kishikawa M. Iseki M. Nishimura M. et al. A histopathological study on senile changes in the human olfactory bulb. Acta Pathol Jpn, 1990, 40: 255-260

26. Lovell MA, Jafek BW, Moran DT, et al. Biopsy of human olfactory mucosa. Arch Otolaryngol Head Neck Sueg, 1982, 108: 247-249

27. Menco BPM. Qualitative and quantitative freeze fracture studies on olfactory and nasal respiratory epithelial surface of frog, ox, rat, and dog. II. Cell Apices Cilia and Microvilli. Cell Tissue Res, 1980, 211: 5-29

28. Moran DT, Rowley JC III, Jafek BW, et al. The fine structure of the olfactory mucosa in man. J Neurocytol, 1982, 11: 721-746

29. Moran DT, Rowley JC III. Scanning, High voltage, and transmission electron microscopy of the olfactory epithelium of the trout. J Cell Biol, 1980, 87: 80a

30. Morrison EE, Costanzo RM. Morphology of the human olfactory epithelium. J Comp Neurol, 1990, 297: 1-13

31. Mulvaney BC. Chemography of lysosome- like structures in olfactory epithelium. J CellBiol, 1971, 51: 568-574

32. Nakashima T, kimmelman CP, Snow JB. Immunohistopathology of human olfactory epithelium, nerve and bulb. Laryngoscope, 1985, 95: 391-396

33. Nakashima T, Kimmelman CP, Snow JB. Structure of human fetal and adult olfactory neuroepithelium. Arch Otolaryngol Head Neck Surg, 1984, 110: 641-646

34. Nibu K, Li G, Zhang X, et al .Olfactory neuron_specific expression of Neuro D in mouse and human nasal mucosa. Cell Tissue Res, 1999, 298: 405-414

35. Paik SI, Lehman MN, Seiden AM, et al. Human olfactory biopsy the influence of age and receptor distribution. Arch Oto-Head Neck Surg, 1992, 118: 731-738

36. Pearce RKB, Hawkes CH, Daniel SE. The anteriol olfactory nucleus in Parkinson's disease. Movement Disorders, 1995, 10: 283-287

37. Pearson RCA. Esiri MM, Hiorns RW, et al. Anatomical correlates of the distribution of the pathological changes in the neocortex in Alzheimer disease. Proc Natl Acad Sci USA, 1985, 82: 4531-4534

38. Price J.L. Powell T.P.S. The synaptology of the granule cells of the olfactory bulb. Cell Sci, 1970, 7: 125-155

39. Price JL, Powell TPS. An electron-microscopic study of the termination of the afferent fibres to the olfactory bulb from the cerebral hemisphere. Cell Sci, 1970, 7: 157-187

40. Roskams AJ, Bethel MA, Hurt KJ, et al. Sequential expression of Trks A, B, C in the regenerating olfactory neuroepithelium. J Neurosci, 1996, 15: 1294-1307

41. Shepherd GM. Physiological evidence for dendrodendritic synaptic interactions in the rabbit's olfactory glomerulus. Brain Res, 1971, 32: 212-217

42. Shepherd G.M. Synaptic organization of the mammalian olfactory bulb. Phyological Reviews, 1972, 52: 864-917

43. Takami S, Getchell Ml, Chen Y, et al. Vomeronasal epithelial cell of adult human express neuron-specific molecules. NeuroReport, 1993, 4: 375-378

44. Talamo BR, Rudel R, Kosik KS, et al. Pathological changes in olfactory neurons in patients with Alzheimer's disease. Nature, 1989, 337: 736-739

45. Ter Laak HJ. Renkawek K. van Workum FPA. The olfactory bulb in Alzheimer disease: A morphologic study of neuron loss, tangles, and senile plaques in relation to olfaction. American dis assoc disord, 1998, 8: 38-84

46. White EL. Synaptic organization in the olfactory glomerulus of the mouse Brain Res, 1972, 37: 69-80

第六章

嗅觉通路的可塑性

陆生哺乳动物的嗅觉通路有特殊的可塑性。对大多数成年的神经系统，可塑性仅限于个体神经元的正常的能力，如轴突和树突的伸缩能力，改变突触的强度，重建离断的过程。虽然这种普通类型的可塑性是重要且有意义的，但和嗅觉通路更全面的能力相比是苍白的。成人的嗅觉系统具有独特的对创伤和剥夺作出反应和恢复的能力。这种惊人的可塑性归因于干细胞的存在，干细胞在正常情况下提供了嗅上皮和嗅球某些神经元的替代。在对创伤或剥夺的反应中，这些干细胞的产生和存活可增可减，成人嗅觉系统的这些特性在许多方面是其他感觉系统发育期间才具有的表现。

发现嗅上皮可能具有惊人的可塑性早始于1940年代的研究。嗅上皮这种罕见的再生特性比确立嗅球的可塑性更早数十年。Nagahara（1940）切断了鼠的嗅神经，发现嗅上皮的许多细胞在3天左右变性，并且在90天内可以再生。Schultz（1941，1942）在研究保护人类免受脊髓灰质炎病毒感染的实验中，证实了嗅上皮再生的性质。在他的研究中发现用硫酸锌破坏猴的嗅上皮成功阻止了脊髓灰质炎病毒鼻内暴露引起的感染。但几个月后他发现猴对鼻内病毒接种的易感性又恢复了。他推论破坏嗅上皮切断了到中枢嗅觉系统的通路预防了感染，但嗅上皮必定在几个月内再生。1960年他发表了第一篇论文确定地证明嗅上皮实验性破坏以后可以再生（Schultz，1960）。在随后的10年中其他研究者证实了他的所见（Andres，1965；Takagi，1969）。在20世纪70年代，确定了成年嗅上皮的可塑性是缘自感觉神经元正常的更新特性（Moulton，1974）。其后的15年里嗅上皮被认为是成年期哺乳动物中仅有的神经系统神经元可常规更替的部分。

嗅球也可能具有罕见的可塑性的想法，源自Meisami研究发育阶段早期单侧鼻封闭的影响（Meisami，1976）。在那时，已发表了早期视觉剥夺负面影响的报告。为了验证气味剥夺对嗅觉系统生后发育的影响，Meisami采用了封闭鼠的一侧鼻孔的技术（1976），他发现封闭以后剥夺侧的嗅球比非剥夺侧小28%。许多其后的研究也证实新生期鼻孔封闭对嗅球大小具有惊人的影响。

因为嗅上皮感受神经元正常的更新，研究者开始将其视为可用于发育研究的成年神经系统的一部分。这个概念使一些实验者想到是否成年的嗅球也能相似地保持生后早期发育期间具有的那种可塑性。在20世纪80年代后期，Maruniak等完成了成年鼠的单侧鼻封闭试验，发现它们的嗅球有像新生期观察到的几乎一样的反应（Maruniak等，1989）。他们指出嗅球与中枢神经系统任何其他成分不同，在整个生命期间对感觉剥夺保持非常的敏感。

在其后的研究中发现成年嗅球独特的可塑性，起源于颗粒细胞的正常的更新（Corotto等，1993），在整个生命过程中神经元前体细胞在脑室周围的管室膜下层持续产生并移行进嗅球，在嗅球分化成颗粒细胞。对嗅球的研究颠覆了长期认为成人的脑不产生新的神经元细胞的信念。

下面我们首先复习嗅觉通路惊人的可塑性的来源和标志，损害这种可塑性的因素。然后复习神经和胚胎干细胞的起源和应用，因为干细胞在使可塑性成为可能这一方面发挥了作用。

一、嗅上皮的可塑性

嗅上皮难以置信的可塑性极大地归因于其拥有干细胞功能的基底细胞，基底细胞使得嗅感受神经元再生。这些基底细胞通过提供失去的感受神经元的替代赋予嗅上皮对创伤无可匹敌的反应。

即使表面上感觉神经元被全部破坏，嗅上皮依然能被重新组成并恢复行为功能。在动物实验中或者切断触突、或者是鼻腔用如硫酸锌、甲基溴化物等毒性化学物质，暴露、破坏了嗅感受神经元。在大多数情况下嗅感受神经元的急性破坏，导致基底细胞有丝分裂戏剧性增加（Camara and Harding，1984；Schwartz Levy等，1991；Carr and Farbman，1992；Schwob等，1992），而且在1～2个月内嗅上皮恢复，并且有气味诱导的行为反应（Harding and Wright，1979；Monti Graziadei等，1980；MatulioniS等，1982；Samanen and Forbes，1984；Costanzo，1985；Yee and Costanzo，1995；Schwob等，1999；Cummings等，2000）。

在人类，若干疾病可能引起嗅感受神经元丧失，一般认为病毒感染是第一位的原因。失嗅的另一个主要的原因是头部外伤期间，感受器触突的损伤或切断（Doty等，1997）。即使嗅上皮能够再生新的受体神经元，但损伤后嗅觉的敏锐性常不完全或不能恢复，可能是由于神经胶质瘢痕的形成抑制了再生或虽有受体神经元再生但这些瘢痕封闭了筛板上的孔（Pasterkamp等，1998），而使嗅觉感觉神经元的触突不能穿过筛板上的孔到达嗅球。

二、嗅觉中枢神经结构的可塑性

（一）嗅球

一般认为嗅觉中枢通路的可塑性不像嗅上皮那么好，但也超过了成年人脑的其他部分。嗅觉中枢神经系统可塑性的惊人成分多表现在嗅球，这里是一生中中枢唯一对创伤和感觉剥夺反应的地方。这种独特的可塑性大部分是由颗粒细胞赋予的，是由来自侧脑室周围的干细胞群有丝分裂的前体细胞再补充的。

在生后发育期间适当的感觉刺激，对感觉系统中枢成分的完全成熟是必要的。对许多感觉系统在生后的临界期内这些刺激必须发生。临界期是发育的时间窗，这个时期内适当的感觉刺激才能驱动中枢神经系统感觉结构正常发育。换言之，如果在临界期内动物被剥夺了适当的刺激，中枢神经系统就不能正常发育，在大多数情况下这导致了不可逆的缺陷。相反，在非临界期的剥夺却很小或不产生影响。

若干研究显示嗅觉对剥夺的反应和其他感觉系统十分不一样。最明显的不同是没有临界期。在生后任何时间剥夺均可导致系统在解剖和生理方面发生负面的改变。这样，啮齿类单侧鼻孔封闭超过1个月可引起剥夺侧的嗅球和开放侧相比萎缩达25%（Meisami，1976；Brunjes and Borror，1983；Benson等，1984；Brunjes and Frazier，1986；Maruniak等，1989）。这个影响比其他感觉系统报告的幅度要大得多。然而，Brunjes小组显示嗅觉系统有几乎完全的可塑性，能从新生期鼻孔封闭的影响中恢复（Cummings等，1997）。

嗅球内的中间神经元是仅有的一型可以被替代的细胞。因此，如果损伤或变性的过程引起僧帽细胞或丛状细胞（嗅球的输出神经元）损失，嗅球的功能则有不可挽回的损害。相反，嗅上皮事实上完全破坏以后仍能够恢复，因为它的所有各种类型的细胞均能够再生（Huard等，1998）。

剥夺的嗅球内发生的戏剧性的改变是多部位的，嗅球的所有各层似乎都受到影响。最明显受影响的是外丛状层，这层主要含有僧帽细胞、丛状细胞和颗粒细胞之间的突触走行和突触联系（图1-6-0-1）。

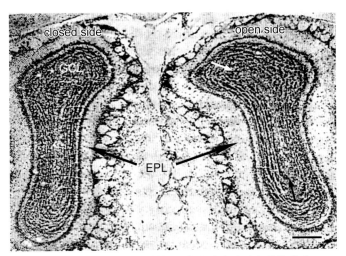

图1-6-0-1 鼠单侧鼻孔封闭2个月对嗅球形态学的影响
左侧剥夺侧的嗅球较对照侧明显缩小，最明显的是颗粒细胞层（GCL）和外丛状层（EPL），喙端迁徙流在右侧嗅球内两个箭头所指的嗅球的中间

颗粒细胞中间神经元是在嗅球内最多的一型神经元，参与了各种气味的处理。事实上，鼻孔封闭对解剖的影响最重要的是引起颗粒细胞的损失。然而，在出生时未成熟状态的负鼠，僧帽细胞的形成持续到生后，新生期的剥夺也减少了僧帽细胞的数量（Cummings等，1997）。

在成鼠，鼻孔封闭使颗粒细胞数减少达30%（Henegar and Maruniak，1991）。用氚化胸腺嘧啶自放射显影和凋亡细胞定量，发现这些损失是由于增殖减少，并且剥夺的嗅球内存活的颗粒细胞前体细胞也减少了（Corotto等，1994）。

除了形态学改变之外，还有气味剥夺后嗅球内神经化学和代谢也发生有意义的改变。琥珀酸脱氢酶和细胞色素氧化酶被新生期的鼻孔封闭抑制了（Cullinan and Brunjes，1987）。而NADPH心肌黄酶（NADPH diaphorase，一氧化氮合酶）免疫反应未受影响（Croul，Ottman and Brunjes，1988）。在剥夺的嗅球内多巴胺和酪氨酸羟化酶信使RNA至少减少一半（Stone等，1990；Wilson and Wood，1992）。为补偿剥夺的嗅球内这些减少的多巴胺水平，多巴胺D2受体上调达32%（Guthrie等，1991）。相反，在剥夺的嗅球β-肾上腺素受体水平有意义地降低（Woo and Leon，1995），可能补偿嗅球内去甲肾上腺素水平瞬时的升高（Wilson and Wood，1992）。

在成年期剥夺嗅刺激的嗅球内多巴胺和酪氨酸羟化酶水平也明显地降低，而儿茶酚胺和GAD水平不受影响（Kosaka等，1987，Stone等，1991，Baker等，1993，Philpot等，1998）。最终，剥夺显示了迅速地、有意义地抑制了嗅球的代谢（Korol and Brunjes，1990）。经过很长一段时间，代谢的效应由于剥夺后嗅球内血管生成减少被进一步扩大（Korol and Brunjes，1992）。

触突切断或化学损伤受体神经元的破坏引起嗅球大小的改变比在封闭鼻孔看到的25%的缩小还要大。触突切断1个月后嗅球的重量减少33%（Baker等，1984），而鼻腔硫酸锌灌注导致在1个月内嗅球重量40%~75%的减少（Margolis等，1974；Meisami and Manoochehri，1977）。一些这种过量的损失可能归因于作为受体神经元或它们的触突破坏的结果嗅神经层失去。另外还可能有嗅受体神经元损伤后嗅球内的神经元变性（Pinching and Powell，1971；Gozzo and Füillöp，1984）。

像在鼻孔封闭后的剥夺中见到的，触突切断或受体神经元的化学损伤引起嗅球内的一些酶类如tryrosine羟化酶、神经递质如多巴胺和去甲肾上腺素显著的减少，而对其他则没有影响（Nadi等，1981；Kawano and Margolis，1982；Baker等，1983）。

（二）嗅皮层

评估嗅皮层的可塑性的通用的方法是单侧鼻孔封闭、嗅球切除和单侧嗅束切断。其中，最常用的是嗅球切除（Alberts，1974；Brunjes，1992）。嗅觉剥夺对嗅皮层的影响包括生理和解剖方面的影响，以及嗅球切除和单侧嗅束损伤的效应。

1. 嗅觉剥夺　在嗅觉剥夺的嗅球中看到惊人的形态学改变并不延伸到更高的皮层结构。Brunjes小组发现，前嗅核（嗅觉中枢神经系统的第二级结构）的大小和其他特征相对地不受新生期鼻孔封闭的影响（Brown and Brunjes，1990）。然而，对前梨状皮层更详细的研究揭示在大小和形态学特征方面仍有一些精细的改变（Wilson等，2000）。

2. 嗅球切除术　在生后早期的嗅觉系统，嗅球切除术显示对嗅皮层的形态学影响很少或没有影响（Griedman and Price，1986）。相反，在较后期的嗅球切除术在嗅皮层和脑的其他部分有若干明显的效应。在成年期，嗅球切除术引起梨状皮层内锥体神经元迅速的经神经的变性（Heimer and Kalil，1978；Capurso et al，1997）。

当嗅球消融引起嗅觉能力丧失时，其还导致了其他的不能单独归因于嗅觉能力的丧失的改变（Albexts，1974；Edwards，1974；Miro等，1982；Hall and Macrides，1983；Brunjes，1992）。这些附随的效应中有趣的一个是发现嗅球在时间生物学上扮演了一个重要角色。如动物嗅球切除后显示了光周期反应的中断（即光控的季节性的繁殖变化），失去了正常的光周期现象（Nelson and Zucker，1981）。进而，发现嗅球切除或一侧嗅束（嗅球的主要输出通路）切断引起了促性腺激素分泌的基础水平增加（Pieper等，1989）。

嗅球切除的另一个有趣的非嗅觉效应是对动物的影响和神经化学的变化与在抑郁症中看到的相似的改变，因为嗅球切除的许多情感方面的改变能被抗抑郁剂改善（Van．Riezen等，1977）。实际上，嗅球切除的动物已经被看成是抑郁症的动物模型。双侧嗅球切除特征性的后果之一是皮质酮的循环水平异常高，这是典型的与抑郁及压力有关的（Steckler等，1999）。嗅球切除也引起额部皮层5-羟色胺能纤维分布密度明显增加（Zhou等，1998）。另外，还升高了额叶前部皮层内NMDA受体的表达（Petrie等，2000；Webster等，2000）。最终，嗅球切除引起梨状皮层和齿状回内神经肽Y表达长期增加，也提示这种肽在抑郁症中的可能的作用（Holmes等，1998）。

也许，嗅球切除的所有这些后果是相关的，因为有季节性情感障碍（seasonal affective disorder，SAD）的人，患季节性抑郁，这样，在那些患季节性情感障碍的患者，嗅球可能是异常的，或有非常的功能，引起个体在冬季有几分光周期的和感受的抑郁症。但是，近来对季节性情感障碍患者的嗅敏度试验没有发现有意义的嗅敏感性不足（Postolache等，1999）。

三、生长因子对嗅觉通路可塑性的影响

神经调理素（neurotropins，神经生长因子基因家族的成员）在活动依赖的发育和感觉系统神经元的存活方面起必要的作用（Thoenen，1995），并显示了在整个一生中对嗅觉系统方面也起着相似的作用。一些在生命周期中不同时间被嗅觉神经元表达，而另一些显然是由靶组织提供的靶衍生因子。

这里，首先了解在嗅上皮中起作用的生长因子，然后复习哪些在嗅球中有功能。

（一）嗅上皮

嗅上皮具有从损伤中恢复的强大的能力，它常常经历了创伤后感觉神经元不同程度的损失。因为嗅敏度的丧失多被归因于嗅上皮的问题，了解控制嗅上皮神经变性、恢复和维持的因素是重要的。

嗅上皮的基底细胞为了存活和分化，像其他干细胞一样也需要成纤维生长因子（fibroblast growth factor，FGF）、表皮生长因子（epidermal growth factor，EGF）和转化生长因子（transforming growth factor，TGF）（Reynolds and Weiss，1992；Richards et al，1992；Kuhn等，1997）。Herzog and Otto（1999）用硫酸锌灌注鼻腔破坏嗅上皮，然后估计在促进破坏的嗅上皮恢复中这三种生长因子的作用。他们发现所有这三种因子以剂量依赖的方式增强嗅球的神经再支配，以TGFα最有效。

神经调理素在嗅上皮发育和可塑性方面的一个作用是从它们的受体亚型Trk蛋白A、B和C和神经生长因子受体（nerve growth factor receptor，NGFR）在发育和各种损伤后不同时期的表达推断的。嗅觉受体神经元是拥有在它的生命周期中持续表达所有这些受体的特性的仅有的神经元谱系（Roskams等，1996）。被三重氢核X破坏的嗅上皮在嗅球的嗅神经层上调了NGFR的表达，并在16周内回落到损伤前的水平（Turner and Perez-Polo，1994）。

Buckland和Cunningham（1999）比较了嗅球切除前后及以后的时间里几种神经调理素的表达。神经胶质细胞衍生的神经营养因子（neurotrophic factor，GDNF）在发育成熟的受体神经元和僧帽细胞中正常表达，但在嗅球切除后从受体神经元中消失。纤毛神经营养因子（ciliary neurotrophic factor，CNTF）免疫反应在所有各期的神经元强烈地正常表达，但在嗅球切除后大量地失去。脑源性神经营养因子（brain-derived neurotrophic factor，rBDNF）仅在水平基底细胞中看到，并且不受嗅球切除的影响。

另有两个化合物显示在嗅上皮的发育、神经发生和再生方面起作用。其中第一个类生长因子1（like growth factor-1，IGF-1）样的胰岛素似乎在上皮内支持神经发生中起作用（Pixley等，1998）。第二，一氧化氮（也起着第二信使和神经递质的作用）在嗅上皮的发育和再生中也起部分作用，在再生的受体神经元中看到了最高水平的一氧化氮合酶（Roskams等，1994）。

（二）嗅球

神经调理素对于嗅球神经元前体细胞的产生和存活是重要的，Zigova等（1998）灌注BDNF进成鼠的侧脑室导致到达嗅球的神经元前体细胞增加100%。

Linnarsson等（2000）观察到在BDNF突变的鼠嗅球内颗粒细胞、球周细胞和室下层有过多的细胞

死亡。Liu and Baker（1999）鼻孔封闭降低了嗅球孤核受体NGFI-B的水平，Katagiri 等（2000）认为其可能调节NGF和维A酸（维甲酸）通路间相互作用。而在嗅球内NGF的作用还不清楚，Tumer和Perez-Polo（1994）用三重氢核X破坏嗅上皮可引起神经纤维球内NGFR水平戏剧性下降。

一般公认EGF起着促细胞分裂剂作用，Craig等（1996）发现EGF注入鼠脑室引起神经元前体细胞总数增加，并且增加了他们的迁徙。Key等（1996）发现FGF-1选择性地存在于成年嗅球的球层和外丛状层，也许提供分布的受体神经元的营养支持。

单侧鼻孔封闭对成年嗅球影响的研究显示剥夺引起单侧嗅球内喙侧迁徙流内的神经形成减少，细胞死亡增加（Corotto等，1994）。这个发现最好的解释是正常水平的气味刺激和嗅球内电活动的结果引起一种或多种支持颗粒细胞和它们的前体细胞产生和存活的生长因子产生。事实上，一些研究提示生长因子和必要的电活动存在是神经元存活的全部支持（Ghosh等，1994，Meyer-Franke等，1995）。

四、甲状腺激素对嗅觉通路的影响

甲状腺激素是动物生长和发育的关键，而且特别是对于包括嗅觉通路在内的发育中的中枢神经系统（Dussault and Ruel，1987）。若干研究已经显示甲状腺功能减退明显地影响外周嗅觉系统的发育（Mackay-Sire and Beard，1987；Pasternostro and Meisami，1991），用甲状腺素治疗可以使其逆转（Patemostro and Meisami，1993）。甲状腺素在生后嗅觉外周系统的作用是支持神经的发生和成熟（Paternostro and Meisami，1994，1996）。事实上，实验性的甲状腺功能减退成年鼠明显地表现了气味参数的改变（Beard and Mackay-Sim，1987），虽然气味敏感性可能不变（Brosvic等，1996）。有限的资料提示在一些甲状腺功能减退的患者表现有嗅觉异常和嗅觉减退（McConnell等，1975）。

Giordano等（1992）认为甲状腺激素发挥作用的一个可能途径是它能增加中枢神经系统神经调理素的水平。Clos 和 Legrand（1990）认为在嗅球内甲状腺激素也和NGF协调作用支持正常的生长和成熟。

五、在嗅球可塑性方面干细胞的作用

供应成年嗅球颗粒细胞的前体细胞持续流动的干细胞是位于侧脑室周围（Smart，1961；Moorshead and van der Kooy，1992；Morshead等，1998）。在发育阶段它们的子代形成前脑的干细胞的残留部分（Garcia-Verdugo等，1998）。事实上，再育的子代仍然经过同样的通路—喙侧迁徙流，提供嗅球发育所需的细胞（图1-6-0-2）。

除了嗅球，成年哺乳动物中枢神经系统神经元能更新的另一个部分是海马。在结构和神经元分类方面能够更换的是颗粒细胞中间神经元。在海马干细胞存在于齿状回内（Gage等，1998）。

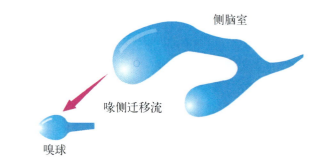

图1-6-0-2 从侧脑室附近的增殖区域向喙端的迁徙流的路线

现在关于干细胞在侧脑室内实际存在的部位有一些争论。一个观点是在脑室里的室管膜细胞是真的干细胞（Johan sson等，1999b）。而另一个观点相信干细胞存在于重叠的室管膜下层（Chiasson等，1999）。无论什么情况，喙侧迁徙流是这些增殖区的延伸，经过前脑进入嗅球中央。一旦进入嗅球内迁徙的前体细胞直接改变并迅速出喙侧迁徙流，目的地在颗粒层或球周围（Zigova等，1996）。

日本学者Kaneko等复习了成年鼠脑内新生神经元的迁徙和成活的研究资料，认为成神经细胞在室下带产生，以链状向喙侧迁徙到嗅球内，在嗅球内分化成嗅中间神经元。控制成神经细胞迁徙的确切机制尚不清楚，他们证明成神经细胞的迁徙平行于由室管膜纤毛成一体的击动引起的脑脊液流。

一些研究发现神经干细胞的功能群残存在成年啮齿动物的侧脑室周围，对它们更大的希望是在神经系统修复方面的应用。对神经干细胞和胚胎干细胞大量的研究，显示在成年神经干细胞和胚胎干细胞的性质之间几乎没有界限，如果有任何界限，也是非常模糊的。

已经发现胚胎干细胞具有惊人的能力，他们是完全未分化的，能够变成任何类型的细胞，无论是体外培养的或是在体内的，能够变成包括神经细胞或神经胶质在内的任何类型的细胞（Liu等，2000）。相似的，脑室周围的细胞标记的神经干细胞现在也被认为是未分化的，并且能变成所有类型的细胞，因此它们被认为能成为仅有的神经元或神经胶质（FIax等，1998；Clarke等，2000）。令人吃惊的干细胞的性质之一是当注射进动物体内时，它们多分化成所在正确的位点内专一类型的细胞（Lewis，2000）。例如，神经干细胞已经显示了当放在骨髓内时能够分化成血液细胞（Bj omson等，1999）。Gage小组已经显示海马内的干细胞当被植入到喙侧迁徙流内将分化成嗅球神经元，并且被允许迁徙进嗅球（Suhonen等，1996）。这样，所有的干细胞就是未分化的和全能的。

胚胎干细胞和神经干细胞连续培养已被确立了。胚胎干细胞系已经从胚泡期的胚胎内细胞块收集的细胞开始并在培养中生长了（Evans and Kaufman，1981；Martin，1981）。这样的干细胞已被维甲酸处理引导分化成神经元表型（Bain等，1995）。相反，如用成骨蛋白（bone morphogenic protein，BMP）处理则抑制其分化成神经元表型（Finley等，1999）。神经干细胞能从侧脑室内层收集并在培养时不确定地生长成一个细胞系（Gage等，1995）。神经干细胞和胚胎干细胞系常用一个通讯基因转染使它们在宿主里容易被显示（即免疫组织化学或荧光）。

当这种培养系的干细胞注回胚泡期的胚胎，他们广泛地融入被注入的动物（Bradley等，1984；Gossler等，1989）。在发育中的脑内，干细胞注入脑室导致它们的后代广泛分布进中枢神经系统所有部分。这个程序可用于改善突变鼠的神经病变。这对研究和临床应用有巨大的实用性和可行性。

在这一点上合理的问题是当培养的胚胎干细胞似乎什么都行时而为什么成年的神经干细胞却存在困扰。用成年细胞的一个理由是实行自体移植回成年宿主的体内不担心排异。在大多数情况下，宿主干细胞的取出、体外扩展，然后自体移植应是最安全的途径。另外，这个策略也绕过了伦理学的争论。

在成人有活力的神经干细胞的几个来源已经被证明了，侧脑室和海马已经用于获得能在培养中生长和扩展的干细胞（Johansson等，1999；Kukekov等，1999）。另外，嗅球本身也显示了是培养的神经干细胞的来源。近来，干细胞被从神经外科患者的嗅球中获得，培养、扩增、分化成神经元和神经胶质（Pagano等，2000）。如果嗅球能够被用作成年干细胞的来源，采集这样的细胞的必要的程序无疑将是大胆的一种。

对于在嗅觉领域的研究者和临床医师，在干细胞应用方面存在若干还没有答案的问题。如在嗅球内的僧帽细胞或丛状细胞失去的时候，它们能被用来产生这些类型的细胞吗？

另一个重要的问题是干细胞是否能用来修复因外周损伤失去嗅觉的患者的嗅上皮。一个近来的实验提示路径是丰富的。Goldstein等（1998）发现从嗅球切除的鼠采集的干细胞当被植入到甲基溴化物破坏的嗅上皮内时产生神经元和非神经元细胞的补充。虽然前体细胞是多能的，还不知道是否它们也具有中枢神经系统干细胞中所见的同样的多能性。如果有，它们可能提供为培养、扩增、随后被植入成年体内的干细胞的易取得和收集的来源。

对干细胞的研究和应用前景是光明的，它在外周和中枢嗅觉通路中的存在和重要性将是未来嗅觉研究的一个方向。

六、嗅觉可塑性的起源

嗅觉通路为什么表现了这样高度的可塑性？因为，嗅觉可塑性的不寻常的成分是由于干细胞的存在，它正常地供给受体神经元和颗粒细胞的替换。而其他感觉系统失去了它们的替换成熟的神经元的能力，问题是为什么嗅觉系统能具有替换成熟的神经元的能力？

虽然嗅觉受体神经元替换的原理还不清楚，有两个普遍接受的起作用的因素。第一，因为嗅觉受体神经元是体内最多的暴露的神经细胞（Nakashima等，1984），在正常情况下，它们是非常脆弱以至它们必须被常规替换。即使它们处在鼻腔穹隆内相对受保护的部位，它们仍然和环境病原毒素和颗粒物质接触，并且暴露在广泛范围的温度和湿度的变化中。第二，有证据显示嗅觉受体神经元的更新允许嗅上皮改变对气味的敏感性，在鼠的研究中发现对一种气味的重复暴露能增加嗅上皮对那种气味的敏感性（Wang等，1993）。

还不知道为什么嗅球和海马在整个一生中持续替换中间神经元，而脑的其他部分却保持静止。它们并不是比脑的其他神经元更多地暴露到创伤中，所以这不是一个理由。关于海马的假说主要是围绕新的中间神经元在学习中的作用（Gould等，2000）。

颗粒细胞选择性地更换可能也使嗅球有利于在气味敏感性方面的改变（也是一种学习的形式）。这可能和上面提到的嗅觉受体神经元的更新是一致的，提供随着气味的季节改变嗅觉敏感性也作同等调节（即食物的来源、繁殖、攻击和养育有关的气味改变）。事实上，几个证据提示这样一个机制是似是而非的，首先，研究已经显示在嗅球水平气味剥夺导致新生的颗粒细胞积聚减少，原存活的那些颗粒细胞死亡增多（Corotto等，1994）。受体神经元的正常电活动维持了嗅球内新的颗粒细胞增加和原存活的颗粒细胞的减少之间的平衡。

有研究提示单个气味刺激嗅球内一个单独的特征性的功能柱区（Onoda，1992；Sallaz and Jourdan，1993；Guthrie等，1993）。一个功能柱区组成了气味处理单元，包含了被来自鼻腔的嗅觉受体神经元输入激活的神经纤维球、接受这个输入的僧帽细胞和修饰僧帽细胞反应的一组颗粒细胞（Guthrie等，1993）。如果嗅球剥夺的作用延伸到功能柱水平，那么似乎合乎逻辑的推测是个体柱内慢性活动和不活动可能决定了颗粒细胞的数量是增加还是减少。换句话说，气味刺激柱倾向于增加新的颗粒细胞，气味剥夺柱有失去颗粒细胞的倾向。这提供了一种机制，依靠这个机制嗅球调节气味敏感性。

小 结

成年动物的嗅觉通路具有一定程度的接近于发育的神经系统的可塑性，嗅上皮显示了从创伤中能恢复的、非常卓越的能力，而嗅球表现了从感觉剥夺中恢复的、非常强烈的反应。神经调理素、其他生长因子和一些激素调制了这个可塑性的各个方面。嗅觉通路的恢复来自于成年期能更新的两群神经元：外周的嗅觉受体神经元和脑的颗粒细胞。受体神经元的替换由上皮的基底细胞供应。新的颗粒细胞来自位于侧脑室周围的干细胞子代，这些前体细胞经喙侧迁徙流迁徙进嗅球。

嗅觉系统的可塑性有着特殊重要的意义，①保持了这个与外界接触最多最容易损伤的系统的修复；②为嗅觉损伤的治疗提供了思路；③提供了干细胞研究的场所；④为神经变性性疾病的研究提供了一个途径。

（倪道凤）

参考文献

1.Doty RL. Handbook of olfaction and Gustation，Second edition. New York：Marcel Dekker，2003

2.Kaneko N，Sawamoto K. Neuronal migration in the adult brain. Nihon Shinkei Seishin Yakurigaku Zasshi，2007，27：215-218

第七章

三叉神经系统和嗅觉

鼻腔由嗅神经和三叉神经支配，在解剖学上，嗅神经和三叉神经同分布在鼻腔；在功能上，嗅神经和三叉神经既各司其职，又相互影响。气味刺激不仅可以刺激嗅觉系统，也可以刺激三叉神经末梢产生温度觉、触觉和痛觉，影响了对嗅觉功能的评估，对第Ⅴ对脑神经的刺激还可能影响对第Ⅰ对脑神经刺激的敏感性，研究已经显示一些气味化合物在中到高浓度时可以是刺激性的，虽未产生烧灼感或针刺觉，也可引起三叉神经的激活，这可能有助于感受气味的强度。反之，气味也能改变感知的刺激；三叉神经还可能参与嗅觉的感受。因此，我们讨论嗅觉问题必须提到三叉神经系统和嗅觉的关系。

是Parker早在1912年第一个描述了在黏膜和上皮组织有若干不同于神经游离末端介导的一般的化学应答。Parker相信一般的化学感觉是独立于感觉系统的，不再看成有生命力的。术语"chemesthesis"在现代已被用于普通化学感觉的概念替代描述有神经游离终端介导的化学敏感性。除化学感觉之外，鼻前庭内的第Ⅴ对脑神经纤维介导了温度和压力的触觉。包括呼吸时鼻气流的感觉。重要的是，第Ⅴ对脑神经的刺激能反射性地影响心血管反应（心律和血压）、呼吸速率、鼻肿胀、肾上腺素分泌、鼻分泌和喷嚏，有证据显示三叉神经和嗅神经在中枢相互作用，如，鼠嗅觉和三叉通路会聚在下丘脑内侧背核相同的神经成分上，在核内阻断三叉神经通路能增强嗅觉产生的活动，损伤或可逆地阻断兔三叉神经节可抑制嗅球的活动。三叉神经电刺激能减少嗅球内的活动，电刺激迷走神经的现象也被报告了。有趣的是第Ⅴ对脑神经可能经局部触突反射合并P物质的释放参与调制神经上皮内嗅受体细胞的活动（Bouvet等，1987）。

在这一章里，我们将复习：①鼻内三叉神经系统的解剖和生理，重点是人的；②人三叉神经化学感受处理的基本特征；③第Ⅴ对脑神经和第Ⅰ对脑神经介导化学感受方面可能的相互作用有关的心理物理研究。

第一节　化学感觉三叉神经系统解剖

在人类，已经发现在鼻和鼻窦、口腔、眼睑和角膜内有三叉神经分支的感觉神经末梢。鼻腔的前部和外侧被筛神经鼻外侧和内侧支分布，筛神经是来自三叉神经节分出的第一支眼神经的鼻睫状分支。这个神经经筛板侧缘的前筛孔进入鼻腔。鼻腔后部是鼻腭神经支配，鼻腭神经是从蝶腭神经节分出的四支之一。这个神经包含有来自蝶腭神经节副交感神经节后纤维，来自颈部交感神经的交感神经节后纤维，和横行在蝶腭神经节内的三叉神经的上颌神经感觉纤维。

在发育上，三叉神经在子宫内胚胎期已很好地形成。由下颌支和上颌支支配的口周区是首先对皮肤刺激反应的胚胎区域。在怀孕的4~5周龄可以观察到眼神经，推测胚胎到10.5周时可能有功能，在出生时就存在对三叉神经刺激的化学反应。有人将出生婴儿的鼻孔对着棉花或氢氯化铵的玻璃瓶时，试验304次，64%次从氨水侧离开。

在三叉神经的每一个分支内发现若干类型的纤维。在鼠眶下神经内，有髓鞘和无髓鞘的轴突并存，直径不同。在筛神经里无髓鞘的比有髓鞘的纤维多，直径2~4μm的纤维占优势。免疫细胞化学研究证明分布到鼻腔内的无髓鞘的C纤维含SP，并且在许多情况下，合并有降钙素基因相关肽。生理学的研究提示无髓鞘的C纤维对鼻腔和呼吸道的刺激反应。Silver 等（1985）注意到鼠慢性投入辣椒辣素可消除或严重减少三叉神经对化学的反应，提示小的无髓鞘的及可能一些有髓鞘的纤维起着对三叉神经疼痛反应。在鼻上皮内也发现了其他种类的肽能纤维，但它们在介导化学感受方面的作用还没有确定。

虽然很少非嗅觉神经纤维被观察到伸展到鼻上皮的上皮表面，Finger 等（1990）用电子显微镜观察发现巨大量的第V对脑神经游离终端终止在固有板内，至少在两栖类和啮齿类是这样的。虽然如此，他们观察到很少的三叉神经纤维终止在上皮表面1μm之内，刚好在紧密连接以下。Finger等指出挥发性的化学物质刺激这些神经终端，它们必须进入鼻腔，并部分进入或混进黏液，穿过上皮细胞膜和（或）细胞间紧密连接。由于大多数三叉兴奋剂是脂溶性的，这种经过是可能的。

有大量证据显示三叉神经末端表达若干特异性受体，如在C纤维的亚型中发现香草精受体。有趣的是，这些受体也能被有害的热觉活化。在鼻三叉神经终端也可能存在烟碱酸乙酰胆碱受体。事实上，像在人体心理物理和电生理研究中所见一样，在鼠的电生理研究提示三叉神经感觉系统存在S（−）和R（+）烟碱剂量依赖性立体选择性活化。推测一些活性物质直接作用于黏膜上的组织，或者与损伤的黏膜组织间接作用（经化学反应），随之释放内源性化学物质，依次作用在特异性离子通道产生三叉神经反应。这些内源性化合物包括ATP，H^+和缓激肽。

除了上面提到的特异性刺激，似乎存在有精细的调节受体，已经显示人三叉神经化学感受系统对无数相关的具有多变的化学功能的挥发性化合物分子反应，如乙醇、酯类、酮、羧酸和醛等，包括直线的和分叉的，饱和的和不饱和的，脂肪族的，芳香族的。他们都能诱发三叉神经感觉，即当足够高的浓度刺激时可产生鼻部刺激感和眼睛的刺激感。考虑到这些化学结构和功能的多样性，这些宽范围的物质高度依靠一般的支配刺激从气相到生物相（三叉神经化学感受器所在）转换的物理化学参数，基于成功的对人鼻刺激性和眼刺激的阈值定量的结构与作用关系的描述和预测支持这种看法。

第二节　化学感受三叉神经刺激：人心理物理和生理学研究

若干研究已经确定挥发性化学物质在人的三叉神经系统诱发反应。这个反应分成三个主要范畴：①对化学刺激的呼吸的、鼻分泌物的和其他生理学测量的改变；②知觉性质的产生，如冷的、烧灼的、刺激的及疼痛的；③第I对脑神经介导的气味感受的心理物理测量的改变。

一、三叉神经刺激和"纯"嗅觉的气味的研究

许多年来研究者们一直在寻找产生"纯粹"嗅觉感觉的化学物质，也就是不引起三叉神经活动的单纯嗅觉刺激的气味。这种物质对人类嗅觉研究极其重要，因为它们可被用于第I对脑神经的心理物理研究，没有第V对脑神经的混淆和影响。借助这个寻找，有趣的是若干早期的工作者简单地假定，能清楚地区别纯气味的和产生触觉的、更有穿透性的物质。在这方面典型的例子是Zwaardemaker(1925)，他感到大多数香精（essences），树脂（resins）和沥青（pitches）应分进纯气味这一类内。

然而，现代的研究放弃了这种简单的气味两分法，提示即使清洁的空气也能产生鼻内三叉神经的感觉，取决于其流速，温度和潮湿的程度。虽然如此，仍然很清楚的是某些化学物质比另一些化学物质产生三叉神经的刺激要少得多得多，而且在低浓度和低流速时，一些因子极少产生或者不引起三叉神经活动。（或至少不比清洁空气吸入所产生的三叉神经活动多）。

几种主要的确定"纯"嗅觉刺激的尝试是在20世纪前三分之一时期。von Skramllk（1925）从五个受试者不能定位将试验的气味放在鼻子哪一侧而被干扰，列出了50种"纯"气味。这些气味当中有茴香脑，杜松烯（杜松属），丁香酚，哚吲，香叶醇，柠檬油精，苯，乙基乙醇，松油烃和松油醇，粪臭素（skatol）。他报告的不纯的气味例子是产生嗅觉加甜的感觉，嗅觉加温度觉，嗅觉加酸的感觉，嗅觉加冷觉和嗅觉加痛觉或有刺觉的那些物质。

Allen（1928）用经典的消融研究确定了狗的鼻睫神经和上颌神经，作为气味引起的呼吸和心血管

反应的来源，在1929年Allen完成了一系列的人的试验，检查若干挥发性化学物质对心血管的影响。在这个工作中，他描述了失嗅大学生对各种吸入的化学物质的反应。这个学生的失嗅是由于从电线杆摔下引起的，有严重的颅骨骨折和眼外直肌麻痹。虽然学生说不能闻到任何刺激，他清楚地指出一些吸入性化学物质产生了鼻内和口内感觉。

研究发现薄荷脑，桉树，樟脑，胡椒薄荷油，乙醚，氯仿，安息油，以及低浓度的强烈刺激的甲醛（福尔马林），醋酸，氨气，在不改变每秒呼吸速率情况下引起强烈的吸气。香柠檬油，丁香，柑橘，熏衣草，玫瑰，鹿蹄草以及阿魏胶，酪酸，二甲苯，新鲜的猫尿，不引起这些改变。

值得注意的是，这个失嗅的学生所说的察觉到的刺激，很好地对应于von Skramlik 分类的非纯气味的那些物质，至少，粗略地确认这些物质具有非嗅觉作用。相似地，这个研究中报告的不影响呼吸或者被受试者察觉的若干化学物质，是相同于von Skramlik 所说的纯嗅觉的物质。虽然在这些研究后几年，一些研究者也评价了，前面报告的不产生三叉神经刺激的刺激性物质，直到1975年很少完成关于这方面心理物理的研究。Doty将放在吸入的气味瓶内31种化学物质呈于14例失嗅者鼻孔前，并要求他们回答鼻内是否有任何感觉被察觉。这些受试者报告11种物质未被察觉：茴香脑，苯甲基醋酸盐，丁香酚，香草醇，庚烷，庚基乙醇，乙酸，壬烷，辛烷，2-苯基－乙基－乙醇和阿法松油醇。同样，这些化学物质大多数在von Skramlik报告的纯气味之内。

然而，后来的更广泛的47种化学物质的研究结果（其中包括了Doty所用的31种化学物质）和上述发现正相反。在这个实验中，三组受试者（15人/组）被估计了：①第 Ⅰ、Ⅴ 对脑神经均无功能；②第Ⅰ、Ⅴ对脑神经均正常，仅问鼻内Ⅴ神经感觉；③第 Ⅰ、Ⅴ 对脑神经均正常，仅问关于全部气味体验。试验期间，每位受试者遮眼，同时给予两个鼻吸的瓶子，随机地一个完成后给另一个，一个是空白的，另一个是未稀释的气味剂。要求每一个受试者确定两个瓶中，那一个最强。如果有可靠的察觉，要求受试者在定好的量表中估计刺激的强度，愉快感，温暖感，凉爽感和假定的安全程度。

与以前的研究不一样，这个研究发现几乎所有的化学物质被至少一些失嗅者察觉。虽然在三组中存在对刺激的某些额定的强度的差别（正常者一致地比其他二组标定的更强），强度反应的相对顺序相似。愉快的和推测安全的标定和所有三组感知的强度相反。这个研究的主要意义点是它的结论证明，失嗅的和正常的受试者以用力吸气的方式完成试验时，都能够察觉所有经非嗅觉方式呈现给他们的化学物质，因此，使得以前在这个问题上所做的若干心理物理研究的结论陷入了混乱（那些试验中受试者被相似地问到是否闻到了些什么）。

Doty 等（1978）研究中提供给失嗅者、聚焦在三叉神经和正常受试者47种化学物质的每一种的平均强度的标定。有趣的是仅一种化学物质，香草醛，没有被失嗅组或聚焦三叉神经组任一人察觉，而其他被报告为纯气味的若干化学物质至少被这两组中的几位受试者察觉。

Silver 和 Moulton（1982）通过电生理研究增加了这些发现的说服力。这些研究者发现，从9只鼠的筛支整个神经记录的相对振幅和Doty为其所估计的9种化学物质，标定的强度强烈相关，特别在完全不同性质的反应在不同哺乳动物之间相比较时。

这些研究说明除了香草醛，所有研究的物质在特定情况下均可引起三叉神经的刺激。

二、鼻内三叉神经和嗅神经反应功能的分离

从上一部分讨论的研究中，可以得出结论大多数在嗅觉研究中所用的挥发性的有机化合物，既能刺激嗅神经又刺激三叉神经。因此，嗅觉对于三叉神经刺激的问题成了程度或剂量的问题。这样，对问题的更多有效和实践的研究在于阐明两种化学感受（嗅觉和三叉神经之间刺激）反应之间的间隙，而不是研究"纯"气味或"纯"刺激。

在人和动物的研究都发现嗅觉系统对化学刺激比三叉神经系统更敏感。虽然刺激物重复呈现，到三叉神经系统可能增加其感受刺激的强度。第Ⅴ对脑神经仍然比第Ⅰ对脑神经对刺激较不敏感，并且有较长潜伏期的抑制。一些研究试图从鼻部刺激反应中分隔气味反应，指导受试者集中注意一种类型

的感觉,忽略其他感觉。这个策略有益于阈上感觉的研究,并且发现了与在前面Doty等的研究中确认的、失嗅者和聚焦三叉神经组显示的全部很好的一致。

尽管如此,进行刺激反应和气味反应阈水平的研究是不容易的,在这种情况下选择失嗅者进行试验就显得至关重要。

如同一般规则,嗅觉比鼻部三叉神经系统更敏感,在正常者气味阈能被测得,而三叉神经刺激阈只能在失嗅中测得。在这个设计中用被动选择程序测量两种类型的阈值。失嗅者的试验是鼻部三叉神经和嗅觉反应功能分开的重要研究方法。通过这个试验能够确定:①任何挥发性气味的平均浓度,在此浓度以下不被嗅觉察觉的;②化学物质仅能诱发气味感觉的浓度范围,超过这个浓度将诱发气味和伴随三叉神经有关的鼻部刺激。这种表达一种物质化学感受能力的方法提供了很多相关的信息,特别在应用方面,如香料,食物,室内空气质量,这些表达方式优于将刺激简单地分类为"嗅觉的"或"三叉神经的"的方法。

另一个探测三叉神经的没有嗅觉干扰的策略在于测试眼黏膜。若干生理的和心理物理学的技术,已被发展用于估计人眼的刺激,用或者是单纯的、或混合的化合物。眼也由三叉神经支配,可以测试眼的刺激阈。这些阈值可作为在失嗅者测量时鼻刺激阈的替代反应。鼻和眼三叉神经化学敏感性的比较研究,提供了全部相似性的资料。这并不排除在对某一化学物质或某一条件下,在眼部的三叉神经反应,可能与鼻部的三叉神经反应不完全相同,某些可能比鼻部更敏感或更不敏感。要强调指出的是鼻和眼的三叉敏感性任何差别,在和嗅觉系统高得多的敏感性相比要小得多。

从鼻部对空气传播的刺激引起的嗅觉反应,分离三叉反应的第三个试验是测量鼻的定位能力,更确切地说,测试鼻的侧别阈。1964年von Bekesy推论到鼻腔的气味侧别,依据到两个鼻孔的时间和强度不同而定位。然而,所用的刺激可能有相当的三叉神经冲击(安息油,桉树,丁香,熏衣草)。以前的以及最近的研究清楚地证明了,对一个或另一个鼻孔的定位仅可能通过三叉神经刺激而不是嗅觉激活。于是,鼻定位阈在正常者(normosmics)和失嗅者(anosmics)可以用被动选择程序测量,提供一个探测鼻内三叉神经敏感性没有嗅觉干扰的方法。

三、对鼻部刺激物的阈上反应研究

几个证据提示三叉神经感觉的阈上增长在刺激浓度增长过程中可能比嗅神经(或嗅觉加三叉神经)更快。例如,Doty发现失嗅患者以振幅作估计数功效函数的平均指数,比正常受试者类似数据功效函数的平均指数更大(对甲基乙基甲酮和糠醛),虽然这些差别没有统计学意义。Cain(1976)报告对于气味剂n-丁醇相对刺激浓度有关的感受刺激的函数,比正常受试者与浓度有关的感受气味函数更陡。相似地,Murphy(1987)指出对二氧化碳功效函数指数是1.2,比嗅觉研究中所常用的气味观察的功效函数指数大得多。

四、同源的化学系列鼻刺激、眼刺激和鼻定位阈

上面提到的策略提供了分开人鼻嗅觉化学感受反应和三叉神经反应的有用的工具。刺激和反应相互影响的其他物质,包括无数不同的能诱发气味和刺激的挥发性物质。为扩大我们关于气味和刺激的感觉能力的心理物理基础方面的知识,有用的一个方法是借助于测试用的刺激的顺序。如这样的序列在同源的化学系列中可以找到。这个系列中每一个成员享有共同的化学功能基,并以加或减一个碳原子到碳链上区别于下一个。这些系列内的一个重要特征是成员之间物理化学性质呈系统性变化。这使得一个测试参数和这些依次的物理化学变化(相应的化学感受能力的变化)有关,如在测量时,用察觉阈来测试。在报告结果时,碳链长度结构是一个方便的"变化单元"。

用测试失嗅的二元策略区分嗅觉察觉和鼻三叉神经反应,并且用同源化学系列增加物理化学性质的连续性。Cometto-Mufiiz和同事测试了同源的n-醇类,醋酸酯,第二和第三乙醇和乙酸类,酮类,醛类,脂肪醛和羧酸的气味阈和三叉神经刺激阈,对全部试验所用的刺激,鼻刺激阈是沿浓度轴在气味阈上1

到5个数量级。在各种同源系列内，两种阈值都随碳链长度下降，气味阈比刺激阈速率更快。

像在上面提到的，测量眼的刺激阈形成了一个探索挥发性化学物质，三叉神经影响的替代的实验路径。一般的规则，眼刺激和鼻刺激阈是很好地一致。然而，有一些情况，一些同系物扩展到刚好超过鼻刺激的截止点，或某些化学物质家族成员不能肯定地测得鼻刺激阈而可能测得粗略的眼刺激阈。

估计鼻三叉神经敏感性的另一个替代方法是测试鼻定位阈。这个阈稍高于鼻刺激阈。但是一些相同的物质不能诱发鼻刺激阈也不能产生鼻定位阈。

为失嗅者测试鼻刺激阈时有一个问题，他们的三叉神经敏感性是否和正常者有可比性。可能两者之间有不同的三叉神经敏感性。用强的三叉神经刺激二氧化碳诱发化学体感相关电位研究发现正常人比嗅觉障碍者有更大的早期的P1N1峰峰振幅。但也有用其他方法作心理物理测试，没有观察到两者在三叉神经化学感受方面存在有意义的差别。

五、嗅觉和三叉神经系统之间心理物理相互影响

在早先提到的嗅觉和三叉神经系统之间生理的相互影响方面，一是可预期第V对脑神经的刺激可能改变对第I对脑神经刺激的敏感性。提示第V对脑神经刺激可以掩蔽第I对脑神经介导的感知。

Cain 和 Murphy（1980）的研究支持这个概念，他们用八个题目判断四种浓度的n-戊基丁酸，四种浓度的二氧化碳和所有这些刺激的16种联合的感知量度。刺激仅呈现到一个鼻孔，用幅度估计的方法行量度估计。首先受试者判断全部感觉经历的幅度，然后是气味和刺激成分的幅度。相似的实验，二氧化碳呈现到一个鼻孔，气味剂到另一个鼻孔，在10个受试者完成。整体上，n-戊基丁酸感受幅度显示被二氧化碳抑制，即使当气味和刺激性刺激分别呈现到鼻孔。结果提示这些受试者相互作用的部位可能在中枢神经系统。

六、心理物理测量的环境应用

从空气传播的化学物质诱发的嗅觉化学感受反应中分隔三叉神经反应成为许多环境领域研究的一个中心问题。这还累及职业或工业暴露和非工业暴露（包括住宅的）问题，美国政府工业卫生学会议（American Conference of Govenmental Industrial Hygienists，ACGIH）已经建立了大约40%的阈限值（threshold limit values，TLVs），是基于感觉刺激来估计工业和职业暴露的。主要的包括眼、鼻和咽喉的刺激。在这种环境中，与感觉刺激症状有关的物质可从所用的材料及其处理而得知。临界的信息在于确定一个浓度，在这个浓度这些化合物单一或以混合物开始诱发刺激反应，以及值得注意的气味。一旦这个水平被确定，TLVs可被选定，控制在这个水平以下就可以避免引起难处理的症状。基于暴露到刺激物中的鼠诱发呼吸频率抑制，从动物的生物鉴定用于推断可能对人的刺激反应，但是，试验是否适当已被质疑。在这里描述的从三叉神经反应中分离嗅觉的策略，提供了在人直接估计气传化学物质的刺激性质，这样通过感觉刺激评估环境中影响健康的那些物质的实际浓度。

关于非工业暴露，室内环境和一些毒物对健康的影响的发生率在增加，已经受到更多的关注，如办公建筑、学校、甚至居民建筑。这些室内空间中的工作者有报告如头痛、难集中注意力、嗜睡和疲倦等症状，有眼、鼻和咽喉显著的感觉刺激症状。这些广泛的症状谱现在被归纳为"建筑物综合征"。有可能环境中若干物理和化学因素引起这些症状的产生，现已认识到挥发性的有机化合物（volatile organic compounds，VOCs）在这些症状的产生中起了重要作用。在有问题的室内环境中三叉神经介导了许多不适反应，这样，化学感受系统的研究有助于对上述表现的理解、预防和控制。其中最有关的问题是：①理解气传化学物质感觉刺激产生的物理化学基础，以在室内使用更好的较少不愉快物质；②了解复杂的混合物的哪些成分引起了不良反应，它们以什么浓度和如何产生复合的三叉神经影响的，了解它们的对应关系。

学者们指出研究所用的三叉神经和嗅觉阈值是"用挤压瓶"测得的。如上面指出的，用这个简单方便的传送系统产生了同源系列化学家族内和相互间对应的化学感受能力的粗的图像。然而，这样获

得的阈可能不适用于现实环境条件下全身暴露的情况。在同源的醇类、醋酸类和酮类的鼻刺激阈的晚近的研究，已经发现一个改进的输送系统产生的阈，比经塑料压缩瓶产生的一致地低。因此需要继续研究，以提供关于经各种输送系统测得的化学感受阈和整体暴露获得的感受之间的关系。

在这一章里复习了人类的三叉神经系统的解剖、生理和化学响应性。并注意到研究已经证明眼的三叉神经敏感性，可能相似于鼻内的三叉神经敏感性。复习了第 I 和第 V 对脑神经反应功能的分离、在预测挥发性物质的刺激反应方面研究的应用，以及第 I、V 对脑神经之间功能方面可能存在的相互作用的研究。三叉神经系统对挥发性因子明显地比嗅觉系统敏感性差。指出了负责鼻和眼刺激的因素的知识不仅有理论上的兴趣，而且有实践方面的意义，特别是涉及环境问题。

更重要的是对我们从事嗅觉研究而言，讨论三叉神经刺激和嗅觉刺激的相关性，就是在测试嗅觉功能时要尽可能避免刺激剂诱发三叉神经刺激反应，充分估计三叉神经刺激对嗅觉测试的影响，还要了解三叉神经有可能参与嗅觉感受。从对前人研究成果的复习回顾，使我们深刻了解为获得确定的嗅觉气味反应，还要完成更多的深入的研究。我们现在做OERP测试时为鉴别三叉神经的反应特意设置了空气刺激和氨气刺激的对照。

（倪道凤　刁文雯）

参考文献

1. Bouvet JF，Delaleu JC，Holley A. Olfactory receptor cell function is affected by trigeminal nerve activity. Neurosci Lett，1987，77：181-186

2. Cain WS，Murphy c. Interaction between chemoreceptive modalites of odour and irritation. Nature，1980，284：255-257

3. Doty RL，Brugger WE，Jurs PC，et al. intranasal trigeminal stimulation from odorous volatiles：psychometric responses from anosmic and normal humans. Physiol Behav，1978，20：175-185

4. Doty RL. Handbook of olfaction and Gustation，Second edition，New York：Marcel Dekker Inc，2003

5. Silver WL，Moulton DG. Chemosensitivity of rat nasal trigeminal receptors. Physiol Behav，1982，28：927-931

6. Silver WL，Mason JR，Marshall DA，et al. Rat trigeminal，olfactory，and taste responses after capsaicin desensitization. Brain Res，1985，333：45-54

第八章

味感觉和嗅觉的相关性

第一节　嗅觉和味觉的关系

味觉和嗅觉密切相关，两者同属化学感受。嗅觉障碍也会影响对食物的品尝，使人食不甘味。一些患者常是嗅觉和味觉同时受损，就解剖学而言，嗅觉和味觉中枢会聚在皮层同一区域。有时很难区分嗅觉丧失和味觉丧失，而且在口语中，人们常将闻不到气味称作闻不到味，将气味和食物的味道同称为"味"。

在学术上术语"味（flavor）"很难定义，尽管经常使用。国际标准化组织（The International Organization for Standardization）定义"味（flavor）"为"在品尝时感受到的嗅觉、味觉和三叉感觉的复杂的联合。味可以受触觉、温度觉、痛觉和（或）动觉作用的影响。"（Complex combination of the olfactory, gustatory and trigeminal sensations perceived during tasting. The flavour may be influenced by tactile, thermal, painful and/or kinaesthetic effects.）然而不同专业的人用"味（flavor）"术语有所不同，即使他们都提到的是食物。气味香料化学家典型的"味（flavor）"意味着香味。在感觉估计时许多专家用"味（flavor）"意味着嗅觉、味觉和化学感觉的联合，而厨师倾向于把"味（flavor）"看做是动态的经历，不仅取决于食物的本身，还决定于它的外表和服务的环境。

许多研究结果显示味觉和嗅觉是相互作用的感觉。随着味觉化合物的浓度增加气味等级增加，同样随着气味化合物的浓度增加味觉等级增加。因此，本书讨论嗅觉的基础和临床时，必须介绍相关的味觉知识。

第二节　味觉系统的解剖和生理

一、味觉系统的解剖

味觉感受器分布在整个舌部，较少部分散布在口腔其余部分、咽部和食管。味蕾由在显微水平丛生的感受器细胞组成，形成四种可见的隆起或乳头，根据其形状命名：轮状乳头，意思是由壕沟围成的城垛；叶状乳头，呈叶子形的；丝状乳头，为丝形的；菌状乳头，是蘑菇状的（图1-8-2-1）。每一个味蕾在尖部有一个中央孔，供液体进入。轮状乳头和大的菌状乳头见于舌根部，舌根部后侧缘为叶状乳头占据。舌背面主要由丝状乳头分布，散布有较小的菌状乳头。在人的舌上估计有4600个味蕾，它们的细胞大约每10天再生一次，但这个过程并不包括他们的轴突。

除自主神经供给外，鼻部只有两对脑神经分布（Ⅰ和Ⅴ），但舌接受4对脑神经（Ⅴ、Ⅶ、Ⅸ、Ⅹ）支配，其中三种直接和

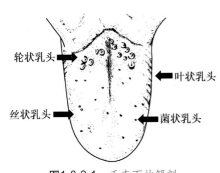

图1-8-2-1　舌表面的解剖

味觉有关，所以有相当多的容量。普通感觉，如触觉、痛觉和温度觉，舌前三分之二由三叉神经通过其舌支提供，后三分之一和邻近的软腭由舌咽神经负责（图1-8-2-2）。前三分之二的味觉感受是通过鼓索神经，其在中耳内参与了面神经。鼓索神经也含有促进分泌的纤维到下颌下腺和舌下腺，所以这个神经的损伤将通过损伤内脏的传入纤维引起口腔的干燥两倍地损伤味觉。

舌后三分之一的味觉和普通感觉是由舌咽神经供给，其传入纤维是由舌咽下神经节分出，然后进入延髓。在会厌、喉和食管上三分之一相对较少的味蕾由迷走神经分支供给（图1-8-2-2）。和味觉能力间接相关的唾液分泌是由上涎核和下涎核（位于延髓内背侧迷走核的喙部内）通过参与鼓索神经和舌咽神经的纤维控制的。人味觉受体的敏感性在0.05mg/dl的硫酸奎宁能引起适当的苦的味觉，远不及嗅觉系统的敏感性。

三种味觉神经终止在孤束核，在延髓内的线样结构，夹在第Ⅴ对脑神经外侧脊核和第Ⅹ对脑神经内侧背核之间呈三明治样（图1-8-2-3）。来自鼓索神经的纤维终止在它的喙部；第Ⅸ对脑神经终止在中部，第Ⅹ对脑神经终止在尾部，以至在舌上的味觉安排是喙尾型的。在桥脑内非灵长类有间接的丘脑味觉投射，但在人类有一个单突触不交叉的直接到丘脑的投射。丘脑味觉核是腹后内侧核小细胞部分（ventroposteromedial nucleus，VPMpc），特别是腹后内侧核的内侧的延伸，其接受主要的三叉神经输入。从VPMpc有一个到额盖（frontal operculum）和岛状皮层（可能是初级皮层味觉中枢，位于近初级运动

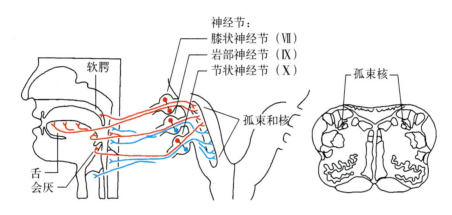

图1-8-2-2　与味觉有关的主要神经及其在延髓内孤束核的联系
终止在孤束核喙端特殊的内脏传入纤维（红色），终止在孤束核尾端一般的内脏传入纤维（蓝色）

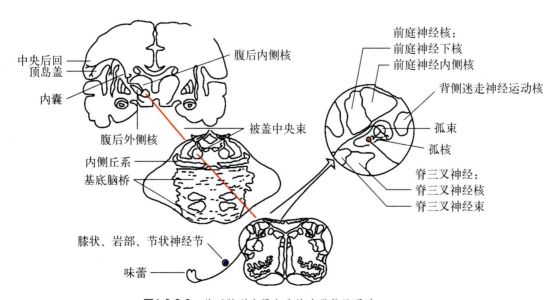

图1-8-2-3　从延髓到皮层上升的味觉传导通路

皮层内的）舌的投射。从这些区域投射到在眶额皮层内的二级味觉区域，从那里到杏仁核和外侧的下丘脑。嗅觉信号也到达眶额皮层，所以这个区域整合了味觉、视觉、嗅觉和可能有触觉（图1-8-2-4）。功能MRI（functional MRI，fMRI）研究证实了这个投射，并显示在额盖、脑岛和眶额皮层被嗅和味刺激活化。正电子发射体层（PET）研究显示在暴露到令人不快的气味剂和味觉剂期间杏仁核和左侧眶额皮层血流增加。

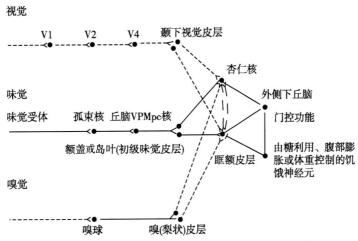

图1-8-2-4　中枢味觉通路，显示在中枢和嗅觉及视觉的会聚
VPMpc腹后内侧丘脑核及小细胞区，V1、V2和V4是视觉皮层区

不仅在眶额皮层，Nagai等认为岛状皮层在大脑半球的中间，与初级和次级体感区、前扣带回皮层、杏仁核、前额皮层、颞上回、颞极、眶额皮层、额和顶岛盖、初级和联合听皮层、视觉皮层联合区、嗅球、海马、内嗅皮层、运动皮层均有联系。岛状皮层以这种密集的神经联系参与了内脏感觉、内脏运动、前庭、注意、疼痛、情感、言语、活动信息、音乐、食物有关的输入，以及味、嗅、视、听和触觉数据的处理，加之近来PET、fMRI研究的资料，提示味、嗅、听、视和触觉输入会聚到岛状皮层，多感觉信息可能在此整合。

人的功能影像研究的困难是大多数所用的味觉刺激，不经意地激活了舌神经的普通感觉部分，而因此被导出的皮层的表达与舌的普通感觉耦合。有可能味觉信号在皮层是双呈现的，虽然从延髓到丘脑的主要投射是单侧的，而且右利手者味觉识别多数可能是左侧皮层优势。

眶额皮层也从杏仁核和皮层视区接受物体的景观和外表有关的信息。在那里的神经元得到合并有增强味觉的视觉刺激，但可能获得相反的模式（有愉悦的颠倒成不愉悦的视觉或味觉信号）。在皮层水平味觉、嗅觉、视觉信息皮层的聚集可能部分解释为什么许多纯嗅觉丧失的患者主诉他们没有味觉，且很难区别嗅觉丧失和味觉丧失。

二、味觉生理

经典的基础味觉种类是甜、酸、咸和苦。根据传统的观点咸和甜位于舌的前部，酸在侧缘，苦在后部。一些人主张酸和苦的最好的感受是在整个腭部。近来，第五种基础味觉被提出，为鲜味（umami），一个日本词汇意思是美味的或风味极佳的，由L-谷氨酸盐介导的，谷氨酸一钠的主要成分。如果用谷氨酸一钠和核苷酸的混合物，各种描述为肉汤的（brothy），汤的（soupy），肉的（meaty），味美的（savory），我们在这里暂将umami译为"鲜味"。

转导是将刺激的能量转换成电化学能量形成动作电位的过程。味觉转导机制的框图显示在（图1-8-2-5）中。酸和咸的味觉主要由位于味觉感受细胞尖部的离子通道转导。咸的感受主要是舌尖部感

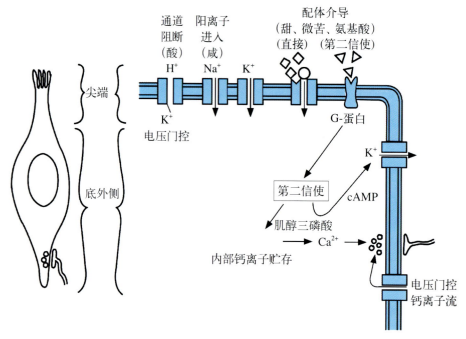

图1-8-2-5　味觉受体的转导通路

受器细胞转导，酸的感受由氢离子介导，并且主要由位在舌后部和侧缘的感受器细胞转导。

甜和苦的味觉主要由耦合到G-蛋白的受体转导，通过第二信使作用在特殊的细胞内靶位上发挥作用。近来发现一种叫做α-gustducin的G蛋白可能与苦和甜的感受有关。基因敲除鼠的研究显示味蕾的发育和舌体分布高度依赖于两种生长因子：脑衍生的神经生长因子（BDNF）和神经生长因子3（NT3）。如果BDNF不表达则味蕾数减少并损害味觉感受。如果NT3丧失则有口腔和舌的体感神经分布的严重丧失。

【唾液的功能】　唾液在味觉欣赏方面起着明显的作用，没有唾液就没有味觉，有唾液才能咀嚼食物并被搬运到味蕾处供分析。口腔干燥合并有味觉丧失。如果唾液产生率减少，口腔健康下降，患者主诉疼痛、烧灼感、有金属味等。

【味觉阈和味盲】　味觉阈是刚能察觉某种味道的量。酸、咸、甜、苦的味觉阈分别是用盐酸的酸刺激阈平均0.0009M，用氯化钠咸的刺激阈平均0.01M，用蔗糖甜的刺激阈平均0.01M，用奎宁苦的刺激阈平均0.000008M。可见苦的刺激阈最低，可能和预防作用有关，因为大多数有毒物质味觉是苦的。并非酸或苦的物质有相同的强度。

术语味盲（blindness）或特殊味觉丧失是指对其他化学物质的味觉存在仅对某种化学物质的味察觉固有缺失，是和特殊嗅觉丧失和色盲相比较而言的。

【条件化的味觉厌恶】　决定吃还是不吃某种食物取决于辨别各种味素的能力。动物和人可以通过配对味觉和胃肠道的不适感学会避免某些味道。能够超越最初的喜好，爱好可以被重复地暴露增强或减弱。味觉的喜好和厌恶可能和在眶额皮层内以及他们和杏仁核及视觉皮层的联系中的味觉反应细胞的可塑性的改变有关。

总之，味觉由位于舌表面不同的乳头内的感受细胞察觉。传统的原始味觉是甜、酸、苦、咸四种，增加了第五种是鲜味。由离子通道或G-受体蛋白转导。鼓索神经、舌咽神经和迷走神经三种神经传递味感觉到孤束核和到丘脑的VPMpc、杏仁核和眶额皮层。在人味性质的编码依赖于特殊味觉有关的神经元和他们诱发的模式相互作用。唾液对味觉无论是质和量方面都是必需的。一些人生来不能察觉两种苦味成分苯基硫脲和丙硫氧嘧啶，以及两种甜味成分葡萄糖和果糖。这个与先天的和后天习得的条件化，可能影响一个人在食物方面的喜欢和厌恶。

第三节　味觉的临床估计

像在嗅觉障碍中一样，患者不常自动说有味觉问题，要说也多说是嗅觉障碍。一般在更多情况下被特别问及是否有味觉问题时才提到，问病史时要注意味觉障碍发作和持续的时间，药物或化学暴露史，营养状况，抽烟习惯，味觉障碍的类型（丧失或畸变）等情况。

必须检查舌、牙齿和咽部有无感染体征。特别注意菌状乳头，因为在各种自主神经病中他们的数量会减少。可在舌背用亚甲蓝涂布，如果它们是有神经支配的则味孔被着蓝色。如果患者主诉外周原因味觉障碍，可借助舌部局麻鉴别。

唾液腺流的估计可以通过检查口底和口侧的唾液腺管口作出评估。

因为味觉和嗅觉是如此常被混淆，嗅觉应同时作常规评估。其他对脑神经，特别是第Ⅴ～Ⅻ对脑神经也应要作评估。舌前三分之二的三叉神经感觉和舌后三分之一的舌咽神经感觉，与它们联合的呕吐反射是高度相关的。面肌试验能提供鼓索神经近端行程完整性的间接证据。听神经应被测试因为它和中间神经非常相近。第Ⅸ、Ⅹ、Ⅺ对脑神经通过的颈静脉孔，也必须检查。检查口腔局部病变时注意检查舌下神经。肢体的神经学检查也应被完成，特别是可能有影响到后组脑神经的损伤时。

【味觉测试】　　有两种广泛种类的味觉测试：包括全部口腔的和局部的。由于临床工作往往很忙，因此对于很忙的临床门诊可先做下列5种测试作为整个口腔的初步估计：

1. 甜的（1M 蔗糖）。
2. 咸的（1M氯化钠）。
3. 苦的（0.001M盐酸奎宁）。
4. 酸的（0.032M柠檬酸）。
5. 鲜的（Umami）（1M谷氨酸一钠，味精的组成成分）。

对整个口腔的更精确的估计有两种方法。最流行的是三杯法。在这个试验中受试者接受每一个试验三种液体，其中仅一个含有味觉刺激，其他两个是水。由此得到阈测量，定义为受试者选择含有味觉刺激的滴数。在八杯法中4个有刺激，4个没有刺激。

最近常用的整个口腔试验的方法是，用片剂或者用浸有标准刺激的滤带。

最简单的局部测试是电味觉计。用放在舌上的小金属盘状直流阳电极刺激。

发展味觉刺激皮层诱发电位的研究很有限。因为和嗅觉诱发电位一样，进行味觉刺激的同时三叉神经容易被刺激，所以刺激必须是纯味觉的、没有触觉和舌神经的刺激作用。

总之，味觉的临床估计从病史到直接针对可能的病因的检查。唾液流和口腔卫生检查特别重要。有两种味觉测试方法：整个口腔的和区域的。整个口腔的技术是传统的三杯法和八杯法，最简单的区域法是用味觉计或含有各种味觉剂的液滴和滤纸。皮层诱发电位是最客观的试验，但获得纯味觉的不引起其他神经的反应的刺激技术仍有困难。

第四节　味觉障碍的分类

味觉是研究得最少的人类感觉，而且绝大多数学术论文是关于动物味觉的研究。极少的临床神经学家有研究味觉的兴趣，因此详细的临床资料非常缺乏。一项基于美国大约80 000成人的健康访问调查分析可能有110万美国人有味觉问题，占0.6%（有慢性嗅觉问题者270万）。年龄是主要因素，65岁以上的人中占残疾的40%。在宾夕法尼亚大学嗅味觉中心，味觉主诉与嗅觉主诉相比要少，仅4%化学感受主诉的患者表现有味觉问题，这方面和患者希望获得有用的治疗有关。尽管临床有味觉障碍的主诉，味觉的估计常被临床医师忽略了。

术语定义为味觉丧失（ageusia）是指味感觉的丧失。味觉减退（hypogeusia）是味感觉的减退。味觉过敏（hypergeusia）是味觉感受的增强。恶味觉（cacogeusia）等同于嗅觉的恶嗅觉（cacosmia）。幻味觉（phantogeusia）等同于嗅觉的幻嗅觉（phantosmia）。味觉倒错（parageusia）等同于嗅觉倒错（parosmia）。味觉恐怖（gustatohobia）等同于嗅觉恐怖（osmophobia）。味觉扭曲（torquegeusia）等同于嗅觉扭曲（torquosmia）。已很少用于感受器，异味觉（heterogeusia）是每种东西的味觉是相同的，这是消化不良的患者的共同主诉，称为同性质味觉（homogeusia）可能是合适的术语。老年性味觉减退（presbygeusia）是与年龄有关的自然味觉减退。也有将味觉损害分为三类：一类是有不同程度的味察觉，但刺激识别丧失；第二类是察觉或识别刺激的能力减退；第三类是有正常的察觉和识别阈但判断刺激强度的能力减退（表1-8-4-1）。

表1-8-4-1 描述味觉异常各种术语的定义

名称 （英文名称）	定义
味觉丧失（ageusia）	味感觉的缺失
味觉减退（hypogeusia or microgeusia）	味感觉的减低
味觉障碍（dysgeusia）	味感觉的畸变
味觉倒错（parageusia）	对特殊刺激的畸变或没有外在刺激存在时的畸变
恶味觉（cacogeusia）	不愉快类型的畸变
味觉扭曲（torquegeusia）	烧灼样的畸变
味觉过敏（hypergeusia）	对普通味觉敏感性增加
味觉恐怖（gustatohobia）	对某种味感觉的厌恶
异味觉（heterogeusia）	所有食物和饮料的味感觉是相同的
老年性味觉减退（presbygeusia）	味感觉随年龄的减退
1型味觉减退	对刺激有不同程度的味察觉但识别缺失
2型味觉减退	察觉或识别刺激的能力减退
3型味觉减退	有正常的察觉和识别阈但判断刺激强度的能力减退

第五节 味觉障碍的病因和治疗

在听觉和嗅觉障碍中有传导性成分，但味觉中没有，除非把唾液考虑为传导介质。而且在一些情况下必然是既影响味觉的外周又影响味觉中枢部分。其病因包括医源性的和外伤性的。

纯味觉丧失是不常见的，因为在单一神经受损的情况下，存在从外周的三条味觉的主要传入路线共同组成了一个支柱系统。即使在鼓索神经损伤的情况下有时味觉仍然保留，可能有通过走行在第Ⅴ对脑神经下颌支内一个替代通路。另一个未被证明的解释是和所谓的"抑制释放现象"有关，即在正常环境下每一个味觉神经相互抑制，当某一神经受损时，释放了它对其他神经的抑制作用，味觉感受没有改变但可能有味觉减退。味觉感受随年龄下降，在75岁时发现的味感觉减退可以是单一的年龄因素所致。

一、味觉障碍的病因

（一）外周性味觉障碍

味觉障碍（dysgeusia）金属的、苦的、咸的感觉比味觉减退更常见。大量抽烟可能是最常见的味觉减退的原因。其他味觉丧失的原因和唾液腺问题有关。口腔卫生差常是味觉丧失或味觉障碍的因素，幻味觉（phantogeusia）特别是念珠菌感染存在的情况下出现。询问病史时应该直接注意是否有不健康的牙齿或义齿、牙托，口腔鹅口疮，隐窝性扁桃体炎，唾液腺炎。Sjögren综合征是影响到一百万美国人的自身免疫性外分泌病，可产生口和眼干。如果累及在舌神经内的味觉传入通路情况就会更加复杂，同时会有食物和饮料的触、压觉丧失。囊性纤维变性病有高黏度的唾液和味觉损害。许多护理屋的居住者口腔干燥，有多种因素，包括医药、经口呼吸和饮食不足。对后者，纤维、维生素B₆、钙、可能还有锌不足是最重要的。接受过头颈部放疗的患者口干是严重的，这和放疗对腺体的损伤致唾液减少和味蕾的损伤有关。正常情况下放疗后几个月味觉恢复，因为味觉受体细胞有再生能力。

流感除影响嗅觉外还可影响味觉，有味蕾病理改变的证据。各种口腔和咽部的肿瘤通过影响鼓索神经和舌神经影响味觉。这些患者由于发生营养不良而使情况进行性恶化。

特发性味觉减退是Henkin提出的一种综合征，有味觉减退，味觉障碍（味觉异常）。食物有不愉快的味觉和香气，导致体重下降。

【神经病】　味觉障碍常表现在神经病患者中，特别是自主神经受累者。全自主神经失调症患者口干，味觉也受损，可能是由于自主神经病。在家族性自主神经异常者，菌状和轮状乳头减少损害甜和咸味的感受。味觉丧失可能是AL型淀粉样变的症状，而且显然是不可逆的。大约70%的胰岛素依赖型糖尿病有味觉损害，多种分析显示和外周神经病有关。非胰岛素依赖型糖尿病也有部分味觉损害，但可通过纠正食物中糖的水平使其逆转，且和体感或自主神经功能无关。味觉丧失可能是Guillain-Barre综合征（Guillain-Barre syndrome，急性感染性多发性神经根炎）的一个表现特征，因为面神经规律性的一或双侧受到影响。在麻风病，味觉损害极其常见。

在贝尔（Bell）面瘫，当炎症影响到膝状神经节或更接近神经通过神经节处进入中间神经到达延髓喙端时有典型的鼓索神经受累，如果发生味觉丧失很少可能有完全恢复的预后。

【代谢性和内分泌性疾病】　肾病中味觉识别阈升高，特别是甜的和酸的味觉功能。肝硬化者偶然报告味觉损害。有其他内分泌疾病可能有味觉损害，如部分糖尿病患者有味觉损害，特别是和甲状腺有关的疾病，大约80%甲减的患者有味觉损害，大约40%有味觉异常。接受甲状腺素和甲硫氧嘧啶治疗的患者，垂体不足，库欣综合征，肾上腺功能减退者可能有味觉的改变。

【创伤】　鼓索神经在中耳内走行，容易受到损伤，因为其在鼓膜上部浅面，中耳疾病、手术和头部外伤引起鼓索神经损伤。因为鼓索神经含有到颌下腺和舌下腺的分泌运动成分以及味觉成分。颌部创伤、困难的插管、喉镜检查、智齿拔除、或颈内动脉解剖可能损伤舌神经。任何一种损伤都可以引起舌前2/3味觉和普通感觉丧失。

颈静脉孔穿过3对脑神经（Ⅸ、Ⅹ、Ⅺ），当他们都被损伤时称为Vernet综合征（Vernet's syndrome，颈静脉孔综合征）。这个孔是少见的如神经瘤、脑膜瘤、表皮瘤和颈静脉球瘤的病变部位。典型的症状是声音嘶哑，鼻音、吞咽困难和胸锁乳突肌力弱。舌咽神经不常受影响，如损伤，舌后1/3味觉受影响。

咽部的外科手术有可能损伤有关的神经引起味觉障碍。北京协和医院观察了2005年4月到12月间为治疗OSAHS行咽成形术的39例患者中4例诉术后对甜、酸、咸和苦四种味觉改变，其中1例诉同时有嗅觉改变。例1嗅觉减退、酸和咸味丧失，2个月后部分恢复，对甜味过敏；例2四种味觉均减退；例3是味觉过敏，例4是味觉异常（味觉畸变？）。味觉改变的发生率达到10%。分析本组病例对味觉的影响，可能主要是对味感受神经元和传入神经纤维的损伤。味觉受体分布在整个舌部，少部分在口腔其余部分、咽和食管。舌接受第Ⅴ、Ⅶ、Ⅸ和Ⅹ对脑神经的支配，后三种对脑神经与味觉有关。如前所述，舌的味觉神经分布主要是舌尖由鼓索神经支配，舌的侧缘，叶状乳头前也由鼓索神经支配；舌后及侧缘由舌咽神经舌支支配。软腭的味觉感受是岩浅大神经完成的，腭小和腭中神经司味觉和体感感觉。迷走神经和会厌、喉和食管的上1/3的味觉感受有关。因此，例1和例2的软腭折叠手术、舌根的等离子射频减容术等可能影响到味觉的受体和有关的传入神经纤维，而影响味觉。舌咽神经舌支与腭扁桃体和咽上缩肌有较固定的解剖关系，83具成人尸体解剖显示21.5%由于扁桃体不完全被咽上缩肌覆盖，舌咽神经舌支固定地黏附于扁桃体囊上，因此，舌咽神经舌支易受损伤。舌咽神经舌支在扁桃体窝下极，茎突舌骨韧带上方。Ford等（2004）[6]报告10具尸体解剖的结果，从扁桃体窝后上方到舌咽神经主干的距离为10.7mm，从扁桃体窝后下到舌咽神经舌支最近的距离6.5mm。Collet等（2005）报告舌咽神经舌支距腭扁桃体下极2~4mm。文献报告扁桃体切除术有可能损伤舌咽神经舌支导致味觉障碍，咽侧壁成形在切除扁桃体之后，要切断咽缩肌，损伤舌咽神经舌支的可能性要大一些，这也可能是本组味觉丧失和减退的原因之一。

Collet等（2005）指出，就通常的理解，味觉不仅是味蕾刺激的结果，还是对舌的触觉和温度感受器的刺激，以及吞咽期间后鼻气流对嗅黏膜的刺激。

前已述及，经典的味觉的四原味是酸、甜、苦和咸四种，传统的意见是咸和甜的感受在舌的前面，苦的感受在后边，酸的感受在舌侧缘。其余的酸和苦的感受在腭部。酸和咸的感觉主要由在味觉受体细胞尖部的离子通道换能，甜和苦的感觉主要通过G-蛋白偶联的受体换能。例1对酸的感觉变化很明显，可能和在舌根两侧的射频减容手术有关，咸和甜感觉的明显改变，由于未在舌前2/3部位手术，不好用受体神经元损伤解释，是否可能是鼓索神经传入纤维路径上的损伤解释，鼓索神经和三叉神经舌支以一共同的鞘离开舌部，经过翼下颌间隙，然后与舌支分开进入岩鼓裂，经Huguier管穿鼓室。鼓索神经经颞骨在内耳道内鼓索神经和岩浅大神经合并成中间神经到脑干。有文献报告，Le Fort Ⅰ截骨术对味觉影响的研究显示腭部对氯化钠、蔗糖和柠檬酸的感觉减低到术前的34%，对奎宁的感觉无变化，可能和手术损伤岩浅大神经有关。奎宁受影响小，可能和舌咽神经分布有关，其在舌咽神经感受区里最有影响，在腭的岩浅大神经区里最差；另外，在舌内奎宁反应神经元在鼓索神经中较少。例1的味觉改变也许和软腭的手术有关。这或可解释在舌根手术后，但苦味的感受影响不大的原因。怎么解释更贴切还有待进一步研究。本组2例表现有部分味觉过敏，1例有味觉异常，这些没有客观检测，目前尚待合理的解释。认为咽成形手术引起味觉的改变是这类手术的重要并发症，须给予重视，术前应向患者解释清楚，术中尽可能避免损伤味觉功能。

（二）中枢性味觉障碍

头颅损伤可能是最常见的中枢性味觉障碍的原因。在整个头颅损伤中流行病学资料显示味觉障碍发生率大约0.5%，估计6%损伤后失嗅者也有味觉丧失，但临床上很少怀疑头部损伤后味觉能被损害。据说味觉丧失比失嗅更可能恢复，也许因为大多数损伤是外周性的，而且有几对神经和味觉有关。预期甜感觉（鼓索神经）比苦（舌咽神经）更快恢复。伤后健忘的持续时间和味觉的恢复有一定的关系，如没有健忘或健忘未超过24小时则味觉预期在3个月内恢复。如伤后健忘持续超过24小时，恢复差不多需要5年。

脑干损伤能引起味觉丧失，但报告极少。在孤束或其核受累的单侧延髓血管损害者观察到。在多发性硬化脑桥板的脱髓鞘引起味觉丧失，脑桥和中脑出血可引起味觉丧失。少量报告血管的或脱髓鞘的丘脑损伤引起味觉丧失，为PD病作双侧丘脑切除术可引起味觉紊乱。皮层损伤可有味觉损害，特别是眶额皮层、岛区和损伤到这些区域的头颅损伤。

癫痫的患者可能有味觉改变的先兆，虽然比嗅觉改变少得多。

【药物引起的味觉紊乱】 大约有250种药物可能损伤味觉，其中部分列在表1-8-5-1中。

因为唾液是很多药物分泌的通路，它们可以引起味觉损害，或者是通过改变转导机制，或者是引起它们自己的味觉。甜的感觉最少受到药物的影响，因为感受甜味的大量的味蕾分布在舌前。因此如果药物引起甜的感觉丧失将首先是对大量味蕾的损伤。许多所谓药物合并的味觉障碍是基于小量的报告并很少得到正式味觉试验的证实。一些所谓的引起味觉损害的化合物可能实际是引起原始的嗅觉丧失。还必须考虑药物所治疗的疾病本身可能是味觉功能障碍的原因，而不是治疗的药物引起的。在许

表1-8-5-1　可能引起味觉障碍的药物（引自Hawkes CH. 2002）

抗溶血药	抗甲状腺药	防腐剂
抗炎药	抗有丝分裂药	抗真菌药
抗生素	抗原生物药	抗病毒药
钙通道阻断剂	抗胆碱能药	利尿药
抗心律失常药	口服降糖药	抗癫痫药
抗精神病/抗抑郁药	用于PD药	混合的

多情况下药物作用的位置和模式还不能确切地知道。

【毒性物质和污染】　和污染引起嗅觉丧失相比由污染引起的味觉紊乱较少知道。可味觉丧失比嗅觉丧失有更多的原因，因为唾液的分泌能力可能受到影响。

（三）混合原因

许多味觉障碍的病因既可以影响外周也影响中枢味觉系统。患抑郁症者报告味觉紊乱常和他们的药物的抗副交感神经副作用有关。HIV感染者常主诉味觉障碍和嗅觉紊乱。这和疾病本身以及抗病毒药物有关。

口腔干燥综合征是主要影响绝经后妇女多因素的疾病。也可能发生在糖尿病、Sjögren综合征、帕金森病、恶性贫血、口干和抑郁者。主诉舌前2/3、唇和前部硬腭灼痛。有持续的味感觉畸变和味感受改变。发生的机制是外周的还是中枢的不清楚，可能两者兼有。表1-8-5-2列出了合并有味觉障碍的主要疾病。

表1-8-5-2　合并有味觉丧失的主要疾病（Hawkes CH. 2002）

肿瘤：中耳肿瘤，颈静脉孔肿瘤

创伤：鼓索神经（岩尖骨折）、舌神经和舌咽神经的损伤（颈部外伤），皮层损伤，脑岛和眶额皮层损伤

手术程序：双侧丘脑切除，喉切除，颈部放射，中耳手术，气管插管，颈内动脉解剖

血管疾病：延髓外侧综合征，脑桥出血

系统性疾病：糖尿病，囊性纤维变性，肾衰竭，家族性自主神经变性，原发性淀粉样变，库欣病，垂体功能减退症，艾迪森病，呆小症，颅动脉炎，Sjögren综合征

感染：贝尔面瘫，病毒性脑炎，流感，麻风病，牙周炎，舌炎，Guillain-Garré综合征，艾滋病

缺乏状态：烟酸，维生素A，锌，维生素B_{12}

精神病学：抑郁症，精神分裂症

发育方面：先天性面部发育不全

混合的：抽烟，药物副作用，年龄，多发性硬化，PD，高空暴露，严重失血，蛇咬伤

二、味觉障碍的诊断

味觉障碍的研究必须从病史和检查开始。如前所述，必须采集相关的详细的病史包括药物史。门诊的测试，以基本的五种要素（蔗糖，盐，奎宁，柠檬酸，单钠谷氨酸）整个口腔的味觉估计，或为单一区域的试验用点味觉计。同时嗅觉也必须估计。各种相应的有关疾病的血液筛查必须完成。要作外中耳检查，必要时要作颞骨的CT扫描和（或）MRI。如果怀疑影响到脑干或皮层的神经损伤需做头颅MRI。第Ⅸ、Ⅹ、Ⅺ对脑神经病变要做颅后窝的MRI，必要时需补充做颈静脉孔的影像学检查。一般对脑内和颈部损伤应做MRI。如需了解骨结构的改变CT要更好。

三、味觉障碍的治疗

主要试用的药物是锌，但这只适用于锌不足者。尽管如此，锌盐是一般的处方。所有其他治疗都是针对相应的病因问题的。为找感染证据要做全部口腔和咽部检查。味觉畸变或幻味觉者更可能是口腔内局部问题。

贝尔面瘫、耳或颈部手术可以导致一侧鼓索神经损伤。可以试用人工唾液或促进唾液腺流的药物毛果芸香碱(匹罗卡品)。合并口腔干燥综合征味觉畸变者可从局部麻醉药(1%达克罗宁)漱口得到帮助。对这种综合征还有用抗抑郁药和抗癫痫药。怀疑对外周神经损伤可用神经生长因子NT3。

（倪道凤　王晓巍）

参考文献

1. Coelho D, Bartoshuk LM, Kveton J. Taste disorders: The role of inhibition. ENT News, 2004, 13: 57-58

2. Collet S, Eloy P, Rombaux P, et al. Taste disorders after tonsillectomy: Case report and literature review. Ann Otol Rhinol Laryngol, 2005, 114: 233-236

3. Ford LC, Cruz RM. Bilateral glossopharyngeal nerve paralysis after tonsillectomy: Case report and anatomic study. Laryngoscope 114: 2196-2199

4. Gent JK, Shafer DM, Frand ME. The effect of orthognathic surgery on taste function on the palate and tongue. J Oral Maxillofc Sryg, 2003, 61: 766-773

5. Goins MR, Pitovski DZ. Posttonsillectomy taste distortion: A significant complication. Laryngoscope, 2004, 114: 1206-1213

6. Hawkes CH. Smell and Taste complaints. New York (USA): Elsevier Science, 2002: 87

7. Ohtsuka K, Tomita H, Murakami G. Anatomy of the tonsillar bed: Topographical relationship between the palatine tonsil and the lingual branch of the glossopharyngeal nerve. Acta Otolaryngol, 2002, 546 (Suppl): 99-109

8. Tomita H, Ohtuka K. Taste disturbance after tonsillectomy. Acta Otolaryngol, 2002, Suppl546: 164-172

嗅觉 基础与临床

BASIC AND CLINICAL
OLFACTOLOGY

临床篇

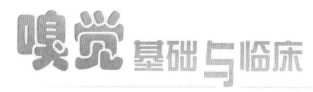

BASIC AND CLINICAL
OLFACTOLOGY

第一章

嗅觉功能评估

第一节　鼻腔气流空气动力学

一、鼻腔生理功能简介

1. 呼吸功能　鼻腔为呼吸空气的通道，有调节吸入空气的温度、湿度、滤过和清洁作用，以保护下呼吸道黏膜适应生理要求，有利于肺泡内氧（O_2）和二氧化碳（CO_2）的交换。由于鼻腔解剖的特殊，吸气时气流呈抛物线经中鼻甲内侧之鼻腔顶，再折向下方经后鼻孔入咽腔。呼气时部分气流则以抛物线经前鼻孔呼出，部分则由于后鼻孔大，前鼻孔小，致全部气流不能同时呼出，而在鼻腔内形成旋涡气流渐次呼出，以使气流在鼻腔增加了与鼻腔、鼻窦黏膜接触的机会。

鼻阻力有助于胸腔内负压的形成，便于气流在肺泡内充分停留，因而对于维持正常的气体交换起着重要作用。如肺功能会因病理性鼻腔阻力减低（如萎缩性鼻炎、下鼻甲切除过多）而下降，反之，如果鼻阻力过大，势必会造成通气不足，影响呼吸和循环功能。

2. 嗅觉功能　含气味的气体分子随吸入气流到达鼻腔嗅沟处，与嗅黏膜接触，溶解于嗅腺的分泌物中，刺激嗅细胞产生神经冲动，经嗅神经到达嗅球、嗅束，再到达延髓和大脑中枢产生嗅觉。嗅区黏膜范围较小，主要分布在上鼻甲内侧面和与其相对应的鼻中隔部分，小部可延伸至中鼻甲内侧面和与其相对应的鼻中隔部分。鼻腔的不规则形状和高速气流产生非线性空气动力促进气味的混合，进而形成复杂的气味分布。只有15%的吸入气流穿经嗅黏膜。鼻腔的不规则形状使得吸入气流偏离嗅黏膜。临床上只有15%～20%的嗅觉和味觉功能障碍的患者存在明确的阻塞性气流异常。

二、鼻腔气流空气动力学

鼻腔的气流动力学受鼻腔的解剖和生理影响。功能性鼻腔动力学评估通过活体鼻腔鼻测压实现。鼻腔气流是由层流和紊流两部分组成，并且由于鼻瓣动力性狭窄的存在，故鼻腔的压力和气流流速之间并非是线性关系。

1. 层流和紊流　鼻气流的经典概念认为，经过鼻的气流分为两股，即层流和紊流。层流是气体分子平行于管腔壁的运动，各层之间不相混杂，气柱流动的截面呈抛物线状，轴心部位流速最快，离轴心部位越远则越慢，管腔壁处几乎为零。紊流是当气流速度超过一定临界值时，气流不再保持分层流动，各层相互混杂，气流失去原有抛物线形状，变得极不规则。层流从鼻内孔朝后上方弧形流向后鼻孔再散开，是鼻腔气流的大部分，与通气量关系甚大。平静呼吸时，气流进入较缓慢，空气大多从鼻腔下部通过（图2-1-1-1）。用力吸气时，气流呈弧形向上到达鼻腔顶部。紊流形成于鼻内孔后方。层流和紊流通常同时存在，但在缓慢呼吸时只有层流。

2. 嗅裂气流　早期的尸体鼻腔研究显示（Swift和Proctor，1977）鼻腔最大水流量在中鼻道，只有少量水流向嗅裂。当流速在125ml/s时表现为层流，208ml/s时出现紊流。Hornung等通过鼻腔模型和放射性核素显影技术发现鼻腔最大气流在鼻腔下部，相当于总鼻道和下鼻道的位置，随着流速和流量增加，嗅裂流量也随之增加。Hahn等通过放大20倍的鼻腔模型研究发现大约有50%的气流经过总鼻道和下鼻道，约有14%气流经过嗅区。Kelly等研究发现气流在鼻腔为层流，鼻阈和总鼻道流速和流量最大，嗅裂流量较少。Keyhani等通过计算流体学模拟技术（computational fluid dynamics simulation，CFD）研究显示鼻腔最大流量在总鼻道，约有10%气流经过嗅裂，而且只有鼻阈上部气流经过嗅裂。Zhao等通过CFD研究了嗅区气流变化的特点，认为嗅区气流变化受鼻腔总气流量和鼻阈截面积大小的影响。当鼻腔总气流流速的轻微改变可能导致嗅裂气流的显著改变。鼻瓣区小的阻塞（局部气道容量下降1.45%）会导致鼻气流减少18.7%，嗅裂气流减少76.9%。因此认为鼻阈不仅是鼻阻力的主要成分，还是控制嗅区气流量的关键因素。不同流速下的层流和紊流时嗅区气流有不同变化（图2-1-1-2）。

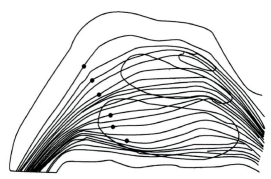

图2-1-1-1　平静时鼻腔吸入气流示意图
数据来自健康成年男性鼻腔放大模型，细线显示烟雾颗粒从前鼻孔进入鼻腔后的路径，显示大约有50%气流经过中鼻道，35%经过下鼻道，约15%经过嗅区
（Scherer PW. 1989）

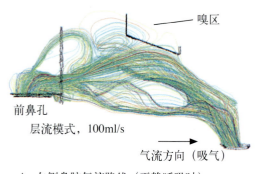

A. 左侧鼻腔气流路线（平静呼吸时）

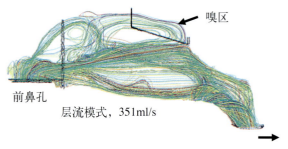

B. 左鼻腔气流路线图（中度吸气）

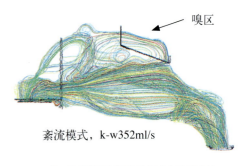

C. 左鼻腔气流路线图（中度吸气）

图2-1-1-2　通过CFD得到的鼻腔气流图
注意鼻阈和嗅裂的气流速度，A.平静呼吸时层流（100ml/s）模式嗅裂区气流少流速慢 B.中度吸气时层流模式（351ml/s）嗅裂气流增多；C.中度吸气紊流模式时（352ml/s）嗅裂流量增加

（Zhao K. 2006）

3. 鼻腔容量与嗅觉功能　Leopold等最早研究了鼻腔解剖与嗅觉功能的关系。对34例传导性或特发性嗅觉减退患者，进行CT扫描和嗅觉测试。为了方便研究将中鼻甲以上鼻腔分为9个区域。对每个区域的容量进行测量，最后与嗅觉功能进行多元相关分析。发现有3个区域与嗅觉功能相关，提示这三个区域对嗅觉有重要意义（图2-1-1-3）。Hornung等进一步研究了19例传导性嗅觉障碍的患者单个鼻腔与单鼻嗅觉功能的关系。进一步证实了Leopold的结论，同时显示多个参数有交互作用，鼻腔结构与嗅觉关系复杂，远离嗅区的区域变化可能导致嗅觉显著变化。Damm等深入研究了正常人鼻腔解剖和嗅觉功能的关系，通过MRI扫描对鼻腔进行分区，同时测试嗅觉阈值和阈上功能。发现有两个区域对嗅觉影响显著（图2-1-1-4）。综合起来鼻阈和嗅裂前部开放程度对嗅觉有重要影响。

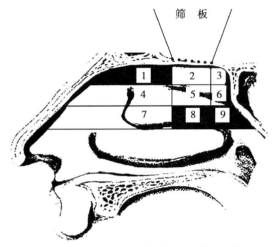

图2-1-1-3　Leopold鼻腔解剖与嗅觉功能分区
Leopold（1988）等将中鼻甲以上鼻腔分为9个区域，
多元回归研究显示图中1、8和9区容量对嗅觉功能
有重要意义

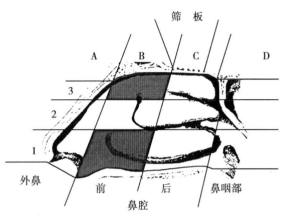

图2-1-1-4　Damm鼻腔解剖与嗅觉功能分区
Damm等（2002）将鼻腔分为11个区域，研究显示B3
和B1区容积对嗅觉影响显著

4. 鼻气流吸气参数　气味感受需要有足够的嗅素到达嗅黏膜。Mozell等提出嗅刺激有三个基本变量：分子数量（N）、吸气时间（T）和吸入气量（V）。由这三个基本变量衍生出以下三个变量：浓度（C＝N/V）、传递速率（D＝N/T）和流速（F＝V/T）。研究显示嗅觉反应（R）与上述变量有下列关系：R与C成比例：$R \sim C^X$，进一步得到$R \sim N^X/V^X$。Mozell等通过试验得到嗅觉反应与NVT的关系式：$R \sim N^{0.35}V^{-0.28}T^{0.22}$。另外有一个重要模式即FN模式：$R \sim F^{-0.25}N^{0.35}$。FN模式是推测嗅神经反应的最好模式，其推测的误差为0.0517。根据FN模式，嗅神经反应与流速F成负相关。但是Rehn等研究认为流速增加嗅觉反应会增强。Mozell等通过系列试验证实对于辛烷类气味剂，在黏膜表面的溶解性很低，流速是R的负参数。对于黏膜溶解性稍高的气味剂，流速的负效应减弱，当气味剂黏膜溶解性高时，流速成为正效应。应该注意FN模式中流速的负效应不及N的正效应，当FN同时增加时最终可能表现为N的正效应。多个鼻腔模型研究显示：假定有足够的黏液表面积，对于黏液溶解性高的气味剂，鼻气流流速的增加应该能增加嗅觉感受强度；对于溶解性差的气味剂，增加流速只会降低嗅觉感受强度。

5. 鼻瓣狭窄　鼻瓣区即鼻内孔，位于鼻前庭深部、下鼻甲前端的前方。主要由鼻中隔软骨前下端和鼻外侧软骨前端与鼻腔最前部的梨状孔底部组成，为一狭长的三角形，横截面积区约$1.5cm^2$。该口是鼻腔最狭小的关口，称为鼻瓣。对于吸入鼻腔的空气来说，鼻瓣区的阻力最大。如果因先天性发育畸形、外伤、面神经麻痹、连接大翼软骨的扩鼻肌失去张力等原因，影响前鼻孔的大小，使鼻瓣区的角度更加狭小，阻力增加而发生阻塞。相比鼻腔其他部位鼻瓣区狭窄对鼻阻力的影响更关键。

三、鼻腔通气功能检查法

鼻腔通气功能检查法是一种用于定量测量鼻腔通气程度的方法。随着现代科学技术在医学领域中的不断应用与发展，鼻腔通气功能检查技术有下面几种主要方法：鼻测压法、鼻声图仪法、鼻流量计法、同步口鼻呼吸测量技术、感应性体积描记器法和声反射鼻测量法。其中目前应用最多的是鼻测压法和声反射鼻测量。

1. 鼻测压 鼻测压（rhinomanometry）能同时测量鼻腔压力和流速。测量设备和方法很多。通过鼻腔测量点的压力传感器将压力转化为电信号，通过计算机进行处理。通过放置于前鼻孔的面罩进行流量测试。通常分别测试鼻腔前部、中部和后部压力，从而得到各点压差。1984年比利时布鲁塞尔国际鼻测压计标准委员会建议根据流体力学原理，同时测定经鼻气压下降值及呼吸气流速度，两者之比即为鼻阻力（nasal airway resistance，NAR）。根据这一原理设计各种鼻测压法用于临床和实验研究。NAR计算公式为：$R = P / V$（R表示鼻阻力，P表示鼻腔管道两端的气压差，V表示气流速度）。目前研究已发现鼻气道阻塞可以引起NAR升高，NAR的升高幅度随病变部位的程度不同而不同，这表明测定NAR可为判定鼻气道阻塞程度提供客观而可靠的指标。在测量NAR的同时，也可用鼻测压计确定最小鼻横截面积（nasal cross sectional area，NCA）。NAR 与NCA之间并非线性关系，当面积小于$0.4cm^2$时气道大小对NAR影响大，而当面积大于此值时气道对NAR 影响不大。

2. 声反射鼻测量 声反射鼻测量计（acoustic rhinometer）是近10 多年来新开展的一项简便迅速、可重复性好、无创伤的鼻腔通气功能检测方法。基本原理：声波管发出的声波经鼻探头进入鼻腔，随鼻腔横截面积的不同产生不同的反射，其反射信号及发生率由传声筒记录放大并传入计算机，经计算机分析处理，确定以距离前鼻孔不同距离为函数的鼻腔横截面积，称之为鼻腔面积距离曲线。该曲线起始较为平坦的一段表示鼻管的反射曲线，向后代表鼻腔的反射曲线。同时根据鼻腔面积距离曲线可计算出相应的鼻腔体积。研究显示正常曲线在鼻腔前部显示有三个明显狭窄处，第一狭窄处为鼻内孔位置，第二狭窄处为下鼻甲前缘位置，第三狭窄处为中鼻甲前缘位置。由于地区及人种差异，各个数据的正常范围目前没有统一标准。

1989年Hiberg等人最早将该项技术应用于鼻腔的测量。随后国内、外许多学者对声反射鼻测量计在鼻腔测量的应用方面做了大量的研究，证实了声反射鼻测量计在临床中的重要价值，声反射鼻测量计作为一项鼻腔通气功能检测方法，可以通过精确地测量鼻腔病变的部位、大小及确定其对鼻通畅度影响。该方法在辅助判断鼻腔疾病性质，确定治疗方案，判定保守或非保守治疗的疗效方面有着重要的价值。

四、鼻腔通气改善与嗅觉改善关系的临床研究

由于鼻腔气流和嗅觉关系复杂，因此并非所有患者行鼻腔、鼻窦手术后就能立竿见影地改善嗅觉。这里只就鼻、鼻窦术后鼻腔通气与嗅觉关系做简要探讨。Kimmelman等报道鼻术后66%患者嗅觉改善或无变化，32%嗅觉下降。Rowe-Jones等报道术后大多数患者嗅觉改善，而且嗅觉改善与鼻腔容量增加有相关性。Damm等研究显示鼻中隔和下鼻甲术后患者，87%鼻腔气流增加，只有80%的患者嗅觉识别力改善，54%嗅阈改善。可能正如使用鼻扩张器后气流的增加对气味强度评分的影响比阈值要显著一样。人们只是基于这样的假定，即鼻堵时嗅觉下降只是由于气流到达嗅区受影响。但是Doty等报道手术干预并不总能成功地解决鼻窦炎患者的嗅觉损失。实际上很多鼻窦炎鼻息肉患者都不是单纯的传导性嗅觉障碍，他们不同程度地伴有嗅黏膜的病变，即有感觉性嗅觉障碍。

（刘剑锋）

第二节　嗅觉心理物理测试

嗅觉是人的基本感觉之一。嗅觉心理物理测试是嗅觉的基本测试。在发达国家嗅觉心理物理测试已广泛应用于临床。美国和瑞典的大宗调查显示嗅觉障碍的患病率分别为24.5%和19.1%。国内尚未重视嗅觉测试，尚需建立并完善标准化的可靠的测试方法。嗅味鉴别测试的具体内容因文化背景不同而有差异，因此不能完全通用。但测试的基本原理和方法相似。本文对嗅觉心理物理测试的分类、稳定性和主要的测试方法进行介绍。

一、嗅觉心理物理测试的分类

1. 嗅觉察觉阈测试（detection threshold tests）　即绝对阈值，是嗅觉心理物理测试最常用的测试之一。是指受试者能够可靠感知的最低嗅素浓度。分为有限单升法（single ascending method of limits procedure）和单阶梯法（single staircase procedure）。

2. 辨别阈测试（difference threshold tests）　是受试者能够可靠分辨出的最小嗅素浓度差。

3. 强度评分（rating scale）　是阈上功能测试，用于评估受试者所感受到的嗅觉刺激的相对强度。分为分类评分（category scale）和线性评分（line scale）。

4. 性质辨别测试（quality discrimination tests）　最直接的测试是要求受试者判断两种刺激的性质是否相同。受试者接受一系列的相同和不同的嗅素测试对的测试，根据答对比例评价性质辨别能力。

5. 性质识别测试（quality recognition tests）　分两类，一类是受试者是否认识所给的嗅素刺激，并不要求受试者判断是什么嗅素，该测试比较粗略。另一类是受试者在接受靶嗅素刺激后，接着从一列嗅素中选出与靶刺激相同的嗅素。

6. 性质鉴别测试（quality identification tests）　是应用最广泛的嗅觉测试，分为命名测试（naming tests）、肯定或否定鉴别测试和多选鉴别测试三类，分别要求受试者给刺激命名、回答测试者提出的测试问题和从给出的名称或图片中选出嗅素。

7. 嗅觉记忆测试（olfactory memory tests）　受试者在闻嗅过一种或几种嗅素后（即靶刺激或刺激列），隔一定时间后，从给出的选项中选出刺激嗅素或嗅素列。可重复测试。有时在间隔期内要求受试者完成无关的任务。

二、嗅觉心理物理测试的稳定性

不同的阈值测试其稳定性参数变化很大，有一些测试稳定性较差。但是，有些经重复测试，得到稳定性参数的阈值测试，显示有较好的稳定性。Koelega（1979）报道正酸酯的重复测试稳定性参数双侧、右侧和左侧分别为0.65、0.51和0.59。Cai和Gent（1991）报道经有限上升法测得正丁醇、苯烷基甲烷木醇、醋酸异戊酯和吡啶的察觉阈，得到双侧鼻孔的相关性分别为0.68、0.96、0.86和0.83。Doty测试T&T嗅觉计中五种嗅素的察觉阈重复测试稳定性为0.56～0.71，识别阈参数较低为0.22～0.45。单阶梯必选法测试苯乙醇的察觉阈，其稳定性为0.88；单升法测试正丁醇和苯烷基甲烷木醇的察觉阈，其稳定性为0.49和0.70。Sniffin sticks阈值测试的稳定性为0.61。UPSIT测试的稳定性为0.9。B-SIT的稳定性为0.79。Doty（1995）总结：① 察觉阈比识别阈稳定性更高；② 有限单升法的阈值测试稳定性不如单阶梯法的阈值测试；③稳定性和测试长度具有显著相关性。

三、测　试　方　法

标准化的定量嗅觉测试在多数情况下必须考虑：①化学感受的性质和程度；②确定患者嗅觉障碍（简称嗅障）主诉的真实性，包括伪嗅障；③监测嗅功能的动态变化；④为确定残疾赔偿提供客观的资料。一些应用简便的嗅觉心理物理测试已经建立起来了，并在不同程度上能够满足上述要求。其中一

临 床 篇

部分已经商品化。这些测试包括T&T嗅觉计测试（T&T olfactometer test）、UPSIT 测试（university of pennsylvania smell identification test，UPSIT）、静脉性嗅觉测试（intravenous olfaction test）、CCCRC 检测（connecticut chemosensory clinical research center，CCCRC）、喷射式T&T嗅觉计测试（jet stream T&T olfactometer test）、五味试嗅液测试、圣地亚哥嗅味鉴别测试（San Diego Odor Identification Test）、CC-SIT测试（cross-culture smell identification test）、乙醇吸入测试（alcohol sniff test）、Sniffin sticks嗅觉测试（Sniffin sticks test）、斯堪的纳维亚嗅味鉴别测试（Scandinavian odor-identification test，SOIT）和维也纳人嗅觉套查（Viennese olfactory test battery）等。下面就常用测试方法作一简介。

1. T&T嗅觉计测试　日本第一个标准化的嗅觉仪诞生于1975年。该嗅觉仪以Toyota和Takagi命名，故为T&T嗅觉仪。该测试在日本广泛应用，可同时检测嗅觉察觉阈和嗅觉识别阈。气味的选择标准：①每种气味能够与其他气味区分开；②气味简单，易于为多数人感觉到；③气味的强度和性质稳定；④嗅素成分单一，便于加工制作。在此基础上选出了10种候选嗅素。分别予以10倍稀释，浓度范围为$10^{-1}\sim10^{-17}$。测试时用15cm×0.7cm的无味滤纸前端浸蘸1cm的嗅素液，置受检者前鼻孔下方1～2cm处，闻嗅2～3次，按由低浓度到高浓度的顺序检测。先测试察觉阈，再测试识别阈。识别测试时只要求受试者说出所闻到的味的性质或类似物品即可。为了临床简便易行，保留5种嗅素（苯乙醇、甲基环戊烯酮、异戊酸、十一烷酸内酯和臭粪素），制成标准化的T&T嗅觉仪。在T&T嗅觉仪中，根据10种嗅素测试得到的感受阈的算术均值 $\overline{X}$ ，将测试液浓度调整为8种浓度，浓度范围是$\overline{X}\times10^{-2}\sim\overline{X}\times10^{4}$或$10^{5}$。分别用5、4、3、2、1、0、－1、－2表示。0为正常嗅觉的阈值浓度。5为浓度最高，依次减弱，－2为浓度最低。测试结果可以做出嗅觉图，图中以○表示感受阈，以×表示识别阈。根据测试得到的识别阈均值，嗅觉功能分为6级：均值小于－1为嗅觉亢进；－1～+1为嗅觉正常；1.1～2.5为嗅觉正常或轻微下降；2.6～4.0为中度嗅觉减退；4.1～5.5为嗅觉严重减退；5.6以上为失嗅。

2. 喷射式T&T嗅觉计测试　大山胜等（1992）为了刺激的定量化和缩短测试时间，在T&T嗅觉计的基础上用喷射装置将刺激嗅素喷入鼻内嗅区。主要装置为喷枪。基本测试顺序同T&T嗅觉计，双鼻分别测试，测试一侧时，堵住另一侧鼻孔，测试枪头深入测试鼻腔，当受试者吸气时，按下刺激开关。刺激间隔为30s。计分方法和结果解释同T&T嗅觉计。

3. 静脉嗅觉测试　在日本，静脉嗅觉检查法是临床最常用的，也是最灵敏的嗅觉测试。根据该测试可以推测有无感觉神经性和中枢性嗅觉障碍。静脉注入丙基二硫硫胺素（alinamin），其降解产物正丙硫醇（n-propyl mercaptan）经血从肺泡排出，呼出含有蒜味的正丙硫醇气体从后鼻孔到达嗅裂，直接刺激嗅神经末梢引起嗅觉反应。另外最近研究发现喉全切除术后的患者也能够闻到蒜味，提示丙基二硫硫胺素可以通过血液循环，到达嗅区刺激嗅黏膜引起嗅觉。测试方法是丙基二硫硫胺素注射液10mg（2ml），在20s内匀速注入肘正中静脉，受试者平静呼吸感觉有无蒜臭味。计算潜伏期和嗅觉持续时间。正常潜伏期和嗅觉持续时间分别为8～9秒和1～2分钟。嗅觉障碍患者潜伏期延长，持续时间缩短。完全失嗅者闻不到蒜味。该测试结果可与标准T&T嗅觉测试结果综合分析，如果标准T&T嗅觉测试结果不正常，而静脉法测试正常，提示呼吸性嗅觉障碍的可能性大，如果该测试无反应则强烈提示感觉神经性或中枢性嗅觉障碍。

4. UPSIT测试　由美国宾夕法尼亚大学医学院临床嗅觉与味觉研究中心Doty等（1984）研制的方法，称宾夕法尼亚大学嗅觉识别试验（University of Pennsylvania smell identification test，UPSIT）。他们选择嗅素物的原则是：①气味的性质范围要广，包括人们喜欢及不喜欢的物质气味；②气味的单一性及多样性兼而有之；③大多数嗅素物对鼻黏膜的三叉神经没有刺激，仅少数是刺激三叉神经末梢的嗅素物。这样能为伪装者提供额外的信息；④人们比较熟识的，易被受试者以各种形式表达其确切的名称；⑤对受试者没有不愉快或明显的不舒服感。根据上述原则，Doty等选出40种嗅素物，分别为意大利馅饼、口香糖、薄荷醇、樱桃、机油、薄荷、香蕉、丁香、皮革、椰子、洋葱、水果混合甜饮料、甘草、乳酪（chedder）、肉桂、汽油、草莓、雪松、巧克力、姜饼、紫丁香、松节油、桃子、啤酒、泡菜、菠萝（凤梨）、西瓜、稀油漆、青草、烟草、松树、葡萄、柠檬、肥皂、天然气、玫瑰及花生等，并将其分别置于$10\sim50\mu m$塑料囊内，再分装在按不同气味编排的小册子内，每10种嗅素装订成1册，共4册。每页有1种嗅物，印有4个候选答案，受试者用铅笔划破胶囊，嗅闻后从4个选项中选1个。辨别不清时允许猜测，但必须回答。因此该法又称为刮吸测试（"scratch and sniff" test）。经过对4000例正常人的测试，得到了不同年龄和性别的正常值，通过该测试可以将个体的嗅觉功能分为嗅觉正常、轻度嗅觉下降、中度嗅觉下降、重度嗅觉下降、失嗅和可能是伪失嗅6类。该测试的重复测试信度和半分信度$r>0.9$，显示其稳定性好。由于试剂装订成册，而且较为轻便、易携带，也便于保存，又无需特殊的空间和设备，使用较方便。该法在北美广泛应用。该测试试剂盒商品名是嗅觉鉴别测试（smell identification test），有英语、法语、德语和西班牙语4个版本。该测试试剂盒可以从Sensonics购买。

5. 嗅觉阈值测试（smell threshold test） Doty等（1987）研制，后由Sensonics公司生产销售。该测试是典型的单阶梯法。测试使用的嗅素是有玫瑰味的苯乙醇，20ml系列浓度的苯乙醇溶解于轻矿物油后置于100ml的玻璃吸瓶中作为刺激，对照是轻矿物油。测试时，由一定浓度嗅素和对照组成的测试对给受试者闻，受试者要回答哪个瓶的味道更浓。从浓度为-0.65对数浓度开始测试，如果不能连续5次都答对，则增加1个单位的浓度，直到增加到某一浓度，受试者能够连续5次测试都答对，此为第一阶梯，最高测试浓度为逆转点，然后降低0.5单位浓度测试，从这一点以后的每个浓度的测试次数为$1\sim2$次，如果第一次测试回答错误，不需要进行第二次测试，直接再增加0.5单位的浓度测试，当两次测试均答对时，再降低0.5单位浓度测试。测试中浓度连续递增或递减的过程称为一个测试阶梯（staircase），上升或下降转折点浓度称为反向点（reversal point），测试一共有7个阶梯，最后4个阶梯的反向点的均数为阈值。

6. CC-SIT测试 为了缩短测试时间，并使UPSIT能在更大文化范围内使用，Doty（1996）在UPSIT基础上研制出CC-SIT（cross-culture smell identification test），也称为B-SIT（brief smell identification test）。测试的项目是经过对中国人、哥伦比亚人、法国人、德国人、日本人、俄国人以及瑞典人进行调查或咨询，筛选出的各种文化都比较熟悉的嗅物。CC-SIT含有12项测试内容，能在5分钟内测完。12种嗅物分别为香蕉、巧克力、肉桂、汽油、柠檬、洋葱、油漆稀释剂、菠萝、玫瑰、肥皂、香烟和松节油。测试试剂盒可以从Sensonics购买。

7. CCCRC测试 系美国康涅狄格化学感觉临床研究中心（Connecticut chemosensory clinical research center，CCCRC）根据临床实践所设计的方法。该测试包含阈值测试（threshold test）和识别测试（identification test）。

（1）阈值测试：该测试是典型的有限单升法，采用正丁醇（n-butanol）为嗅素，去离子水为溶剂。4%正丁醇为最高浓度，按1:2连续稀释11次，最低浓度为$2.3\times10^{-5}\%$，最高和最低浓度对应于$0\sim11$分值。将每一种浓度的丁醇60ml置于高微密度的聚乙烯瓶内。每次给受试者两只瓶，其中一只盛丁醇液，另一只盛水为对照测试剂。测试时将瓶的喷嘴塞入受试者一侧前鼻孔，挤压瓶体，并吸气。然后判断哪个瓶有味。测试从低浓度开始，一般从第9档开始，如果受试者选择正确，则给予同浓度的测试液再次测试，直到连续4次均正确。该值即为阈值。若有一次错误，则需要换用浓度高的测试液测试。左右鼻腔应分别测试，并要求在20分钟内测试完毕。

（2）鉴别测试：阈值测试完毕后，进行识别测试。测试所用嗅物为婴儿粉、巧克力、肉桂、咖啡、卫生球、花生酱、象牙肥皂7种嗅物测试嗅神经功能。另用Vicks雾化吸入剂（Vicks vapo steam）测试三叉神经的功能。测试时将这些嗅素物分别置于不透明的塑料缸内，并用纱布盖好，以避免视觉提示。双鼻分开测试，堵住非测试侧前鼻孔。受试者嗅闻检查者给的塑料缸，受试者从16个选项中（除上述8种外，还有烧焦纸灰、黑胡椒、橡皮、葡萄酱、番茄酱、烟草、留兰香、木刨花）选择一个自己闻到的嗅物，做出标记；如果没闻到味，做出未闻到的标记（NS/no sensation），如果闻到味，但不知道是什么东西，做出相应标记（DK/don't know）。答对一项，得1分。当受试者回答错误时，可以从测试人员那里得到正确答案的反馈。如果测试者意识到受试者能够受益于这种反馈，选错的嗅物可以随机地再给受试者闻一次,如果答对,则得分。全部测试应在15分钟内完成。上述两项测试的得分相加即为总分。该测试的灵敏度和特异度分别为76%和94%。

8. 五味试嗅液测试　是孙安纳、柳端今等（1992）研制的方法。选用醋酸、醋酸戊酯、薄荷醇、丁香酚、3-甲基吲哚作为基准测嗅液,分别标以A、B、C、D、E,代表酸味、香蕉味、清凉油或薄荷味、花香味、粪臭或口臭五种气味。另选用无嗅味、蒸气压低的液态石蜡为溶剂,经气相色谱分析,其稳定性佳,无明显挥发性。另配三瓶液态石蜡作为空白对照。按照10倍重量浓度稀释系列（10^n）,即每种试嗅液的相邻浓度的比值为10。共配制5个数量级,最高浓度标为5,最低浓度标为1。装于双层磨口油脂滴瓶内备用。检测时取下外层磨口帽,将磨口滴棒取出置于受试者前鼻孔前1cm处,给受检者嗅闻。每次闻2~3次,勿用力深吸气。先从低浓度1开始,记录能感觉或辨认出气味时的浓度序号。依次按A~E 5种气味进行测试。检查室保持通风,不应有异味。

对北京市468例体检正常的男、女青年人（18~25岁）调查结果显示察觉阈的峰值分布为2及3,而识别阈峰值分布为3及4。识别阈较察觉阈值高,在峰点的两个阈值间,相差一个数量级,即识别阈高于察觉阈一个数量级浓度。该测试简单易行。但该测试缺乏稳定性和正常值的相关研究。

9. Sniffin sticks 嗅觉测试　由德国的Kobal和Hummel研制,1995年由Burghart公司生产。现在中欧推广应用。该测试有3项子测试,分别测试气味阈值（odor threshold）、气味辨别（odor discrimination）和气味鉴别（odor identification）。

测试液或固体测试剂溶于丙乙醇4ml,装在像毡尖笔（felt-tip pens）一样的小棒中,带盖,可以防止毡尖变干、气味蒸发和造成污染。测试时,打开笔帽,笔尖放到单侧或双侧鼻孔下大约2cm处。

（1）气味阈值:用正丁醇作为嗅素,最高浓度为4%,按1:2稀释,共17档。最高浓度和最低浓度分别对应为0和16分。单阶梯法或多阶梯法确定阈值,每一次测试受试者要闻3个棒,其中只有1个装有一定浓度正丁醇,另两个是无味的溶剂。受试者必须做出选择,哪个棒有味。阈值测试时间大约10~20分钟。

（2）气味辨别测试:受试者必须从3个气味棒中分辨出哪一个与其他两个的气味不同。一共16组,每组3个嗅棒。测试值为0~16。每组测试中间至少间隔30秒,每组测试中,每个嗅棒之间的间隔大约3秒。

（3）气味鉴别测试:受试者闻16种嗅素,并在给出的四个选项中选择一个受试者认为最接近所闻到的味的选项。得分为0~16。16种嗅素为橙、松节油、薄荷油、丁香、皮革、香蕉、蒜、玫瑰、鱼、柠檬、咖啡、茴芹、肉桂、甘草、苹果和菠萝。气味阈值（T）、气味辨别（D）和气味鉴别（I）三项测试的得分相加即为TDI总分。TDI总分为48分,志愿受试者TDI值的十分位数定为嗅觉减退界值,年龄<15岁为24.5,年龄在16~35岁为30.3,年龄在36~55岁为28.8,>55岁为27.5,≤15分为失嗅。Sniffin sticks 测试再测试（test-retest）的相关系数分别为阈值测试0.6,辨别测试0.54,识别测试0.73,TDI为0.72。显示其具有较好的稳定性。通过该测试与CCCRC测试进行比较,证实该测试的真实性较好。

Kobal另选出8种嗅素,用于嗅觉识别筛查测试（screening test）,这8种嗅素为苯乙醇、柠檬油精、紫罗兰酮、醋酸异戊酯、桉油醇、丁香酸、芥末油和无味溶剂,其中前三种主要刺激嗅神经、中间三种同时刺激嗅神经和三叉神经,第七种主要刺激三叉神经,第八种是无味的溶剂。嗅觉识别筛查测试大约需要5分钟。Sniffin sticks测试试剂盒可以从Burghart公司买到。

10. 斯堪的纳维亚嗅觉鉴别测试（Scandinavian odor-identification test,SOIT）　该测试适用于斯堪的纳维亚人,特点是能够评估嗅觉的总体功能,分别测试嗅觉和三叉神经功能,对认知要求不高,特异性和灵敏度好,有正常值范围,使用快捷简便,廉价。该测试根据嗅素的可识别度、熟悉程度、刺激强度和舒适度从30种嗅素中选择了16种嗅素,30种嗅素中13种为实物,其余17种为天然醚油。13种实物分别是1.0mol/L氨水、黑胡椒、可可豆、咖啡、汽油、芥末、爽身粉、焦油、茶、牙膏、松节油、Vick雾化剂、醋。17种天然醚油为杏仁、杜松果、熏衣草、丁香、肉桂、松针、桉树、柠檬、茴芹、茉莉、紫罗兰、紫丁香、苹果、百合、橙、香草醛、薄荷油。选中的16种嗅素为杏仁、氨水、茴芹、苹果、肉桂、丁香、杜松油、紫丁香、柠檬、橙、松节油、松针、焦油、香草醛、醋和紫罗兰。这些嗅素具有广泛的代表性。每一项嗅素的测试有4个选项供测试者选择。共有32种嗅素选项。5ml的嗅素置于10ml的琥珀色玻璃瓶中，置于鼻孔下1~2cm，受试者嗅闻时间不限，然后从4个选项中选择1个合适的选项。答对一种嗅素，得1分。总分16分。刺激间隔时间为30s。测试环境要求通风好，室温下进行。该测试的重复测试信度$r = 0.79$，半分信度$r = 0.56$。该测试与UPSIT和CCCRC测试的相关系数分别为0.76和0.60。测试时间10~15分钟。正常值根据年龄（13~34、35~54、55~74岁）和性别分为6组，比各组均数的2个标准差和4个标准差低分别定为嗅觉减退和失嗅。Bramerson等使用该测试对斯堪的纳维亚人进行了嗅觉障碍患病率的调查。

结　语

嗅觉的精确测定仍然是一个难题。临床嗅觉心理物理测试需要将阈值测试和嗅觉鉴别测试结合起来综合评价嗅觉功能。嗅觉心理物理测试的关键是测试的稳定性，稳定性的指标包括重复测试的稳定性和半分稳定性。嗅觉心理物理测试方法的临床应用需要有测试稳定性的相关指标。嗅素的性质、浓度以及测试方法（单升法、单阶梯法）是影响嗅觉阈值测试稳定性的主要因素。嗅味鉴别测试中嗅素的选择需要遵循一些基本的原则，而且嗅素的种类要足够多。

（刘剑锋）

第三节　嗅觉系统结构影像学

人类对气味的感知首先是在鼻腔嗅上皮处的嗅觉感受神经元，嗅黏膜分布在鼻腔顶中部，向下至鼻中隔上部及鼻腔外侧壁等嗅裂区域。感受到的气味信息经嗅球中继后达到大脑皮层。嗅觉皮层为嗅觉高级中枢，分为初级嗅觉皮层和次级嗅觉皮层，初级嗅觉皮层主要包括梨状皮层及杏仁体周围皮质部分，次级嗅觉皮层主要接受来自初级嗅觉皮层的信息，包括内嗅皮层、眶额回等，然后嗅觉信息输入至几乎所有的边缘系统部分，发出纤维主要投射至海马。

嗅觉系统结构成像方法主要包括CT和MRI。CT简便、迅速，空间分辨率高，图像可以任意方向重建。MRI的软组织分辨率优于CT，但扫描时间长，费用高，对骨性解剖标志、骨性结构、病变内的钙化显示不如CT。

目前大约有200多种疾病和40多种药物可引起嗅觉障碍，包括先天畸形、肿瘤、感染、外伤、中毒、营养不良、神经变性疾病等诸多因素，其中上呼吸道感染、颅面部外伤、鼻及鼻窦疾病是最主要的病因。嗅觉功能障碍可以按病因不同分为传导性和神经性嗅觉障碍。传导性嗅觉障碍是由于阻塞性因素使嗅素难以到达嗅区引起的嗅觉障碍，而神经性嗅觉障碍是由于嗅黏膜或嗅觉传导通路病变引起的。

一、传导性嗅觉功能障碍

鼻外伤性畸形、慢性鼻窦炎、鼻息肉、鼻腔及鼻窦肿瘤、鼻甲肥大等原因可致严重鼻塞，从而导致嗅觉功能障碍。对于鼻及鼻窦疾病造成的传导性嗅觉功能障碍，CT是目前首选的影像学诊断方法。CT密度分辨率高，解剖结构关系清楚，病变显示清晰，对病变的检出率和诊断准确率均较高。尤其是CT冠状位图像，可以清晰显示窦口鼻道复合体的解剖结构，对手术者有导向作用，成为鼻科，特别是鼻内镜鼻窦手术术前必不可少的影像学检查方法，也是传导性嗅觉障碍的基本检查方法之一。相对于CT，MRI对骨皮质、钙化显示差，对骨性解剖标志的显示不如CT；但MRI软组织分辨率高于CT，接近颅底区域CT图像易受硬射线伪影的影响，而颅底骨质对MRI影响不明显。所以鼻及鼻窦肿瘤和肿瘤样病变，对于周围结构（眼眶、颅内、颞下窝等）的浸润范围的判断，MRI优于CT。

二、神经性嗅觉功能障碍

神经性嗅觉障碍是由于嗅黏膜或嗅觉神经和中枢传导通路病变引起的。目前对于嗅黏膜、嗅神经，尚没有有效的影像学检查方法显示其解剖及病变。而对于嗅球、嗅束、嗅觉皮层的结构成像，MRI由于其良好的软组织分辨率，成为首选的检查方法。

（一）检查方法和正常表现

为了更好地显示嗅球嗅束结构，通常采用冠状位高分辨T_1WI和T_2WI，层厚2～3mm，无间距，FOV 12cm，层面垂直于前颅底，层面内分辨率0.43～0.47mm。为了显示嗅球全长，还可行高分辨矢状位成像。嗅球前端起始约于鸡冠层面，位于前颅窝底，嗅沟下方，T_1和T_2WI上均呈等信号，横断面最大层面约位于眼球后切线层面，嗅球最大横断面呈圆形或略扁圆形，其近段逐渐由圆形变扁，移行为嗅束（图2-1-3-1、图2-1-3-2）。嗅束走行在嗅沟内，约在视交叉水平、胼胝体嘴下方进入脑组织内（图2-1-3-3）。矢状位上嗅球呈梭形，近端移行为嗅束（图2-1-3-4）。

高分辨结构成像不仅用于嗅球嗅束结构的观察，还可进行嗅球体积的测量。体积测量时，除可用以上提到的冠状位T_2WI外，还可用3D-CISS（constructive interference in steady state）序列，层厚0.5～

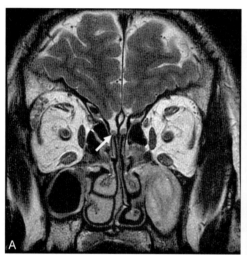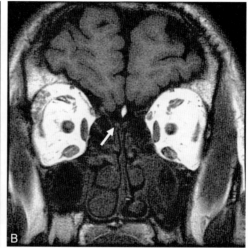

图2-1-3-1 冠状位嗅球层面高分辨T_2和T_1WI
嗅球（箭头）

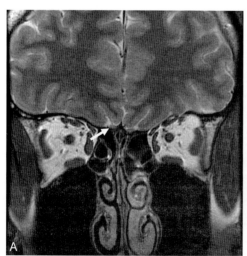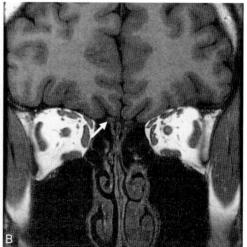

图2-1-3-2 冠状位嗅球嗅束结合部层面高分辨T_2和T_1WI

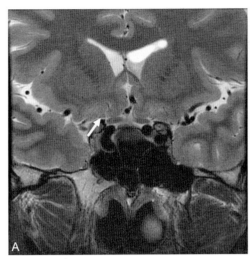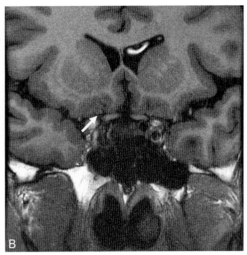

图2-1-3-3　冠状位嗅束层面高分辨T₂和T₁WI 嗅束（箭头）

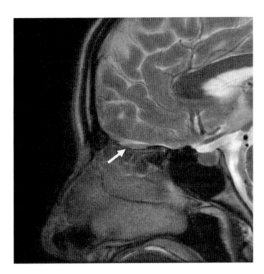

图2-1-3-4　嗅球矢状位高分辨T₂WI 嗅球（箭头）

0.7mm，层面内分辨率为0.5mm×0.2mm。嗅球体积测量是以每层内嗅球面积乘以层厚相加得到。由于嗅球内持续的突触再生，嗅球终生具有可塑性，那么嗅球体积测量很可能反映嗅觉系统的功能状态。MR嗅球体积测量发现嗅球在40岁前体积逐渐增加，然后随年龄增加而减小。

　　嗅觉皮层，包括内嗅皮层、杏仁体、眶额回、海马等，多位于额叶底部、内侧颞叶，冠状位更利于这些结构的显示。除了结构观察，还可对海马、内嗅皮层、杏仁体进行体积测量，体积测量可在垂直于海马体部的斜冠状位T₁WI上进行。

　　（二）MR嗅觉系统结构成像的临床应用

　　MR嗅觉系统结构成像包括体积测量在先天、外伤、感染导致的嗅觉功能障碍中的应用已有许多研究，其意义也得到了肯定。

　　1. 外伤后嗅觉功能障碍　嗅觉功能障碍是颅面部外伤的常见后遗症。引起嗅觉功能障碍的常见外伤部位为枕部、面部、额部。外伤后嗅觉功能障碍的患者中，最常见的影像学表现是挫裂伤后软化和慢性期出血信号，多位于额叶底部（眶额回和直回）、嗅球嗅束，其次是颞叶前内下部，病灶大多位于双侧，双侧多不对称。嗅球损伤的表现可以为正常形态完全消失，代之以异常软化和出血信号，也可表现为基本形态保存，信号异常。嗅束损伤多为伴随嗅球损伤出现（图2-1-3-5、图2-1-3-6）。

　　外伤后嗅觉功能障碍患者中，88%以上均可见嗅觉皮层、嗅球嗅束损伤，仍有一部分患者MRI未见明显异常，推测这部分患者的嗅觉功能障碍缘于嗅神经或嗅上皮等的损伤，目前MRI尚不能明确显示。

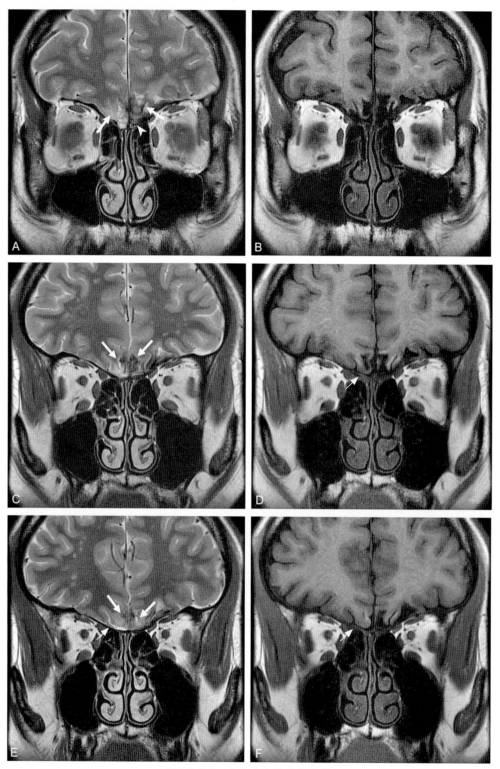

图2-1-3-5 外伤后嗅觉功能障碍

冠状位高分辨T$_2$及T$_1$WI显示双侧额叶直回和眶额回软化和慢性期出血改变（宽箭头），双侧嗅球、左侧嗅束损伤，A和B双侧嗅球正常结构不能分辨，左侧嗅球区域见长T$_1$短T$_2$慢性期出血信号（箭头），C和D 嗅球嗅束结合部层面，可见右侧嗅球嗅束结合部结构显示（箭头），而左侧结构破坏，E和F 嗅束层面可见右侧嗅束（箭头），左侧嗅束结构未见显示

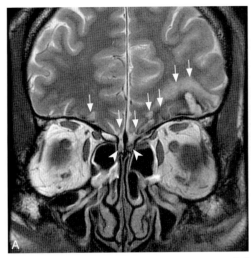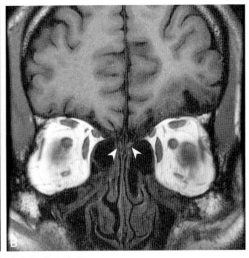

图2-1-3-6 外伤后嗅觉功能障碍

冠状面高分辨T₂和T₁WI显示左侧嗅球异常信号。两幅图像均可见双侧直回和眶额回软化和陈旧出血改变（小箭头），以左侧为著。另外双侧嗅球形态基本对称、正常（双侧无尾箭头），但左侧嗅球呈异常短T₂信号，符合陈旧出血改变

动物实验显示外周损伤，至嗅球的神经输入减少，会造成嗅球神经元减少，嗅球体积减小。已有研究发现嗅球体积与主观嗅觉测试结果有相关性，有可能嗅球体积测量可以一定程度上评估残余嗅觉，可以间接反映外周损伤。

创伤后嗅觉功能障碍患者常有诉讼请求，或对某些职业需要评估其继续从业能力。由于MRI的客观性，且对病变有很高的检出率，又能同时直接评估创伤的原发部位、排除一些其他嗅觉功能障碍原因，所以对于外伤后嗅觉功能障碍，MRI是技术相对简单，又可以获得客观信息的重要诊断手段。但是对于嗅神经和嗅上皮损伤，MRI尚不能直接显示。因此，在外伤后嗅觉功能障碍的诊断中，MRI可作为对病史、查体、鼻内镜、主观嗅觉测试等诊断手段的重要补充。

2. 感染后嗅觉功能障碍　感染后嗅觉功能障碍的特点是上呼吸道感染后嗅觉功能的突然丧失。多发生于中年女性，通常表现为嗅觉减退，其次为嗅觉丧失，另外至少有15%的病例表现为嗅觉倒错。目前多认为感染后嗅觉功能障碍是因为嗅黏膜中的嗅感受神经元受损造成的，嗅黏膜病理检查显示大面积的瘢痕、嗅感受神经元纤毛数量减少、嗅黏膜被呼吸上皮替代。外周至嗅球的神经输入减少，会造成嗅球体积减小。还有研究于感染后嗅觉功能障碍患者的嗅球内见病毒颗粒，提示感染也可能造成嗅球的破坏和退变，引起嗅觉功能障碍。

MRI嗅球体积测量提示，感染后嗅觉功能障碍患者嗅球体积缩小，而且嗅球体积与患者的察觉阈、识别阈、辨别阈有中等程度相关。嗅觉倒错患者的嗅球体积减小得更明显，嗅球的体积要小于无嗅觉倒错患者。嗅球体积可以用于反映患者嗅觉功能状态。

3. 先天性嗅觉功能障碍　先天性嗅觉功能障碍比例较小，约小于3%。先天性嗅觉功能障碍包括染色体异常引起的相关疾病和单纯性嗅觉障碍，其中单纯性嗅觉功能障碍更常见。染色体异常引起的相关疾病主要是特发性低促性腺激素型性腺功能低下综合征（Kallmann综合征）。Kallmann综合征表现为促性腺激素分泌不足的性腺功能低下伴嗅觉功能障碍。较少患者可合并唇裂、腭裂、隐睾、耳聋、色盲和肾脏异常。它的遗传形式可以是X-连锁的隐性遗传、常染色体显性遗传、常染色体隐性遗传。呈家族性或散发性。

MRI可见嗅球、嗅束、嗅沟的先天发育异常。嗅球、嗅束的先天发育异常可表现为嗅球发育不良或不发育，伴或不伴嗅束存在，两侧可不对称。嗅沟发育异常可表现为完全不发育或部分未发育（图2-1-3-7～图2-1-3-9）。而且研究结果显示，嗅沟发育与嗅束存在有关。在常规成像中，由于嗅球、嗅束

临 床 篇

难以清晰显示，而嗅沟在轴位上即可清晰显示，那么对于嗅觉功能障碍患者观察嗅沟的存在与否，可对嗅球嗅束先天发育异常起到一定提示作用（图2-1-3-10）。

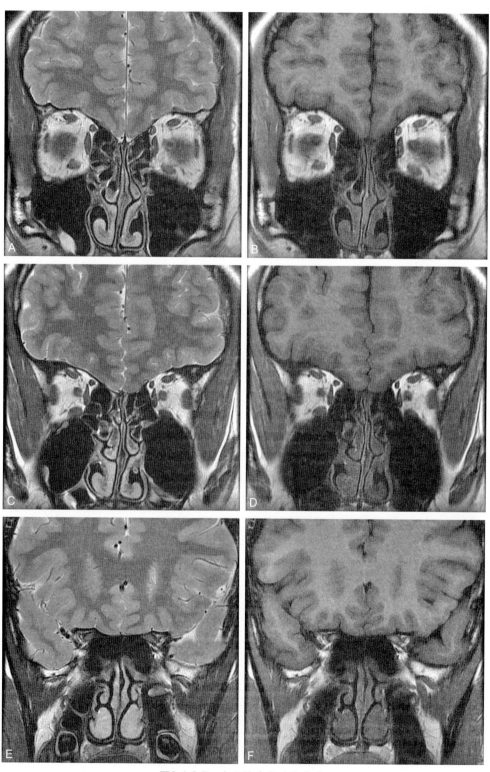

图2-1-3-7 先天性嗅觉功能障碍

由前至后冠状面高分辨T₂和T₁WI未见嗅球嗅束结构，嗅沟全程未见显示，提示嗅球、嗅束、嗅沟未发育

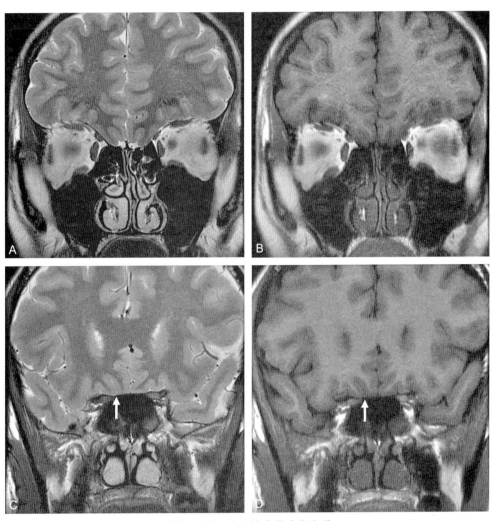

图2-1-3-8　先天性嗅觉功能障碍

冠状面高分辨T₂和T₁WI显示双侧嗅球、左侧嗅束未发育，而右侧嗅束存在，A和B双侧嗅沟存在，嗅沟下方未见嗅球显示，C和D双侧嗅沟存在，但左侧嗅沟较浅，左侧嗅沟下方未见嗅束显示，而箭头所指为右侧嗅束

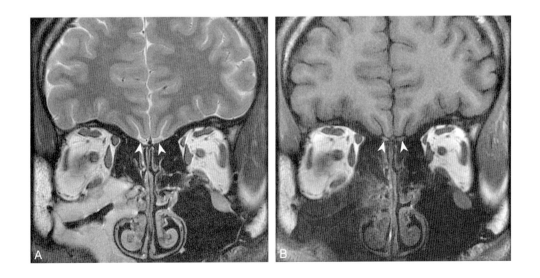

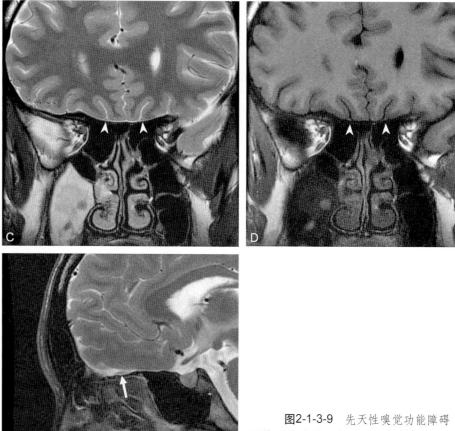

图2-1-3-9　先天性嗅觉功能障碍
冠状面高分辨T$_2$和T$_1$WI及矢状位T$_2$WI显示双
侧嗅球发育不良伴嗅束存在：A和B 双侧嗅球
（箭头）及嗅沟存在，C和D 双侧嗅束（箭头），
E. 矢状位见嗅球（箭头）体积小

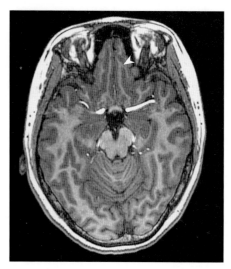

图2-1-3-10　先天性嗅觉功能障碍
轴位T$_1$WI可见左侧嗅沟前部未发育，箭头
示中断位置

4. 神经变性性疾病　帕金森病和阿尔茨海默病（Alzheimer病，AD）是常见的神经变性性疾病，在过去的30余年里，很多研究证实这两种疾病患者伴嗅觉功能障碍，甚至是疾病临床前期的明显症状，可以作为疾病早期诊断的指标。在神经影像学方面，MR嗅觉系统高分辨成像、嗅球体积测量在神经变性性疾病中的应用还比较少。

对于帕金森病的神经病理研究显示，帕金森病患者嗅球内可见Lewy体形成和前嗅核明显的神经元丢失。但一篇用MRI测量帕金森病患者嗅球体积的文献发现，帕金森病患者嗅球体积与正常志愿者无明显差别。

阿尔茨海默病是一种进行性退行性神经系统疾病，原因不明，病程发展最终导致患者完全丧失生活能力。轻度认知功能障碍是指超过年龄和教育影响之外的记忆障碍，但没达到痴呆。轻度认知功能障碍是介于健康老年人与阿尔茨海默病患者之间的一种临床状态，其中一部分患者将转化为阿尔茨海默病，其年转化率约为12%。主观嗅觉测试发现阿尔茨海默病和轻度认知功能障碍患者临床前期即有明显的嗅觉障碍。嗅觉功能障碍的机制也不是十分清楚。神经病理研究发现，典型病理改变包括老年斑、神经纤维缠结，在脑的不同区域分布密度也是不均匀的，在内嗅皮层有很高的密度，而阿尔茨海默病患者气味识别能力与内嗅皮层和海马下托区域的神经纤维缠结明显相关。还可见到内嗅皮层神经元减少，而且随着疾病进展神经元数量进一步减少。

对于轻度认知功能障碍和阿尔茨海默病，神经影像手段多针对于海马、内嗅皮层和杏仁体的体积测量。虽然神经病理显示典型的病理改变在内嗅皮层最明显，还伴有明显的神经元减少，但测量内嗅皮层体积来区分正常和轻度认知功能障碍、轻度认知功能障碍和阿尔茨海默病的能力方面报道不一，这可能与内嗅皮层解剖上的模糊，确定界限有一定困难，使得测量值可变性很大。

（有　慧）

第四节　嗅觉功能影像学

正电子发射断层（positron emission tomography，PET）和MRI等功能神经影像技术在研究神经功能方面，具有无创，时间和空间分辨率高等特点，因此在研究神经功能方面发挥很大的作用。近年来这些技术已经用于嗅觉研究，国内报道较少，伍建林等（2006）最早报道嗅觉fMRI研究，刘剑锋等（2008）报道了嗅觉事件相关fMRI研究。本文就PET和fMRI在嗅觉功能影像研究的进展做一回顾。

一、PET成像原理及特点

PET是通过对局部脑血流（regional cerebral blood flow，rCBF）的检测来间接反映神经活性。测试时先静脉注射放射性示踪剂（^{15}O-水）。示踪剂在脑内的集聚浓度与脑局部血流量成正比，即示踪剂浓度高则脑血流量大。示踪剂衰减时发出正电子，这些正电子与周围组织中的负电子结合湮灭，并释放出两个相互成180°方向运动的光子。用探测装置同步探测光子，再进行三维重建，得到脑血流图，通常需要注射12次示踪剂，得到的脑血流图最后叠加到脑结构影像图上。PET数据能够提供神经活性的动态变化信息。PET的优点是能够同时评估全脑的神经活性，而且能够很好地显示颞叶和额叶腹侧结构。PET的不足是空间分辨率最高只有5mm，在后处理中经过空间模糊处理使得空间分辨率只有10~12mm。时间分辨率取决于示踪剂的半衰期，^{15}O-水的半衰期为2.03秒。为了减少受试者对放射性的暴露，每次扫描次数在8~16次。另外PET费用高。在嗅觉功能研究中，多通过探测rCBF变化来反映嗅觉皮层功能。它的不足在于空间分辨率低，基本上只能作组分析，不适于个体分析，有放射性并且费用高。

二、功能磁共振成像原理及特点

功能磁共振（functional magnetic resonance imaging，fMRI）用于人感觉处理的研究始于1992年（ogawa等），用于嗅觉始于1994年（Koizuka等）。现在已经成为研究人脑功能的重要手段。最基本的fMRI技术是血氧水平依赖（blood oxygen level dependent，BOLD）fMRI（BOLD-fMRI），它是利用人自身体内血氧浓度变化作为造影剂，能够提供高时间和空间分辨率的图像。其成像基础是神经元活动改变了局部去氧－氧合血红蛋白的相对含量，增加局部脑血流量，同时也增加耗氧量，但脑血流量的增加多于耗氧量，综合起来局部血流氧含量增加，即氧合血红蛋白浓度增加，去氧血红蛋白浓度降低。去氧血红蛋白属顺磁性物质，在血管周边及内部产生磁场梯度，缩短横向磁化T_2^*，低MR信号。显然当氧合－去氧合血红蛋白的比例增加时或去氧血红蛋白含量减少时，T_2^*缩短效应减弱，表现为MR信号增强。fMRI优点是没有放射暴露，可以反复测试。空间和时间分辨率比PET高，分别可以达到3～5秒和1mm，费用不高。主要缺点是颅底容易产生伪影。相比其他技术，fMRI有良好的空间分辨率，较PET有更好的时间分辨率，没有放射性，费用较低。但由于嗅觉皮层多位于额叶底部及颞叶内侧，这些区域受磁感伪影的影响，信号丢失明显，影响了这些区域的观察。进行嗅觉功能fMRI成像，仍有许多困难需克服。

三、脑 磁 图

脑磁图（magnetoencephalogram，MEG），是一种无创伤性的检查。人脑神经细胞内、外带电离子的迁移能在脑的局部产生微弱的电流，这些电流可产生微弱的磁场。MEG探测神经元兴奋时产生的电流在头皮外产生的磁场，是对大脑皮层活动的直接反映，提供较好的时间和空间分辨率。目前应用MEG进行嗅觉功能成像研究的较少，国内尚无报道，MEG多用于癫痫灶定位、神经外科术前重要功能区定位等。

四、扫 描 参 数

由于嗅皮质位于颞叶和额叶的腹侧，fMRI容易产生伪影。这是因为MRI影像在不同信号强度变化大的交界面信号容易丢失或畸变。而嗅皮质周围是含气的鼻窦和岩骨，容易产生伪影。消除伪影的方法：薄层扫描，斜位扫描，可以尽可能避开伪影区，而且斜位扫描可以同时扫到嗅觉初级以及高级皮质，便于数据分析和报告；使用特殊扫描技术，如脉冲序列（pulse sequence）进行三维采样。采用旋状序列（spiral sequence）采样。上述方法只是基本的方法，还可以进行后期影像处理（Yang等，1997）。Levy等采用T_1加权梯度回波扫描使用胍剂增强，这类似于灌注扫描，但T_1超短回波时间降低了颅底BOLD信号（Levy等1999）。该技术的缺点是采用回波平面或回旋影像时每次扫描的层面少。而PET不受颅底伪影的影响。

五、实 验 设 计

功能神经影像有两种实验设计，即区块设计（block design）和事件相关设计（event-related design）。区块设计的特点是任务刺激（task）控制（control）刺激以组块的形式呈现刺激，在每个组块内同一类型的刺激持续呈现。通过对任务刺激和控制刺激引起的脑局部血氧反应的对比，了解与任务相关的脑结构的活动，用于功能定位。由于任务刺激时间长，血氧反应的幅度高，血氧水平依赖性成像（blood oxygenation level dependent，BOLD）信号变化较大。事件相关设计一次只给单个刺激，经过一段时间间隔再进行下一次或不同的刺激。事件相关设计按刺激间隔的时间长短，可以分为慢速呈现的事件相关设计和快速呈现的事件相关设计。慢速呈现的事件相关设计刺激间隔在12秒以上，因此可以忽略前后刺激所引发的信号重叠，也不考虑BOLD信号的饱和与叠加的线性等问题，可以直接采用时间锁定的方法分离出单个刺激所导致的信号变化。快速呈现刺激间隔可以在2～3秒，甚至1秒以下。因此必须考虑前后信号的叠加和干扰，这就构成了快速事件相关设计和慢速事件相关设计的原理上的差异。事件相关设计可以实现刺激和刺激间隔的随机化，避免了组块设计中的期望、疲劳或适应。这对于嗅觉来说非常重要。

目前，嗅觉fMRI的研究多采用组块设计，少数采用事件相关设计。一般情况下，组块设计由于任务刺激时间长，血氧反应的幅度高，BOLD信号变化较大。但对于嗅觉fMRI研究，暴露于某种气味数秒钟即会产生明显的嗅觉适应，尤其是初级嗅觉皮层，这在动物实验和人类fMRI研究中均得到证实，为了更好地显示初级嗅觉皮层的激活，事件相关设计是理想的选择。

六、数据分析

脑功能成像技术主要是探测某些脑生理信号（脑血流、BOLD）脑中空间分布的时间或与任务相关的数据序列，图像的空间最小单元是像素（pixel）。为了保证足够的空间和时间分辨率，脑功能成像试验数据非常庞大，数据处理方法也很复杂，大致可以分为两种方法：感兴趣区（region of interest）分析法和基于像素的分析法。感兴趣区分析法通过人工定位，找出感兴趣的区域，对这些区域的数据作统计分析，从中得到这些区域的脑功能信息。这些方法直接和便捷，类似于动物电生理试验数据的方法，对于只关心特定区域脑功能的试验非常有效。但是该法带有偶然性，并且很难用计算机去定位，对于寻找与任务有关的脑激活区的试验就不适用，这时需要采用基于像素的分析法。基于像素的分析法是以脑功能成像图像的像素为基本单位，逐个像素对数据做统计分析，得到某个显著水平下的脑激活图，并可以此为基础给出某些或全部激活区的生理信号时间变化或任务相关曲线。由于是逐个像素分析，不存在人为因素，并可由计算机自动处理，这种方法已被普遍采用。这方面可应用的软件很多，如被广泛接受的统计参数图（statistical parametric mapping，SPM）软件和AFNI软件（analysis of functional neuroimage）以及Stimulate软件等。

七、刺激的产生

给予嗅觉刺激可经由鼻前和鼻后途径。鼻前途径中，通过气流给予嗅觉刺激。鼻后途径是将经证实是单纯嗅觉刺激剂的嗅素溶于溶液内，经导管滴入口中，吞咽时嗅素从溶液中释放，从口腔后方上升经鼻咽至嗅上皮引起嗅觉。两种途径相比起来，鼻前途径更符合生理特点。虽然鼻前途径更符合生理特点，但此种刺激呈递方式需要严格控制化学刺激的周期、持续时间和强度，化学刺激呈现与否的快速切换，在给予刺激时不能有视觉、听觉、触觉或温度改变，且需要能做到与呼吸同步，尤其是在事件相关设计中，要求更高，这就需要专门的嗅觉刺激器来实现精确控制。产生单纯的嗅刺激是一项复杂而困难的任务。这种复杂性在fMRI的研究中更高。MRI的机房是强磁场不能使用金属材料。因此进入MRI机房的嗅觉刺激器部件包括瓣膜开关、容器、管道等都要求是非金属材料制作。另外不同实验任务对刺激器的要求也不一样，单纯研究嗅觉情感反应的试验可以使用相对简单的方法给予刺激。但如果要研究神经反应的时间特点则要求高质量的刺激器。

另一种简单的方法可以不使用嗅觉刺激器，采用鼻后途径直接将嗅素溶于液体溶剂后让受试者含在嘴里通过后鼻孔给嗅刺激（Cerf-Ducastel and Murphy，2001）。这种方法适合于研究香味或直接比较嗅觉和味觉。鼻后途径的不足之处在于受试者需要经过特殊训练，练习吞咽，以防止检查时产生运动伪影，这种途径只能是组块设计，而且有研究显示鼻后、鼻前途径引起激活的脑区略有不同，这些原因都限制了这种方法的广泛应用。

给予的刺激要选择纯嗅觉刺激剂，不能对鼻内三叉神经产生化学刺激。醋酸异戊酯、香草醛、薄荷酮、嘧啶、子丁香酚、苯乙基醇、硫化氢等是常用的嗅觉刺激剂。

八、嗅觉功能活化区定位

Savic研究认为嗅觉刺激后脑活化区的核心区为杏仁体、梨状皮质和眶额回，嗅觉相关联的活化区的激活情况会因刺激的特征（舒适度、熟悉度、刺激强度等）以及测试任务所附加的认知负荷（刺激强度辨别、刺激性质辨别、气味识别、气味记忆等）不同而不同，从而使嗅觉处理上呈现出垂直和平行并存的复杂过程。

1. 嗅球　嗅球是嗅觉传导的第一站。但是迄今为止，还没有研究显示气味刺激后人嗅球的活化。

主要原因是嗅球很小而且周围是含气的窦腔和骨质。动物试验显示7 T的fMRI能够显示气味刺激后嗅球的活化，7 T的MRI空间分辨率能达到220μm×220μm×1000μm，能够显示嗅球嗅神经层、球状层和外丛状层活化。

2. 梨状皮质　Zatorre等（1992）应用PET首次研究正常人的嗅觉功能解剖。该研究发现双侧颞叶和额叶交界处区域（对应于初级嗅皮质）、双侧眶额回脑血流显著增加。但大多数fMRI研究未能显示梨状皮质的明显活化。PET的研究结果也不一致，有显著活化，微弱活化和不活化的报道。阴性结果可能是受技术条件的限制，因为这个区域与颅底骨和含气的窦腔相邻，MRI容易产生伪影，导致BOLD信号丢失。Sobel等的研究发现是由于区块设计的嗅觉功能MRI嗅素刺激模式，使梨状皮质的快速适应导致阴性结果，通过选用能够分析快速适应的统计学方法，可以得到稳定的梨状皮质活化。Poellinger等通过fMRI研究发现梨状皮质、内嗅皮质和杏仁体BOLD信号在短期增强后长时间低于基线水平。而眶额回BOLD信号则表现为稳定的增长。部分PET研究能显示梨状皮质活化可能是与试验控制和统计分析方法有关，PET所用的统计方法能够对快速适应进行分析。

3. 杏仁体　前杏仁体皮质核以及杏仁体周围皮质接受嗅球的直接投射。气味诱导杏仁体的活化已经被PET和fMRI所证实。杏仁体对具有情感意义的刺激的处理中起重要作用。Zald 和Pardo发现不愉快的气味会活化杏仁体而愉快的气味不能活化杏仁体。这与源于杏仁体病变引起的不愉快的幻嗅是吻合的。杏仁体的活化是不对称的，右利手受试者左侧杏仁体活化较明显。

4. 眶额皮质　眶额皮质位于额叶腹侧，是人嗅觉次级处理的主要部位。是在进化过程中以初级皮质为中心，形成的系列环的一部分。眶额皮质接受来自初级皮质的直接或间接投射。直接投射来自于梨状皮质，于眶额皮质的后部形成跨突触连接。间接投射通过丘脑到达眶额皮质（Price，1990）。文献中有关气味刺激引起眶额回活化的报道比较一致。神经影像学研究显示活化多位于眶额皮质中间、眶后区以及外侧眶额回。少数位于内侧眶额皮质。眶额皮质活化具有不对称性，右侧活化较左侧明显。这与右侧眶额皮质损伤较左侧导致的嗅觉障碍更重的临床发现相吻合（Jones-Gotman et al.，1993）。气味还可以诱导额叶的其他部位活化，包括额极区，上额回，中额回以及下额回。额叶不同部位在嗅觉处理中的作用尚不清楚。气味诱导的额叶活化女性比男性高8倍，青年人比老年人高。

5. 嗅觉系统其他部位的活化区　嗅觉系统其他部位的活化区有前嗅核和嗅结节、内嗅皮质、海马、下丘、丘脑、岛叶等以及与嗅觉系统不关联的其他部位：顶叶的不同部位、中央前回、上颞回、下颞回、扣带回、枕叶以及小脑。这些活化区多数都没有细致的描述，目前还不清楚有多少是真正嗅觉功能区或者是与嗅觉相关的功能区。典型的是扣带回的活化，它的活化更多反映的是集中注意力的要求，而不是嗅觉本身的功能区。

刘剑锋等应用事件相关功能磁共振成像技术初步研究右利手嗅觉正常青年人和完全失嗅患者嗅觉脑活化区。以醋酸异戊酯为刺激剂，通过呼吸同步式嗅觉刺激器释放刺激。结果显示嗅觉正常受试者能得到气味刺激脑功能活化区，完全失嗅患者无脑活化区。嗅觉正常受试者得到的脑活化区位于梨状皮质、眶额回、杏仁体、扣带回、额回、颞回、基底核、丘脑和岛回（图2-1-4-1）。

九、嗅觉感受不对称性

眶额叶活化不对称性首先由Zatorre等在PET研究中报道。随后在fMRI的研究中也有类似发现。类似的不对称还发现在额叶的其他部位。这种功能不对称表现为仅有右侧眶额回活化或右侧眶额回活化比左侧强。在嗅觉记忆功能研究中也反映出这种右侧比左侧活化强度大的结果。这种眶额回的不对称性可能是嗅觉特有的。

Zald等通过PET研究显示强烈的不舒适气味打断了左右侧眶额回的功能耦合。并且发现强烈的不舒适气味诱导左侧眶额回的活化比右侧明显。额叶的其他部位也有类似现象。虽然基于舒适度的嗅觉活化一侧优势的可能性很吸引人，但Zald和Pardo发现同一组受试者在用舒适的气味测试时显示的也是左侧眶额回比右侧活化强，提示左侧活化增强并非由气味的舒适度引起。但Henkin等研究发现舒适的

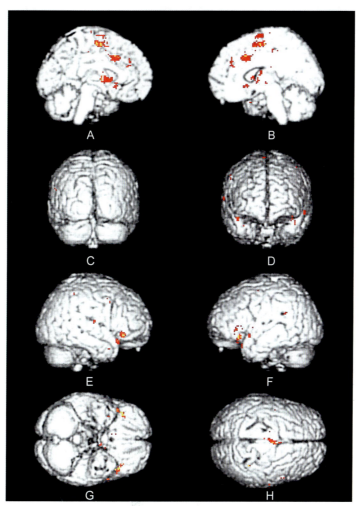

图 2-1-4-1　醋酸异戊酯刺激后脑活化作图，活化区叠加于脑三维图像
A、B、C、D、E、F、G、H分别从右内侧，左内侧，后、前、右外侧，左外侧，底面和顶面观

气味左侧大脑活化明显，而不舒适的气味右侧活化明显。而且Royet等应用PET比较嗅素舒适评分和嗅素强度评分的脑活化时显示这两种嗅觉评估中均表现为右侧活化明显。这两种任务活化不同在于下丘，舒适的气味诱导下丘活化更明显。Royet等要求受试者在测试中对多种嗅素的气味察觉、气味强度、气味舒适度、熟悉度和可食性进行判断，发现在完成熟悉度和舒适度判断时左侧眶额回活化明显增加；在完成5种判断时右侧眶额回活化均增加，但在完成熟悉度判断时活化最高，完成察觉判断时活化最低。Plailly等研究显示完成嗅觉熟悉度判断需要右侧眶额回的参与。由于眶额回单侧优势的研究差异较大，因此目前尚难就嗅觉不对称性定论。刘剑锋等应用事件相关功能磁共振成像技术初步研究右利手嗅觉正常青年人嗅觉脑活化区，发现右侧脑活化部位明显多于左侧。

十、性别和年龄对嗅觉感受的影响

Levy等报道女性嗅觉fMRI脑活化比男性弱，虽然男性和女性嗅觉脑活化区相同。Yousem等报道女性较男性活化区大8倍。而Bengtsson等的研究未显示性别差异。但结合文献中性别对嗅觉心理物理测试和OERP测试的结果影响，在嗅觉功能影像研究中应该考虑性别可能还是一个影响因素。

年龄对嗅觉fMRI活化的影响研究结果比较一致，与年龄对嗅觉心理测试的影响类似，与青年人相比老年人活化区减少。

十一、嗅觉的舒适度和语意处理

嗅觉的舒适度是指气味所引起的情感反应。嗅觉语意处理是指气味的性质命名。例如香草醛会引发甜饼干的定性命名和正性情感反应。杏仁体被认为在情感反应中起重要作用，在嗅觉中也是这样。脑损伤资料表明颞叶和杏仁体切除后对气味舒适度的评估变异加大（Duerden等，1990）。Zald和Pardo应用PET研究讨厌气味导致的情感反应，发现高度难闻的气味会诱发双侧杏仁体以及左侧眶额回很强的活化。Rolls等研究发现愉快的气味会活化眶额回尾部中间区，而不愉快的气味则不能活化该区，而且主观气味舒适度评分与该区的活化具有相关性。左外侧眶额回区活化与主观不适度评分具有相关性。Anderson等通过事件相关fMRI研究发现气味的强度感受和舒适度感受在不同的部位，杏仁体活化与强度相关联，而眶额回活化则与气味的舒适度相关联。伍建林等研究显示愉快情绪主要与大脑前部区域有关，不愉快情绪主要与大脑后部区域关系密切。Royet等研究了气味语意处理的功能解剖。在该研究中，给受试者一系列的气味刺激，并要求受试者明确3个问题：①该气味是否熟悉；②是否意味什么可吃的东西；③是否有气味。并对不同的状态进行比较，发现做出熟悉的判断与右侧眶额回、左侧额叶以及扣带回的活化相关联。做出可吃的判断激活了左下额回以及部分视觉皮质。该研究提示右侧眶额回可能特异性的参与嗅觉熟悉度的处理，判断是熟悉的气味要比单纯判断闻到气味在眶额部的活化区要大。Savic等通过PET研究发现即使最基本的被动嗅觉也有语意处理过程的参与。

十二、嗅 觉 记 忆

损伤资料表明嗅觉记忆障碍的患者都有颞叶和额叶的损伤。有关嗅觉记忆的功能影像研究较少。Levy等应用fMRI研究嗅觉记忆功能影像。该研究结论是嗅觉气味可以想象，想象的气味与实际气味诱发的脑活化区相同。Djordjevic等用PET研究显示嗅觉想象，发现嗅觉想象活化左侧梨状皮质、左侧眶额回后部、双侧岛回尾部。嗅觉感受和嗅觉想象有部分重叠的活化区。

十三、临 床 应 用

Levy等将嗅觉fMRI用于临床研究，发现仅Type I型嗅觉下降的患者（能察觉气味却不能识别气味）以及Type II型嗅觉下降的患者（能识别气味但阈值升高）脑活化区较正常人少。Type I型嗅觉下降的患者比Type II型嗅觉下降的患者脑活化区少。Type I型嗅觉下降在中额回、眶额回、颞叶皮质活化很少，在额下回、脑岛以及扣带回完全没有活化。因此可以用于客观诊断嗅觉下降以及辨别嗅觉下降的类型。Levy研究小组还开展了fMRI用于幻嗅和幻味的研究（Henkin等，2000），并应用MRI波谱技术研究γ-氨基丁酸在幻嗅和幻味患者的变化水平，幻嗅和幻味患者γ-氨基丁酸水平低，经过治疗后γ-氨基丁酸回升。Crespo-Facorro等通过对精神分裂症患者用舒适和不舒适的气味功能影像研究探讨此类患者快感缺乏的机制。

十四、展　　望

嗅觉功能影像研究只有近10年的历史，极大地推动了人们对于嗅觉处理的了解。随着新技术的出现，人们会对嗅觉的时空处理、嗅觉相关的情感和记忆有更深入的认识。而且嗅觉功能影像技术会在临床有更多的应用。

（刘剑锋　有　慧）

第五节　嗅觉事件相关电位

嗅觉评估包括主观测试和客观测试。前者是指嗅觉心理物理测试，后者包括嗅觉事件相关电位（olfactory event-related potentials，OERPs）、嗅电图（electro-olfactogram，EOG）、嗅觉脑磁图（olfactory magnetoencephalography，OMEG）以及嗅觉系统结构影像和嗅觉功能成像，如功能磁共振成像（functional MRI，fMRI），单光子发射型计算机断层仪（single photon emission computed tomography SPECT，简称 ECT），正电子发射断层照相术（positron emission tomography，PET）。客观测试中以OERPs、嗅觉结构MRI和功能影像最具应用前景。

嗅觉事件相关电位是由气味剂刺激嗅黏膜，应用计算机叠加技术，按照国际标准10/20法在头皮特定部位记录到的特异性脑电图。

嗅刺激得到的事件相关电位由Finkenzeller和Allison（1966）、Goff（1967）首先报道，当时认为是嗅觉事件相关电位。但在随后的研究中Allison及其同事Smith（1971）认为他们记录到的事件相关电位主要来源于鼻内三叉神经而不是嗅神经。随着对嗅神经和鼻内三叉神经研究，人们认识到嗅觉诱发电位的关键在于在给出嗅刺激的同时不伴随非嗅刺激即没有物理刺激引起听觉、视觉、触觉、温觉、痛觉等其他感觉；没有化学刺激引起鼻内三叉神经的化学感受，引起鼻内的酸、刺感。1988年Kobal及Hummel研制出能够很好控制嗅刺激的嗅觉刺激器，加上使用嗅觉特异性刺激剂，才得到真正的嗅觉事件相关电位（Kobal，1988）。此后加藤寿彦（1991）、Lorig（1994）、Murphy（1994）、Evans（1995）等研制出与Kobal类似的嗅觉刺激器，记录到嗅觉事件相关电位。因此OERPs的研究才得到较快的发展。Kobal式嗅觉刺激器以及在其基础上改良的刺激器极大地推动了嗅觉研究，相继开展了事件相关电位、脑磁图、脑地形图以及PET、fMRI功能影像学研究，并取得了令人鼓舞的成绩。OERPs从脑电生理方面提供嗅功能的客观依据。目前国外已有将OERPs用于伪失嗅的鉴别、法医鉴定、嗅功能的客观评价、神经退行性病变（帕金森病、阿尔茨海默病、多发性硬化等）的早期诊断以及病情监测、精神病、嗅觉认知过程的研究（Kobal，2003）。

目前国际上只有一种商业化的嗅觉刺激器，是由德国人Kobal以及其同事经过近17年的艰难历程才得以完成的。Kobal于1978年发表文章阐述了其设计的嗅觉刺激器，经过了17年的不懈的努力和完善才得以在1995年商品化。日本人很重视嗅觉研究，日本人20世纪80年代末就有用于嗅觉诱发电位的嗅觉刺激器的报道，但至今也没有技术成熟的产品面世。美国人和英国人都尝试过自行研制开发嗅觉刺激器，但均无成熟产品。

北京协和医院耳鼻咽喉科与北京为尔福电子公司自1998年开始联合研究开发，于2001年研制出第一代嗅觉刺激器以及嗅觉诱发电位仪，于2004年研制出了性能比较稳定、技术比较成熟的OEP-98C型嗅觉刺激器并在此基础上开发出嗅觉诱发电位仪。这是继德国之后国内自主研制开发的性能稳定、技术成熟的嗅觉刺激器和嗅觉诱发电位仪。我们所用嗅觉刺激器为呼吸同步式，初步研究显示该刺激器具有良好的应用前景。这为进一步开展客观嗅觉功能测试奠定了坚实的基础。我们已经将OERPs应用于先天性失嗅以及外伤后失嗅患者嗅功能的客观评估。

一、嗅觉刺激器

嗅觉诱发电位仪的关键和核心技术在于嗅觉刺激器。根据嗅觉刺激器给刺激是否与呼吸同步可以分为两类，即呼吸同步型嗅觉刺激器和非呼吸同步的嗅觉刺激器。呼吸同步嗅觉刺激器由梅田良三（1981）、Auffermann等（1993）、Wada等（1997）、Owen等（2002）先后报道。非呼吸同步的嗅觉刺激器即持续气流嗅素包埋置换型嗅觉刺激器，首先由Kobal（1988）研制，Murphy等（1994）、Evans等（1995）、Kato等（1995）、Lorig等（1994）使用的刺激器与Kobal刺激器原理类似。非呼吸同步式刺激器是让受试者不经鼻呼吸，通过细管直接将嗅素给到嗅区；呼吸同步式刺激器是在受试者经鼻吸气时将嗅素释放，通过自然吸气将嗅素带到嗅区。非呼吸同步式刺激器所给的嗅觉刺激是被动的，而呼吸同步式刺激器所给的刺激是主动的，更接近自然嗅觉状态。因此呼吸同步式嗅觉刺激器更理想。

1. Kobal嗅觉刺激器　Kobal嗅觉刺激器在20世纪70年代开始研制，到80年代末才比较成熟，90年代中期由Burhart公司开发出商业化的产品。嗅素在鼻内释放，有一个内径约2～3mm的细管插入前鼻孔约1cm，嗅素的释放不会同时激活鼻腔黏膜的温度和机械感受器，因为气味脉冲是包埋于流量、湿度和温度稳定的气流中（一般6~8 l/min）。因此当刺激器在刺激和无刺激之间转换时，受试者不会感受到流速的改变。该系统中，有两股气流流向刺激器出口，两者的流速、温度和湿度均相同。一股气流为无味的控制/对照气流（Control＝C），另一股为含有一定浓度嗅味的刺激气流（嗅素/Odorant+稀释气流/Dilution）。嗅素的浓度调节是通过嗅素的稀释度来完成。刺激气流是由饱和的嗅素气体与无味的空气按不同的比例稀释而得到。而且，饱和嗅素气体量与稀释空气量之和是不变的，始终等于对照气流（C）的量（图2-1-5-1）。

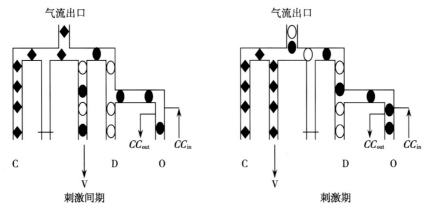

图2-1-5-1　Kobal嗅觉刺激器气流转换及气流出口结构示意图

控制气流（C），真空吸引（V），稀释气流（D），嗅素（O），输入横流（CCin），输出横流（CCout）；刺激间期只有控制气流（C）释放，经过稀释的嗅素被真空（V）吸出；刺激时经过稀释的嗅素（O+D）释放，控制气流（C）被真空（V）吸出；C＝O+D

(Kobal G. 2003)

　　不同的O：D比，得到不同的刺激气味浓度。可精细调节的压力和真空装置用于该系统，以防止嗅素气体混入其他气流。横流管道可以将不同的嗅素管道连接到同一个稀释气体管道，即不同的嗅素可以共用一个稀释气流。在刺激间期，精确调节的真空将含有嗅素的气流吸出，确保只有无味的气流进入受试者鼻腔；刺激时，经过稀释的嗅素O加D释放，控制气流被真空吸出，确保是预定浓度的嗅味进入鼻腔。该系统从无味气流到有味气流的转换时间小于20毫秒，一种嗅素转换到另一种嗅素的时间小于5分钟。Kobal刺激器外观见图2-1-5-2。该系统可以和电生理等记录系统整合在一起，由计算机控制刺激气味、刺激强度、刺激时程和刺激间隔等参数。

　　2. 梅田良三（1981）首次报道了呼吸同步的刺激器　该系统以压力泵为动力系统，洁净的空气经过嗅素液体瓶（气味）或蒸馏水（空气）在受试者吸气相给出刺激，刺激由电磁开关控制，刺激剂在鼻孔外释放，经吸气气流带入嗅区。吸气相由置于鼻翼的温敏传感器判断（图2-1-5-3）。

　　3. OEP-98C型嗅觉刺激器　嗅觉刺激器是系统的关键部分，由呼吸传感器、气体喷射器、蒸发冷凝器、系统控制器、活性炭过滤器、粉

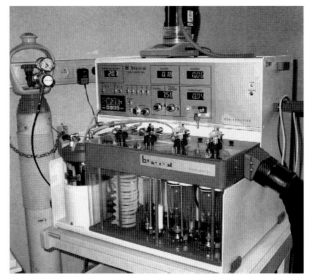

图2-1-5-2　Kobal式刺激器OM2s外观

(Rombaux P. 2006)

尘过滤器、刺激探头、单向阀等组成（图2-1-5-4）。由呼吸传感器采集受试者的呼吸信号，并将受试者的呼气吸气相信号传递给主控台。假定设置为每隔n次呼吸周期给一次刺激，当第n+1次吸气脉冲传到主控台后，主控台将触发指令传给刺激器的控制器，控制器控制气体喷射器动作，气流经蒸发冷凝装置和减压装置后，由气路管道从刺激探头释放于前鼻孔前下。嗅素经受试者的吸气气流带入鼻腔，到达嗅区，再经过嗅觉感受和嗅觉传导通路上传到嗅觉中枢，产生嗅觉。该系统是在吸气早期释放嗅素。

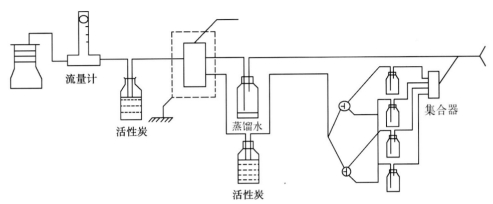

图2-1-5-3 梅田良三等研制的嗅觉刺激器结构示意图
（梅田良三. 1981）

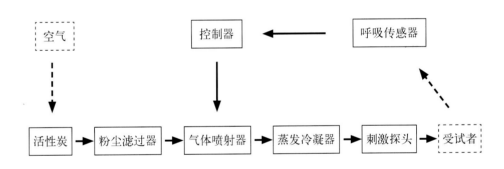

图2-1-5-4 OEP-98C型嗅觉刺激器方框图

嗅觉刺激器的关键技术之一是在定时定量的给出刺激的同时不伴有其他物理刺激。为解决这个问题，Kobal使用了持续气流刺激嗅素包埋释放法。该法的动力系统是压缩机，产生高速空气气流（6~8 L/min），持续刺激鼻腔，在给嗅素时，通过一组复杂的螺线管开关以及抽风机实现嗅素与部分空气气流互换，这样实现嗅素包埋于空气气流中刺激嗅黏膜。该法嗅素的释放实际上是建立在持续气流刺激的基础之上，嗅素的释放与对照相比没有增加其他物理刺激，显得比较合理。但在测试中鼻腔始终处于高流速的持续气流刺激下，高流速的气流必然会刺激鼻内三叉神经，虽然气流经过了温度和湿度的调节，但这种刺激可能还是会影响嗅功能。有研究显示三叉神经的刺激会抑制嗅觉（Savic等，2002）。高流速气流是否会影响嗅觉的问题，Kobal没有做相关的研究予以回答，如果这种高速气流刺激对嗅觉有影响，势必造成系统测量误差。另一个可能的系统误差来自非自然呼吸，Kobal系统依靠高速气流将嗅素带到嗅黏膜，需要受试者在测试中保持闭合鼻咽用口呼吸。

OEP-98C系统定时定量的刺激是通过刺激枪来完成的。不同的嗅素配备独立的刺激枪，刺激枪根据呼吸传感器给出的吸气触发信号，动作，推动活塞，将嗅素推出，通过多级单向阀缓冲，于鼻外释放嗅素，从而消除刺激可能伴发的其他物理刺激。嗅素通过吸气气流到达嗅黏膜。刺激间期，刺激器不释放任何气体，受试者完全处于自然状态。本系统通过相对简单的设计实现了Kobal刺激系统的功能。而且减少了两种可能的系统误差，其一是因持续高速气流刺激可能影响嗅觉而导致的系统误差，其二是因非自然呼吸可能导致的系统误差。表2-1-5-1对三种嗅觉刺激器进行了细致比较。

表2-1-5-1　嗅觉刺激器比较

项目	本系统刺激器	Kobal刺激器	日本刺激器
模式	主动	被动	主动
与呼吸关系	呼吸同步	无关联	呼吸同步
呼吸状态	自然呼吸	鼻咽闭合经口呼吸	自然呼吸
刺激释放部位	鼻小柱前下1cm	鼻内1cm	鼻外
刺激特异性	好	好	欠佳
刺激模式	隔一定呼吸周期，吸气相释放刺激	隔一定时间释放刺激	隔一定呼吸周期，吸气相释放刺激
刺激启闭转换	无	有	无
刺激探头位置	鼻小柱前下1cm	鼻内1cm	鼻外
驱动装置	气体喷射器	空气压缩泵	空气压缩泵
减少非特异性刺激的措施	与呼吸同步，鼻外释放刺激，气流缓冲系统，温控，饱和气浓度控制，湿度控制，刺激嗅素的选择	持续稳定气流刺激，分流替换，浓度控制，流量控制，温控，湿度控制，刺激嗅素的选择	浓度控制，流量控制，温控，湿度控制，刺激嗅素的选择
患者顺应性	好	需学会闭合鼻咽经口呼吸	好
刺激嗅素	液态嗅素饱和相气体	液态嗅素饱和相气体 CO_2气体、H_2S气体	液态嗅素饱和相气体
呼吸传感器	瓣膜式气流型传感器	无	热敏电阻传感器
呼吸传感器位置	鼻外	无	一侧鼻翼
研制时间	1998年～至今	20世纪70～90年代	20世纪80～90年代
商业化	进行中	已有产品	不详

二、OERPs测试条件

不同的测试系统其测试参数不尽相同，但比较接近。结合文献报道以及实际测试我们通常采用以下测试条件。

1. 测试环境　测试在标准的电声屏蔽室进行。测试温度为室温，相对湿度为60%±5%。

2. 刺激剂　醋酸异戊酯（isoamyl acetate）、氨水（ammonia solution）、香草醛（vanillin）和溶剂1, 2-二羟基丙醇（propylene glycol）。醋酸异戊酯常温下为液态，经嗅觉刺激器蒸发冷凝后制成25℃的饱和气体，刺激浓度＜1648 ppm，为嗅觉特异性刺激剂。氨水为鼻内三叉神经特异性刺激剂，氨水浓度为1mmol。香草醛为嗅觉特异性刺激剂，常温下为固体，以1, 2-二羟基丙醇（无味液体）为溶剂配制成10%的溶液，经蒸发冷凝后制成饱和气体。对照为洁净空气。

3. 测试参数　刺激上升时间小于20毫秒，平台时间约100毫秒。刺激次数15次，刺激间隔约30秒（10

个完整的呼吸周期）。银盘电极记录。电极安放：记录电极为Pz，参考电极为右侧耳垂（A2），前额接地。电极放置的具体位置参照10/20国际电极系统。电阻<5～10kΩ。生物放大器增益>10^5，共模抑制比>100dB，线性输入范围100μV，噪声<2μV。带通滤波0.1～40Hz。数字平均器采用32位数字信号处理器（digital signal processor，DSP），DSP系统的指令执行时间为0.1微秒，信号转换时间8微秒，存储时间仅为50纳秒（ns）。采样速率为256Hz。叠加15次。刺激同时开始记录，记录时程2秒。测试时通过头戴式TDH39耳机给出60dB SPL的白噪声掩蔽刺激探头释放刺激时产生的干扰噪声。

4. 受试者要求　受试者取坐位，下颌置于测试台下颌托，调节刺激探头和呼吸传感器位置，使刺激探头在前鼻孔前下约1cm，测试时闭眼，保持安静，平稳呼吸（图2-1-5-5）。保持清醒状态。测试时要求受试者记下测试中鼻部的任何感觉，包括冷热感、气流感、刺鼻感等。如果能闻到气味，记下闻到气味的性质以及次数。两次测试之间在空气流通的空间内休息10分钟。

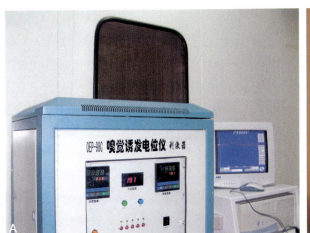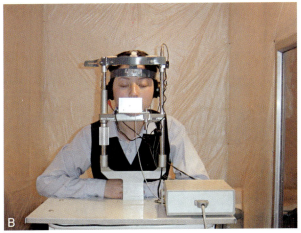

图2-1-5-5　嗅觉事件相关电位测试
A. 左侧为嗅觉刺激器OEP-98C，右侧是数据采集及主控台，后面是电声屏蔽室；B. 为受试者体位

三、OERPs特点以及影响因素

（一）OERPs各波的命名以及特点

1. 命名　嗅觉事件相关电位包括P1、N1、P2、N2、P3以及迟发正电位复合波。一般认为P1、N1、P2、N2的潜伏期和波幅反映的是感觉性嗅觉处理过程，P3的潜伏期及波幅反映的是嗅觉认知过程。

2. 各波引出率　文献中对于嗅觉事件相关电位各波的引出率并无详细报道。根据文献来看，N1、P2的引出率为100%，因此多用N1、P2的潜伏期和幅值以及N1P2峰峰值作为嗅觉事件相关电位的主要指标（图2-1-5-6）。刘剑锋等研究显示正常青年人嗅觉事件相关电位N1、P2的引出率为100%。有部分文献把P3也作为分析电位，特别是在做与嗅觉认知相关的研究中。刘剑锋等还系统研究了P1、P3的引出率，P1引出率为60.4%，男性66.7%，女性55.2%；P3引出率为32.1%，男性为29.2%，女性为34.5%。男女引出率无统计学差异。由于P1有较高的引出率，因此也可以作为OERPs的分析电位。

3. 潜伏期　Evans等报道青年男性P1、N1、P2的潜伏期分别为（128±86）ms、（358±62）ms、（668±147）ms。青年女性P1、N1、P2的潜伏期分别为（126±115）ms、（321±95）ms、（681±36）ms。Hummel等报道青年人P2潜伏期为（608±90）ms。Murphy等（2000）报道青年人P2潜伏期大约500ms。Thesen等（2001）报道青年人P2潜伏期（495±28）ms。梅田良三等（1981）使用呼吸同步式嗅觉刺激器，以T&T标准测试剂的A5、B4、C5、D5、E5为刺激剂，得到的P2潜伏期分别为643.7、658.4、660.0、665.4和627.9毫秒。刘剑锋等报道青年男性P1、N1、P2、P3的潜伏期分别为（244±

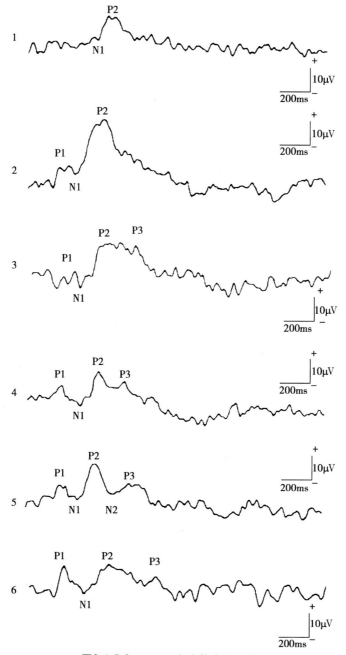

图2-1-5-6 OERPs各波构成以及分型

醋酸异戊酯引出的波形由"正—负—正—负—正"五个波形组成，各波根据其正负极性和出现顺序分别命名为P1、N1、P2、N2、P3。醋酸异戊酯刺激后受试者均能引出N1P2波，但P1、N2、P3波出现几率不同。根据OERPs出现的波形将其分为以下4型：
1. N1P2型；2. P1N1P2型；3、4. P1N1P2P3型；5、6. P1N1P2N2P3型

32）、（381±43）、（527±48）、（705±103）毫秒。青年女性P1、N1、P2、P3的潜伏期分别为（221±29）、（342±78）、（497±113）、（725±80）毫秒。该组P2的潜伏期与Murphy和Thesen的研究接近，而Murphy和Thesen使用的是同一系统。N1潜伏期与Evans的研究相似。这种潜伏期差异因各自的系统不同而有差异。具体而言，因刺激剂种类（香草醛、醋酸戊酯、硫化氢、甲基环戊烯酮等）和浓度不同、实际刺激起点与刺激记录起点的延迟、刺激方式不同会有差别。另外与波形的辨认识别有关，P1波幅较小，有时难以确认，P3有时也可能不明显，这些会导致潜伏期判读差异。但不同的系统之间应该可

以做近似比较。粗略估计这种系统差异不应超过100毫秒。本研究及上述各研究都没有显示青年人中男女性别差异对潜伏期的影响。

4. 各波幅值　Evans等（1995）报道青年男性P1、N1、P2、N1P2的幅值分别为（2.4±4.7）、（−0.9±5.1）、（5.5±2.7）、（6.5±2.8）μV；青年女性P1、N1、P2、N1P2的幅值分别为（1.9±4.1）、（−1.8±3.9）、（8.3±3.9）、（10.2±2.5）μV；女性N1P2幅值较男性大（$P<0.05$）。Hummel等（1998）报道青年人P2幅值为（20.8±8.5）μV，N1P2幅值男女分别为（20±2.75）μV和（28.57±2.86）μV。男女之间幅值差异具有统计学意义。Thesen等（2001）报道青年人P2，P3幅值分别为（12.17±1.61）μV和（13.31±1.41）μV。梅田良三等（1981）使用呼吸同步式嗅觉刺激器，以T&T标准测试剂的A5、B4、C5、D5、E5为刺激剂，得到的P2幅值分别为18.5、19.5、20.2、18.4μV和18.7μV。

刘剑锋等报道青年男性P1、N1、P2、N1P2、P3的幅值分别为（7.37±5.15）、（−5.44±4.78）、（14.37±7.06）、（11.59±6.95）、（19.53±6.89）μV；青年女性P1、N1、P2、P3的潜伏期分别为（7.07±6.79）、（−7.04±5.82）、（18.53±8.69）、（14.38±7.04）、（25.24±8.44）μV；女性N1P2幅值较男性大（$P<0.05$）。本组各波幅值较Evans报道的要大，P2和N1P2幅值接近于Hummel报道的值，与梅田良三的报道接近。本组幅值较大可能原因是：①采用经鼻自然呼吸，本研究和梅田良三的测试均使用经鼻呼吸同步式刺激；②双鼻同时测试，本研究和梅田良三的测试均为双鼻同时测试，而其他研究是单鼻测试。

不同研究幅值的差异还与刺激剂种类和刺激强度有关。Evans等（1995）研究所用的刺激剂是醋酸戊酯，刺激强度参数为50%的醋酸戊酯饱和蒸气，流速5 L/min，刺激时程40毫秒，受试者用口呼吸。每次刺激量相当于1.67ml醋酸戊酯饱和气体。Thesen等（2001）研究中使用的醋酸戊酯，刺激参数为流速2.1ml/min，刺激时程200毫秒。每次刺激量相当于7ml醋酸戊酯饱和气体。相比而言Evans所给的刺激强度要比Thesen的小3倍多。单从刺激强度而言，可以解释Evans的潜伏期较Thesen的长，幅值较Thesen的小。另外两者都是持续气流嗅素包埋置换式嗅觉刺激器，对这类刺激器一般严格要求受试者闭合鼻咽张口呼吸，以避免经鼻呼吸气流对刺激气流的影响，保证刺激强度的稳定。Thesen研究中也严格要求受试者闭合鼻咽张口呼吸。但在Evans的研究中并没有要求受试者闭合鼻咽，而只要求受试者张口呼吸。这样有可能削弱刺激气流，从而减小刺激强度。另外Evans刺激间隔是6～30秒，Thesen是3.5分钟。

（二）刺激特点对OERP的影响

1. 刺激强度　小鼠研究显示，随着刺激浓度的增加，OERPs幅值增加，潜伏期缩短。Tateyaminate等（1998）报道随着香草醛刺激浓度的增加，OERPs幅值各波幅值均上升，其中P3最明显，同时各波潜伏期缩短。使用硫化氢做刺激剂得到类似结果，随着刺激浓度增加，N1P2幅值增加，潜伏期缩短。潜伏期的变化比幅值更明显。

2. 刺激持续时间　OERPs与刺激起始相关。Kobal（1981）用相同浓度的三叉神经和嗅神经混合气体（isoamyl acetate，eucalyptol）做刺激剂，刺激时间分别为100、300、500和700毫秒，气味强度评分随刺激持续时间延长而增加，但OERPs却没有差异。提示同其他感觉OERPs一样，OERPs主要取决于刺激起始的早期阶段。

3. 气味性质　试图证实不同的气味剂刺激可能会得到不同波形的OERPs的尝试并不成功。但是不同的嗅素刺激得到的OERPs在颅顶的地形分布图不同。这可能是由于不同气味活化不同的脑区，从而导致OERPs的颅顶地形分布差异。

4. 刺激间隔　由于嗅觉易疲劳，或适应，测试时要求有较长的刺激间隔。但延长刺激间隔会延长测试时间。因此学者们在尝试寻找最佳的刺激隔值。Kobal（2003）推荐40～50秒的刺激间隔。Morgan等通过比较45秒、60秒和90秒的刺激间隔（inter-stimulus interval，ISI）对OERPs测试的影响，发现三组刺激间隔对于青年男性、女性以及老年女性的影响没有统计学差异。因此建议使用45秒的ISI。我们研究提示30秒的ISI比较合适，既能得到较好的波形又能缩短测试时间（图2-1-5-7）。

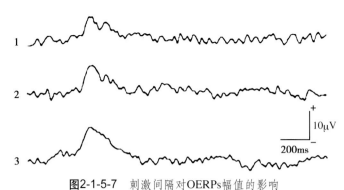

图2-1-5-7 刺激间隔对OERPs幅值的影响

1、2、3分别是同一受试者在隔5次/15s、10次/30s、20次/60s呼吸的刺激间隔得到的
OERPs，随ISI增加，P2以及N1P2幅值增加

（三）影响OERPs的受试者因素

1. 觉醒与警觉　OERPs与觉醒状态相关。一方面OERPs依赖背景信号，另一方面与认知因素相关。在测试中应使受试者保持警觉。多数情况下是通过让受试者完成认知任务(如视动跟踪、算术)来实现的。使用芳樟醇和丁香油作用于受试者，注意力集中可以使OERPs的早期成分潜伏期缩短，同时晚期正电位幅值增加。应用醋酸异戊酯的测试结果类似。但Stuck等研究显示睡眠期间也能记录到OERPs和鼻内三叉神经化学感受事件相关电位，提示睡眠期间嗅觉刺激是在皮层水平处理的。

2. 年龄　OERPs P2、N1P2的幅值随年龄增加而下降，同时N1潜伏期延长。Murphy等（2000）用醋酸异戊酯作为刺激剂，对不同年龄组（16~80岁）的140人进行测试，发现峰潜伏期线性延长，其中P2、P3潜伏期每增加1岁延长约2毫秒；伴幅值下降，其中N1P2幅值每增加10岁下降约1.5μV，P2幅值每增加10岁下降约2.0μV。陈兴明等（2007）报道随着受试者年龄增加，OERPs各波的潜伏期呈递增趋势，老年组N1、P2波的潜伏期最长，组间差异有统计学意义。而振幅则随年龄增加而减小，其中N1波的振幅以青年组最大，P2波的振幅以中年组最大，组间差异有统计学意义。

3. 性别　OERPs能反映出嗅觉灵敏度的性别差异。Becker等（1993）用硫化氢和香草醛对35例健康受试者测试，发现女性OERPs幅值较男性大。Evans等（1995）研究显示女性N1 P1峰的峰值较男性大。我们的研究也证实青年女性比青年男性N1P2幅值大。陈兴明等（2007）报道性别对OERP各波的影响以振幅为主，而对潜伏期的影响不大。女性各波的振幅一般较男性大，在青年组和老年组，P2波的振幅差异有统计学意义。

有关月经周期以及妊娠对OERPs的影响。发现排卵期OERPs潜伏期缩短，幅值增高。妊娠期也有类似现象。这些性别相关的差异可能是性激素对嗅觉系统的影响。

（四）测试的可靠性

在好的测试环境中，OERPs的可靠性很高。Kobal等（1988）报道13例测试者在不同的3天测试，测试结果有很好的重复性。Thesen等（2002）进行了系统的重复测试可信度研究，以醋酸异戊酯为刺激剂，间隔4周重复测试，发现重复性好，而且潜伏期比幅值重复性更好。认为OERPs有与听觉和视觉事件相关电位相当的可信度，因此支持其临床以及基础研究应用。Welge-Lussen等（2003）也有类似报道。

四、OERPs的临床应用

1. 嗅觉功能的客观评估　用于客观评估各种原因导致的嗅觉损失，特别是伪失嗅和司法鉴定。通常用于先天性嗅觉障碍，外伤后嗅觉障碍，感冒后嗅觉障碍、特发性嗅觉障碍等。特别是对神经退行性疾病的早期诊断有重要价值。

刘剑锋等报道了8例先天性失嗅病例的临床资料。4例为伴有其他异常的先天性失嗅，其中Kallmann综合征3例，鼻腔鼻窦发育异常1例。另外4例为孤立性失嗅。均行嗅觉事件相关电位测试、鼻内镜检查和鼻窦CT检查。7例行嗅觉通路MRI和性激素检测，2例行嗅黏膜病理检查。MRI检查结果显示：6例均为嗅球、嗅束缺失，嗅沟缺失或部分变浅；1例双侧嗅球发育差。嗅觉事件相关电位测试显示最大嗅刺激引不出嗅觉事件相关电位（图2-1-5-8）。

刘剑锋等回顾性分析24例外伤后失嗅患者的临床资料。OERPs测试发现双侧最大嗅刺激均不能引出OERPs者20例，单侧最大嗅刺激不能引出OERP者4例；单侧能引出OERPs者4例中2例能正常引出，另2例OERPs幅值下降且潜伏期延长。提示OERPs能对外伤后嗅觉进行定性和定量的客观整体评估（图2-1-5-9）。

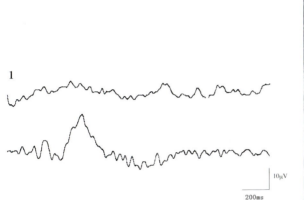
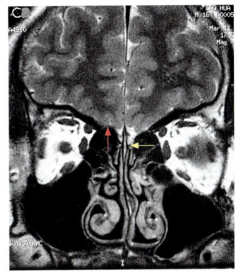

图2-1-5-8　Kallmann综合征患者OERPs和MRI

患者，男性，16岁，自幼失嗅伴外生殖器发育差，T&T嗅觉测试为完全失嗅，嗅觉事件相关电位测试2.0ml醋酸异戊酯未引出相关电位，氨气能引出相关电位。嗅路MRI显示嗅球缺失（黄箭头），嗅束以及嗅沟缺失（红箭头）

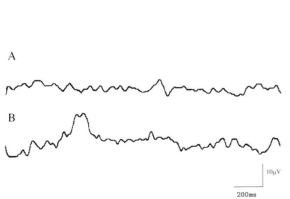
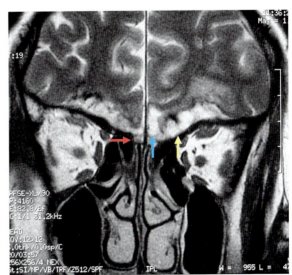

图2-1-5-9　外伤后失嗅患者OEPRs和MRI

嗅觉事件相关电位　A. 2 ml醋酸异戊酯未能引出嗅觉事件相关电位；B. 氨气刺激能引出鼻内三叉神经事件相关电位，MRIT$_2$像显示双侧嗅球（红箭头）、直回（蓝箭头）以及眶回（黄箭头）正常形态消失，呈不均匀长T$_2$信号，为外伤后软化灶以及出血后遗改变

临 床 篇

对于耳鼻咽喉科常见疾病如上呼吸道感染、鼻窦炎鼻息肉等导致的嗅觉障碍的OERPs研究尚未见报道。Doerfler等（2005）报道了变应性鼻炎患者化学感受时间相关电位的研究，结果显示这类患者N1P2潜伏期缩短，提示鼻内三叉神经敏感性增强。

2. 神经退行性疾病

（1）帕金森病（Parkinson's disease，PD）：Barz等（1997）对接受和不接受抗PD药物治疗的PD患者进行嗅觉和三叉神经事件相关电位研究，发现所有PD患者嗅觉识别力受损，所有PD患者OERPs潜伏期均延长，而且用药组更明显。而鼻内三叉神经化学感受事件相关电位在这两组均不受影响。提示OERPs可能对于评估PD进程有帮助。有研究显示有些PD患者在尚未显示嗅觉识别障碍之前就有OERPs潜伏期的延长，提示与嗅觉心里物理测试相比较，OERPs更灵敏，能够检测出早期的亚临床嗅觉障碍。

（2）阿尔茨海默病（Alzherimer's disease，AD）：AD疾病早期阶段脑内的影响区域与脑内嗅觉信号的处理区域有着极大的联系，因此阿尔茨海默病在最早期就出现嗅觉下降，但是有关AD患者OERPs的研究并不多。Morgan等（2002）对12例AD患者和12例年龄、性别相匹配的对照组进行以45秒刺激间隔的单一刺激来记录嗅觉事件相关电位和听觉事件相关电位。结果显示：①AD患者OERPs的P1和P2的潜伏期相对于对照组有明显的延长；②OERPs的潜伏期与用痴呆等级量表（DRS）测得的痴呆程度有极大的关系，也就是说，受试者在DRS中表现得越差，反映有增加的痴呆，那么OERPs的潜伏期就会增加；③OERPs潜伏期的测量要比听觉事件相关电位更能将AD患者与对照组区别开；④当把嗅觉测试和P3潜伏期的记分结合，区分受试者的几率可达100%。

（3）运动神经元病（motor neuron disease，MND）：Hawkes等（1998）研究了58例运动神经元病患者和132例对照，嗅觉心理物理测试显示MND患者有轻微的嗅觉下降。OERPs显示2/15未引出，1/15潜伏期延长。

（4）其他疾病：Hummel等（1995）对12例左侧颞叶灶性癫痫患者和10例右侧颞叶灶性癫痫的患者进行比较研究，发现左鼻CO_2刺激比右鼻刺激得到的ERP潜伏期要长。嗅觉刺激结果不同，右鼻刺激时，右侧颞叶灶性癫痫患者OERPs潜伏期延长，左鼻刺激时，左侧病灶患者潜伏期延长。提示嗅觉信息的新皮层处理可能受颞叶功能的影响，而三叉神经化学感受则不受此影响。OERPs还用于偏头痛，偏头痛患者三叉神经化学感受事件相关电位N1幅值增大，支持三叉神经过度兴奋的理论。OERPs还被用于多种化学物过敏（multiple chemical sensitivity）、特发性环境不耐受（idiopathic environmental intolerance）、先天性愚型（Down综合征）以及亨廷顿舞蹈症（Huntingtor Disease）。嗅觉障碍也常发现于精神疾病，如精神分裂症、抑郁症等，但有关这类疾病的OERPs研究很少，目前仅Becker等报道了精神分裂症患者的OERPs测试。

3. 嗅觉认知研究　OERPs的另一个重要应用就是用于嗅觉认知过程。Durand-lagarde等（1991）最早研究OERPs晚正电位（late positivity）。应用oddball刺激模式，一种气味剂（标准刺激）以6～8秒的刺激间隔连续刺激，期间随机给出另一种新的气味刺激（靶刺激），要求受试者说出这种新的刺激。此后有大量的研究集中于OERPs的晚电位（P3）。Pause等（1996）研究提示晚电位受刺激意义和刺激概率调制。他们发现有意义的刺激引出的P3幅值很大，可以将P2完全覆盖。P3决定OERPs的形态。根据Donchin等（1988）假说，P3表示"语境更新"，与保持外部环境的内部模式相关。从这个角度看，P3幅值可能反映模式变化的数量，而潜伏期可能是反映评价刺激所用的时间。其他假说也都是基于P3主要是对刺激的认知处理的结果。

需要注意以下发现：①当受试者相信他们闻到靶刺激时，P3幅值比较大；②偶尔出现的气味刺激比经常出现的气味刺激引出的P3幅值大，而且与气味性质无关；③气味的情感意义可能对P3的产生有贡献；④与其他感觉性事件相关电位相似，P3可以分为P3-1和P3-2，两者的地形分布不同。P3-1似乎与气味的新颖和意义相关，而P3-2更具有经典P3的特点。

（刘剑锋）

第六节　嗅　电　图

　　嗅电图（electro-olfactogram，EOG）是嗅味刺激后在嗅上皮上记录到电位，一般认为是嗅觉受体神经元（olfactory receptor neurons，ORNs）产生的发生器（generator）总和电位。其电生理基础是嗅素结合ORN微绒毛表面的受体蛋白，通过第二信使开放离子通道，导致ORN去极化。ORN产生的动作电位进一步传导到嗅球。图2-1-6-1显示的是气味刺激后嗅觉信号传导，图2-1-6-2显示的是ORNs产生的电活动。嗅电图有大量的动物实验研究，有关人嗅电图的研究不多。嗅电图研究在探讨嗅上皮的功能特点、嗅觉受体神经元的局部特异性分布以及嗅觉去敏（desensitization）方面有重要意义。

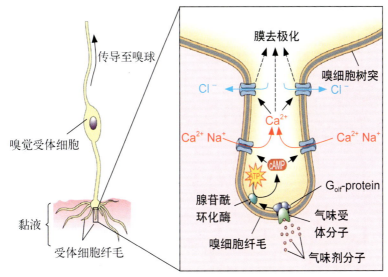

图2-1-6-1　嗅素与ORN微绒毛嗅觉受体结合后的信号传导过程示意图

主要环节为：嗅素与嗅素受体蛋白结合，激活G_{olf}-protein，腺苷酰环化酶，cAMP 开放Na^+ Ca^{2+}离子通道，Ca^{2+}激活Cl^-离子通道，ORN去极化

（Mark F. 2007）

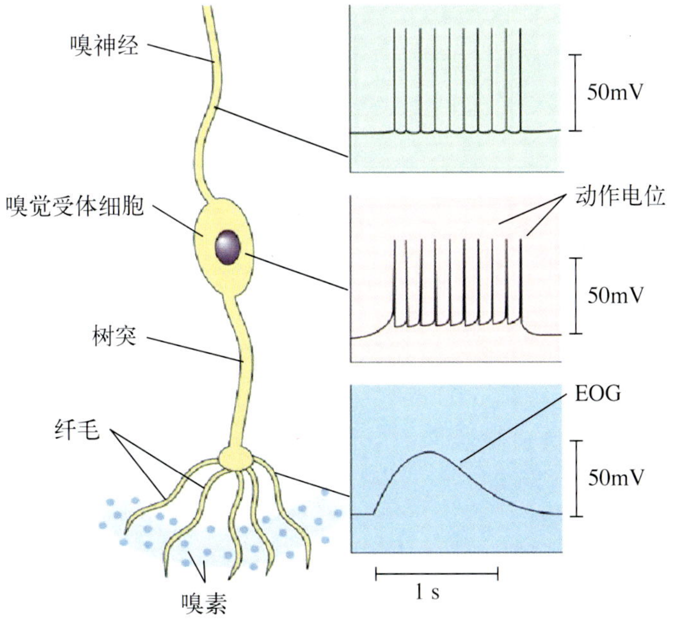

图2-1-6-2　嗅刺激后ORNs记录到的EOG和动作电位示意图

（Mark F. 2007）

163

一、历 史 回 顾

1. 脊椎动物的嗅电图（electroolfactogram，EOG） Hosoya和Yoshida在1937年首次研究嗅上皮电生理，发现离体的狗嗅上皮在气味刺激后有反应，而且反应幅度与嗅上皮色素沉着的程度正相关。Ottoson等（1956）深入系统研究了青蛙的嗅上皮电活动，并命名为嗅电图，发现：①EOG的幅值与气味刺激浓度的对数值成比例；②嗅上皮不同部位EOG幅值有差异；③刺激时间越长，刺激浓度越高，EOG回归基线越慢；④EOG是ORNs产生的；⑤气味剂在嗅上皮上产生选择性去敏；⑥不同的气味剂，得到的EOG上升相相似，但返回基线不同。

Getchell等在20世纪70年代将Ottoson的研究进一步深化，采用单细胞记录技术，显示蝾螈ORNs能够在气味刺激时增加放电率，而支持细胞却不能。同时报道了ORNs的反应频率和刺激浓度以及EOG形状的关系。EOG的幅值随记录电极在嗅上皮的深度增加而下降，提示电位来自嗅上皮的表浅成分。嗅神经切断后，由于嗅觉受体细胞逆行性变性，EOG消失。这些研究显示气味刺激后的EOG来自ORNs。

2. 人嗅电图 Osterhammel等（1969）首次报道记录到人嗅电图，由于需要在嗅黏膜区操作，而且容易引起反射性喷嚏和大量分泌物，结果只在2例男性志愿者成功记录到EOG。因此认为该技术要求苛刻以至于难以用于常规临床。

20世纪80年代，Kobal研制的嗅觉刺激器解决了嗅觉刺激的主要技术难题，采用kobal刺激器能够记录到稳定的EOG。该刺激器能很好控制刺激气体的浓度、刺激时程、类似直角的刺激起止。重要的是能够在不到20毫秒的刺激上升时间内达到较高的刺激浓度，而且不会出现引起感觉的机械刺激。在气味刺激时不伴发机械刺激引起鼻腔三叉神经感觉非常重要。Kobal的研究发现：①EOG的幅值依赖于气味浓度；②气味刺激在嗅上皮只能记录到负波，而在呼吸上皮能记录到正波；③EOG记录与皮肤电导无关；④刺激间隔只有几秒钟的成对的刺激产生的EOG幅值不下降或仅有轻微下降，而同时记录到的嗅觉事件相关电位的幅值是明显下降的。提示嗅觉去敏化与嗅觉中枢而不是外周有密切关系。

二、记 录 方 法

1. EOG电极 1962年Mozell曾质疑Ottoson记录到的EOG，因为他在非生物系统能记录到类似EOG的电位，考虑可能是嗅素和电极之间发生的电化学反应。但是随后的研究（Takagi等，1989）显示采用Ottoson等介绍的记录电极并没有在琼脂板上记录到相关电位，强调记录电极必须套上Teflon管，这样可以避免嗅素与电极直接接触。氯化银电极是常用的记录电极；参考电极置于对侧的鼻梁。EOG的背景噪声部分来自脑电图。为了减少肌肉收缩和眼球运动产生的伪迹，要尽量让受试者测试时舒适。Hummel等在测试中用让受试者戴平光镜来固定记录电极（图2-1-6-3、图2-1-6-4）。

2. 呼吸上皮电位 EOG测试时有可能记录到来自呼吸上皮的电位，称为负黏膜电位（negative mucosa potential，NMP），是三叉神经外周反应。NMP的形状与属性与EOG相似。由于嗅上皮同时有三叉神经分布，因此需要特别强调测试装置在给嗅刺激时不能伴有三叉神经刺激。显然嗅味不能直接喷到嗅上皮，因为这样会对三叉神经产生机械性刺激。而且刺激剂必须是单纯的嗅觉刺激剂（如香草醛、低浓度硫化氢等）以排除对三叉神经的化学刺激。

3. 气味刺激 EOG记录的另一个要点是刺激到达嗅上皮时要有足够高的浓度，而且刺激上升和下降时间很短。

4. 伪迹分析 电极安放不当和不合要求的刺激都可能产生伪迹。其他来源的伪迹包括：①眼球组成了一对电偶极子，因此眼球的运动会导致电位差，这种电位差在前额部最大，但有可能叠加在EOG上，因此EOG测试时应避免眼球运动和眨眼；②在使用Kobal刺激器进行测试时应关闭鼻咽用口呼吸，避免鼻腔有气流通过；③使用银氯化银琼脂桥电极（silver-silver chloride agar bridge electrode）可以避免电化学伪迹；④刺激气体保持足够的湿度。

5. 正波、负波EOG 多数学者描述的特异性EOG，是时相性的初始反应（a phasic initial response），

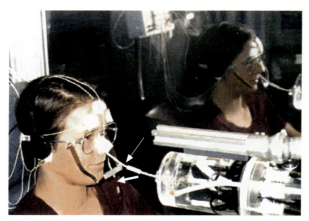

图2-1-6-3　健康受试者接受EOG测试，记录电极（短箭头）在内镜下安放在嗅上皮，并用类似于平光镜的眼镜框固定，刺激器输出（长箭头）置于前鼻孔，参考电极放在鼻梁，同时记录OERP，通过耳机给白噪声进行声掩蔽

（Knecht M. 2004）

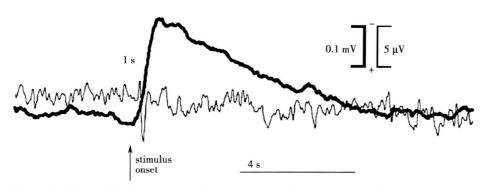

图2-1-6-4　健康受试者的EOG（粗黑线）和同时记录到的OERP（细灰线），刺激剂为香草醛，刺激时间1秒，箭头所指为刺激起点，注意EOG和OERP的幅值比例不同

（Knecht M. 2004）

接着是张力电位（tonic potential），也就是负波电位。但有人描述其为正波或有正负两个波，并假定EOG主要有负波和正波两个成分，记录到的EOG是正负两个波叠加的结果。嗅神经切断后，EOG负波消失出现伴发正波。

6. 记录部位　Kobal等首次在内镜下安放记录电极并记录EOG。在内镜下可以将记录电极准确放置在嗅裂。有一点很重要，肉眼难以区分人嗅黏膜和呼吸黏膜，人类的嗅黏膜不像小鼠的嗅黏膜有色素沉着呈黄色或棕色。通常认为嗅上皮分布在中鼻甲以上的鼻腔外侧壁以及相对应的鼻中隔区域。但Leopold等应用EOG从电生理角度研究功能性嗅上皮的范围，发现在中鼻甲附着水平有EOG反应，这比以往的单纯形态学研究显示的嗅上皮范围更靠前。而且嗅上皮有时呈岛状分布，因此即使在内镜下嗅裂的病理检查显示只有47%有ORNs（图2-1-6-5）。这种岛状片状分布特点也导致EOG记录的成功率相对较低。

有研究显示没有和嗅球形成突触的ORNs也能记录到EOG。小鼠胎儿在ORNs与僧帽细胞形成突触之前就能记录到EOG。这些神经元对所有气味刺激产生非特异性反应，在突触形成后才会有特异性反应。此外，动物实验显示切断嗅神经后也能记录到EOG。

临床研究发现在嗅球未发育或发育差的先天性失嗅患者也能记录到EOG。因此EOG的记录只能说明嗅上皮有成熟的ORNs，不能说明ORNs与嗅球是否有突触联系。Hummel等报道气味刺激在没被受试者感受时也可以记录到EOG，而且域上刺激和域下刺激的EOG在幅值和潜伏期等特性方面并无统计学差异。提示EOG只是气味刺激嗅上皮时ORNs的电活动。

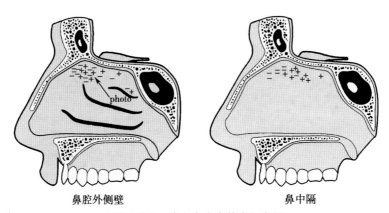

鼻腔外侧壁   鼻中隔

图2-1-6-5　嗅上皮分布特点示意图
加号（+）为病理检查组织为嗅上皮或含神经束，减号（－）为病理检查组织无嗅上皮并且不含神经束

(Leopold DA. 2000)

三、EOG的特点和应用

1. EOG的部位特异性　人类EOG的引出率各家报道不一。这可能是由于ORNs反应的特异性不同。硫化氢刺激时只能在有些部位记录到EOG，香草醛刺激时也有类似结果。ottoson报道蛙嗅上皮不同部位EOG的幅值变化显著。Edwards等用4种不同的气味刺激剂记录猫嗅上皮12个记录点的EOG，显示每种气味在12个点的反应均不一样，提示嗅上皮不同部位分布着不同反应特性的ORNs。这种特异性分布进一步得到证实。

2. EOGs气味特异性　动物实验显示不同气味刺激记录到的EOG，起始部分相同，差异在于回归基线的部分。在人也观察到这一现象，香草醛刺激时电位回归基线比硫化氢要慢。推测这种差异可能是由于不同的嗅素在与不同的嗅素结合蛋白结合的不同，在ORNs内的代谢途径不同，导致最后的结局不同。

3. EOG与气味刺激浓度　多数学者认为EOG的幅值取决于刺激浓度，有些学者将这种关系简化为幅值随着刺激浓度的增加而增加。或EOG幅值与刺激浓度对数成比例，呈指数增加。与刺激浓度增加的对数呈指数关系。随着刺激延长，人EOG也显示出类似于青蛙的张力相（tonic phase），EOG的潜伏期随刺激浓度增加而缩短。

4. 重复刺激　Zwaardemaker（1927）认识到长时间暴露于同一种气味所致的嗅觉去敏是中枢机制而不是外周机制。ottoson首次通过电生理动物实验证实了Zwaardemaker的假说，当给两个短刺激间隔的刺激时，得到两个EOG反应，第二个EOG幅值略小但几乎与第一个EOG幅值接近，两个反应没有融合。在人的研究结果也类似，但受试者主观评定的第二个刺激较第一个弱很多，而且重复刺激得到的OERP幅值明显下降。

四、N1-EOG

Wang等（2004）报道在外鼻（鼻梁和鼻根）记录到的EEG电位N1（图2-1-6-6）与鼻内记录到的EOG在潜伏期、时程和时间常数有很好的相关性（相关系数分别为0.93、0.84、0.99）。N1的极性、潜伏期和时间常数与EOG无统计学差异。这一电位被称为N1-EOG，具有临床应用前景。

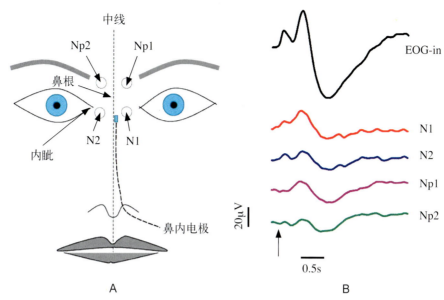

图2-1-6-6 N1-EOG电极安放以及波形

A. 鼻外部电极（N1、N2、Np1、Np2）以及鼻内电极的安放示意图；B. 记录到的EOG
和N1、N2、Np1、Np2 EEG

（Wang L. 2004）

五、其 他 应 用

用于研究ORNs在外周水平的活化，特异性气味在受体水平的敏感性，嗅觉系统代偿可塑性研究等。

结　语

EOG有助于阐明有关人外周嗅觉电活动的相关问题，为嗅觉中枢在嗅觉去敏中的主导作用，嗅上皮的功能特征，嗅觉受体神经原特异性分布等提供依据。EOG成为嗅觉电生理评估的一个重要部分。

（刘剑锋）

第七节　嗅黏膜的病理检查

自从Bloom和Engström报道对人类嗅黏膜的超微结构观察结果以来，陆续有来自人尸体解剖的嗅组织形态学研究报道，但缺乏对人活体嗅组织的研究，尤其是缺乏对嗅黏膜超微结构的完整认识。Moran分析原因有以下3点：①对于人类来说，视觉导向的眼睛优先于鼻子，看得清楚比相对嗅觉灵敏更重要，于是人的嗅觉无论实际上还是象征上都处于被忽视的地位；②嗅黏膜是一处小而难以达到的目标，并且很危险。大多数嗅感觉受体位于一块脆弱、极薄的筛板上，筛板是病理检查的组织和大脑之间唯一的屏障；③嗅觉受体与其他神经细胞不同，它始终在更新，老的或受损的受体退休、死亡，并被新生细胞替代。这种不断更新的神经细胞群体，在人体内是独一无二的，极难固定好。此外，还有医学伦理学的问题，嗅黏膜面积很小，既要取到嗅上皮，又不能损伤嗅觉功能。1982年Lovell和他的同事发明了嗅组织病理检查器械和技术，可安全的在局部麻醉时，从患者或志愿者身上取得嗅黏膜。与此同时，Moran发表了采用此方法研究嗅黏膜的论文，首次对人嗅黏膜超微结构做了较完整、清晰的论述。此后，人嗅黏膜活组织检查技术被广泛应用，日趋完善。尤其是鼻内镜的应用，能更加确保嗅黏膜病理检查的准确性和安全性，并能获取更多的人嗅组织活体标本，以进行超微结构、细胞免疫化学和病理学评估。借以推动嗅觉功能和嗅觉障碍的深入研究，并提供指导治疗嗅觉障碍的途径。

一、嗅黏膜病理检查

在进行人嗅黏膜病理检查术之前，深入理解人嗅上皮的解剖组织学特点是非常必要的，它会尽最大可能地保证获取嗅组织。

（一）解剖组织学特点

1. 解剖学特点　嗅区位于上鼻甲和相对应的鼻中隔之间狭窄的鼻腔深部，嗅神经借筛板与颅前窝相通。位于嗅上皮的嗅觉感受器是直接接触外界并与大脑相连的裸露的神经元。想要获取嗅组织，任何组织病理检查设备必须通过两块紧密排列的鼻部骨板（中鼻甲和鼻中隔）之间的1.5mm的狭小裂隙，并进入距前鼻孔向里大约7cm、止于筛板的一块区域。这种解剖学特点，造成采取嗅黏膜组织难度较大，并有出现颅内并发症的可能性。

2. 组织学特点　在胎儿和婴幼儿时期，嗅黏膜富含细胞，故较呼吸上皮厚。在成人嗅上皮比呼吸上皮薄，而且，成人嗅上皮边界被认为是不规则的，呼吸上皮点缀其间，即嗅上皮和呼吸上皮呈不规则和斑块相嵌分布。Moran 等在1982年对嗅黏膜超微结构进行观察之后，回顾过去已发表并多次被引用的文献，如Engström 和Bloom（1953）的一份早期的调查，只提供了尸体上的支持细胞的两张粗糙的电镜图片；而Polyzonis等（1979）提供的人嗅黏膜电镜照片，实际上显示的是呼吸黏膜，而不是嗅黏膜。在一项病毒感染后嗅觉障碍患者的研究中，13例患者中只有8例发现有嗅上皮。这样小的成功率反映了人类嗅黏膜的不规则和片状分布的特点。Moran认为用活组织检查法取材嗅区组织常被嗅上皮的不规则分布和团块状分布所妨碍，因此，单个活组织标本常常没有代表性，必须基于多块组织标本。理由是：①嗅黏膜细胞的不平均分布；②嗅上皮被大量呼吸道上皮团块取代的程度不同；③由于不断改变的环境造成嗅化学感受器结构处于不同的阶段。有时即使在光学显微镜下嗅区显示只有呼吸上皮，而在超微结构水平能观察到嗅上皮部分的残余。综上所述，在取病理标本和对嗅上皮进行病理研究时，尤其在对嗅黏膜超微结构变化做结论以前，必须尽可能多点采集组织，以期最大限度地获取包含嗅神经上皮的样本。

（二）嗅黏膜病理检查

1. 术前常规检查　①在取材前，需要获得患者完整、详细的病史，明确嗅觉障碍最常见的原因。如慢性鼻炎、鼻窦炎鼻息肉、头部外伤，近期上呼吸道感染的病史等，做相关的全面体检。此外不要忽略神经系统、内分泌、遗传、肿瘤、化学中毒和环境污染等致病因素；②嗅觉功能检查（味觉检查）（详见临床篇第一章第一节）；③放射学评估：鼻窦CT冠状位扫描能提供嗅裂、嗅区改变，MRI能清晰地观察到嗅球和嗅束，在MRI上能发现的与人类嗅觉有关的疾病（详见临床篇第一章第三节）；④其他如血常规、血生化很少能在嗅功能紊乱时提供有诊断价值的数据，因此不被列为常规。

2. 具体操作　采取标本应由耳鼻咽喉科医师或对这项技术非常精通且对嗅裂的解剖非常熟悉的临床医师来操作。①体位：与一般的鼻部手术相同，患者取卧位，目前多采用鼻内镜下操作。Jafek推荐显微镜下操作。显微镜的优点是可双手操作，并通过可调的放大倍数以获得最清晰的视野；②麻醉：麻醉包括全麻、局麻。国外多使用4%盐酸可卡因行鼻部喷射黏膜表面麻醉和收缩血管。国内多使用1%～2%丁卡因加少量肾上腺素，使其尽可能深入到嗅裂，可获得满意的麻醉，并通过收缩血管来扩大视野、减少出血。Yamagishi等提出不用麻醉，认为麻醉可能会影响到切片标本的真实性；③取材部位：在嗅裂的鼻中隔侧或上鼻甲内侧处均可取嗅组织，Jafek认为从较平的鼻中隔区取标本要好过侧面的鼻甲。并建议要取4块组织切片，一侧两块，以保证嗅上皮切片的阳性率＞85%，目前，由于鼻内镜的应用，增加了嗅组织取材准确性；④嗅上皮病理检查的器械：嗅上皮病理检查器（olfactory biopsy instrument，OBI）是国外一种常用的工具（Stotz、St Louis等公司提供）。全长120mm，是一种尖端呈钩状刀的细长器具（图2-1-7-1）。Jafek认为这种OBI简单易行，且副作用小。方法是从鼻腔取出可卡因棉片后，将OBI自前鼻孔向内进入至嗅裂顶部，将刀刃旋转90°，沿着鼻中隔侧轻轻压下，再轻轻向下一拉，将OBI连同标本一起取出来。

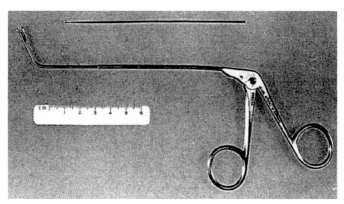

图2-1-7-1　嗅上皮病理检查器（OBI）和长颈咬钳
(Lanza. 1993)

Lanza等推荐在30°的鼻内镜下，使用70°改良长颈前开咬钳（图2-1-7-2），Lanza认为长颈咬钳（Storz）适用于取嗅组织标本。用这种方法钳取嗅组织，成功率为60%～88%。Lanza提出这种杯状钳子（cupped for caps）可以取代OBI，其理由是 ①病理检查组织有时可能从OBI中滑脱；②OBI可能致"急性创伤"，因为OBI刀刃可以自由旋转切割；③长颈咬钳可以获得大量的标本；④OBI的操作是"不可视的"。Jafek则认为OBI优于长颈钳子，理由是 ①曾使用杯状钳子获取的标本，病理改变显示有人为的组织挤压损害现象。OBI可锐利地切割组织避免了这个问题；②杯状钳子唯一优于OBI的地方是，可以尽可能减少标本的偶然丢失和获得更大的标本，但长颈钳子的宽度（1.5～3mm），可能导致上鼻甲骨折，这种情况在使用OBI时从未出现过。

此外还有Nakano钳子：长84mm，钳子开口1mm×4mm，钳口深0.7mm，（图2-1-7-3）在鼻内镜下，无需麻醉，在嗅裂处用钳头顶到黏膜后钳取嗅组织。亦可在鼻内镜下用鼓膜切开刀在嗅区鼻中隔侧切开嗅黏膜并略加分离，用小号筛窦咬钳钳取小块嗅组织。

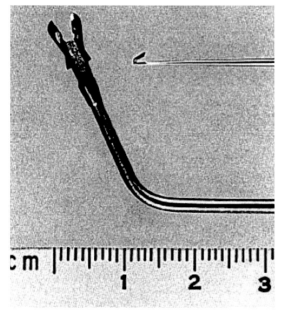

图2-1-7-2　嗅上皮病理检查器（OBI）和长颈咬钳的前端的比较

(Lanza. 1993)

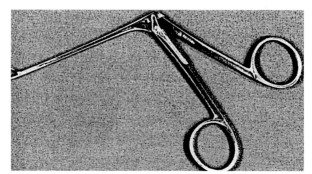

图2-1-7-3　Nakano钳子
(Yamagishi. 1988)

（三）病理学观察方法

光学显微镜下观察嗅黏膜的各种病理学改变，透射电镜及扫描电镜可观察超微结构变化，此外免疫组织化学技术被广泛地应用于嗅上皮的研究。

（四）术后并发症及注意事项

在行病理检查术后，患者应避免擤鼻子、做剧烈活动（在24小时内），尤其要叮嘱患者若出现大出血一定要即刻就诊。Jafek从125例患者的嗅裂鼻中隔侧取嗅组织，取了500个标本，Welb于上鼻甲处取嗅组织（42例），均未发生并发症。但这并不意味着没有并发症的风险，操作者应牢记潜在的危险包括出血、脑膜炎或脑炎，脑脊液漏或脑损伤等。

二、嗅黏膜病理

目前人嗅黏膜病理检查术的病理学研究，多见于超微结构异常的报道。研究表明嗅黏膜超微结构异常的病理改变伴随完全或部分嗅觉下降，这种嗅功能障碍是由于嗅感受器细胞、支持细胞、基底细胞和嗅腺细胞的损伤，或这些病变的组合所致。这些病理学改变包括以下疾病：外伤性嗅觉缺失症、病毒感染后嗅觉功能障碍、阿尔茨海默病、帕金森病、Kallmann综合征、嗅上皮肿瘤、鼻窦炎、暴露于毒性化合物等（详见相关章节）。

1. 外伤性嗅觉缺失症的病理改变（参考临床篇第四章第二节）　外伤性嗅觉障碍是由于头部外伤导致嗅感受器细胞轴突的横断、筛板的骨折、脑组织的快速移位等引起的。有限的组织病理学研究显示嗅上皮的超微结构有着典型的改变，表现为嗅上皮结构紊乱，缺乏正常的层次（图2-1-7-4）。许多固缩和代谢紊乱的神经元使上皮看起来类似再生组织。在上皮层和固有层许多嗅神经轴突束移位，显示轴突在增殖。感受器细胞的数量大幅度降低，突到表面嗅泡通常缺乏纤毛（图2-1-7-5）。新生的感受器细胞可能会试图沿着轴突向中枢生长，但大多数都不能通过筛板。极少的病例会有轻微的嗅觉功能恢复，提示存在再生和再通的可能性。

2. 上呼吸道感染后嗅觉功能障碍的病理改变（参考临床篇第四章第三节）　病毒感染后患者嗅上皮的超微结构和外伤后失嗅十分相似，嗅感受细胞的数量显著减少；残存嗅细胞的嗅泡的嗅纤毛消失（图2-1-7-6）。本病嗅觉下降者存在的有纤毛嗅感受细胞比失嗅者要多，提示嗅功能和嗅神经元的数量有着相关性。

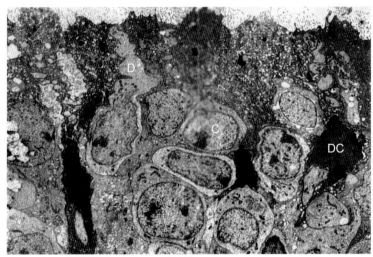

图2-1-7-4　创伤性嗅觉丧失者嗅上皮的电镜

异常的嗅上皮，有纤毛的嗅感受细胞（C）排列紊乱，树突（D）短粗并且扭曲，伸延至上皮表面，可见较多变性细胞（DC）（×3700）

（Moran. 1992）

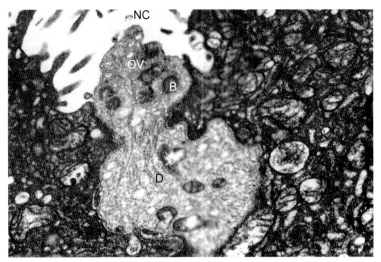

图2-1-7-5 创伤性嗅觉丧失者嗅上皮的电镜
嗅泡明显减少,没有嗅纤毛的嗅泡（OV）伸出上皮表面,基粒（B）明显。
鼻腔（NC）,嗅感受细胞的树突（D）（×21 600）
（Moran. 1992）

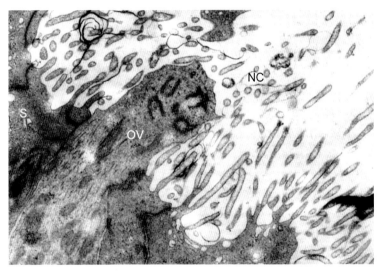

图2-1-7-6 感冒后嗅觉丧失患者嗅上皮电镜
嗅泡表面的嗅纤毛消失。嗅泡（OV）,支持细胞（S）,鼻腔（NC）
（×39 000）

（Moran. 1992）

3. 阿尔茨海默病、帕金森病（参考临床篇第四章第四节） 阿尔茨海默病和帕金森病患者的嗅上皮超微结构显示嗅感受细胞数量明显减少，细胞的嗅纤毛明显减少。在阿尔茨海默病，嗅上皮中可见一些双极神经元的树突粗大、大量死亡的细胞，接近基底膜嗅上皮的轴突数量增加（图2-1-7-7），并且大多数肿胀；支持细胞明显变性。有研究发现，老年斑、神经纤维缠结、β淀粉样变等AD的典型病理改变除了在嗅球及嗅皮质外，在嗅上皮同样存在。帕金森病患者嗅上皮的核层排列是混乱的，核上区域的感受器细胞肿胀，接近于基底膜侧面的轴突数量显著增多变粗大，并且"拥挤"在上皮内（图2-1-7-8）。

4. 先天性嗅觉障碍 即Kallmann综合征（参考临床篇第四章第一节）在Kallmann综合征，因为嗅球发育不全或未发育，发育的嗅神经不能到达目标。因此，嗅上皮严重的退化，嗅感受器细胞和支持细胞的数量大量减少或消失，极少的轴突也反映出这种退化。

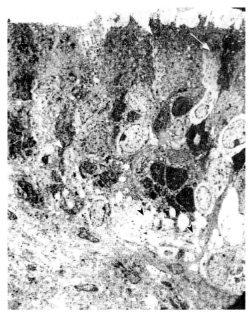 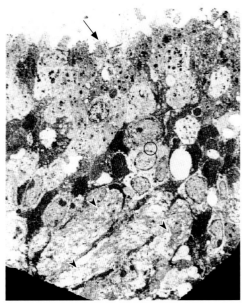

图2-1-7-7　AD患者的嗅组织透射电镜
上皮结构紊乱以及一部分神经元变性（↓），嗅
泡普遍缺乏纤毛，基底膜的上皮侧可见增粗的
轴突纤维穿入（短箭头）（比例尺：5μm）
（Doty. 2007）

图2-1-7-8　帕金森病患者嗅上皮透射电镜
嗅神经树突顶缺乏纤毛（↓），轴突束拥挤
在上皮底部（▲），嗅觉感受神经（○）（比
例尺：5μm）
（Doty. 2007）

5.鼻窦炎鼻息肉的嗅黏膜的病理学改变（详见临床篇第三章第一节）。

（王娜亚　程靖宁）

参考文献

1.陈兴明，徐春晓，倪道凤.化学刺激诱发的人嗅觉相关电位.基础与临床，2002，22：261-263

2.陈兴明，徐春晓，倪道凤.年龄和性别对嗅觉相关电位的影响.临床耳鼻咽喉头颈外科杂志.2007，21：223-225

3.大山勝.噴射式基準嗅覚検査の臨床的有用性について—多施設による検討成績.日鼻誌，1992，37：86-89

4.董震，王荣光.鼻科学基础与临床.北京：人民军医出版社，2006：3-6

5.韩德民.鼻内镜外科学.北京：人民卫生出版社，2001

6.姜泗长，阎承先.现代耳鼻咽喉科学.天津：天津科学技术出版社，1999

7.刘剑锋，倪道凤，张秋航.正常青年人嗅觉事件相关电位的特点.临床耳鼻咽喉头颈外科杂志，2008，220：352-355

8.刘剑锋，有慧，倪道凤等.先天性失嗅患者的临床研究.中华耳鼻咽喉头颈外科杂志，2007，42：749-752

9.刘剑锋，有慧，倪道凤等.外伤后失嗅患者的嗅觉事件相关电位和MRI评估.中华耳鼻咽喉头颈外科杂志，2008，43：198-201.

10.刘剑锋，有慧，倪道凤等.嗅觉正常与失嗅患者嗅觉事件相关功能磁共振成像的观察.中华医学杂志，2008，88：1543-1544

11.梅田良三.嗅覚障害の診断と治療をめぐって.日本耳鼻咽喉学会会報，1981，84：1362-1370

12.孙安纳，柳端今，蔡新霞等.五味试嗅液的研制及健康青年人嗅阈测试.中华耳鼻咽喉科杂志，1992，27：35-38

13.王娜亚，程靖宁，盛瑞红等.慢性鼻窦炎嗅觉障碍者嗅上皮超微结构观.中华耳鼻咽喉科杂志，2001，36：38-41

14.王娜亚，李挺，岳耀光等，慢性鼻窦炎嗅觉障碍的嗅黏膜病理学观察.中华耳鼻咽喉科杂志，1998，33：153-155

15.伍建林，张清，张竞文等.愉快及非愉快气体激活相应脑区的功能磁共振成像实验研究.中国医学影像技术，2006，22：2-6

16. 熊国平，李树华. 鼻腔通气功能检查法研究进展. 中国医学文摘. 耳鼻咽喉科学，2005，5：267-270

17. 有慧，冯逢，刘剑锋等. 外伤后嗅觉功能障碍的MR成像研究. 中国医学影像技术，2008，24：14-17

18. Abolmaali ND, Hietschold V, Vogl TJ, et al. MR evaluation in patients with isolated anosmia since birth or early childhood. AJNR Am J Neuroradiol, 2002, 23：157-164

19. Anderson AK, Christoff K, Stappen I, et al. Dissociated neural representations of intensity and valence in human olfaction. Nat Neurosci, 2003, 6：196-202

20. Auffermann H, Gerull G, Mathe F, et al. Olfactory evoked potentials and contingent negative variation simultaneously recorded for diagnosis of smell disorders. Ann Otol Rhinol Laryngol, 1993, 102（1 Pt 1）：6-10

21. Barz S, Hummel T, Pauli E, et al. Chemosensory event-related potentials in response to trigeminal and olfactory stimulation in idiopathic Parkinson's disease. Neurology, 1997, 49：1424-1431

22. Becker E, Hummel T, Piel E, et al. Olfactory event-related potentials in psychosis-prone subjects. Int J Psychophysiol, 1993, 15：51-58

23. Bengtsson S, Berglund H, Gulyas B, et al. Brain activation during odor perception in males and females. Neuroreport, 2001, 12：2027-2033

24. Berkinshaw ER, Spalding PM, Vig PS. The effect of methodology on the determination of nasal resistance. Am J Orthod Dentofacial Orthop, 1987, 92：329-335

25. Birbaumer N, Grodd W, Diedrich O, et al. fMRI reveals amygdala activation to human faces in social phobics. Neuroreport, 1998, 9：1223-1236

26. Bramerson A, Johansson L, Ek L, et al. Prevalence of olfactory dysfunction：the skovde population-based study. Laryngoscope, 2004, 114：733-737

27. Brouillard M. Laccourreye L. Jabbour W. et al. Etude ultrastrcuturale et immunohistochimique de la muqueuse olfactive dans la maladie d'Alzheimer Bull. L' Assoc Anat, 1994, 8：25-28

28. Byrd RPJ, Caprio J. Comparison of olfactory receptor（EOG）and bulbar（EEG）responses to amino acids in the catfish, Ictalurus punctatus. Brain Res, 1982, 249：73-80

29. Cain WS, Gent JF, Goodspeed RB, et al. Evaluation of olfactory dysfunction in the Connecticut Chemosensory ClinicalResearch Center. Laryngoscope, 1988, 98：83-88

30. Cain WS, Gent JF. Olfactory sensitivity：reliability, generality, and association with aging. J Exp Psychol Hum Percept Perform, 1991, 17：382-391

31. Cain WS. Testing olfaction in a clinical setting. ENT, 1989, 68：316-328

32. Cerf-Ducastel B, Murphy C. fMRI activation in response to odorants orally delivered in aqueous solutions. Chem Senses, 2001, 26：625-637

33. Ciofalo A, Filiaci F, Romeo R, et al. Epidemiological aspects of olfactory dysfunction. Rhinolog, 2006, 44：78-82

34. Cometto-Muniz JE, Cain WS. Nasal pungency, odor, and eye irritation thresholds for homologous acetates. Pharmacol Biochem Behav, 1991, 39：983-989

35. Crespo-Facorro B, Paradiso S, Andreasen NC, et al. Neural mechanisms of anhedonia in schizophrenia：a PET study of response to unpleasant and pleasant odors. JAMA, 2001, 286：427-435

36. Cummings DM, Knab BR, Brunjes PC. Effects of unilateral olfactory deprivation in the developing opossum, Monodelphis domestica. J Neurobiol, 1997, 33：429-438

37. Dade LA, Jones-Gotman M, Zatorre RJ, et al. Human brain function during odor encoding and recognition. A PET activation study. Ann N Y Acad Sci, 1998, 855：572-574

38. Dade LA, Zatorre RJ, Evans AC, et al. Working memory in another dimension：functional imaging of human olfactory working memory. Neuroimage, 2001, 14：650-660

39. Dalton P, Hummel T. Chemosensory function and response in idiopathic environmental intolerance. Occup Med, 2000, 15：539-556

40. Damm M, Eckel HE, Jungehülsing M, et al. Olfactory changes at threshold and suprathreshold levels following septoplasty with partial inferior turbinectomy. Ann Otol Rhinol Laryngol, 2003, 112：91-97

41. Damm M, Vent J, Schmidt M, et al. Intranasal volume and olfactory function. Chem Senses, 2002, 27：831-839

42. Ding X, Coon MJ. Purification and characterization of two unique forms of cytochrome P-450 from rabbit nasal microsomes. Biochemistry, 1989, 27：8330-8337

43. Djordjevic J, Zatorre RJ, Petrides M, et al. Functional neuroimaging of odor imagery. Neuroimage，2005，24：

791-801

44. Doerfler H, Hummel T, Klimek L, et al. Intranasal trigeminal sensitivity in subjects with allergic rhinitis. Eur Arch Otorhinolaryngol, 2006, 263：86-90

45. Doty RL. Handbook of olfactory and gestation. Second edition revised and expanded. New York：Basel, 2007

46. Doty RL, Frye RE, Agrawal U. Internal consistency reliability of the fractionated and whole University of Pennsylvania Smell Identification Test. Percept Psychophys, 1989, 45：381-384

47. Doty RL, Marcus A, Lee WW. Development of the 12-item Cross-Cultural Smell Identification Test (CC-SIT). Laryngoscope, 1996, 106 (3 Pt 1)：353-356

48. Doty RL, McKeown DA, Lee WW, et al. A study of the test-retest reliability of ten olfactory tests. Chem Senses, 1995, 20：645-656

49. Doty RL, Mishra A. Olfaction and its alteration by nasal obstruction, rhinitis, and rhinosinusitis. Laryngoscope, 2001, 111：409-423

50. Doty RL, Reyes PF, Gregor T. Presence of both odor identification and detection deficits in Alzheimer's disease. Brain Res Bull. 1987, 18：597-600

51. Doty RL, Shaman P, Dann M. Development of the University of Pennsylvania Smell Identification Test：a standardized microencapsulated test of olfactory function. Physiol Behav, 1984, 32：489-502

52. Doty RL, Shaman P, Kimmelman CP, et al. University of Pennsylvania Smell Identification Test：a rapid quantitative olfactory function test for the clinic. Laryngoscope, 1984, 94 (2 Pt 1)：176-178

53. Du AT, Schuff N, Amend D, et al. Magnetic resonance imaging of the entorhinal cortex and hippocampus in mild cognitive impairment and Alzheimer's disease. J Neurol Neurosurg Psychiatry, 2001, 71：441-447

54. Edwards DA, Mather RA, Dodd GH. Spatial variation in response to odorants on the rat olfactory epithelium. Experientia, 1988, 44：208-211

55. Eibenstein A, Fioretti AB, Simaskou MN, et al. Olfactory screening test in mild cognitive impairment. Neurol Sci, 2005, 26：156-160

56. Engström H. Bloom G. The structure of the olfactory region in man. Acta Otolaryngol, 1953, 43：11-21

57. Evans RE, Hara TJ. The characteristics of the electro-olfactogram (EOG)：its loss and recovery following olfactory nerve section in rainbow trout (Salmo gairdneri). Brain Res, 1985, 330：65-75

58. Evans WJ, Cui L, Starr A. Olfactory event-related potentials in normal human subjects：effects of age and gender. Electroencephalogr Clin Neurophysiol, 1995, 95：293-301

59. Evans WJ, Star A. Stimulation parameters and temporal evolution of the olfactory evoked potentials in rats. Chem Senses, 1992, 17：61-78

60. Fujii M, Fukazawa K, Hatta C, et al. Olfactory acuity after total laryngectomy. Chem Senses, 2002, 27：117-121

61. Fulbright RK, Skudlarski P, Lacadie CM, et al. Functional MR imaging of regional brain responses to pleasant and unpleasant odors. AJNR Am J Neuroradiol, 1998, 19：1721-1726

62. Furukawa M, Kamide M, Miwa T, et al. Significance of intravenous olfaction test using thiamine propyldisulfide (Alinamin) in olfactometry. Auris Nasus Larynx, 1988, 15：25-31

63. Geisler MW, Murphy C. Event-related brain potentials to attended and ignored olfactory and trigeminal stimuli. Int J Psychophysiol. 2000, 37：309-315

64. Gesteland RC, Yancey RA, Farbman AI. Development of olfactory receptor neuron selectivity in the rat fetus. Neuroscience, 1982, 7：3127- 3136

65. Gomez-Isla T, Price JL, McKeel DW Jr, et al. Profound loss of layer II entorhinal cortex neurons occurs in very mild Alzheimer's disease. J Neurosci, 1996, 16：4491-4500

66. Gottfried JA, Deichmann R, Winston JS, et al. Functional heterogeneity in human olfactory cortex：an event-related functional magnetic resonance imaging study. J Neurosci, 2002, 22：10819-10828

67. Graziadei PPC. The ultrastructure of vertebrates olfactory mucosa. In：Friedmann I.The Ultrastructure of Sensory Organs. Oxford：Elsevier, 1973：267-305

68. Grosser K, Oelkers R, Hummel T, et al.Olfactory and trigeminal event-related potentials in migraine. Cephalalgia, 2000, 20：621-631

69. Hahn I, Scherer PW, Mozell MM. Velocity profiles measured for airflow through a large-scale model of the human

nasal cavity. J Appl Physiol, 1993, 75: 2273-2287

70. Handley OJ, Morrison CM, Miles C, et al. ApoE gene and familial risk of Alzheimer's disease as predictors of odour identification in older adults. Neurobiol Aging, 2006, 27: 1425-1430

71. Hasegawa S. Yamagishi M. Nakano Y. Microscopic studies of human olfactory epithelia following traumatic anosmia. Arch. Otorhinolaryngol, 1986, 243: 112-116

72. Hawkes CH, Shephard BC, Daniel SE. Olfactory dysfunction in Parkinson's disease. J Neurol Neurosurg Psychiatry, 1997, 62: 436-446

73. Hawkes CH, Shephard BC, Daniel SE.Olfactory dysfunction in Parkinson's disease. J Neurol Neurosurg Psychiatry, 1997, 62: 436-446

74. Hawkes CH, Shephard BC, Geddes JF, et al. Olfactory disorder in motor neuron disease. Exp Neurol, 1998, 150: 248-253

75. Henkin RI, Levy LM, Lin CS. Taste and smell phantoms revealed by brain functional MRI (fMRI). J Comput Assist Tomogr, 2000, 24: 106-123

76. Henkin RI, Levy LM. Lateralization of brain activation to imagination and smell of odors using functional magnetic resonance imaging (fMRI): left hemispheric localization of pleasant and right hemispheric localization of unpleasant odors.J Comput Assist Tomogr, 2001, 25: 493-514

77. Hof PR, Glannakopoulos P, Bouras C. The neuropathological changes associated with normal brain aging. Histol Histopathol, 1996, 11: 1075-1088

78. Hornung DE, Leopold DA, Youngentob SL, et al. Airflow patterns in a human nasal model. Arch Otolaryngol Head Neck Surg, 1987, 113: 169-172

79. Hornung DE, Leopold DA. Relationship between uninasal anatomy and uninasal olfactory ability. Arch Otolaryngol Head Neck Surg, 1999, 125: 53-58

80. Hornung DE. Nasal anatomy and the sense of smell. Adv Otorhinolaryngol, 2006, 63: 1-22

81. http: //sensonics.com

82. http: //www.burghart.net

83. Hummel T, Barz S, Pauli E, et al. Chemosensory event-related potentials change with age. Electroencephalogr Clin Neurophysiol, 1998, 108: 208-217

84. Hummel T, Knecht M, Kobal G. Peripherally obtained electrophysiological responses to olfactory stimulation in man: electroolfactograms exhibit a smaller degree of desensitization compared with subjective intensity estimates. Brain Res, 1996, 717: 160-164

85. Hummel T, Kobal G. Differences in human evoked potentials related to olfactory or trigeminal chemosensory activation. Electroencephalogr Clin Neurophysiol, 1992, 84: 84-89

86. Hummel T, Mojet J, Kobal G. Electro-olfactograms are present when odorous stimuli have not been perceived. Neurosci Lett, 2006, 397: 224-228

87. Hummel T, Mojet J, Kobal G. Electro-olfactograms are present when odorous stimuli have not been perceived. Chem Senses, 1997, 22: 196

88. Hummel T, Pauli E, Schüler P, et al. Chemosensory event-related potentials in patients with temporal lobe epilepsy. Epilepsia, 1995, 36: 79-85

89. Hummel T, Seking B, Wolf S, et al. "Sniffin' Sticks": Olfactory performance assessed by the combined testing of odor identification, odor discrimination, and olfactory threshold. Chem Sences, 1997, 22: 39-52

90. Ikeda K, Tabata K, Oshima T, et al. Unilateral examination of olfactory threshold using the Jet Stream Olfactometer. Auris Nasus Larynx, 1999, 26: 435-439

91. Jafek BW, Hartrman D, Eller PM, et al. Post-viral olfactory dysfunction. Am J Rhinol, 1990, 4: 91-100

92. Jafek BW. biopsies of human olfactory epithelium Chem Senses, 2002, 27: 623-628

93. Jafek BW, Hartman D, Eller PM. Post-viral olfactory dysfunction. Am J Rhinol, 1990, 4: 91-100

94. Jafek BW, Johnson EW, Eller PM, et al. Olfactory mucosal biopsy and related histology. In: Seiden AM. Taste and Smell Disorders. New Yoek: Thieme, 1997: 107-127

95. Kato T, Shiraishi K, Harada H, et al. A device for controlling odorant stimulation and olfactory evoked responses in humans. Auris Nasus Larynx, 1995, 22: 103-112

96. Kelly JT, Prasad AK, Wexler AS. Detailed flow patterns in the nasal cavity. J Appl Physiol, 2000, 89: 323-337

97. Kern RC. Chronic sinusitis and anosmia: Pathologic changes in the olfactory mucosa. Laryngoscope, 2000, 110: 1071-1077

98. Keyhani K, Scherer PW, Mozell MM. Numerical simulation of airflow in the human nasal cavity. J Biomech Eng, 1995, 117: 429-441

99. Kimmelman CP. The risk to olfaction from nasal surgery. Laryngoscope, 1994, 104 (8 Pt 1): 981-988

100. Knecht M, Hummel T, Wolf S, et al. Assessment of the peripheral input signal to the olfactory system in man: the electroolfactogram. Eur J Physiol, 1995, 429: 47

101. Knecht M, Hummel T. Recording of the human electro-olfactogram. Physiol Behav, 2004, 83: 13-19

102. Kobal G, Hummel C. Cerebral chemosensory evoked potentials elicited by chemical stimulation of the human olfactory and respiratory nasal mucosa. Electroencephalogr Clin Neurophysiol, 1988, 71: 241-250

103. Kobal G, Hummel T, Sekinger B, et al. "Sniffin' sticks": screening of olfactory performance. Rhinology, 1996, 34: 222-226

104. Kobal G, Klimek L, Wolfensberger M, et al. Multicenter investigation of 1, 036 subjects using a standardized method for the assessment of olfactory function combining tests of odor identification, odor discrimination, and olfactory thresholds. Eur Arch Otorhinolaryngol, 2000, 257: 205-211

105. Kobal G. Electrophysiolgical measurement of olfactory function. In: Richard L Doty. Handbook of Olfaction and Gustation. 2nd ed. New York: Marcel Dekker, 2003: 229-249

106. Kobal G. Pain-related electrical potentials of the human nasal mucosa elicited by chemical stimulation. Pain, 1985, 22: 151-163

107. Koizuka I, Yano H, Nagahara M, et al. Functional imaging of the human olfactory cortex by magnetic resonance imaging. ORL J Otorhinolaryngol Relat Spec, 1994, 56: 273-275

108. Krauel K, Pause BM, Sojka B, et al. Attentional modulation of central odor processing. Chem Senses, 1998, 23: 423-432

109. Krug R, Plihal W, Fehm HL, Born J. Selective influence of the menstrual cycle on perception of stimuli with reproductive significance: an event-related potential study. Psychophysiology, 2000, 37: 111-122

110. Lane AP, George G, Dankulich T, et al. The superior turbinate as a source of functional human olfactory receptor neurons. Laryngoscope, 2002, 112: 1183-1189

111. Lanza DC, Moran DT, Doty RL, et al. Endoscopic human olfactory biopsy technique: A preliminary report. Laryngoscope, 1993, 103: 815-819

112. Leopold DA, Hummel T, Schwob JE, et al. Anterior distribution of human olfactory epithelium. Laryngoscope, 2000, 110: 417-421

113. Leopold DA. The relationship between nasal anatomy and human olfaction. Laryngoscope, 1988, 98: 1232-1238

114. Levy LM, Henkin RI, Hutter A, et al. Mapping brain activation to odorants in patients with smell loss by functional MRI. J Comput Assist Tomogr, 1998, 22: 96-103

115. Levy LM, Henkin RI, Hutter A, Lin CS, et al. Functional MRI of human olfaction. J Comput Assist Tomogr, 1997, 21: 849-856

116. Levy LM, Henkin RI, Lin CS, Finley A. Rapid imaging of olfaction by functional MRI (fMRI): identification of presence and type of hyposmia. J Comput Assist Tomogr, 1999, 23: 767-775

117. Levy LM, Henkin RI. Brain gamma-aminobutyric acid levels are decreased in patients with phantageusia and phantosmia demonstrated by magnetic resonance spectroscopy. J Comput Assist Tomogr, 2004, 28: 721-727

118. Lorig TS. EEG and ERP studies of low-level odor exposure in normal subjects. Toxicol Ind Health, 1994, 10 (4-5): 579-586

119. Lötsch J, Hummel T. The clinical significance of electrophysiological measures of olfactory function. Behav Brain Res, 2006, 170: 78-83

120. Lovell MA, Jafek BW, Moran DT, et al. Biopsy of uman olfactory mucosa. Arch Otolaryngol Head Neck Sueg, 1982, 108: 247-249

121. Mackay-Sim A, Kubie JL. The salamander nose: a model system for the study of spatial coding of olfactory quality. Chem Senses, 1981, 6: 249-257

122. Mark F. Neuroscience：Exploring the Brain. 3rd ed. MD：Lippincott Williams & Wilkins，2007

123. Moran DT，Rowley JC III，Jafek BW，et al. The fine structure of olfactory mucosa in man. Journal of Neurocytology，1982，11：721-746

124. Moran DT，Jafek BW，Eller PM，et al. The ultrastructural histopathology of human olfactory dysfunction. Microsc Res Techn，1992，23：103-110

125. Morgan CD，Geisler MW，Covington JW，et al. Olfactory P3 in young and older adults. Psychophysiology，1999，36：281-287

126. Morgan CD，Murphy C. Olfactory event-related potentials in Alzheimer's disease. J Int Neuropsychol Soc，2002，8：753-763

127. Morrison EE，Costanzo RM. Morphology of the human olfactory epithelium. J Comp Neurol，1990，297：1-13

128. Mozell MM，Kent PF，Scherer PW，et al. In：Getchell TV，Doty RL，Bartoshuk LM，et al. Smell and Taste in Health and Disease. New York：Raven Press，1991：481-492

129. Mozell MM，Sheehe PR，Swieck SW Jr，et al. A parametric study of the stimulation variables affecting the magnitude of the olfactory nerve response. J Gen Physiol，1984，83：233-267

130. Mozell MM. Olfactory mucosal and neural responses in the frog. Am J Physiol，1962，203：353-358

131. Mueller A，Abolmaali ND，Hakimi AR，et al. Olfactory bulb volumes in patients with idiopathic Parkinson's disease a pilot study. J Neural Transm，2005，112：1363-1370

132. Mueller A，Rodewald A，Reden J，et al. Reduced olfactory bulb volume in post-traumatic and post-infectious olfactory dysfunction. Neuroreport，2005，16：475-478

133. Murphy C，Morgan CD，Geisler MW，et al. Olfactory event-related potentials and aging：normative data. Int J Psychophysiol，2000，36：133-145

134. Murphy C，Nordin S，de Wijk RA，et al. Olfactory-evoked potentials：assessment of young and elderly，and comparison to psychophysical threshold. Chem Senses，1994，19：47-56

135. Murphy C，Schubert CR，Cruickshanks KJ，et al. Prevalence of olfactory impairment in older adults. JAMA，2002，288：2307-2312

136. Naessen R. The identification and topographical localization of the olfactory epithelium in man and other mammals. Acta Otolaryngol，1970，70：51-57

137. Nakashima T，Kimmelman CP，Snow JB. Structure of human fetal and adult olfactory neuroepithelium. Arch Otolaryngol，1984，110：641-646

138. Nordin S，Bramerson A，Liden E，et al. The Scandinavian Odor-Identification Test：development，reliability，validity and normative data. Acta Otolaryngol，1998，118：226-234

139. Ogawa S，Tank DW，Menon R，et al. Intrinsic signal changes accompanying sensory stimulation：functional brain mapping with magnetic resonance imaging. Proc Natl Acad Sci U S A，1992，89：5951-5955

140. Olofsson J，Broman D，Wulff M，et al. Olfactory and chemosomatosensory function in pregnant women Assessment of olfactory and trigeminal function using chemosensory event-related potentials. Psysiol Behav，2005，86（1-2）：252-257

141. Osterhammel P，Terkildsen K，Zilstorff K. Electro-olfactograms in man. J Laryngol Otol，1969，83：731-733

142. Ottoson D. Analysis of the electrical activity of the olfactory epithelium. Acta Physiol Scand Suppl，1956，35：1-83

143. Owen CM，Patterson J，Simpson DG. Development of a continuous respiration olfactometer for odorant delivery synchronous with natural respiration during recordings of brain electrical activity. IEEE Trans Biomed Eng，2002，49：852-858

144. Paik SI，Lehman MN，Seiden AM，et al. Human olfactory biopsy. The influence of age and receptor distribution. Arch Otolaryngol Head Neck Surg，1992，118：731-738

145. Pause BM，Krauel K. Chemosensory event-related potentials（CSERP）as a key to the psychology of odors. Int J Psychophysiol，2000，36：105-122

146. Pause BM，Sojka B，Krauel K，et al. Olfactory information processing during the course of the menstrual cycle. Biol Psychol，1996，44：31-54

147. Pearce RK，Hawkes CH，Daniel SE. The anterior olfactory nucleus in Parkinson's disease. Mov Disord，1995，10：283-287

148. Pelosi P，Baldaccini NE，Pisanelli AM. Identification of a specific olfactory receptor for 2-isobutyl-3-methoxypyrazine.

Biochem J, 1982, 201：245-248

149. Pennanen C, Kivipelto M, Tuomainen S, et al. Hippocampus and entorhinal cortex in mild cognitive impairment and early AD. Neurobiol Aging, 2004, 25：303-310

150. Petersen RC, Smith GE, Waring SC, et al. Mild cognitive impairment：clinical characterization and outcome. Arch Neurol, 1999, 56：303-308

151. Plailly J, Bensafi M, Pachot-Clouard M, et al. Involvement of right piriform cortex in olfactory familiarity judgments. Neuroimage, 2005, 24：1032-1041

152. Poellinger A, Thomas R, Lio P, et al. Activation and habituation in olfaction--an fMRI study. Neuroimage, 2001, 13：547-560

153. Polyzonis BM, Kafandaris PM, Gigis Pl, et al. An electron microscopic study of human olfactory mucosa. J Anat, 1979, 128：77-83

154. Rawson NE, Brand JG, Cowart BJ, et al. Functionally mature olfactory receptor neurons from two anosmic patients with Kallmann syndrome. Brain Res, 1995, 681：58-64

155. Rehn T. Perceived odor intensity as a function of air flow through the nose. Sens Processes, 1978, 2：198-205

156. Rolls ET, Kringelbach ML, de Araujo IE. Different representations of pleasant and unpleasant odours in the human brain. Eur J Neurosci, 2003, 18：695-703

157. Rombaux P, Mouraux A, Bertrand B, et al. Assessment of olfactory and trigeminal function using chemosensory event-related potentials. Neurophysiol Clin, 2006, 36：53-62

158. Rombaux P, Mouraux A, Bertrand B, et al. Olfactory function and olfactory bulb volume in patients with postinfectious olfactory loss. Laryngoscope, 2006, 116：436-439

159. Rombaux P, Mouraux A, Bertrand B, et al. Retronasal and orthonasal olfactory function in relation to olfactory bulb volume in patients with posttraumatic loss of smell. Laryngoscope, 2006, 116：901-905

160. Rowe-Jones JM, Mackay IS. A prospective study of olfaction following endoscopic sinus surgery with adjuvant medical treatment. Clin Otolaryngol Allied Sci, 1997, 22：377-381

161. Royall DR, Chiodo LK, Polk MS, et al. Severe dysosmia is specifically associated with Alzheimer-like memory deficits in nondemented elderly retirees. Neuroepidemiology, 2002, 21：68-73

162. Royet JP, Hudry J, Zald DH, et al. Functional neuroanatomy of different olfactory judgments. Neuroimage, 2001, 13：506-519

163. Royet JP, Koenig O, Gregoire MC, Cinotti L, et al. Functional anatomy of perceptual and semantic processing for odors. J Cogn Neurosci, 1999, 11：94-109

164. Royet JP, Zald D, Versace R, et al. Emotional responses to pleasant and unpleasant olfactory, visual, and auditory stimuli：a positron emission tomography study. J Neurosci, 2000, 20：7752-7759

165. Sakai M, Ashihara M, Nishimura T, et al. Carnosine-like immunoreactivity in human olfactory mucosa. Acta Otolaryngol, 1990, 109：450-453

166. Savic I, Berglund H. Passive perception of odors and semantic circuits. Hum Brain Mapp, 2004, 21：271-278

167. Savic I, Gulyas B, Larsson M, et al. Olfactory functions are mediated by parallel and hierarchical processing. Neuron, 2000, 26：735-745

168. Savic I, Gulyas B. PET shows that odors are processed both ipsilaterally and contralaterally to the stimulated nostril. Neuroreport, 2000, 11：2861-2866

169. Scherer PW, Hahn II, Mozell MM. The biophysics of nasal airflow. Otolaryngol Clin North Am, 1989, 22：265

170. Smejkal V, Druga R, Tintera J. Olfactory activity in the human brain identified by fMRI. Bratisl Lek Listy, 2003, 104：184-188

171. Sobel N, Johnson BN, Mainland, et al. Functional MRI of human olfaction. In：Richard L Doty. Handbook of olfaction and gestation. 2nd ed. New York：Marcel Dekker, 2003：251-273

172. Sobel N, Prabhakaran V, Desmond JE, et al. Sniffing and smelling：separate subsystems in the human olfactory cortex. Nature, 1998, 392：282-286

173. Sobel N, Prabhakaran V, Hartley CA, et al. Blind smell：brain activation induced by an undetected air-borne chemical. Brain, 1999, 122 (Pt 2)：209-217

174. Sobel N, Prabhakaran V, Zhao Z, et al. Time course of odorant-induced activation in the human primary olfactory

cortex. J Neurophysiol，2000，83：537-551

175. Solow B，Sandham A. Nasal airflow characteristics in a normal sample. Eur J Orthod，1991，13：1-6

176. Sommer U，Hummel T，Cormann K，et al. Detection of presymptomatic Parkinson's disease：combining smell tests，transcranial sonography，and SPECT. Mov Disord，2004，19：1196-1202

177. Strotmann J，Wanner I，Helfrich T，et al. Olfactory neurones expressing distinct odorant receptor subtypes are spatially segregated in the nasal neuroepithelium. Cell Tissue Res，1994，276：429-438

178. Stuck BA，Weitz H，Hörmann K，et al. Chemosensory event-related potentials during sleep-a pilot study. Neurosci Lett，2006，406：222-226

179. Suzuki Y，Critchley HD，Suckling J，et al. Functional magnetic resonance imaging of odor identification：the effect of aging. J Gerontol A Biol Sci Med Sci，2001，56：756-760

180. Takagi SF，Yajima T. Electrical responses to odours of degenerating olfactory epithelium. Nature，1964，202：1220

181. Takagi SF. A standardized olfactometer in Japan. A review over ten years. Ann N Y Acad Sci，1987，510：113-118

182. Takagi SF. Receptive mechanism for odors—studies on the electroolfactogram（EOG）. In：Takagi SF. Human olfaction. Tokyo：Tokyo Press，1989：147-188

183. Talamo BR，Rudel R，Kosik KS，et al. Pathological changes in olfactory neurons in patients with Alzheimer's disease. Nature，1989，337：736-739

184. Tateyama T，Hummel T，Roscher S，et al. Relation of olfactory event-related potentials to changes in stimulus concentration. Electroencephalogr Clin Neurophysiol，1998，108：449-455

185. Temmel AF，Quint C，Schickinger-Fischer B，et al. Characteristics of olfactory disorders in relation to major causes of olfactory loss. Arch Otolaryngol Head Neck Surg，2002，128：635-641

186. Thesen T，Murphy C. Age-related changes in olfactory processing detected with olfactory event-related brain potentials using velopharyngeal closure and natural breathing. Int J Psychophysiol，2001，40：119-127

187. Thesen T，Murphy C. Reliability analysis of event-related brain potentials to olfactory stimuli. Psychophysiology，2002，39：733-738

188. Tissingh G，Berendse HW，Bergmans P，et al. Loss of olfaction in de novo and treated Parkinson's disease：possible implications for early diagnosis. Mov Disord，2001，16：41-46

189. Truwit CL，Barkovich AJ，Grumbach MM，et al. MR imaging of Kallmann syndrome，a genetic disorder of neuronal migration affecting the olfactory and genital systems. AJNR Am J Neuroradiol，1993，14：827-838

190. Truwitt CL，Barkovich AJ，Grumbach MM，et al. MR imaging of kallmann syndrome，a genetic disorder of neuronal migration affecting the olfactory and genital systems. Am J Neurorad，1993，14：827-838

191. Vankirk AM，Byrd CA. Apoptosis following peripheral sensory deafferentation in the olfactory bulb of adult zebrafish. J Comp Neurol，2003，455：488-498

192. Wada M. Chemosensory-event-related potentials to olfactory stimulations. Eur Arch Otorhinolaryngol，1997，254（Suppl 1）：S79-81

193. Waggener CT，Coppola DM. Naris occlusion alters the electro-olfactogram：evidence for compensatory plasticity in the olfactory system. Neurosci Lett，2007，427：112-116

194. Walla P，Hufnagl B，Lehrner J，el al. Olfaction and Depth of Word Processing：A Magnetoencephalographic Study. NeuroImage 2003；18：104-116

195. Wang L，Chen L，Jacob T. Evidence for peripheral plasticity in human odour response. J Physiol，2004，554：236-244

196. Wang L，Hari C，Chen L，et al. A new non-invasive method for recording the electro-olfactogram using external electrodes. Clin Neurophysiol，2004，115：1631-1640

197. Weismann M，Yousry I，Heuberger E，et al. Functional magnetic resonance imaging of human olfaction. Neuroimaging Clin N Am，2001，11：237-250

198. Welge-Lussen C，Wille K. Test-retest reliability of chemosensory evoked potentials. J Clin Neurophysiol，2003，20：135-142

199. Wetter S，Murphy C. Individuals with Down's syndrome demonstrate abnormal olfactory event-related potentials. Clin Neurophysiol，1999，110：1563-1569

200. Wetter S，Peavy G，Jacobson M，et al. Olfactory and auditory event-related potentials in Huntington's disease.

Neuropsychology, 2005, 19: 428-436

201. Wilson DA. Habituation of odor responses in the rat anterior piriform cortex. J Neurophysiol, 1998, 79: 1425-1440

202. Wilson RS, Arnold SE, Schneider JA, et al. The relationship between cerebral Alzheimer's disease pathology and odour identification in old age. J Neurol Neurosurg Psychiatry, 2007, 78: 30-35

203. Winstead W, Marshall CT, Lu CL, et al. Endoscopic biopsy of human olfactory epithelium as a source of progenitor cells. American Journal Rhinology, 2005, 19: 83-90

204. Winston JS, Gottfried JA, Kilner JM, et al. Integrated neural representations of odor intensity and affective valence in human amygdala. J Neurosci, 2005, 25: 8903-8907

205. Wolfensberger M, Schnieper I, Welge-Lussen A. Sniffin' Sticks: a new olfactory test battery. Acta Otolaryngol, 2000, 120: 303-306

206. Xu F, Kida I, Hyder F, Shulman RG. Assessment and discrimination of odor stimuli in rat olfactory bulb by dynamic functional MRI. Proc Natl Acad Sci U S A, 2000, 97: 10601-10606

207. Xu Y, Jack CR, Jr, O'Brien PC, et al. Usefulness of MRI measures of entorhinal cortex versus hippocampus in AD. Neurology, 2000, 54: 1760-1767

208. Yamagishi M, Hasegawa S, Nakano Y. Examination and classification of human olfactory mucosa in patients with clinical olfactory distribution. Arch Otorhinolaryngol, 1988, 245: 316-320

209. Yamagisi M, Hasegawa S, Takahasi S, et al. Immunohistochemical method for the diagnosis of olfactory disturbance. Acta Otolaryngol, 1987, 103: 145-150

210. Yamagisi M. Hasegawa S. Takahashi S, et al. Immunohistochemical analysis of the olfactory mucosa by use of antibodies to brain proteins and cytokeratin. Ann Otol Rhinol Laryngol, 1989, 98: 384-388

211. Yang QX, Dardzinski BJ, Li S, et al. Multi-gradient echo with susceptibility inhomogeneity compensation (MGESIC): demonstration of fMRI in the olfactory cortex at 3.0 T. Magn Reson Med, 1997, 37: 331-335

212. Yang X, Renken R, Hyder F, et al. Dynamic mapping at the laminar level of odor-elicited responses in rat olfactory bulb by functional MRI. Proc Natl Acad Sci U S A, 1998, 95: 7715-7720

213. Yousem DM, Geckle RJ, Bilker W, et al. MR evaluation of patients with congenital hyposmia or anosmia. AJR Am J Roentgenol, 1996, 166: 439-443

214. Yousem DM, Geckle RJ, Bilker WB, et al. Olfactory bulb and tract and temporal lobe volumes. Normative data across decades. Ann N Y Acad Sci, 1998, 855: 546-555

215. Yousem DM, Geckle RJ, Bilker WB, et al. Posttraumatic olfactory dysfunction: MR and clinical evaluation. AJNR Am J Neuroradiol, 1996, 17: 1171-1179

216. Yousem DM, Geckle RJ, Bilker WB, et al. Posttraumatic smell loss: relationship of psychophysical tests and volumes of the olfactory bulbs and tracts and the temporal lobes. Acad Radiol, 1999, 6: 264-272

217. Yousem DM, Maldjian JA, Hummel T, et al. The effect of age on odor-stimulated functional MR imaging. AJNR Am J Neuroradiol, 1999, 20: 600-608

218. Yousem DM, Maldjian JA, Siddiqi F, et al. Gender effects on odor-stimulated functional magnetic resonance imaging. Brain Res, 1999, 818: 480-487

219. Zald DH, Donndelinger MJ, Pardo JV. Elucidating dynamic brain interactions with across-subjects correlational analyses of positron emission tomographic data: the functional connectivity of the amygdala and orbitofrontal cortex during olfactory tasks. J Cereb Blood Flow Metab, 1998, 18: 896-905

220. Zald DH, Pardo JV. Emotion, olfaction, and the human amygdala: amygdala activation during aversive olfactory stimulation. Proc Natl Acad Sci U S A, 1997, 94: 4119-4124

221. Zald DH, Pardo JV. Functional neuroimaging of the olfactory system in humans. Int J Psychophysiol, 2000, 36: 165-181

222. Zatorre RJ, Jones-Gotman M, Evans AC, et al. Functional localization and lateralization of human olfactory cortex. Nature, 1992, 360: 339-340

223. Zhao K, Dalton P, Yang GC, et al. Numerical modeling of turbulent and laminar airflow and odorant transport during sniffing in the human and rat nose. Chem Senses, 2006, 31: 107-118

224. Zhao K, Scherer PW, Hajiloo SA, et al. Effect of anatomy on human nasal air flow and odorant transport patterns: implications for olfaction. Chem Senses, 2004, 29: 365-379

第二章

嗅觉障碍总论

嗅觉功能紊乱由多种原因引起。临床研究表明，上呼吸道感染、头部外伤以及鼻-鼻窦疾病是引起嗅觉障碍最常见的原因。嗅觉障碍严重影响患者的生活质量，一项对750例化学感受功能异常患者的调查显示，68%的患者认为化学感受功能异常影响了他们的生活质量，46%的患者觉得改变了他们的口味，还有56%的患者认为他们的日常生活和心理健康状态也被改变了，1/4以上的患者在白氏抑郁症量表上的得分证明他们有轻度到重度的抑郁症。这个数据说明了化学感受功能异常对患者的重要影响。

嗅觉障碍并不少见，许多疾病表现有嗅觉障碍。在65岁以下的人群中发病率至少1%，而在65岁以上人群中发病率高达50%以上（Doty等，1984，1986；Hoffman等，1998；Muphy等，2001；Schiffman，1983）。现在已经知道嗅觉减退是阿尔茨海默病（AD）和先天性帕金森病（PD）的最初的临床体征之一，是癫痫、多发性硬化和精神分裂症的常见表现。虽然一些患者最初主诉为气味紊乱，还有一些患者本人不知道或没有注意到嗅觉功能障碍，需常规嗅觉功能评估才能发现。

本章我们将叙述嗅觉障碍的分类、主要的嗅觉障碍的病因、嗅觉障碍诊断和治疗。

第一节 嗅觉障碍的分类

与听觉障碍的分类相似，嗅觉障碍的分类也可以根据病变部位、病变性质和病变程度来进行分类，分别予以叙述。

一、病变部位分类

根据病变部位可以将嗅觉障碍分为外周性、中枢性和混合性嗅觉障碍。

（一）外周性嗅觉障碍

病变影响到嗅觉系统的外周部分引起嗅气味的传导障碍和嗅上皮的病变表现的嗅觉感受障碍。主要有下列疾病。

1. 鼻局部疾病 这是最常见的嗅觉障碍的原因，包括鼻部解剖的、炎性的、外伤等病变，既往多被认为是传导性的，因为鼻腔局部病变使气味受阻不能到达嗅区，气味嗅素不能接触嗅觉受体。任何结构阻塞和炎症过程引起的鼻腔局部疾病均有可能引起嗅觉障碍。实际上近来许多研究显示，除气味传导障碍之外，这些疾病也可能引起嗅感觉上皮的病变而表现为感觉性嗅觉障碍。

2. 病毒和感染性疾病 这是引起嗅觉障碍最常见的原因之一，其中又以上呼吸道感染（upper respiratory infection，URI）最多见。实际上这种原因引起的嗅觉障碍可以是外周的损害，也可能有中枢的损害。即使感冒也可以暂时或永久性损害嗅觉功能。肝炎、流感样的感染、疱疹病毒性脑炎、变异的Creutzfeldt-Jakob病（Creutzfeldt-Jakob综合征）是皮质-基底核-脊髓变性综合征，是一种中枢神经系统广泛变性的疾病。一些研究有较多的证据支持为慢性病毒感染（由于症状多样化，临床可分为若干型）是嗅觉功能障碍的罕见的病因，可能与病毒对嗅觉通路直接侵害有关，受损部位除外周的鼻内嗅感觉上皮，还可影响嗅球或在颞叶嗅觉中枢。可以不是嗅觉全部丧失，但和传导性失嗅相反，症状是稳定的。有文献报告这种嗅觉障碍的许多患者逐渐改善可长达五年。

3. 中毒性嗅觉障碍　若干化合物可引起嗅觉障碍。有真实证据证明下列金属化合物慢性暴露后引起永久性嗅觉减退：铅、汞、镍、银、铬、锌、镉。水泥，硬木，印刷，石灰，硅土等粉尘慢性暴露也可能引起永久性嗅觉障碍。也有报告永久性嗅觉减退和非金属的无机化合物如二硫化碳、一氧化碳、氯、联氨、二氧化氮、氨、二氧化硫、氟化物的慢性暴露有关。慢性暴露后引起永久性嗅觉减退的有机化合物有丙酮、苯酮、轻油精、氯甲烷、薄荷醇、五氯苯酚、三氯乙烯等。某些手工制作的过程也可能引起慢性暴露后的永久性嗅觉减退（如沥青、芳香物、铅基涂料、辣椒粉、香料、烟草、漆、废水提纯和切割油的使用）。有趣的是有吸烟经历的油漆工比不吸烟者有较少的嗅觉损害，有人认为这提示吸烟有可能防止了气体传播毒素。

4. 肿瘤和鼻部特殊炎性疾病　当鼻腔被肿瘤等新生物累及时嗅觉功能会受到影响，最常见的是良性息肉。恶性疾病，如腺样癌、鳞状细胞癌或嗅神经母细胞瘤，可以是影响气味到达嗅区，也可能侵犯筛窦或筛区，引起嗅觉障碍。淋巴瘤可能侵犯鼻气道或鼻窦。肉芽肿性类疾病，如先天性梅毒、狼疮、肉瘤样病，特别是韦格纳（Wegner）肉芽肿可合并嗅觉障碍。后者中许多引起特征性的"鞍鼻"畸形。

5. 内分泌疾病　这不常引起失嗅，嗅感觉障碍在原发性肾上腺功能不全（Addison病）、库欣（Cushing）综合征、糖尿病、甲状旁腺功能减退性黏液水肿、原发性卵巢功能不全（Turner综合征）中存在。Kallmann综合征是一种X-连锁或常染色体隐性神经元迁徙障碍伴内分泌缺陷。由于嗅球未发育伴性腺功能减退一般完全失嗅。有先天性眼和隔膜发育异常的患者也可能有失嗅和内分泌缺陷。

（二）中枢性

嗅觉中枢通路受损所表现的嗅觉障碍。

1. 神经变性性疾病　某些神经变性性疾病表现有嗅觉障碍，如 AD、Korsakoff精神病（Korsakoff's psychosis）、PD伴有嗅觉障碍。嗅觉系统的损伤常是AD病中最先发生的损害，在这种类型的痴呆中嗅觉通路有广泛的病理损伤。

Down综合征（Down's syndrome，DS，21号染色体三体综合征）病理和临床改变相似于AD，在成人阶段发病。当成年DS患者和其他智力迟钝的对照组比较时修正的UPSIT得分更低。酗酒型的Korsakoff精神病患者有识别阈改变，但没有敏感性改变。

特发性PD（idiopathic Parkinson's disease，IPD）嗅觉鉴别在早期被损害，可能比运动体征出现早达几年之久。

精神分裂症有十分严重的嗅鉴别、阈敏感性和嗅记忆改变的嗅觉障碍。

2. 癫痫　已确认是引起嗅觉障碍的疾病。

3. 偏头痛　偏头痛患者偶有报告偏头痛的发作由某些气味的暴露激发的。

4. 多发性硬化　在病理学上，有嗅束和颞叶室周区脱髓鞘的证据，所以在这个疾病中有嗅觉减退。

5. 肿瘤和炎性疾病　颅内嗅沟脑膜瘤是最常见的良性肿瘤并压迫嗅束引起失嗅，因为其位于嗅沟。

6. 其他　慢性基底脑膜炎的过程中，由含铁血黄素在脑膜沉积引起表面铁沉着，可以累及嗅束，引起嗅觉障碍。

感知的嗅觉疾病还可能和气味畸变和嗅觉过敏有关。幻觉和幻嗅可以发生在癫痫和精神性疾病。

（三）混合性

在临床实践中，许多疾病可能既影响了嗅觉的外周部分，又影响中枢部分，实际上是混合性嗅觉障碍，如头颅外伤和前面提及的某些病毒和感染性疾病，引起的嗅觉障碍既有外周的也有中枢的，当然外周改变远为更常见。

二、受损性质分类

嗅觉障碍还可以根据病变的性质分为器质性嗅觉障碍、嗅神经症。

（一）器质性

根据病变的部位又可分为传导性（呼吸性）、感觉性、神经性以及混合性的。

1.传导性（又称呼吸性） 病变多发生于鼻腔,由于含有嗅素的气流受阻或改变方向不能到达嗅区,致使不能感受嗅素的气味或者嗅觉敏感度下降。如鼻腔和鼻窦的炎症、新生物、创伤和发育障碍,腺样体肥大,喉切除术等。

2.感觉神经性 嗅感觉上皮和嗅神经系统等感觉和中枢结构损伤引起的嗅觉障碍。虽然有气流到达嗅区,但不能感受或者敏感度降低或嗅感觉上皮正常,但更高嗅觉中枢病变。包括病毒感染、头外伤、颅内肿瘤、挥发性的化学或污染物质暴露、癫痫、心理障碍、神经变性性疾病、遗传性病变、神经外科手术干扰、放射治疗、药物及血液透析等。理论上这部分应该分为感觉性和神经性的,但现有的测试手段还不能区分这两种嗅觉障碍,因此统称为感觉神经性的。

3.混合性 某些患者的嗅觉紊乱确定地分类为某一类常是不容易的,一方面是病变本身影响了多个部位,另一方面是现有的测试方法难以作出区分。这些分类不是相互排斥的,如慢性鼻窦炎既损伤并阻断了到受体的气流,也引起嗅上皮病变。损害嗅上皮的病毒也可以经嗅神经传输进中枢神经系统,结果也损害了系统的中枢成分,所以,这些嗅觉障碍应是混合性的。

（二）嗅神经症

嗅觉传导、感受系统正常,由于各种精神性因素造成的嗅觉障碍。包括嗅觉过敏、嗅觉倒错、嗅觉畸变、幻嗅觉和恶嗅觉。

1.嗅觉过敏 对嗅素刺激特别敏感。

2.嗅觉倒错 主观歪曲气味的一种症状,是气味感受的畸变或扭曲。嗅觉畸变可能和嗅觉倒错描述的是一种现象。

3.嗅幻觉 也称幻嗅指在环境中没有气味分子刺激时,能闻到气味的一种现象。

4.恶嗅觉 是嗅幻觉的一种,自觉鼻内有一股恶臭气味。

三、 受损程度分类

根据嗅觉障碍的程度可将嗅觉障碍分为嗅觉丧失和嗅觉减退。

（一）嗅觉丧失

根据对全部或部分性质气味感受丧失的情况又分为如下。

1.全部嗅觉丧失 不能察觉任何性质气味的嗅觉感。

2.部分嗅觉丧失 只能察觉部分性质的嗅觉感,而对另外部分气味不能感知。

3.特殊嗅觉丧失 部分丧失的一种,仅一种或有限的几种气味不被感觉。

（二）嗅觉减退

根据对全部或部分性质气味感受减退的情况又分为如下。

1.全部嗅觉减退 对所有气味感觉减退。

2.部分嗅觉减退 对一些气味感觉减退。

3.特殊嗅觉减退 部分嗅觉减退的一种,仅对一种或很有限的几种气味感觉减退。

四、嗅觉障碍有关的术语

为方便阅读和参考,我们将有关的术语罗列于此。

【嗅觉丧失】 嗅觉丧失（anosmia）指不能定性的察觉嗅气味（嗅觉功能缺失）。

【部分嗅觉丧失】 部分嗅觉丧失（partial anosmia）是指能察觉一些而不是全部嗅气味。

【嗅觉减退】 嗅觉减退（hyposmia）是对气味的感觉减低。

【嗅觉过敏】 嗅觉过敏（hyperosmia）即异常敏锐的嗅觉功能,是一种嗅觉感受障碍,对一种或几种气味敏感性不同程度的增加。可在Addison病、一些头外伤的病例、突然停药的神经病者中发生。嗅感受试验显示2%健康受试者对嘧啶有嗅觉过敏。一些偏头痛者在发作期间或发作前有暂时的温度升高和不愉快的嗅觉感受。可以是多种化学超敏感性综合征的一部分（若干症状与重复的环境化学暴露有关)。

【嗅觉倒错】 嗅觉倒错(dysosmia)是指对气味刺激扭曲的或不正确的气味感知,气味感知的畸变或曲解。

【嗅幻觉】 嗅幻觉(hallucinations,phantosmia)是一种环境中不存在气味的情况下而感受到某种气味的嗅觉感受障碍。患者说闻到一种气味而其他人都没有闻到。从鼻腔到颞叶内侧面的初级嗅觉皮层,在嗅觉通路任何部位的病变都可以引起。眶额皮层是联合区,病变可能不引起嗅幻觉。鼻腔局部的感染、外伤者可能主诉持续的或间歇的不愉快的气味,而外界并不存在。

最早描述嗅幻觉的是英国的神经科专家Hughlings Jackaon,描述一个厨师经历了颞叶癫痫的发作。后来发现颞叶前部一个大的肿瘤,刺激钩回(颞叶前内侧),这种情况后来认识为钩回发作。嗅幻觉是不愉快的难于记住的或详细描述的,发病机制尚不清楚。可能和海马结构同时存在的紊乱有关。

除了钩回发作外,嗅觉过敏和错觉常意味着精神病学的疾病。Pryse-phillips发现在典型的内源性抑郁并被命名为嗅觉参考综合征的患者中有一半早期有此类主诉。他们常是内源性幻觉的患者,而对于外源性的精神分裂症者显然由于令人苦恼的原因所致。杏仁核的定位损伤可消除幻觉和伴随的精神障碍,意味着杏仁核是幻觉活动的来源。嗅幻觉有时在没有抑郁的老年痴呆患者中存在,有时也出现在戒酒的情况下。

【恶嗅觉】 恶嗅觉(cacosmia)为不愉快的嗅感觉现象。

【嗅认识不能】 嗅认识不能(olfactory agnosia)为不能认识或确定香味,即使嗅觉处理、语言和一般的认知功能基本是完整的,如在一些中风的患者表现。

第二节　嗅觉障碍的病因

引起嗅觉障碍的病因很多,迄今已报告了约200多种疾病和40多种药物可引起嗅觉障碍(表2-2-2-1)。大约有2/3临床上慢性嗅觉丧失或嗅觉减退的病例是由于以前的上呼吸道感染、头颅外伤、鼻和鼻窦的疾病。大多数被认为表现了嗅感受上皮有意义的损伤。这里复习引起嗅觉障碍的主要病因。

表2-2-2-1　在医学、毒物学文献中报告的与嗅觉障碍有关的因素、疾病、药物、干预和其他原因（Doty RL. 2003）

药物	新霉素	立普妥
肾上腺激素（慢性使用）	链霉素	消胆胺
氨基酸（过度使用）	青霉素	氧苯丁酯（冠心平）
半胱氨酸	四环素	含下列药物鼻内用盐溶液
组氨酸	短杆霉素	乙酰胆碱
镇痛药	抗风湿剂	乙酰-β碘甲胆碱
安替比林	汞或氯金化钠	薄荷脑
麻醉药,局部	D-青霉胺	士的宁
盐酸可卡因	抗甲状腺	硫酸锌
盐酸普鲁卡因	甲巯咪唑	局部血管收缩药
盐酸丁卡因	丙硫氧嘧啶	阿片类
抗癌药（氨甲嘌呤）	硫脲嘧啶	可待因
抗组胺药（氯苯那敏）	抗病毒	盐酸氢吗啡酮
抗微生物药	心血管或高血压用药	吗啡
灰黄霉素	胃用药	精神药物
林可霉素	甲氰咪胍（西咪替丁）	拟交感类
大环内酯类	高脂蛋白血症药	硫酸苯丙胺

续表

盐酸苯丁吗酯	汞	喉切除术
苯甲噁啉（苯甲吗啉）、8-氯	镍	卵巢切除术
茶碱	含氮的气体	鼻窦手术
内分泌或代谢性	油漆溶剂	放射治疗
Addison病	纸	鼻整形手术
先天性肾上腺增生症	胡椒粉	颞叶切除术
Cushing综合征	薄荷油	甲状腺切除术
糖尿病	三氯氧磷	新生物（颅内）
Froelich 综合征	碳酸钾	额叶神经胶质瘤或其他肿瘤
巨人症	二氧化硅	中线颅内肿瘤
全垂体功能减退症	香料	旁矢状线脑膜瘤
高促性腺素功能减退症	三氯乙烯	胼胝体肿瘤
甲状腺功能减退症	感染病毒或细菌	嗅沟或筛板脑膜瘤
Kallmann综合征	AIDS	骨瘤
怀孕期	急性病毒性鼻炎	视交叉旁肿瘤：动脉瘤，颅咽管瘤，垂体瘤，鞍上胆脂瘤，鞍上脑膜瘤
假性甲状旁腺功能减退症	细菌性鼻－鼻窦炎	颞叶肿瘤
Sjögren综合征	支气管扩张	新生物（鼻内）
Turner综合征	真菌	神经－嗅觉肿瘤
工业粉尘，金属，挥发物	流感	感觉上皮瘤
丙酮	立克次体	感觉上皮神经细胞瘤
酸类（硫酸）	微丝蚴	感觉神经细胞瘤
灰烬	鼻损伤或气道阻塞	感觉神经上皮瘤
苯	腺样体肥大	其他良、恶性鼻部肿瘤
苯酚	变应性鼻炎	腺癌
醋酸丁酯	常年性，季节性	白血病浸润
镉	萎缩性鼻炎	扩展的鼻咽肿瘤
碳，二硫化物	慢性炎性鼻炎	神经纤维瘤
粘固剂	肥厚性鼻炎	扩展的鼻旁肿瘤
粉笔	鼻息肉	神经鞘瘤
氯	药物性鼻炎	新生物（鼻外和颅外）
铬	结构异常	乳腺
煤或木炭	鼻中隔偏曲，鼻翼薄弱	胃肠道
棉花	血管运动性鼻炎	喉
甲酚	医学干预	肺
醋酸乙酯	腺样体切除术	卵巢
乙基和甲基丙烯酸甲酯	麻醉	睾丸
面粉	前颅底切除术	神经学的
甲醛	动脉造影术	肌萎缩侧索硬化症
肼	化学治疗	Alzheimer病（Alzheimer's disease, AD）
谷类	额叶切除术	
硒化氢	胃切除术	脑脓肿（额叶或筛区）
硫化氢	血液透析	Down 综合征
羰基铁	垂体切除术	
铅	流感疫苗接种	

续表

家族性自主神经异常	不宁腿综合征	维生素A
Guam ALS、PD	梅毒	维生素B$_6$
痴呆	脊髓空洞症	维生素B$_{12}$
头外伤	颞叶癫痫	精神病学的
Huntington病	供血不足或缺氧	精神性厌食症
脑积水	营养性或代谢性	注意力缺陷障碍
Korsakoff精神病	血β脂蛋白缺乏症	抑郁症
偏头疼	慢性乙醇中毒	癔症
脑膜炎	慢性肾衰	诈病
多发性硬化	肝硬化	嗅觉对照综合征
重症肌无力（myasthenia gravis）	尿酸盐储积症	精神分裂症
Paget病	全胃肠外营养	精神分裂（Schizotypy）
Parkinson病（Parkinson's disease，PD）	微量元素缺乏：铜，锌	季节性情感障碍
	Whipple病	与肺有关的
Refsum综合征	维生素缺乏	慢性阻塞性肺病

一、上呼吸道感染

成人嗅觉障碍最常见的原因是上呼吸道感染，如感冒，流感，肺炎或人免疫缺陷综合征（acquired immunodeficieney syndrome，AIDS）等。在许多呼吸道疾病患者，引起嗅觉障碍（dysosmia）或嗅幻觉（phantosmia），后一种现象典型地随时间推移，转变为嗅觉减退。

病毒或细菌感染引起嗅觉障碍的机制仍不十分清楚，一般认为，上呼吸道感染引起鼻腔阻塞，阻挡到达嗅区的气流暂时的损伤嗅觉能力。不仅如此，与这些感染有关的病毒能永久的损伤嗅感觉上皮从而引起嗅觉丧失或嗅觉减退（图2-2-2-1），尤其在老年人。动物实验表明很多病毒不仅对嗅感觉上皮也对嗅球嗅束以及更高级的皮层区域产生破坏。推测对嗅感觉上皮的直接损伤是URIs引起嗅觉障碍的主要基础，因为URI后失嗅患者嗅上皮病理检查研究证明了广泛的瘢痕，受体细胞数减少，残余的受体细胞上纤毛缺失或减少，感觉上皮被呼吸上皮代替。然后，许多感染经嗅上皮侵入中枢神经系统，除了外周损害之外病毒可能同时或单独影响嗅觉中枢结构。

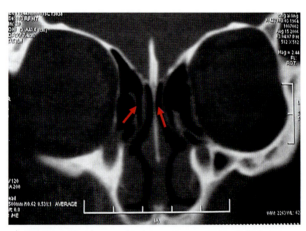

图2-2-2-1 上呼吸道感染后嗅觉丧失的CT冠状位
显示嗅裂未见明显水肿和分泌物存留，非气味传导障碍

虽然这些患者的嗅觉障碍理论上有自然恢复的可能性，但当嗅觉丧失已经存在一段时间后很难再有有意义的恢复。尽管相对长期以后，可能有一些患者有一定的恢复，取决于病变对基底膜的损伤程度。一项研究纵向随访了21例URI有关的嗅觉障碍病例，19例再试验时明显的比第一次测试有较高的UPSIT得分，13例报告主观感觉嗅觉有改进。然而，这些嗅觉改进的患者第一次试验时一般并非完全嗅觉丧失，而且改善的幅度也是有限的。尽管如此，两次测试之间UPSIT得分改变和时间之间显示了正相关的关系，也就是说URI后时间越长，恢复得分越大。是否这个恢复会持续更长时间，是否到某一时间点之间存在一个嗅觉恢复的渐进线需要更多的随诊研究。

二、鼻和鼻窦疾病

这是最常见的引起嗅觉障碍的原因之一，包括任何阻塞和炎症过程，如季节性变态反应鼻炎（又称花粉症、枯草热）、鼻息肉（特别是位于嗅裂）、筛窦和上颌窦的炎性疾病、窦口鼻道疾病、外伤引起的畸形以及鼻腔、鼻窦和鼻咽部的阻塞性疾病。

Litvack等报告三个单位联合对367例慢性鼻-鼻窦炎患者的研究显示慢性鼻-鼻窦炎嗅觉减退是普遍现象：18～64岁的患者中64%有嗅觉障碍，≥65岁的患者中95%有嗅觉障碍，没有性别之间的差别。多变量回归分析证实有鼻息肉病并且≥65岁者嗅觉减退的危险因素增加，有鼻息肉病并≥65岁、哮喘、抽烟者失嗅的危险因素更高。

除空气受阻不能到达嗅觉感受区域，任何慢性鼻窦疾病由于纤毛运动紊乱减弱了黏液清除率，这也和炎症一起引起嗅觉减退。一些研究指出约70%嗅觉障碍的病例，尽管鼻腔气道是维持通畅的，但鼻顶的嗅裂是堵塞的。足以令人奇怪的是在没有病变的情况下鼻甲的轻到中度的充血，并不必定引起嗅觉功能的损害或加重嗅觉的损害，也许病变引起了额外的湿度和气流阻力的改变。同样，一侧鼻阻力周期性的变化并不引起嗅觉减退，但在过度手术、萎缩性鼻炎、Sjögren综合征的鼻干症状引起了失嗅，可能是因为对于嗅觉感受必须有潮湿的嗅觉受体区域。

传统认为伴发于鼻和鼻窦疾病的嗅觉障碍是单独传导性的。虽然明显的气流阻断改变了一些患者的嗅觉敏感性，经验的资料提示手术和药物（局部和系统激素）治疗很少恢复嗅觉功能到正常，意味着不能单独用阻塞完全解释嗅觉的丧失。虽然，一般嗅觉功能障碍和鼻窦炎症的严重程度有关，事实上，确定的因素可能是与嗅黏膜组织病理改变的严重程度有关。Kern（2000）已经证实慢性鼻-鼻窦炎患者的嗅黏膜组织病理改变的严重性和嗅觉测试得分有关。Feron等（1998）从鼻部疾病者的神经上皮区病理检查也显示嗅觉有关的组织少于对照组病理检查的结果。同样的情况也存在于嗅觉丧失和没有完全丧失患者中，前者表现了总的更多的、更重的嗅上皮病理改变（细胞紊乱排列，更多呼吸样上皮岛）(Lee等，2000)。这个假说还得到了其他学者的研究结果的支持，他们证实嗅觉试验得分和鼻气道通气测量（无论是鼻镜，鼻压力测试法或鼻声反射测试）之间相关性很差或根本没有联系，因此证实不能单独用阻塞完全解释嗅觉的丧失。

1. 腺样体肥大　腺样体肥大可严重影响儿童嗅觉功能。因为肥大的腺样体能有意义地阻断儿童的鼻气流，儿童在各种程度鼻阻塞时测定的对苯基乙醛乙醇的嗅觉阈随鼻阻塞的程度而变化，直接和临床鼻阻塞率有关。一般来说，腺样体切除后鼻阻力减少达20%～40%。Ghorbanian等应用苯基乙醛乙醇气味阈值测试，发现术前有显著的嗅觉减退的一组28例儿童患者，当做完腺样体切除术后再作测试，其中20例表现为双侧鼻腔气道阻塞缓解和嗅觉阈值降低。没有接受手术的对照组16例患者，鼻塞和嗅觉阈值都没有改变。

2. 急性病毒感染有关的鼻-鼻窦炎　已经有研究定量地纵向估计了感冒发作后的嗅觉功能。Akerlund等（1995）观察了一组学生自愿者冠状病毒229E接种后和接种前4天的1-丁醇气味察觉阈。发生感冒的9位个体接种后与有鼻充血、没有分泌物的对照组相比，有嗅阈损害。Hummel等（1998）估计了男女各18人在自然感冒发作时和其后2、4、6、35天的嗅觉功能和气道的通畅程度。感冒引起鼻黏膜肿胀鼻腔容积减少，黏液分泌增加，嗅阈升高，对嗅觉和三叉神经刺激的诱发电位幅值（N1）降低。但是即使气道通畅，黏液分泌少，对嗅觉刺激的诱发电位幅值仍然受到抑制，提示URI可能独立于鼻

临 床 篇

充血影响嗅觉功能。我们还将在临床篇第四章第三节详细叙述。

3. 变应性、急性、慢性鼻炎和鼻－鼻窦炎 变应性鼻炎是引起嗅觉障碍的常见病因之一，发生率为23%到88%不等。Cowart 等（1993）完成了第一个大宗的变应性鼻炎的嗅觉研究，测试了91例有变应性鼻炎症状和80例非变应性鼻炎的对照组患者的苯基乙醛乙醇的察觉阈。变应性鼻炎患者比对照组有更重的嗅觉功能障碍，23.1%的患者阈值比对照组高2.5个百分点。临床和放射学检查证明变应性鼻炎的患者有鼻－鼻窦炎或鼻息肉或两者都有者合并有嗅觉减退的发生率分别是：不合并有鼻－鼻窦炎者14.3%有嗅觉减退，合并有鼻－鼻窦炎者42.9%嗅觉减退。这些改变也被其他学者的研究观察到。总体上，患者自己报告的嗅觉障碍和客观的测试结果之间一般是对应的，例如，Golding-wood等（1996）测试了25例确诊为常年性变应性鼻炎的患者倍他米松治疗前和治疗后6周的气味辨别能力，患者组最初分成2种情况：肯定回答"你的嗅觉受损了吗？"为15例，不能肯定的10例。15例中每一例UPSIT得分治疗后有提高。两组平均分别是18.93和33.4。然而，也与其他学者研究的结果一致，治疗后UPSIT得分提示仍有轻度的嗅觉减退。患者之间，治疗前后，UPSIT得分维持了相似的等级顺序。几个研究也检查了变应原竞争前后的嗅觉功能。所有的患者，作为竞争的结果嗅觉功能减退，虽然这些报告中很少病例作气道通畅检查，但嗅觉障碍的程度和通气测量之间没有关联。Hilberg（1995）比较了口服抗组胺药特非那丁和局部用皮质激素布地奈德对有鼻过敏不伴鼻息肉的受试者和各种其他的花粉症的受试者过敏竞争对嗅觉功能障碍的影响，在花粉竞争期间虽然两种药物对花粉症非嗅觉症状有影响，仅布地奈德改善了竞争相关的嗅敏感性的减低，激素增加鼻容积更有效，但是仅在少于一半的患者有嗅觉功能的改善。

变应性鼻炎引起嗅觉障碍的机制在研究中，推测可能因鼻腔黏膜的水肿导致嗅素分子到达嗅裂的途径受阻；嗅上皮本身的水肿（图 2-2-2-2）以及在发作期炎性分泌物过多导致嗅上皮表面黏液层的量和组成成分发生变化，影响了嗅觉感受的过程。在变应性鼻炎是否有嗅觉感受器的功能改变，要有实验研究的证实。

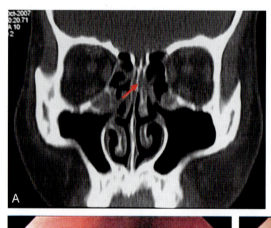

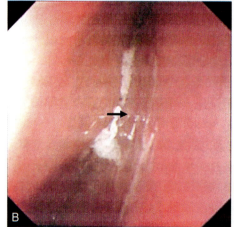 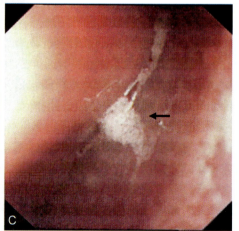

图2-2-2-2 变应性鼻炎的改变

A. CT冠状位扫描显示嗅裂软组织影，B、C.鼻内镜检查显示嗅裂分泌物存留和黏膜水肿

鼻-鼻窦炎引起嗅觉障碍的机制中首先是嗅气味传导障碍，使嗅素分子不能到达嗅感觉上皮；现有的资料已证实同时有嗅气味感受障碍，鼻-鼻窦炎嗅上皮组织病理学显示有嗅上皮萎缩，呼吸上皮化生，嗅神经细胞的凋亡、减少。炎性过程是否还有对嗅神经末梢的影响和嗅觉中枢神经的变性？都需深入研究。

三、鼻 部 手 术

鼻部的外科手术治疗对嗅觉来说，是一把双刃剑，可从正负两个方面影响嗅觉功能。Gross-Isseroff 等（1989）获得了后鼻孔闭锁的儿童手术前后的察觉阈和UPSIT测试。双侧闭锁的3个患者有永久性嗅觉障碍，而单侧闭锁的一个患者显示有正常的嗅觉功能。这些发现提示对于嗅觉的发育早期感觉暴露是重要的。有限的可利用的经验提示鼻中隔成形术和鼻成形术对嗅觉功能没有有害的影响，并且如果术前气道有意义地缩窄者可能有很轻微的嗅觉功能改善（Kimmelman，1994；Stevens，1985）。保守治疗（避免接触变应原和鼻用皮质激素治疗）效果不好的慢性鼻-鼻窦炎和（或）鼻息肉患者在行外科手术治疗前后估计嗅觉功能，这些手术包括中鼻甲移位，鼻息肉切除，钩突切除术（uncinectomy），前筛、后筛切除，蝶窦切除，这些手术单独或联合施行。嗅觉功能在术后有相当的改善。但恢复正常嗅觉功能患者的比例少于40%，而且许多病例可能在1年内倒退到术前水平。Leonard等评价了25例患者术前和术后的嗅觉功能，这些患者都实施了针对化学感受功能障碍的经上颌窦筛窦切除术。术后有9例患者恢复了正常嗅觉功能，4人仍有轻度的嗅觉减退，5人仍有中到重度的嗅觉减退，其他的人没有改善。同样的，Seiden和Smith给5例患有鼻和鼻窦疾病的患者分别在手术前后做了宾夕法尼亚大学嗅觉鉴别试验（UPSIT），手术包括鼻内镜下的筛窦切除术和鼻窦造口术。术前嗅觉损失的程度为完全的嗅觉丧失到重度的嗅觉减退（即UPSIT评分15.8，标准差8.73）。手术4~8周后，所有的5例患者嗅觉功能显著提高（UPSIT评分33.4，标准差4.02）。

关于鼻中隔成形术、鼻成形术和鼻甲切除术对嗅觉的影响将在临床篇第三章第七节中叙述。

四、肿 瘤

引起嗅觉功能障碍的肿瘤包括颅内和鼻内的肿瘤，McCormack 和 Harris（1955）报告了5例鼻腔侧壁的神经源性肿瘤有失嗅。约20%颞叶肿瘤或钩回（uncinate convolution）的损害可能产生某种嗅觉障碍，最典型的是感觉到一种坏气味的幻嗅（Furstenberg等，1943）。

（一）颅内肿瘤

嗅球和嗅束对来自筛板及其附近区域的脑膜瘤（嗅沟脑膜瘤，上嵴脑膜瘤）、垂体生长向上超过鞍隔的肿瘤、第三脑室旁或底部肿瘤的压迫很敏感。已有报告在额叶的胶质瘤，鞍上（suprasellar）脑膜瘤，蝶嵴脑膜瘤，以及非新生物腔内填塞引起单侧和双侧嗅觉减退或失嗅，如一个大的颈内动脉瘤扩张到垂体窝，前交通支的动脉瘤，推第三脑室底向下的脑积水。在这些病例除嗅觉以外有其他典型的体征存在，事实上嗅觉功能障碍也可以是唯一的症状。Finelli 和 Mair（1991）指出，神经科专家简单而惊人的错误是不能认识失嗅症状可能是嗅沟新生物的主要或唯一的特征。

不幸的是，到前颅底肿瘤的经典的手术进路双额开颅术（bifrontal craniotomy），几乎总是合并有术后失嗅和其他的并发症，为此，一些学者设计了若干不损伤嗅觉系统的手术进路，如眶截骨术的单侧开颅术、经眉的或颅下径路的术式。

早在1960年前嗅觉测试已被用于帮助诊断和定位筛板脑膜瘤以及其他影响到嗅神经的肿瘤，尽管当时使用的嗅觉试验程序有限，新生物压迫嗅神经的一侧嗅觉识别阈一般是升高的。当双侧神经受累，双侧阈值升高，受影响最大一侧升高更多。这些改变还扩展到大脑额叶腹侧的损害，鞍上脑膜瘤、颈内动脉或 Willis 环前部的动脉瘤病例中发生。局限在蝶鞍区的垂体腺瘤一般不影响嗅觉阈值，但如果向鞍上生长可引起阈值升高。虽然大多数大脑内的肿瘤不伴有嗅觉识别阈改变，但它们可使嗅觉适应或疲劳的持续时间延长。

在颅腔中线或附近的肿瘤如病程持续时间长（矢状缝旁脑膜瘤，胼胝体肿瘤，到大脑半球内侧浸润性生长的肿瘤），还没有观察到显著特点的颅内压增高时，有时会有嗅觉识别阈敏感性降低。虽然现代影像学技术可以早发现肿瘤，嗅觉测试在早期检测某些脑部肿瘤方面仍然是有价值的。

Daniels 等（2001）检查了20例单侧额叶或颞叶脑肿瘤的患者的气味辨别能力和嗅觉事件相关电位（OERPs），右侧损害的患者表现左右鼻腔气味辨别障碍，左侧损害的患者仅表现为当气味呈现到左侧时功能减退，左侧刺激OERPs振幅降低，但右侧刺激未诱发出这种改变。有趣的是，有右侧损害的患者右侧刺激后嗅觉和听觉事件相关电位有相关性。

（二）鼻内肿瘤

鼻腔的肿物可引起嗅觉的障碍，最常见的良性病变是息肉。恶性病变有腺样癌、鳞状细胞癌或嗅神经母细胞瘤，侵犯筛窦或蝶窦，引起失嗅。淋巴瘤可能侵犯鼻通道或鼻窦，肉芽肿性类疾病，如先天性梅毒、狼疮、肉瘤样病，特别是Wegner肉芽肿可合并失嗅。后者中许多引起特征性的"鞍鼻"畸形。

鼻内良性和恶性的新生物可以阻塞鼻腔，因此改变到嗅觉感受器的气流，但在初始阶段并没有破坏嗅觉神经上皮，包括上皮细胞瘤（如鼻中隔、鼻外侧壁及鼻窦的乳头状瘤，起源于外鼻皮肤且阻塞鼻前庭的肿瘤），中胚层肿瘤（如来自鼻中隔或鼻甲的血管瘤和脓性肉芽肿）、牙源性肿瘤如造釉细胞瘤、表皮样囊肿、骨瘤。然而就目前所知，虽然有作者报道了这些肿瘤的患者存在嗅觉障碍，但在切除这种阻塞结构前后并没有实施对嗅觉功能的系统研究。我们在临床观察了鼻腔嗅神经母细胞瘤患者，有的是以失嗅为唯一主诉就诊，前鼻镜及鼻内镜检查并未看到肿瘤，仅在CT扫描时发现筛窦内占位性改变（图2-2-2-3），看来这例并非是由阻塞引起的嗅觉障碍，而是对嗅感觉上皮的破坏。但有些肿瘤已经较大，但并未主诉嗅觉障碍，嗅觉功能检查也证实未影响嗅觉功能（图2-2-2-4）。

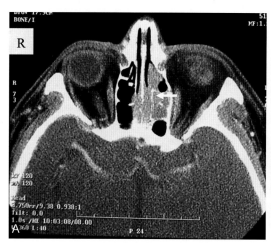
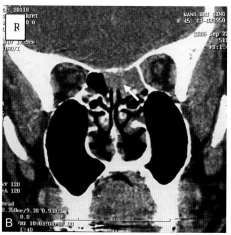

图2-2-2-3 以嗅觉丧失为唯一主诉就诊的嗅神经母细胞瘤的CT
显示双侧嗅裂及左筛窦软组织影。A. 轴位；B. 冠状位

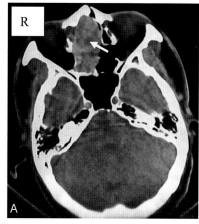
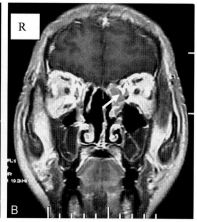

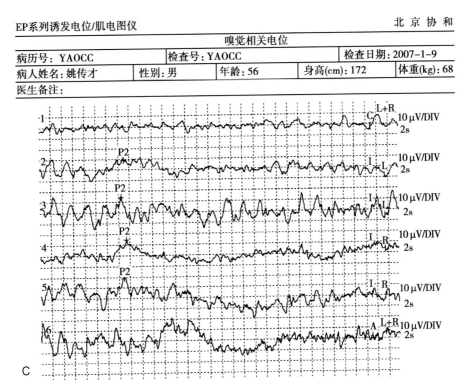

图2-2-2-4　嗅神经母细胞瘤CT和OERP

A. 第一次术前CT轴位显示右侧改变；B. 第一次术后左侧复发CT冠状位表现；C. 左侧复发后的OERP，第2、3条线为左侧，第4、5条线为右侧，双侧均可诱发出反应，第1条线为空气对照，第6条线是氨气刺激诱发三叉神经的反应

五、喉切除术

虽然还缺少关于喉切除术后患者嗅觉功能障碍的基础研究方面的资料，但就它的实质已经没有多少可争论的了。在一项调查研究中，95%的喉切除术后患者表明在手术后有明显的嗅觉丧失；而有一半人指出他们的嗅觉在术后1年内多少有些恢复。

Ritter曾假设，喉切除术相关的嗅觉丧失是由于患者不能使足够的气体流过鼻腔造成的。他指出，事实上当气体注入18例喉切除术后患者的嗅裂时，他们能闻到气味的程度与气体同样注入正常对照组所闻到的程度差不多，这些对照组在接受刺激过程中都保持正常呼吸。他得出结论喉切除术后患者的嗅觉功能是完整的，没有因废用而改变。

同这个结论相反，Henkin提出这样的观点，喉切除术中断了一个复杂的神经循环，这个循环从喉经迷走神经到与嗅觉有关的中枢神经系统结构（如海马）。根据这个观点，嗅觉缺失是不可逆的。这个理论一部分是基于一种假设，假设被喉切除术后患者吸入的气体到达嗅觉感受器的量是正常的或接近正常。

而最近的鼻腔测压学研究表明，应用吞气法产生的鼻子吸气的体积、持续时间、最大呼气流速度和平均流速，喉切除术后的患者要比正常对照者或喉切除术后佩戴喉通气管的患者低很多。不仅如此，应用喉通气管表明喉切除术后的患者一旦有足够的气体量到达嗅觉感受区，就能有相对正常的嗅觉功能。尽管如此，组织学资料证明，喉切除术后患者的嗅区或多或少存在一些损害。

六、先天性失嗅

若干患者诉说从来没有闻到过气味的经历，从一种到几种气味，甚至全部失嗅。在大多数全部失嗅的病例，筛板和直回的MRI揭示了嗅球和嗅束发育不全（Yousem等，1996）。而一些这样的病例可能有病毒或外伤损伤了嗅上皮或嗅丝，表现为长期的退行性变。现在多数被认为是遗传性的。Lygonis（1969）报告了一个生活在孤岛社区一家四代全部失嗅（没有任何合并的病症），提示遗传模式可能是常染色体显性遗传。Singh等（1970）报告了一个家系的失嗅可能和早年脱发及血管性头痛有松散的关系。显示是有变异外显率的显性遗传。还有几种先天性嗅觉综合征伴有内分泌功能障碍（如Kallmann综合征）。我们将在临床篇第四章第一节中详细论述。

七、内分泌紊乱

内分泌紊乱不常引起失嗅，但嗅感觉抑制在Addison病、Cushing综合征、糖尿病、甲状旁腺功能减退性黏液水肿和Turner综合征中存在。Kallmann综合征是一种X-连锁或常染色体隐性神经元迁徙障碍伴内分泌缺陷。由于嗅球未发育伴性腺功能减退，一般嗅觉完全丧失。在先天性眼和隔膜发育异常有关的情况下也可能有失嗅和内分泌缺陷。

尽管若干内分泌紊乱合并有嗅觉障碍，临床上更多地并未重视和估计这个问题。已经检查的一些病例当中，嗅觉丧失的机制（除非在主要嗅觉通路有明显的解剖改变）很少被理解。下面列出至少有一种定量的嗅觉试验资料显示的嗅觉障碍。

1. 肾上腺皮质功能减退症（Addison's disease） Henkin和Bartter（1966）报告了未经治疗的肾上腺皮质功能减退症的患者表现有气味察觉阈的敏感性改变，相对于正常对照组，不仅对有气味的吡啶、噻吩和硝基苯，而且对六种促味剂的水溶液上的蒸汽，从患者到对照组得分的分布没有重叠，这些效应是值得注意的。每天注射20mg醋酸去氧皮质酮达10天嗅觉敏感性改善并不恢复到正常。相反，用20mg碳水化合物活化的激素（泼尼松龙）治疗24小时内敏感性恢复到正常。这些现象比较普遍，而且，还观察到和上述相似的味觉敏感性的改变。

2. 特纳综合征（Turner's syndrome，TS） 特纳综合征又称为染色体阴性的性腺发育不全（chromatin egative dysgenesis），是X染色单体引起的一种性腺发育不全。9个病例的嗅觉测试，气味察觉阈和识别阈均升高。

3. Cushing综合征 本病的特征是肾上腺皮质激素慢性过度分泌。表现嗅觉察觉敏锐程度减低。

4. 甲状腺功能减退 已经明确许多甲状腺功能减低患者主诉存在化学感受问题。

5. 假性甲状旁腺功能减退症（pseuhypoparathyroidism，PHP） 首先是Henkin在1968年报告了PHP合并嗅觉功能障碍。嗅觉问题被认为反映了Ⅰa型患者Gsα蛋白不足。因为Gs蛋白参与了嗅觉转导的第一阶段。然而最近更全面的研究，确定Ⅰb型患者对三种类型测试表现了嗅觉功能的改变，发现Ⅰb型患者有相似的嗅觉障碍，说明嗅觉功能障碍不可能和Gsα蛋白缺陷有关。在同样的研究中，假性甲状旁腺功能减退症有相对正常的嗅觉功能。因此PHP患者嗅觉障碍的机制仍不清楚。

6. 考曼综合征（Kallmann Syndrome） 刺激生殖腺的性腺功能减退的病例有嗅觉丧失（Males and Schneider，1972），详见临床篇第四章第一节。

八、精 神 紊 乱

若干精神紊乱有嗅觉功能改变，包括精神分裂症、慢性心理幻觉、季节性情感紊乱、严重期的精神性厌食症（anorexia nervosa）。其中更有趣的是嗅觉参考综合征（olfactory reference syndrome），明显不同于精神分裂症和情感紊乱。在这种紊乱中，患者相信气味是从他或她自己身体里散发出来的（内在的幻觉），或别处（外在的幻觉）散发出来的。幻觉可以很小，患者主诉有气味但不采取措施拿走，或者是"合理"的反应，采取措施消除气味。内在幻觉的病例，有强制性洗涤行为、更衣、限制社会活动等。许多病例这种和强迫性的强制紊乱密切相连。

在精神分裂症表现有十分严重的嗅觉鉴别、嗅觉阈敏感性和嗅记忆方面的嗅觉障碍。而且UPSIT测试得分随疾病的持续时间呈线性下降，提示嗅觉的改变有可能作为疾病进展的一个标志。

Bennetto等报告自闭症者常合并感觉症状，对21例自闭症者的研究有嗅、味觉的障碍，通过味觉功能的研究显示味觉察觉阈正常，识别阈差，说明病变在皮层，不在脑干。

九、年龄有关的嗅觉障碍

这种嗅觉紊乱发生的频率与主体的年龄紧密相关。小于65岁的人群中证实有辨别气味和确定气味的能力下降的人只占很少的百分比，而患有嗅觉损失在65～80岁之间的人要超过一半，80岁以上的人超过3/4。美国国家地理学会杂志世界范围的调查数据显示这种年龄相关性的缺失是很普遍的。

十、头 部 外 伤

头部外伤是嗅觉功能障碍的另一个常见原因。有学者报告750例头部外伤患者中有113例（15%）表现有嗅觉感受功能障碍。在大量未选择的头部外伤的患者中，典型的嗅觉丧失的发病率为5%～7%。头外伤引起的嗅觉障碍既有外周性的也有中枢性的，但外周性改变远为更常见。损伤的不同位置显示在图2-2-2-5中。在主要的神经半球，头外伤是最常见的失嗅原因，常归因于嗅神经丝的剪切损伤，因为它们从筛板孔上行，在筛板上方进入嗅球。产生损伤后嗅觉丧失，头颅常有骨折。对头颅轻微的打击，或如急性颈部扭伤的加速力尽管很罕见，但偶然也可足以引起失嗅。如果前额、头后部受力最可能发生嗅觉丧失，因为据认为前后伤额叶剪切力的机会更大，我们在临床也见到不小心滑倒，枕部着地，引起嗅觉丧失。Doty和他的同事总结了179例头外伤患者发现枕部和侧面的外伤引起最多的嗅觉损害，额部最少。

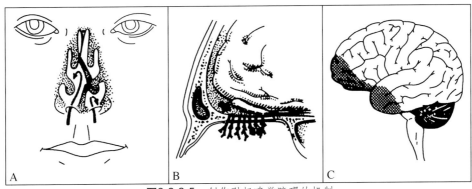

图2-2-2-5 创伤引起嗅觉障碍的机制
A. 鼻－鼻窦损伤；B. 嗅神经撕伤；C.皮层的挫伤和出血
（Hawkes CH. 2002）

颅内出血本身可导致失嗅和味觉丧失。合并于创伤后的嗅觉丧失的损伤常是在颞叶，但是近来功能影像研究提示有眶额皮层的低灌注，而且这些患者规律性地额叶失功能。创伤失嗅的发病率估计占各种头颅外伤的7%，当创伤严重特别是有脑脊液鼻漏时可达30%。然而，许多早期研究，虽然基于1000例病例分析，但是用单一的测量或简单地根据患者的症状。有时嗅觉估计是在创伤后最初几周内，那时鼻肿胀，骨折引起传导性嗅觉障碍，有好的预期的恢复。从伤后失嗅恢复的百分率与伤后健忘的持续时间有关，健忘超过7天将有最差的结果。

在Doty等头外伤患者的研究中67%嗅觉完全丧失，20%嗅觉减退，仅13%的嗅觉正常。这个发病率比以前报告的高得多。嗅觉倒错发病率约41%，但是8年后减少到15%。恢复率同等地差：接受再测试的66例患者中36%轻度改进，45%无变化，18%变得更差。仅3例患者从最初失嗅中恢复。这比根据嗅神经元再生的能力预期的低得多。不能恢复的原因之一可能与筛板的瘢痕组织的存在有关，另一个原因是在额叶和颞叶存在创伤引起的损伤。很清楚，一些头部外伤引起的嗅觉损伤既是外周的又是中枢的。在创伤后失嗅的男性的MRI容积研究显示嗅球容积减少了。在男性嗅觉损伤较高的发生率可能和更严重的创伤有关。嗅球容积的减小给予患者症状的客观支持,特别在怀疑关于他们的真实性的时候。有人认为这种异常率存在人为的因素,因为随访率也低,而且恢复者很少再回来检查。然而,虽然可能夸大了问题的幅度,但这是迄今创伤后失嗅最精细的研究。临床经验也显示许多头颅外伤后随访持续几个月以上完全失嗅的患者没有变得更好。

十一、放 射 治 疗

关于口腔电离照射对味觉功能的影响报道颇多,但少有关于放射对嗅神经上皮损伤从而影响嗅觉功能的实验性的研究资料。尽管如此,晚近放射引起的气味辨别和气味察觉敏感性的改变已有证实。Ophir等评价了12例患者放射治疗前、治疗中、治疗后嗅觉敏感性,这些患者因患有垂体腺瘤或鼻咽癌进行放疗,并使嗅神经上皮暴露于放射野中。在放疗周期结束时所有患者的嗅觉敏感性均降低,并且在接下来的1个月仍有一定程度的继续降低。虽然治疗后3～6个月嗅觉功能有不同程度的恢复,但没有恢复到放疗前水平。这些作者指出,当考虑到由于照射头颈部肿瘤引起嗅觉功能障碍,在安排放射治疗时对这些改变应给予更多的关注。

十二、暴露于可挥发的有毒化学物质或污染

若干化合物引起中毒性嗅觉障碍。表2-2-2-2列出了引起急性嗅觉丧失可有不同程度恢复的主要化合物名称。许多病例仅是个案报告,是患者的主诉,没有正式的嗅觉试验。这里主要复习暴露于可挥发的有毒化学物质或污染对嗅觉的影响。

大量环境的及工业的污染物可以在一定环境下导致与急性或慢性嗅觉功能障碍有关的疾病。一项对731个化学制造厂雇员的对照研究,这些不吸烟的雇员都有一段时间曾工作在暴露于丙烯酸酯岗位,他们显示出嗅觉障碍的数量是同样不吸烟、但没有丙烯酸酯暴露工作史的雇员的6倍多。虽然缺乏这个现象的生理学基础研究的报道,动物毒理学研究指出,同多数空气中传播的化学物质一样,丙烯酸酯能够导致嗅神经上皮的显著破坏,呼吸上皮和鳞状上皮化生、嗅神经元减少,黏膜下腺体增生、炎症、退化及局灶性坏死。

近年来,在临床有1例因居室装修后嗅觉丧失而就诊的患者,T&T嗅觉测试显示嗅觉丧失,嗅觉诱发事件相关电位没有反应,这例嗅觉丧失和何种装修的化学物质相关有待证实。

表2-2-2-2　可引起暂时性或永久性嗅觉减退的物质 (Hawkes CH,2002)

物质	暴露时间	症状
引起暂时性嗅觉减退的急性暴露		
甲醛	数分钟	嗅觉减退
氢氰酸	数秒钟	嗅觉丧失
硒化氢	数分钟	嗅觉减退
硫化氢	数秒钟	嗅觉丧失
急性暴露,可恢复的嗅觉减退		
硒化氢	一吸	嗅觉丧失
N-甲基亚胺甲基甲酯	一吸	嗅觉丧失
硫酸	一吸	嗅觉丧失
硫酸锌	数秒钟	嗅觉丧失
急性暴露,永久性嗅觉减退		
化粪池	数小时	嗅觉丧失
腐尸	数小时	嗅觉丧失
胡椒和甲酚粉	一吸	嗅觉减退和恶臭
三氧化磷和二氧化硫	一吸	嗅觉丧失

十三、 药物的影响

许多药物（表2-2-2-3）可能影响嗅觉功能。要强调的是有些报告仅是患者的主诉，没有正式的嗅、味觉检查。考虑到有些患者混淆了两种特征，所谓的嗅、味觉障碍和药物之间的联系需慎重考虑。必须考虑药物所治疗的疾病可能是嗅觉障碍的原因而不是药物本身。被认为影响嗅觉的药物包括钙通道阻断剂，抗生素，抗甲状腺药物，抗抑郁药物，阿片类，拟交感类药物。许多降脂药物引起嗅觉减退，他们被认为是抑制了组织中维生素A水平，而后者与嗅觉感受功能有关。地西泮和抗抑郁药突然停止可能引起嗅觉过敏。药物引起嗅觉障碍最有说服力的例子是吸入有机化学物质，因为它们直接接近嗅上皮。同样，鼻喷的药物，如可卡因有时可以合并有嗅觉丧失，因为影响了嗅上皮，在这一组患者引起永久性嗅觉丧失是少见的。鼻腔减充血剂偶然引起嗅觉减退。

表2-2-2-3　文献报告过的一些影响嗅觉的药物（Hawkes CH. 2002）

钙通道阻断剂：硝苯地平，氨氯地平，地尔硫䓬
降脂药：考来烯胺，胺妥明，普伐他汀
抗生素和抗真菌药：链霉素，多西环素（强力霉素），特比萘芬
抗甲状腺药：卡比吗唑
阿片类：可待因，吗啡
抗抑郁药：阿米替林
拟交感类：右旋安非他命，苯甲吗啉
抗癫痫药：苯妥英
鼻减充血剂：去氧肾上腺素（新福林），伪麻黄碱，羟甲唑啉（oxymetazoline，长期用可能引起损伤）
其他因素：抽烟，银中毒，镉烟尘，吩噻嗪，杀虫剂，倍氟米松（倍他美松）-N，可待因（鼻吸）
有机溶媒

十四、 神经变性性疾病

对于神经科专家最大的兴趣是对某些神经变性性疾病的观察，如AD、Korsakoff精神病、PD伴有嗅觉障碍。提示嗅觉系统的损伤是AD病中最先发生的，在这种类型的疾病中嗅觉通路有广泛的病理损害。

Bacon等（1998）的研究显示在出现认知障碍之前嗅阈的升高可能是最早的改变。Graves等（1999）对1836例健康人的前瞻性研究，用了国际的UPSIT-12测试法和认知筛查程序在基线测试了嗅觉鉴别能力，他们发现嗅觉减退特别是失嗅有意义地增加了其后的认知不能。另一组前瞻性研究了轻度认知障碍患者的嗅觉辨别得分，他们的得分小于等于34，在2年内有发展为AD的危险性。

在Down综合征（DS）病理和临床改变相似于AD在成人阶段发病。当成年DS患者和其他智力迟钝的对照组比较时修正的UPSIT得分更低。青春期DS患者得分正常，提示与AD病理一致地发生嗅觉损害，虽然有一些争议，因为嗅觉减退的严重性和较长的DS病程比较意味着嗅觉损失是早期特征。

酗酒型的Korsakoff精神病（Korsakoff's psychosis）患者有嗅觉辨别困难没有敏感性丧失。他们的问题多少与认知功能障碍有关（特别是记忆），但一致的观点是损害与嗅觉回路、学习能力或记忆方面的缺陷无关。可能在Korsakoff精神病与嗅觉辨别问题有关的损伤是在丘脑背内侧核，在那里，和眶额皮层（嗅觉确定和辨别的主要区域）有重要联系。

在特发性PD嗅觉鉴识在疾病的早期就被损害，这可能比表现出运动体征要早达几年之久。当用UPSIT-40或阈试验测试时，大约80%认知正常的IPD患者有嗅觉减退或失嗅，但是这个试验的得分并不随时间恶化，也不和残疾、抑郁和抗PD药物应用相关。然而，嗅觉诱发电位的潜伏期延长，而且发现和残疾有关。一些研究提示在PD患者以鼻吸气受到损害，这影响嗅觉测试，因为测试时需要以鼻吸气。然而，这种影响的幅度十分小，而在IPD嗅觉损害的病理研究的证据是绝对的。不知道嗅觉损害主要是在嗅觉受体细胞、嗅球或更接近的区域,但是在所有这些位置显示有病理改变,在这种情况下嗅觉减退是常见的。而如果怀疑IPD,但有正常的UPSIT-40得分,这种患者可能有其他锥体外系的疾病。现在已确定抽烟较少发生PD,虽然他们由于抽烟嗅觉辨别得轻度受损。推测雪茄烟的保护作用是增加了鼻黏膜细胞色素P450活性。一些研究提示PD是嗅觉的原发障碍,原因是和感染或化学物质影响了经鼻到大脑的通路(嗅觉传病理论)或基因的突变(也许为α-突触核蛋白编码),在嗅觉和锥体外系表达。

如果的确嗅觉的损害是PD发生中首先出现的异常,那么有可能借助嗅觉实验预测运动症状的发生。Montgomery和他的同事(1999)对IPD患者的一级亲属进行了相关性的测试。包括运动功能、嗅觉和情绪测试。一级亲属(包括儿子和女儿)有意义的不同,特别是受影响的亲属是父亲的。另一组研究了有嗅觉功能减退的无症状的IPD的亲属的亚临床的多巴胺功能异常。用β-CIT的光子发射的计算机断层(SPECT)成像以标记多巴胺运载蛋白。在25例嗅觉减退的亲戚中4人发现异常结合,2人后来发展为IPD。23例正常的亲属没有一例发展为IPD。他们提示嗅觉功能异常的发生要先于疾病临床的运动体征。当这些是正确的,这就可以简单地在嗅觉系统检出早于运动系统的改变,类似的论点可用于AD病早期的嗅觉改变。在其他锥体外的情况下不同程度的嗅觉障碍被描述了,如Guam PD-痴呆复合病变、弥漫性莱维小体病(diffuse Lewy body disease,DLBD)、多发性系统萎缩、药物引起的PD及表2-2-2-4所列疾病。

表2-2-2-4　各种神经变性性疾病嗅觉障碍的程度(Hawkes CH. 2002)

疾病	嗅觉障碍的程度
特发性PD	++++
Guam PD-痴呆复合病	++++
弥漫性莱维小体病	++++
家族性PD:被影响的/处在危险中的	+++/+
精神分裂症	+++
AD	++
多发性系统性萎缩症	++
药物引起的PD	++
Down综合征	+
Huntington舞蹈症	+
运动神经元病	0/+
进行性核上性麻痹	0/+
MPTP帕金森症	0
皮质－基底变性	0
特发性震颤	0
特发性张力失调	0

注:++++明显损害,+轻度损害,0正常

癫痫:这是已经很好地认识的引起嗅觉障碍的疾病,是钩回发作。根据传统的观点癫痫先兆是颞叶前内侧部分的刺激(图2-2-2-6)这个区域是钩回,认为是初级嗅觉区域。近来的病理研究提示邻近的杏仁核是嗅觉先兆,据此有人认为称钩回发作可能是不当的。嗅幻觉常是不愉快的,如汽油或油漆味,可以孤立发生。有时伴随发生复杂的、部分的、或继发的全身紧张的间隙性阵挛,这是不祥的症状,常预示恶性肿瘤的存在。额叶的癫痫并不明显引起嗅觉损害(虽然理论上可能会有),但如切除额叶会有嗅觉辨别力的损害,而且如果切除右侧眶额皮层会是双侧的损害。癫痫总是会合并嗅觉功能下降,但是复杂的部分癫痫发作的病例比全部癫痫发作者有更多的嗅觉损害。罕见有用苯妥英钠抗惊厥治疗可以引起嗅觉减退。

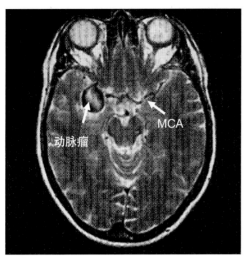

图2-2-2-6 累及右颞叶前内侧（钩回）的大脑中动脉瘤的MRI T$_2$轴位像
大脑中动脉（MCA），52岁女性，主诉不愉快的嗅幻觉
（Hawkes CH. 2002）

偏头痛：偏头痛患者偶有报告偏头痛的发作由某些气味的暴露激发的。常有一些强烈的气味如汽油、丙酮或很强的香味。偏头痛发作期间气味可加重头痛，很少嗅觉减退报告，持续时间超过头痛相。虽然很少有偏头痛嗅觉障碍研究的报告，但两者间联系是存在的，因为其相似于已很好确立的恐光症和恐声症现象。

多发性硬化：在病理学上有嗅束和颞叶室周区脱髓鞘的证据，所以在这个疾病中有嗅觉减退并不惊奇。用UPSIT-40和OERP研究证实大约15%～20%的多发性硬化患者有一定的嗅感觉受损。有时患者报告复发期间嗅感觉突然恶化，或者可自然恢复，或者激素治疗后恢复。近来的研究已经证实嗅觉减退和MRI测得的皮质斑（plaques）的数量有关。

肿瘤和炎性疾病：颅内嗅沟脑膜瘤是最常见的良性肿瘤并压迫嗅束引起失嗅，由于其位在嗅沟（图2-2-2-7）。在早期相，失嗅（如果存在）极少被检出，因为患者并未

注意单侧失嗅，临床大夫如果不特别注意，也很少可能分别检查每一侧鼻孔的嗅觉功能。主要的恶性肿瘤是颞叶神经胶质瘤，引起钩回发作。因为肿瘤是单侧的，并且许多颞叶功能是对侧重复的，在有临床表现以前多已经足够大，尤其如累及的是非优势侧。因为嗅束投射到双侧颞叶，而且在对侧颞叶的嗅区将完全代偿，因此，常没有失嗅。

混合原因：表面铁沉着，慢性基底脑膜炎的过程，由含铁血黄素在脑膜的沉积引起，可以累及嗅束。这样的患者常有耳聋和共济失调。Refsum病（遗传性共济失调多发性神经炎综合征）典型特征是多发神经病、鱼鳞癣、耳聋、色素性视网膜炎。大多数Refsum综合征有失嗅，但很少被认识。嗅觉受损很少在淋巴瘤和类肿瘤性疾病中看到。

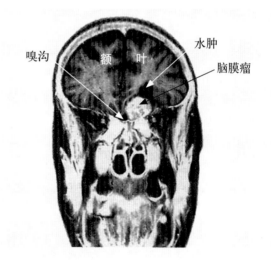

图2-2-2-7 左侧嗅沟脑膜瘤的脑MRI冠状位
上部黑色区域显示脑水肿，75岁老年女性，左侧嗅觉丧失
（Hawkes CH. 2002）

总之，感知的嗅觉疾病可能和气味畸变和嗅觉过敏有关。幻觉和幻嗅可以发生在癫痫和精神性疾病。许多药物可引起嗅觉减退，但缺乏对照研究。化学暴露引起失嗅的最好的证据和那些直接进入鼻腔的化合物有关，如工业有机化学物质。最常引起嗅觉丧失病因是病毒感染、鼻－鼻窦疾病和头外伤。各种大小的头外伤均可引起嗅觉损害，而且预后恢复的可能性很差。变性性神经疾病引起嗅觉紊乱，特别值得注意的是AD和PD。嗅觉减退也可发生在癫痫、多发性硬化、肿瘤等。偏头痛罕见合并嗅觉过敏。

第三节　嗅觉障碍的诊断和鉴别诊断

嗅觉障碍的诊断程序应该包括详细病史的采集、常规前鼻镜检查、嗅觉功能检查、鼻内镜检查和影像学检查。

一、病 史 采 集

大多数病例嗅觉功能障碍的病因能够通过仔细询问患者的病史作出判断，包括了解嗅觉障碍的诱因、程度和发生的时间、发作周期，包括有无味觉障碍，以及以前的有关事件（头部外伤、上呼吸道感染、毒性物质的暴露及鼻部的手术等）。波动性嗅觉障碍常常反映是阻塞性的而不是神经性的因素。应该寻找中枢的肿瘤、痴呆、震颤等敏感的症状，如前所述，嗅觉障碍不仅合并于脑部肿瘤，还常合并于癫痫、特发性PD、AD和多发性硬化。合并于嗅觉丧失的青春期延迟，有或没有青春期颜面畸形、耳聋和肾脏的异常，提示有Kallmann综合征或其变异。症状发作前或发作时的所用药物应被考虑，因为一些药物可能深深地影响嗅觉功能（如抗真菌的药物、血管紧张素转换酶抑制剂等）。可能合并嗅觉损害的医疗情况也要确定（如肝病、甲状腺功能减低和糖尿病）。鼻出血、鼻腔分泌物、鼻阻塞以及全身症状，包括头痛或兴奋，以及是否一侧比另一侧更常发生，这些可能具有定位价值。在冬天特发的病例（或在冬天更常发生）提示可能是病毒源性的，即使不存在上呼吸道感染的其他表现或未被认识。

临床医师还要注意患者常是以味觉缺失的主诉就诊，嗅觉定量试验常揭示仅有嗅觉问题，反映了吞咽时嗅觉受体的鼻后刺激减少。临床医师还需要考虑可能存在联合因素这样的事实，例如，有过敏史或老年人比其他人更易患病毒或其他因素引起的嗅觉丧失，因为可有嗅上皮的累积损害。

二、临 床 检 查

包括标准的头颈部检查，用纤维镜和鼻内镜作鼻腔检查，耳部检查要注意鼓索神经，舌、口腔黏膜和咽部检查、头颈部神经和脑神经检查。

（一）前鼻镜检查

这是必须要做的常规检查，记录黏膜的颜色、肿胀程度和潮湿度等。为更好地观察鼻腔情况，需要时局部喷用减充血剂，特别要注意在嗅裂区可能存在的病变，如黏膜水肿、息肉等。

（二）鼻内镜检查

鼻内镜是估计鼻腔状态的重要的检查方法。通过可弯曲和硬管不同角度鼻内镜可以观察到嗅裂区，这是常规前鼻镜检查可能观察不到的，我们在临床上有前鼻镜检查并未观察到异常，而可弯曲的鼻内镜检查发现嗅裂黏膜水肿，甚至息肉样变（图2-2-3-1）。

（三）影像学检查

CT、MRI可发现鼻腔的畸形、外伤、炎症、息肉、颅内外肿瘤、估计嗅觉中枢结构的异常等。CT应成为嗅觉障碍的常规诊断程序，因为嗅觉障碍可以是某些疾病的唯一或第一表现，如慢性鼻窦炎（图2-2-3-1D）、鼻腔和颅内肿瘤（见图2-2-2-3）。Konstantinidis等对鼻息肉病嗅觉障碍和CT发现的相关性研究，发现病变在上鼻道和中鼻道后部强烈地影响嗅觉功能，显示鼻息肉病嗅觉功能异常与鼻腔特殊阻塞区域有关。另有Trotier等观察了34例嗅裂炎性阻塞病例，鼻内镜、CT和MRI证实这些病例炎性阻塞多是双侧、从前到后限制在嗅裂，鼻腔和鼻窦其他部位无阻塞体征和炎症，这些患者的嗅觉功能等同于41例先天性失嗅者的嗅觉缺陷。还有报告用CT观察上、中鼻甲的形态及与鼻中隔的关系，发现上、中鼻甲发育的形态异常及与鼻中隔之间的关系可导致嗅裂或嗅区不同程度闭锁。因此，除非能明确地肯定诊断，必须做影像学检查。另外，现代影像学技术能观察在鼻腔和鼻窦内的炎症过程，以及脑损伤，嗅球、嗅束和皮质的形态及完整性，例如，主诉从未有过嗅感觉的患者在MRI上显示缺乏正常的嗅球和嗅束。北京协和医院已用MRI行嗅通路薄层扫描观察嗅球、嗅束和嗅沟的形态改变，用fMRI了解气味刺激嗅觉中枢的激活情况。

（四）实验室检查

1. 鼻压力计 了解鼻腔压力的改变。

2. 血液学检查 必要时需行血液学筛查，特别是血细胞计数（贫血、药物作用）、血沉（血管病、恶性病）、VitB$_{12}$和叶酸水平（营养状态）、血糖（糖尿病、垂体病）、钙和磷（甲状旁腺功能、Paget病）、

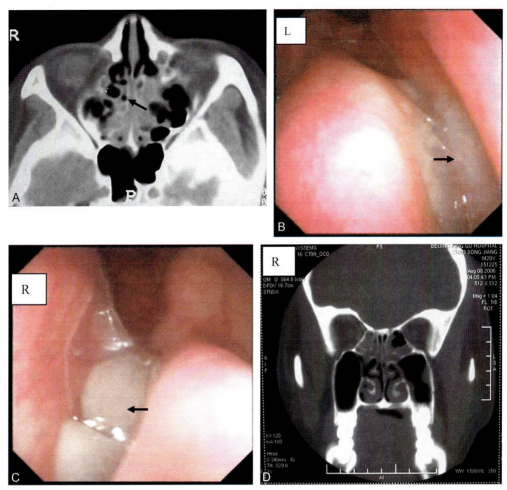

图2-2-3-1　鼻窦炎以嗅觉障碍为唯一主诉

前鼻镜未观察到异常，A. CT轴位显示双侧筛窦软组织影；B、C. 可弯曲的鼻内镜可见双侧嗅裂黏膜水肿息肉样改变；D. 以嗅觉丧失为唯一主诉的鼻窦炎CT冠状位显示筛窦炎性改变

甲状腺功能（黏液水肿）、电解质（肾病，Addison 或Cushing病）、肝功能（肝硬化）、自身免疫试验如抗中性白细胞胞质自身抗体（ANCA）（韦格纳肉芽肿）、抗P0和抗La（Sjögren 病）、IgE（季节性变应性鼻炎）。根据病情的复杂性和是否有因补偿问题的争议做必要的更多的检查。

三、定量嗅觉功能测试

在临床工作中仅根据患者感觉障碍的主诉是不够的，需要客观地证实嗅觉问题的存在、性质和程度。许多人，特别是中年以上或有痴呆的人，本人不知道他们有嗅感觉障碍或不能精确估计障碍的程度。在许多情况下，标准的定量嗅觉试验可以提供：①了解化学感受问题的性质和程度；②验证患者主诉的正确性，包括发现装病；③检测随时间功能的改变；④提供客观的资料。

（一）嗅觉功能的心理物理测试

现在已经发展了许多容易操作的嗅觉功能试验，其中一些已经有商品出售，包括T&T嗅觉计试验、圣地亚哥气味辨别试验、嗅阈测试、乙醇鼻吸试验、气味袋嗅觉试验、气味嗅觉辨别试验及宾夕法尼亚12项 40种气味混合矩阵试验等。嗅觉心理物理测试是嗅觉的基本测试，是对嗅觉感受功能的定性和定量的主观测试，需要受试者对刺激做出语言或有意识的明确反应。这些我们在临床篇一章第二节已作详细复习。

临 床 篇

（二）嗅觉心理物理测试的分类

嗅觉心理物理测试的分类包括：嗅觉察觉阈测试（detection threshold tests）、辨别阈测试（difference threshold tests）、嗅觉强度评分测试（odor intensity rating test）、性质辨别测试（quality discrimination tests）、性质识别测试（quality recognition tests）、性质鉴别测试（quality identification tests）、嗅觉记忆测试（olfactory memory tests）和嗅觉舒适度测试（Odor Pleasantness Rating Test）。临床应用最多的是嗅觉察觉阈测试和性质鉴别测试。

嗅觉察觉阈测试，即绝对阈值，是最常用的嗅觉心理物理测试之一。是受试者能够可靠感知的最低嗅素浓度。分为有限单升法（single ascending method of limits procedure）和单阶梯法（single staircase procedure）。

性质鉴别测试是应用最广泛的嗅觉测试，测试方法分为命名测试（naming tests）、肯定或否定鉴别测试和多选鉴别测试三类，分别要求受试者给刺激命名、回答测试者提出的测试问题和从给出的名称或图片中选出感知的嗅素。

1. T&T嗅觉计测试 该嗅觉仪以Toyota和Takagi命名，故为T&T嗅觉仪。在日本广泛应用，可同时检测嗅觉察觉阈和嗅觉识别阈。在T&T嗅觉仪中，测试液浓度分为8种浓度，分别用5、4、3、2、1、0、－1、－2表示。0为正常嗅觉的阈值浓度。5为浓度最高，依次减弱，－2为浓度最低。测试结果可以做出嗅觉图，图中以〇表示感受阈，以×表示识别阈。根据测试得到的识别阈均值，嗅觉功能分为6级：均值＞－1为嗅觉亢进；－1～+1为嗅觉正常；1.1～2.5为嗅觉正常或轻微下降；2.6～4.0为中度嗅觉减退；4.1～5.5为嗅觉严重减退；5.6以上为失嗅。

2. UPSIT（University of Pennsylvania smell identification test，UPSIT） 由Doty等（1984）研制的方法称宾夕法尼亚大学嗅觉识别试验。测试选用40种嗅素。将这些嗅素分别置于10～50μm塑料囊内，再分装在按不同气味编排的小册子内，每10种嗅素装订成1册，共4册。每页有一种嗅物，有4个候选答案，受试者用铅笔划破胶囊，嗅闻后必须选一个答案。因此该法又称为刮吸法（"scratch and sniff" test）。通过该测试可以将个体的嗅觉功能分为：嗅觉正常、轻度嗅觉下降、中度嗅觉下降、重度嗅觉下降、失嗅和可能是诈失嗅六类。为了缩短测试时间，并使UP-SIT能在更大文化范围内使用，Doty（1996）在UP-SIT基础上研制出CC-SIT，也称为B-SIT（brief smell identification test）。测试的项目是各种文化都比较熟悉的12种嗅物，含有12项测试内容，能在5分钟内测完。

3. 嗅觉阈值测试（smell threshold test，STT） Doty等（1987）研制，是典型的单阶梯法。测试使用的嗅素是有玫瑰味的苯乙醇，测试共有7个阶梯，最后4个阶梯的反向点的均数为阈值。

4. CCCRC测试（Connecticut chemosensory clinical research center） 由美国康涅狄格化学感觉临床研究中心的Cain等（1989）研制，该测试包含阈值测试和鉴别测试。阈值测试是典型的有限单升法，采用正丁醇为嗅素。阈值测试完毕后，进行识别测试。测试所用嗅物为婴儿粉、巧克力、Vicks雾化吸入剂等8种嗅素。要求全部测试在15分钟内完成。上述两项测试的得分相加即为总分。该测试的灵敏度和特异度分别为76%和94%。

5. 5味试嗅液测试 是孙安纳、柳端今等（1992）研制的方法。选用醋酸（乙酸）、醋酸戊酯、薄荷醇、丁香酚、3-甲基吲哚作为基准测嗅液，分别标以A、B、C、D、E，代表酸味、香蕉味、清凉油或薄荷味、花香味、粪臭或口臭5种气味。对北京地区468例正常男女青年（18～25岁）调查结果显示识别阈高于察觉阈一个数量级浓度。

6. Sniffin Sticks 嗅觉测试 由德国的Kobal和Hummel研制，1995年由Burghart公司生产。现在中欧推广应用。该测试有3项子测试，分别测试气味阈值（odor threshold）、气味辨别（odor discrimination）和气味鉴别（odor identification）。具有较好的稳定性。通过该测试与CCCRC测试进行比较，证实该测试的真实性较好。

7. 斯堪的纳维亚嗅觉鉴别测试（Scandinavian odor-identification test，SOIT） 该测试适用于斯堪的纳维亚人，特点是能够评估嗅觉的总体功能，分别测试嗅觉和三叉神经功能，对认知要求不高，特异性和灵敏度好，有正常值范围。根据嗅素的可识别度、熟悉程度、刺激强度和舒适度从30种嗅素中选择了杏仁、氨水、茴芹等16种嗅素。该测试与UPSIT和CCCRC测试的相关系数分别为0.76和0.60。

（三）嗅觉事件相关电位测试

嗅觉事件相关电位（olfactory event-related potentials，OERPs）测试，在本篇第一章第五节中我们将详细复习OERP的研究资料。经过多年的研究，OERP已经用于临床，并为临床诊断和鉴别诊断提供了很有价值的资料，不仅客观证实嗅觉障碍的存在，根据其反应波形潜伏期的改变提供鉴别诊断的治疗，我们在临床上还发现一些患者有类似于听神经病或听觉同步障碍的嗅觉改变，这是主观测试方法无法替代的。

OERP系由气味剂（odrants）刺激嗅黏膜，应用计算机叠加技术，在头皮特定部位记录到的特异性脑电位。是一种嗅觉功能的客观测试方法。与听觉和视觉诱发电位相比，嗅觉诱发电位的研究要缓慢得多，因为生理的嗅觉刺激是嗅气味刺激，刺激的选择和气体释放的控制难，难定量，引起嗅神经同步反应对刺激释放的严格要求难以达到。嗅觉的特点容易疲劳，嗅觉可接受多种气味的刺激，鼻腔内同时有三叉神经的支配，要求提供的刺激不能引起对三叉神经的化学刺激，不对三叉神经有温、触、痛的物理刺激。嗅觉诱发电位测试要求严格，包括对温度和湿度的要求，残气的清除和噪声的控制。嗅觉中枢通路尚待揭示，电位各波的产生源还不十分清楚；客观的嗅觉评估除定量、定位以外，还应包括定性，前已述及，人能识别1万多种不同的气味；还有精神性嗅觉障碍，增加了客观定性研究的难度。这些因素影响了嗅觉诱发电位的研究进程。

随着人们对能兴奋嗅觉系统和（或）三叉神经系统的化学刺激剂的认识的进一步深入，近年，OERP的相关研究得到了较快的发展。北京协和医院和北京为尔福电子公司等单位联合研制了国产的嗅觉诱发电位仪，并初步探讨了这种嗅觉诱发电位仪临床应用前景。

OERP的测试对测试环境有较高的要求，必须在隔声屏蔽室内进行。屏蔽室内要保持通风，空气洁净，温度和湿度恒定。嗅觉相对于其他感觉系统的一个显著特点是嗅觉容易适应或疲劳。只有屏蔽室保持通风，才能最大程度减少环境中的刺激剂残留。保持空气洁净无异味，以防止异味刺激诱发相应电位造成对OERP的污染。

因为是经鼻的气味刺激，对受试者除测试诱发电位的一般要求外，还要求受试者平静自然呼吸或闭合鼻咽经口呼吸。这要根据所用仪器而定。另外，受试者在测试前应清理鼻腔分泌物，以利于刺激剂顺利到达嗅区。

需要选择合适的刺激剂，确定刺激剂的浓度和流量，并在刺激过程中保持刺激剂的浓度和流量的恒定。确定适当的刺激间隔（ISI），ISI太长，会延长测试时间，受试者易于疲劳，并产生嗅觉适应；ISI太短，影响电位的幅值。

选择适当的滤波频带，使需要的嗅觉诱发电位通过，减少背景噪声。一般选择带通滤波范围为$0.1 \sim 40Hz$或$0.1 \sim 100Hz$。

一般将记录电极置于Fz、Cz或Pz等处，在乳突或耳垂处放置参考电极，在前额处放置地极。OERP各波振幅在Cz和Pz处最大。极间电阻小于$5k\Omega$。

需要排除听觉刺激诱发的电活动对OERP的污染，听觉伪迹是指环境噪声或设备本身噪声引起的听性脑干诱发电位。一般用白噪声掩蔽背景噪声的干扰。

OERP各波根据其正负极性和出现顺序分别命名为P1、N1、P2、N2、P3。P1和P3波不常出现。

OERP的确切来源尚待认识。可能是皮层诱发电位，也可能是皮层下诱发电位，或者是两者兼有。具体说，它可能由嗅觉系统的皮层神经元、皮层下的相关神经元产生的突触后电位、皮层下的传导束产生的动作电位构成。也有研究认为，OERP来源于颞叶、岛回、下丘脑等处。随着脑地形图、事件相关脑磁图、fMRI与OERP的结合应用，OERP的皮层信号产生源将逐步得以阐明。也有学者认为N_1和P_2主要与外源性嗅感觉有关，而P_3则主要反映内源性嗅觉处理。

OERP各波的振幅和潜伏期与受检者的年龄、性别及气味剂的种类、浓度等因素有关。

四、鉴 别 诊 断

鉴别诊断包括病变的部位和性质，另外，还需与味觉和三叉神经系统的病变相鉴别。

当患者主诉与嗅觉有关的病变时应该仔细并且全面的询问病史，做细致的体格检查。如果患者主诉为嗅觉丧失或减退，可以通过心理物理测试来确认和评估；必要时须作电生理测试。如果不经过心理物理评估的确认，有可能在诊断上出现严重的失误。一旦嗅觉障碍的主诉被确认，就可以开始相应的诊断程序。

嗅觉障碍鉴别诊断分三个水平进行。第一个鉴别，是否有一种或者多种感觉系统的受累。测定试验主要基于心理物理评估。心理物理评估必须包括嗅觉和味觉，要充分重视患者是否有化学感受的主诉。第二个鉴别，是引起了化学感受主诉病损的部位。这个鉴别实际上是解剖学上的诊断。鉴别嗅觉障碍的解剖分类都包括传导的、感觉的和神经性的。传导性嗅觉障碍由于嗅觉系统中鼻腔的病变。感觉性嗅觉障碍由于嗅觉系统里嗅神经上皮的损伤。神经性嗅觉障碍则可能是周围性或是中枢性的，由于嗅神经和嗅觉中枢途径的损伤。在试图做病原学诊断前先作解剖诊断是很重要的，因为知道了损伤部位就减少了出现在那个部位以外的已知诱因的可能性。第三个水平是在特定解剖部位已知的原因的鉴别诊断。为了赔偿和法律程序中的伤残鉴定，在决定哪种或哪几种感觉被累及，确认患者的主诉，监测不治而愈和治疗的效果，确定永久损伤的程度时，心理物理评估是必不可少的。在我们现有的知识水平，心理物理技术不能提供传导和感觉神经的损害或感觉和神经的损害之间的区别。由于期待在这些鉴别上有所进展，使电生理技术在临床上的应用又重新引起大家的兴趣，这就是嗅觉诱发电位技术。

（一）解剖学诊断

传导性和感觉神经性嗅觉障碍的鉴别以及神经性和感觉性嗅觉障碍的鉴别主要依据病史、查体、医学影像学以及感受器区域的病理检查。

与嗅觉障碍发病当时短暂相关的病史，可能会提示关于传导性的还是感觉神经性的有价值的线索。鼻及鼻窦细菌感染，特异性及非特异性的鼻炎，变应性鼻炎提示多为传导性的嗅觉丧失，病毒感染提示主要是感觉神经性的嗅觉丧失，当然在急性期时，也可能是传导性嗅觉丧失。颌面部或头部外伤提示多由于嗅丝的横断造成的感觉神经性嗅觉丧失。鼻外伤，尤其是延伸到额筛区的复合伤可能产生传导性嗅觉丧失。药物干扰了细胞更新，更容易产生感觉损伤而不是神经损伤，而神经毒性药物可以引起神经或感觉的损伤。

通常在鼻部查体发现的阳性结果提示传导性的嗅觉损害，虽然鼻腔及鼻窦恶性肿瘤发病初期可能破坏嗅神经上皮从而导致感觉性或神经性损伤，但在鼻及鼻窦医学影像学中的阳性结果常多提示传导性的嗅觉损害。当然，颅内影像学的阳性结果提示的是神经性的嗅觉损害。

一些实验室试验（血清学试验）在检测被病史和物理检查提示潜在的医学情况时是有帮助的，如感染、营养不良（即维生素B_6和B_{12}）、过敏、糖尿病、甲状腺、肝脏和肾脏疾病。视力、视野和视盘检查在发现可能的颅内肿瘤（肿瘤除引起视力障碍外，还压在嗅束上）是有帮助的。

（二）病原学诊断

我们不可能经常只做解剖学鉴别。当一个解剖学诊断可以实施时，应用病原学诊断的可能性就变得更加有限，因为通常在一个特定的病损部位，只有一些确定的原因能够产生病理学的改变。

应用关于嗅觉障碍已知原因的知识和心理物理学，评估指示哪种感觉被累及并累及到什么程度，病损累及的解剖学部位，结合病史、查体、影像，也有可能是病理检查发现的阳性结果，在大多数情况下基本可以推断出可信的病原学诊断，并据此进行合理的治疗。

（三）传导性和感觉神经性障碍的鉴别诊断

最常见的嗅觉障碍的病因是URI和鼻－鼻窦疾病，前者多是病毒感染，迄今尚未见报告有效的治疗方法，而后者引起阻塞或传导性嗅觉障碍，常对治疗有反应，所以鉴别很重要。

我们已经详细介绍了嗅觉功能的各种检查方法。但是，嗅觉辨别能力和阈值的心理物理试验不能区别传导性和感觉神经性的嗅觉障碍。首先应排除传导性嗅觉障碍，这可用前鼻镜和鼻内镜完成，有报告这两个程序仅漏检10%的病变。如果需要，可用鼻测压法、纤毛动度和皮试进一步估计存在的鼻部局部病变。如果有任何诊断方面的疑问应做鼻和鼻窦的高分辨率CT扫描。在研究失嗅方面耳鼻咽喉科医师喜欢CT扫描，但神经科医师常需做MRI，因为它描述了外周和中枢嗅觉通路，给予鼻、鼻窦和脑的很好的影像，很好地显示了鼻和鼻窦黏膜，以及骨结构的描述。但MRI过度强调了鼻窦病变的程度。

为排除外周病变MRI是选择的程序。在显示脑的血管和创伤损害方面其有独到之处，可用于定量测量嗅球和海马的体积。在精神分裂症和严重感觉性失嗅疾病，如PD，没有特征性改变。同样，在AD有典型的颞顶部萎缩，但在嗅皮层区没有特征性损害。在脑外伤的患者可以清晰显示嗅球、嗅束、嗅沟、眶额皮层等相关区域的改变。

如果患者怀疑有描述的嗅觉先兆，癫痫需被考虑，脑电图和MRI脑扫描是基本的关键的诊断程序。我们发现一些上呼吸道感染嗅觉障碍的患者表现嗅神经传导失同步的情况，需要测试OERP。

（四）器质性和功能性嗅觉障碍的鉴别

相对于器质性和功能性听觉障碍，临床上需做器质性和功能性嗅觉障碍的鉴别要少得多，多是涉及法律纠纷的。这种情况下，除了上面提及的检查项目外，影像学检查和嗅觉事件相关电位的测试有可能提供很有价值的资料。

（五）嗅觉丧失和嗅觉减退的鉴别

这需要对嗅觉的心理物理测试和OERP的结果进行综合分析予以鉴别。

（六）嗅觉和味觉障碍的鉴别

前已述及有些嗅觉障碍者是以味觉异常而就诊，有些同时具有嗅觉和味觉的障碍，这可以通过嗅觉的心理物理测试和味觉功能测试相鉴别。

（七）嗅觉和三叉神经损伤的鉴别

鼻腔的三叉神经和嗅觉外周部分处于相同的环境中，一些致病因素既可以损伤嗅觉系统，也可以同时损伤三叉神经系统，或仅损伤嗅觉系统；就鼻腔的损害而言，很少只损害三叉神经而不影响嗅觉功能的。可用仅引起嗅觉反应的浓度的测试剂做嗅觉的心理物理测试判断嗅觉功能，用引起三叉神经反应的浓度的试剂测试三叉神经功能。还可以通过电生理测试进行鉴别。

第四节　嗅觉障碍的治疗

嗅觉障碍可以是诸多疾病的一个临床表现，也可以是一个独立的疾病，因此，嗅觉障碍的治疗包括病因的治疗和针对嗅觉障碍的治疗，就治疗方法而言包括内科治疗和外科治疗，以及这两种方法的联合应用。内科治疗包括鼻腔局部药物治疗和全身性药物治疗，还应包括心理的、物理的及气味刺激的康复治疗。

直接针对基本疾病的治疗应包括对局部鼻部炎性疾病和在鼻窦内、颅内肿瘤的治疗，以及表现有嗅觉障碍的非鼻部及嗅觉传导通路损害的全身疾病的治疗。

一、药物治疗

（一）全身和局部皮质激素治疗

皮质激素可以通过抑制嗜酸性粒细胞功能、抑制息肉组织中某些细胞因子的合成、促进病变组织中的细胞发生凋亡等发挥抗炎症、抗过敏和免疫抑制作用。治疗嗅觉障碍主要有鼻腔内局部应用和全身应用两种方式。

有学者认为短程的系统皮质激素治疗在区别传导性和感觉神经性嗅觉丧失方面是有用的，传导性嗅觉障碍的患者常对治疗有一定程度的反应，但一般不考虑较长期的系统激素治疗。

临 床 篇

鼻腔内局部应用的糖皮质激素主要有布地奈德、氟替卡松、糠酸莫米松和倍氯米松等。这类激素的特点是不易被鼻黏膜吸收入血，以免引起全身的副作用。Zusho等通过鼻腔内滴用糖皮质激素治疗患有鼻腔、鼻窦疾病的患者1400例，其中70%有效。Fukazawa等对102 例不同病因的嗅觉障碍患者（慢性鼻窦炎32例，普通感冒24例，变应性鼻炎14例，头外伤9例，不明原因23例）进行鼻腔局部醋酸地塞米松悬液注射治疗，每次4mg，2周1次，一共8次，同时每天应用甲钴胺750mg和ATP 300mg，结果发现有效率为63.7%。但中华耳鼻咽喉头颈外科杂志编委会2008年公布的慢性鼻－鼻窦炎诊断和治疗指南指出"不推荐全身或鼻内注射糖皮质激素"。有研究表明全身应用糖皮质激素比局部应用效果要好，其具体机制尚不清楚，可能是全身应用时，药物可以到达鼻腔的各个区域，包括中鼻道、上鼻道及嗅裂区等。全身用药多采用短期大剂量冲击治疗，Seiden等的用法为60mg 5 天，40mg/1d，20mg/1d，10mg/1d。糖皮质激素对炎症引起的嗅觉障碍的治疗效果较好，而对外伤者、原发性者效果较差。对于上呼吸道感染引发嗅觉障碍的患者，Ikeda等研究显示糖皮质激素治疗效果不好，并认为可能与嗅神经细胞损伤有关，而Faulcon等用糖皮质激素治疗41例病毒感染后嗅觉功能发生改变的患者，认为治疗效果较明显。看来，糖皮质激素治疗嗅觉障碍的疗效与病因有关，对给药途径和疗效尚有争议。

有报告局部鼻用激素在恢复嗅觉功能方面常是无效的，因为激素不能到达上鼻道、嗅裂受影响的区域。因此，最近，我们采用鼻腔气动喷射雾化吸入布地奈德混悬液治疗了上呼吸道感染和鼻－鼻窦炎性疾病嗅觉障碍的患者，吸入前5分钟鼻腔喷用减充血剂收缩鼻腔黏膜，以利于药物进入嗅裂区。观察分析了20例患者，经15次治疗后5例（25.00%）嗅觉功能恢复正常，10例（50.00%）嗅觉功能明显改善，3例（15.00%）稍有改善，2例无变化，总有效率达90.00%，其中15例是病程为3个月到4年的病例。这是用有一定压力的搏动式震荡气流迫使药物到达嗅裂区，并在局部沉积发挥治疗作用（图2-2-4-1）。

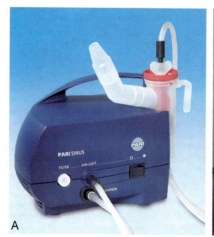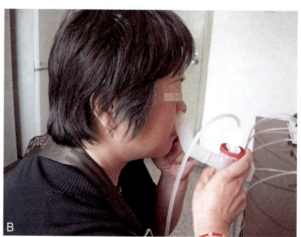

图2-2-4-1 鼻腔气动喷射雾化吸入布地奈德混悬液治疗
A.百瑞雾化吸入器；B.显示雾化吸入方法

一些患者在治疗过程中出现糖皮质激素耐药，这可能是由于细胞对激素的反应改变或者是糖皮质激素抵抗受体的过度表达所致。这种情况可以通过停用药物一段时间或换用别的药物进行替代治疗。有的患者对糖皮质激素治疗无反应，可能是某些疾病对糖皮质激素反应较差，如囊性纤维化（cystic fibrosis，CF），原发性纤毛运动障碍（primary ciliary dyskinesia，PCD）等对糖皮质激素不敏感，而原发性嗅觉障碍等疾病不可能通过药物得以治疗。

对继发于变应性鼻炎嗅觉障碍的治疗除局部和系统的皮质激素外，还应包括过敏的处理、抗组胺药物的应用。

皮质激素还用于治疗鼻部的肉芽肿，如韦格纳肉芽肿或类肉状瘤病。韦格纳肉芽肿除激素外还需要更强的免疫抑制剂（环磷酰胺或甲氨喋呤）。近来的报告提示硫酰胺可能是有效的。

激素也被试用于头部外伤嗅觉减退的病例，没有大宗的随机的试验证实。最初几周以高剂量给予泼尼松，随后3周逐渐减量。基本原理是筛板附近的瘢痕可能阻止嗅觉神经元的向心性生长，如果瘢痕组织能被软化则可以再建立和嗅球的联系。

（二）抗生素治疗

有阻塞性炎性疾病的患者，窦口鼻道复合体肿胀可能影响鼻窦的引流，引起慢性鼻窦炎。抗生素治疗在控制有过敏症状合并炎症的许多病例是有效的，特别是最近提出用14元环大环内酯类具有抗炎作用可有效治疗慢性鼻－鼻窦炎症。

（三）维生素和微量元素

神经性或混合性嗅觉障碍可使用维生素类及微量元素类药物治疗。早在20世纪60年代，Briggs就报道，用维生素A成功地使56例患者中的50例嗅觉得到改善。目前，普遍认为维生素A是恢复嗅黏膜功能所必需的。维生素B族类也可用以治疗嗅觉障碍，但疗效尚不肯定。Henkin对缺锌患者经补锌治疗后嗅觉得到恢复，这由Mackay和Dreosti的动物实验得到证实，但临床严重缺锌患者罕见，还需长期观察。

其他用于治疗嗅功能障碍的还有维生素C（抗坏血酸）、维生素E以及硫辛酸。①维生素C和维生素E是治疗神经损伤的常规药物。维生素C是胶原蛋白形成所必需的，它有助于保持间质物质的完整，并能促进损伤康复。维生素E是作用很强的还原剂，在体内能够可逆性地进行氧化和还原反应，因而具有保护细胞的作用。一般来说，维生素C每天用量为200～300mg，最高不超过1000mg，维生素E每天用量为20～100mg，最高为400mg；②硫辛酸是一种人体自身产生的维生素类物质，具有抗自由基的作用。在体内，它具有"自由体"的性质，可在细胞内外流通，在其他抗氧化剂缺乏时，硫辛酸可以代替它们的作用，发挥抗自由基与保护组织的功能。另外，它还可以增强维生素C和维生素E的作用。α2硫辛酸主要用于治疗糖尿病性神经病变。现代研究发现，α2硫辛酸及其代谢产物可以刺激神经营养因子、P2物质及神经肽Y的释放，加快神经递质的传递速度，通过提高细胞内谷胱甘肽的浓度产生维生素E，并且可以储存硫氧还原蛋白和维生素C。Hummel等用α2硫辛酸治疗23例上呼吸道感染性嗅觉障碍患者，经过4～33个月后，61%的患者的嗅觉功能有不同程度的恢复。Duncan等用硫辛酸治疗21例上呼吸道感染性嗅觉障碍患者，随访3年，结果发现其中19例反应良好，其中13例嗅觉仍在继续改善。硫辛酸对其他原因导致的嗅觉障碍的治疗效果及其作用机制值得进一步的研究。

对继发于先天性或嗅球嗅束的畸形的嗅觉丧失没有治疗方法。一般，由于感觉神经性原因的嗅觉丧失是难于处理的，由于上呼吸道感染和头部外伤引起的长期全部失嗅的患者预后是差的。许多患者头外伤以后恢复嗅觉功能在外伤后12周以内。虽然外伤以后的嗅觉丧失没有可靠的治疗，在一些患者抗炎药物可以减轻损伤后的后遗症。近来，鼠的研究提示神经生长因子用于嗅上皮可以减轻嗅受体神经元内轴突切断产生的变性改变，但还不知道这是否有任何功能的结果，或这种处理在人类是否有效。

（四）锌剂

锌与核酸、蛋白、糖、脂肪的代谢及合成DNA、RNA相关的酶系统有关。人体大脑中约有10%的锌以离子的形式存在于突触小泡中，在突触性神经传递中充当内源性调控者的角色。Henkin等用硫酸锌治疗嗅觉障碍，每天25～100mg，3个月后，大部分锌缺乏患者都有嗅功能的改善。Aiba用硫酸锌治疗头外伤引起的嗅觉障碍也取得较好的治疗效果。已知锌剂可以促进神经细胞的再生，推测其用于嗅觉障碍的治疗时可能是通过刺激嗅感觉神经细胞的再生，或者通过调控嗅觉通路中更高级神经元的活性实现的。

也有学者认为尽管有提倡用锌或维生素治疗，但除了在锌或维生素缺乏的病例没有令人信服的这种疗法有效的证据。相似的，用氨茶碱治疗试图增加嗅觉受体细胞内cAMP水平常没有改善嗅觉功能，也没有和安慰剂的对比研究。

二、外科治疗

由于阻断到嗅区黏膜的气流引起嗅觉障碍的疾病，经一定时间的内科治疗（又称为保守治疗）无效者，应通过外科手术予以治疗，由阻塞引起的嗅觉紊乱是可以治疗的。

鼻部局部炎性疾病的外科手术适应证应根据病变的范围、程度确定，主要为减轻炎症和阻塞，一般应采用功能性鼻内镜手术，在手术过程中要注意处理嗅裂区病变，往往有此部位的息肉，但在嗅裂区手术注意尽可能保留病变可逆的嗅黏膜，在术后采取措施促进局部嗅上皮恢复。

有鼻息肉的患者典型地表现有长期存在的炎症和鼻黏膜充血病史，一些患者有药物和手术治疗鼻息肉的历史，许多这些病例虽然有限的时间内有减轻，但为减轻呼吸阻塞和改善嗅觉功能，也有手术的指征。即使不伴息肉的中等程度的窦口鼻道的病变也可能引起有意义的嗅觉损害；鼻中隔偏曲能影响窦口鼻道复合体的引流，引起鼻窦炎；继发于窦口鼻道炎症和鼻中隔偏曲的鼻窦炎的患者，联合鼻中隔成形的内镜手术将改善许多症状。

已经证明减轻鼻阻塞的手术可以改善嗅觉功能，通过内镜筛窦切除术减轻在窦口鼻道复合体变应性病变可以改善或恢复嗅觉敏感性。

对影响到嗅觉的颅内外肿瘤，挤压到嗅球、嗅束和内侧颞叶内导致嗅觉障碍的中枢肿瘤，可以某些嗅觉功能恢复的方法切除，需设计尽可能不损伤嗅觉功能的手术进路，术中尽量保护嗅觉功能。

三、药物治疗和外科治疗的联合应用

手术患者可能需要辅助治疗，有报告对鼻炎鼻窦炎引起嗅觉障碍的患者，糖皮质激素可作为鼻内镜手术前的常规用药。一方面，激素可以减小鼻腔内息肉的体积，从而手术视野暴露完全，便于手术操作，另一方面，激素通过其抗炎作用，减轻局部炎症反应，减少手术过程中的出血。同时，糖皮质激素还可以降低手术对鼻腔局部和全身造成的负面影响。术后应用激素可以促进嗅觉功能恢复，防止息肉复发；Stevens（2001）报告鼻或鼻窦息肉手术后依然嗅觉缺失的患者，口服激素（不是鼻内给药）在许多患者可以使嗅觉功能恢复正常。Tomooka 等（2000）报告随内镜鼻窦手术后用鼻冲洗可改进嗅觉功能。

四、幻嗅的治疗

对幻嗅的处理有多种方法，在欧洲，曾用盐酸可卡因直接注射于嗅黏膜，取得一定效果，但重复性差，疗效还需商榷。也有学者报道，行一侧嗅球切除可使幻嗅得到改善，但术野对侧的嗅觉丧失，双侧切除患者嗅觉完全丧失。Leopolel 等用去除筛区黏膜的方法使幻嗅患者得到康复。如是药物引起嗅觉畸变则改用其他类型药物。

五、嗅觉过敏的治疗

嗅觉过敏的治疗不容易，有人认为仅有的可能有益的药物是抗癫痫药物。也有人用卡马西平或丙戊酸钠，用这两种药物，要从低剂量开始，然后确立最大耐受量。基本原则是抗抑郁药可单一使用也可和抗惊厥药联合使用。

六、预后和预防

嗅觉障碍的病因较多，其临床治疗效果不尽相同。嗅觉障碍疗效比较肯定的就是炎症，如果嗅功能改变是由炎症引起的，短期大剂量皮质激素治疗可使嗅觉恢复。对于鼻腔疾病比较严重的患者，如伴有鼻息肉、鼻甲肥大等，可以行外科手术治疗，但其疗效取决于疾病的严重程度及患者的全身状况。头外伤和病毒感染后引起的嗅觉下降或丧失约有1/3的患者其嗅觉功能可以改善或恢复，如果对内科（糖皮质激素、维生素、锌剂及其他药物治疗等）、外科治疗均无反应，将是永久性的嗅觉改变。虽然也有报道，患者的嗅功能在5年后恢复，但毕竟是偶然现象。嗅觉障碍的恢复时间一般为2个月～2年，临床治疗至少需要6个月。虽然嗅神经是人类中枢神经系统中唯一具有再生能力的神经，但受到损伤（外伤、炎症、病毒感染等）后，仅有部分患者可以恢复嗅功能。目前治疗嗅觉障碍的方法仅对一部分患者有效，临床上需要探索更有效的治疗手段。

嗅觉减退较轻者恢复的预后比嗅觉丧失和严重的病例要好，可能是对嗅上皮基底细胞层较少广泛的损害和在嗅神经轴突通过的筛板周围较少的纤维化。

需要指出的是：迄今，嗅觉障碍缺乏有效的治疗手段，因此预防嗅觉功能的损伤尤为重要。避免接触对嗅觉有害的物质，包括药物和损害嗅觉的毒性物质。各种外科手术尽可能保留嗅觉功能。

对失嗅的患者和随着老化经历自然的嗅觉功能减退的老年人应给予必要的预防指导。每年都有一定数量的老人死于煤气中毒。在老化过程中营养不良和失重可能和失嗅有关，因为食物对他们失去吸引力。常发现在晚期PD患者体重下降是由于嗅觉减退，以前提到这种情况大约影响80%的患者。在厨房内和有火的每一个房间内必须设置烟监测器。在每个卧室有一个检测器是可取的，特别是抽烟人的房间内。电炉子比煤气炉子更好。丙烷、丁烷和汽油重于空气，检测器应放在接近地面的地方。天然气和烟比空气轻，为此检测器需放在近天花板和楼梯井处。失嗅难发现坏了的食物，可误食损害健康，并且偶有食物中毒，建议他们丢弃腐败的食物，并在食用之前向正常嗅觉者核实所用的食物，有建议用人工的调味品增加食物的气味，以增加食物的嗅、味觉。

总之，嗅觉障碍的治疗主要是直接对基础疾病的治疗。对局部鼻腔的病变特别是由于息肉和季节性变应性鼻炎的传导性嗅觉障碍激素是有益的。锌的补给已被试用了，但价值是不确定的。嗅觉障碍的治疗效果还不能尽如人意，需要继续研究。给嗅觉障碍的患者关于他们的职业、居家的安全、如何做食物更可口和安全等一般性忠告是重要的。

(倪道凤)

参考资料

1. 陈兴明，徐春晓，倪道凤. 化学刺激诱发的人嗅觉相关电位. 基础医学与临床，2002，22：261

2. 刘剑峰，倪道凤. 嗅觉心理物理测试. 耳鼻咽喉－头颈外科学新进展. 北京：人民卫生出版社，2005：108

3. 孙安纳，柳端今，蔡新霞等. 五味试嗅液的研制及健康年轻人嗅阈测试. 中华耳鼻咽喉科杂志，1992，27：35-38

4. 王剑，倪道凤，关静等. 嗅觉功能检查在帕金森病诊断中的应用. 中华神经科杂志. 2008，41：524-527

5. 中华耳鼻咽喉头颈外科杂志，中华耳鼻咽喉头颈外科学分会鼻科学组. 慢性鼻－鼻窦炎诊断和治疗指南（2008年，南昌）. 中华耳鼻咽喉头颈外科杂志，2009，44：6-7

6. 苗旭涛，魏永祥. 嗅觉障碍的治疗及预后. 国外医学耳鼻咽喉科学分册，2005，29：105-107

7. Akerlund A，Bender M & Murphy C. Olfactory threshold and nasal mucosal changes in experimentally induced common cold. Acta Oto-Laryngol，1995，115：88-92

8. Apter AJ，Gent JF & Frank ME. Fluctuating olfactory sensitivity and distorted odor perception in allergic rhinitis. Arch. Otolaryngol. Head Neck Surg，1999，125：1005-1010

9. Babu R，Barcon A & Kasoff .SS. Resection of olfactory groove meningiomas：techical note revisited. Surg. Neurol，1995，44：567-572

10. Bramerson A，Johansson L，Ek L，et al. Prevalence of olfactory dysfunction：the skovde population-based study. Laryngoscope，2004，114：733-737

11. Bennetto L，Kuschner ES，Hyman SL. Olfaction and taste processing in autism. Biol Psychiatry，2007，62：1015-1021

12. Cain WS，Gent JF. Olfactory sensitivity：reliability，generality，and association with aging. J Exp Psychol Hum Percept Perform，1991，17：382-391

13. Cowart BJ，Flynn-Rodden K，McGeady SJ，et al. Hyposmia in allergic rhinitis. J Allergy Clin Immunol，1993，91：747-751

14. Doty RL. Handbook of olfaction and Gustation，Second edition，New York，Marcel Dekker，Inc.2003

15. Dulac C，Axel R. A novel family of genes encoding putative pheromone receptors in mammals. Cell，1995，83：

195-206

16. Feron F, Perry C, McGrath JJ, et al. New techniques for biopsy and culture of human olfactory epithelial nerons. Arch Otolaryngol Head Neck Surg, 1998, 124：861-866

17. Getchell TV, Bartoshuk LM, Doty RL, et al. Smell and taste in human and disease. New York：Raven Press, 1999

18. Golding-Wood DG, Holmstrom M, Darby Y, et al. The treatment of hyposmia with intranasal steroids. J Laryngol Otol, 1996, 110：132-135

19. Gross-Isseroff R, Ophir D, Marshak G, et al. Olfactory function following late repair of choanal atresia. Laryngoscope, 1989, 99：1165-1166

20.Hawkes CH. Smell and Taste complaints. USA, Elsevier Science, 2002

21. Hilberg O. Effect of terfenadine and budesonide on nasal symptoms, olfaction, and nasal airway patency following allergen challenge. Allergy, 1995, 50：683-688

22. Hosman W, Goertzen W, Wohlleben R, et al.Olfaction after endoscopic endonasal ethmoidectomy.Am J Rhinol, 2000, 7：11-15

23. Hummel T, Seking B, Wolf S, et al. "Sniffin' Sticks"：Olfactory performance assessed by the combined testing of odor identification, odor discrimination, and olfactory threshold. Chem Sences, 1997, 22：39-52

24. Ikeda K, Tabata K, Oshima T, et al. Unilateral examination of olfactory threshold using the Jet Stream Olfactometer. Auris Nasus Larynx, 1999, 26：435-439

25. Kajiya K, Inaki K, Tanaka M, et al. Molecular bases of odor discrimination：Reconstitution of olfactory receptors that recognize overlapping sets of odorants.J Neurosci, 2001, 21：6018-6025

26. Kern RC. Chronic sinusitis and anosmia：pathologic changes in the olfactory mucosa. Larynogoscope, 2000, 110：1071-1077

27. Kimmelman CP. The risk to olfaction from nasal surgery. Larynogoscope, 1994, 104：981-988

28. Kobal G, Klimek L, Wolfensberger M, et al. Multicenter investigation of 1, 036 subjects using a standardized method for the assessment of olfactory function combining tests of odor identification, odor discrimination, and olfactory thresholds. Eur Arch Otorhinolaryngol, 2000, 257：205-211

29. Konstantinidis I, Triaridis S, Printza A, et al, Olfactory dysfunction in nasal polyposis：correlation with computed tomography findings.ORL J Otorhinolaryngol Relat Spec, 2007, 69：226-232

30. Lee SH, Lim HH, Lee HM, et al.Olfactory mucosal findings in patients with persistent anosmia after endoscopic sinus surgery. Ann Otol Rhinol Laryngol, 2000, 109：720-725

31.Litvack JR, Fong K, Mace J, et al. Predictors of olfactory dysfunction in patients with chronic rhinosinusitis. Laryngoscope, 2008, 118：2225-2230

32. Mori K, Nagao H, Yoshihara Y. The olfactory bulb：coding and processing of odor molecule information.Science, 1999, 286：711-715

33. Mott AE, Cain WS, Lafreniere D, et al. Topic corticosteroid treatment of anosmia associated with nasal and sinus disease. Arch Otolaryngol Head Neck Surg, 1997, 123：367-372

34. Murphy C, Schubert C, Cruickshanks KJ. Prevalence of olfactory impairment in the young old and the oldext old：results of an epidemiological study. Chem Senses, 2001, 26：1049

35. Nagai M, Kishi K, Kato S. Insular cortex and neuropsychiatric disorders：a review of recent literature.Eur Psychiatry, 2007, 22：387-394

36. Nordin S, Bramerson A, Liden E, et al. The Scandinavian Odor-Identification Test：development, reliability, validity and normative data. Acta Otolaryngol, 1998, 118：226-234

37. Nordin S, Lotsch J, Kobal G, et al. Effects of nasan −airway volume and body temperature on intranasal chemosensitivity. Physiol Begav, 1998, 63：463-466

38. Scott AE, Cain WS, Clavet G. Topical corticosteroids can alleviate olfactory dysfunction. Chem Senses, 1988, 13：735

39. Seiden AM, Duncan HJ. The diagnosis of a conductive olfactory loss.Laryngoscope, 2001, 111：9-14

40. Selbie LA, Townsend-Nicholson A, Iismaa TP, et al. Novel G protein-coupled receptors：a gene family of putative human olfactory receptor sequences. Brain Res Mol Brain Res, 1992, 13 (1-2)：159-163

41.Stevens CN, Stevens MH. Quantitative effects of nasal surgery on olfaction. Am J Otolarygol, 1985, 6：264-267

42. Tomooka LT，Murphy C，Davidson TM. Clinical study and literature review of nasal irrigation. Laryngoscope，2000，110：1189-1193

43. Trotier D，Bensimon JL，Herman P，et al. Inflammatory obstruction of the olfactory clefts and olfactory loss in humans：a new syndrome?Chem Senses，2007，32：285-292

第三章

传导性嗅觉障碍

第一节　慢性鼻窦炎和鼻息肉

慢性鼻窦炎和鼻息肉是引起嗅觉障碍的最常见原因之一，Damm等统计可占嗅觉障碍患者的45.6%，慢性鼻窦炎鼻息肉患者中有66%伴有嗅觉障碍。随着生活质量的提高，对嗅觉障碍的重视和要求治疗的患者逐年增加，因此，研究慢性鼻窦炎和鼻息肉导致嗅觉障碍的病理变化、发病机制、临床特点、治疗原则及预后，具有重要意义。

一、病理学研究

在相当长的时间内，由于嗅黏膜解剖的特殊位置及医学伦理学等因素，获取人嗅组织的难度很大，因而阻碍了对慢性鼻窦炎鼻息肉导致嗅觉障碍的嗅黏膜病理学研究。近年来，由于鼻内镜的应用，耳鼻咽喉科医师能够在明视下准确的获取嗅组织，并且最大限度的避免了并发症的发生。尤其是在功能性内镜鼻窦手术时，在事先征得患者同意的情况下，嗅组织病理检查术变的安全、简易可行。因此，近年来，通过人嗅组织病理检查术，除了常规病理学观察之外，应用免疫组织化学的方法进行了多项研究，对慢性鼻窦炎鼻息肉导致嗅觉障碍的嗅黏膜病理学改变有了较清楚的认识。

（一）慢性鼻窦炎鼻息肉导致嗅觉障碍嗅黏膜的光学显微镜下病理学观察

对慢性鼻窦炎和鼻息肉伴有嗅觉丧失患者嗅上皮的病理学观察，结果显示了嗅上皮病理学改变主要为嗅细胞减少、嗅上皮萎缩和呼吸上皮化生。该研究根据嗅上皮改变程度分为四类：①嗅上皮正常：嗅上皮厚度正常，嗅细胞无减少，支持细胞、嗅细胞和基底细胞的核层结构良好（图2-3-1-1）；②嗅上皮轻度异常：部分嗅上皮轻度萎缩，嗅细胞轻度减少，基本保持良好的核层结构；③嗅上皮出现呼吸上皮化生，其中部分以纤毛细胞化生为主（图2-3-1-2）；部分以杯状细胞化生为主；④嗅上皮显著病变：即部分为嗅上皮中度萎缩，嗅细胞中度减少，核层结构良好；另一部分为嗅上皮重度萎缩，嗅细胞重度减少甚至消失，支持细胞和基底细胞形态紊乱等核层结构不良（图2-3-1-3）。在固有层中嗅腺均有不同程度的黏液腺化生（图2-3-1-4）。此外，其他改变包括不同程度的组织水肿、炎性细胞（淋巴细胞－浆细胞、中性粒细胞、嗜酸性粒细胞）浸润及纤维组织增生等。在嗅细胞减少、嗅上皮萎缩和呼吸上皮化生等三种改变中，以嗅细胞减少居首位，占

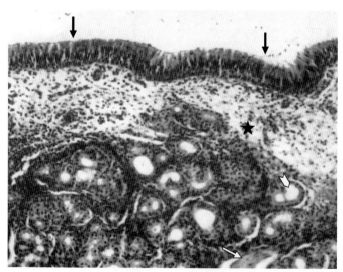

图2-3-1-1　嗅上皮保持正常的支持细胞、嗅细胞、基底细胞的核层结构
嗅上皮（↓），固有层中见组织水肿、炎性细胞浸润（★）。嗅腺（∪）和嗅神经束（⟹）（HE×100）

69.6%，其次是嗅上皮萎缩，占43.5%，呼吸上皮化生占26.1%。用免疫组织化学方法对鼻窦炎嗅觉丧失者嗅上皮观察，亦证实了嗅细胞数量减少，被广泛的呼吸上皮代替等改变。

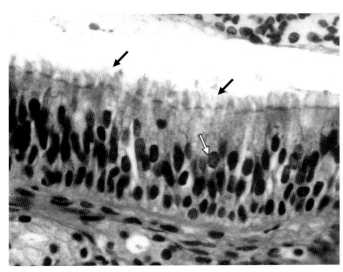

图2-3-1-2　呼吸上皮化生：嗅细胞被大量纤毛柱状细胞替代，纤毛（↓），偶见嗅细胞（⇒）。（HE×200）

图2-3-1-3　嗅上皮中度萎缩（△箭头右侧部分）：支持细胞变形（↓），嗅上皮的核层结构紊乱。嗅上皮消失（△左侧部分）：嗅上皮的核层结构消失，嗅细胞消失，上皮出现扁平上皮化。固有层中见炎性细胞浸润（☆）。（HE×200）

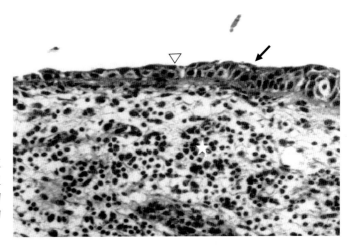

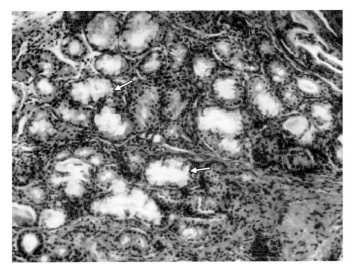

图2-3-1-4　固有层嗅腺黏液腺化生（⇐），并见到大量炎性细胞浸润。（HE×100）

（二）慢性鼻窦炎鼻息肉导致嗅觉障碍嗅黏膜的超微结构观察

慢性鼻窦炎鼻息肉导致嗅觉障碍嗅黏膜的光镜观察，可将嗅上皮按病变程度分为正常、萎缩和呼吸上皮化生组，透射电镜进一步观察各组超微结构改变。结果描述如下。

1. 光镜下正常嗅上皮组的超微结构改变　嗅上皮细胞表面可看到从嗅泡中伸出的嗅纤毛，微绒毛细胞和支持细胞伸出的微绒毛。从嗅上皮细胞的顶部到基底膜可见微绒毛细胞核、支持细胞核、嗅细胞核和基底细胞核。位于上皮顶部附近的微绒毛细胞呈烧瓶形，椭圆形细胞核占据了细胞的大部分。起于胞体的树突伸向上皮表面，在其终端扩张形成球形的嗅泡。基底细胞核呈圆形，密集的细胞质中有堆积的细丝（图2-3-1-5）。与文献报道一致。同时发现光镜下正常的嗅上皮，其表面超微结构出现轻度异常：①支持细胞表面微绒毛消失、轻度纤毛化生（图2-3-1-5）；②嗅泡内微管结构消失或空泡化致嗅泡变形；③嗅纤毛变形或减少（图2-3-1-6）。

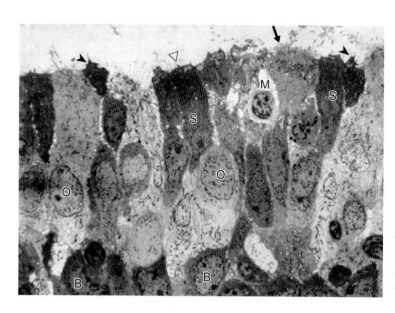

图2-3-1-5　基本正常嗅上皮的四种细胞：微绒毛细胞（M）、支持细胞（S）、嗅细胞（O）及基底细胞（B）；轻度变形的嗅泡及其表面的嗅纤毛（▲）微绒毛（△），纤毛化生（↓）。（×1500）

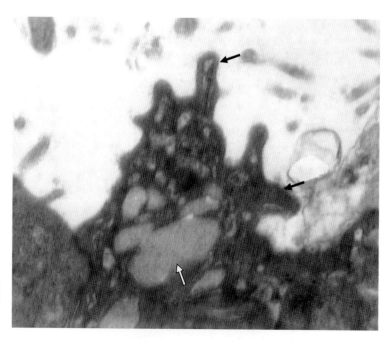

图2-3-1-6　轻度变形嗅泡的放大像：嗅泡内微管结构消失出现空泡（⇧），嗅纤毛变形（↑）、减少。（×200 000）

　　2. 嗅上皮萎缩组的超微结构所见　①轻中度萎缩：嗅上皮保持着微绒毛细胞，支持细胞、嗅细胞、基底细胞的基本结构。部分支持细胞微绒毛消失、其上部的细胞器和膜限制性的电子致密囊泡明显减少或消失、被大量空泡所占据（图2-3-1-7），基底细胞退行性改变（图2-3-1-8）。上皮细胞表面超微结构异常范围更加广泛，嗅泡和嗅细胞不同程度减少；②重度萎缩：嗅上皮四种细胞结构不清，多呈双层细胞结构；细胞核染色质呈斑块状凝聚、核固缩；细胞质内均出现内质网扩张，线粒体肿胀、嵴排列紊乱、空泡状或减少（图2-3-1-9）；细胞内出现较大的空腔等改变。

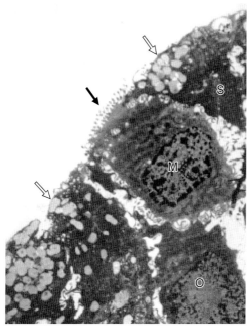

图2-3-1-7　中度萎缩的嗅上皮：正常微绒毛细胞（M）及其表面的微绒毛（↓）、嗅细胞（O）。支持细胞（S）表面的微绒毛消失，其上部的细胞器减少或消失，被大量的空泡样结构（⇧）所占据。（×4000）

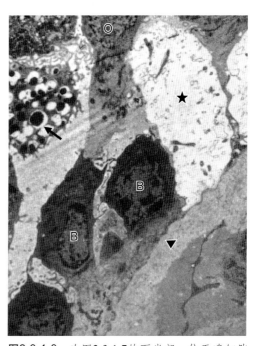

图2-3-1-8　为图2-3-1-7的下半部，位于嗅细胞（O）下、基底膜（▲）上的基底细胞（B）和出现退行性改变的基底细胞（★），基底细胞之上见分泌颗粒（↑）。（×4000）

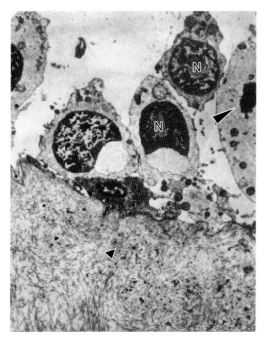

图2-3-1-9　嗅上皮重度萎缩，为两层细胞结构。细胞核染色质呈斑块状凝聚（N），核浓缩（▲），细胞质内均出现内质网扩张,线粒体嵴排列紊乱、肿胀、减少或空泡状改变，基底膜增厚，出现大量较原纤维（▲）。（×3500）

3. 呼吸上皮化生组的超微结构所见 嗅上皮的各种细胞结构消失，以纤毛细胞化生为主。在呼吸上皮细胞化生区域，上皮细胞表面可见丛状纤毛、微绒毛脱落的支持细胞样结构和变性的嗅泡（图2-3-1-10）间隔分布。与支持细胞样、嗅泡样结构相对应的中部区域可见大而圆有着常染色质的嗅细胞核，在支持细胞样和嗅泡样结构较多区域可见较多的嗅细胞核。反之亦然，即上皮细胞表面为大量的纤毛，没有变形的嗅泡，与其相对应的上皮内没有支持细胞样结构以及大而圆有着常染色质的嗅细胞核。表现出由纤毛细胞组成的呼吸上皮特点。

4. 固有层的中嗅腺超微结构所见 低倍透射电镜下可看到基本正常的嗅腺，其超微结构为直径50μm的近似圆形，具有以下五个特征：①嗅腺细胞是呈锥形分布的浆液性细胞；②大而圆的细胞核位于细胞底部，细胞核周可见粗面内质网；③顶极充满了有束膜的高电子密度的分泌颗粒；④细胞表面有短小的微绒毛伸向腺腔；⑤腺泡周围有细长的肌上皮细胞（图2-3-1-11A），与文献报导一致。

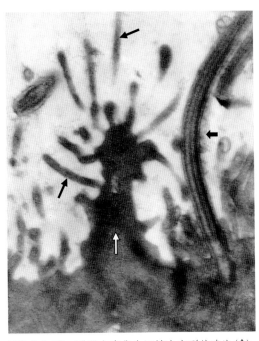

图2-3-1-10 呼吸上皮化生区域内变形的嗅泡（⇑）、嗅纤毛（↓）、纤毛（↑）。（×20000）

嗅腺轻度改变，即嗅腺保持上述特征，分别或同时出现以下改变：①仅为分布于细胞顶部高电子密度的分泌颗粒减少（图2-3-1-11A）；②高电子密度的分泌颗粒消失，出现低电子密度分泌颗粒，线粒体肿胀等（图2-3-1-11B）；③部分分泌细胞顶部出现黏液状颗粒，基底膜出现大量胶原纤维。部分细胞胞浆内线粒体聚集、肿胀、粗面内质网（池）轻度扩张等。

嗅腺黏液腺化生：浆液性细胞和黏液性细胞间隔排列，部分腺体内细胞核排列紊乱，泡浆内细胞器明显减少，并出现大量空泡状改变（图2-3-1-12A）。

嗅腺萎缩：作为嗅腺的基本特征的腺泡明显变薄，由圆形变为扁环形或细长形；部分腺腔扩大或消失；部分腺体呈碎片状。分泌细胞体积明显缩小，胞浆明显减少，核染色质凝聚，细胞表面微绒毛减少。此外腺体周围出现不同程度胶原纤维增生等（图2-3-1-12B）。

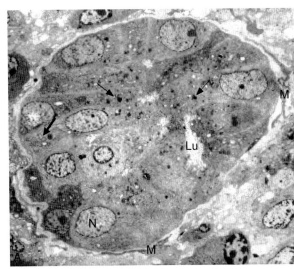 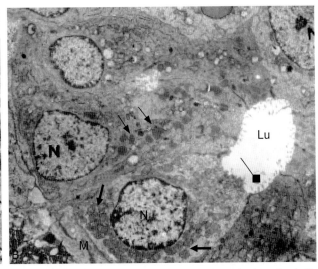

图2-3-1-11 A. 嗅腺轻度病变：高电子密度分泌颗粒减少（→），腺腔（Lu），分泌细胞核（N）粗面内质网（▲）肌上皮细胞（M）（×1500），B. 嗅腺轻度病变：出现低电子密度分泌颗粒（→），线粒体肿胀（➡），腺腔（Lu），微绒毛（◣）（×4000）

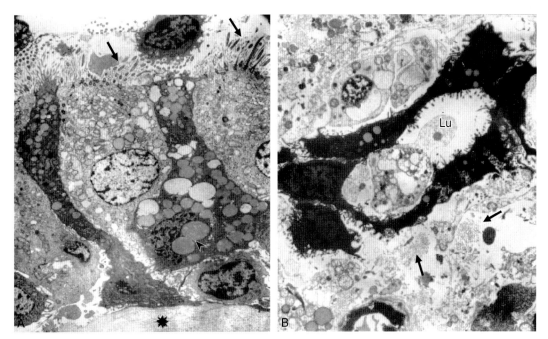

图2-3-1-12 A.嗅腺黏液腺化生：黏液腺细胞和纤毛细胞呈间隔排列，突入腺腔的纤毛（→），黏原液滴（▲）基底膜出现大量胶原纤维（★）（×4500）；B.嗅腺萎缩：嗅腺结构消失，分泌细胞萎缩，核染色质凝聚，腺体周围出现大量胶原纤维（→）。（×5500）

（三）通过免疫组织化学研究，观察下列因素对鼻窦炎鼻息肉嗅上皮的病理学变化的影响

1. 炎症刺激　Kern的一份研究报告中，用常规HE染色和免疫组化（嗅觉标记蛋白）观察了19例鼻窦炎患者的嗅黏膜，重点分析了10例嗅黏膜有明显病理改变的患者，其嗅黏膜改变以炎症表现为主，即巨噬细胞、淋巴细胞、嗜酸性粒细胞汇聚嗅上皮内。10例中7例有嗅觉障碍，病理显示嗅上皮变性、破裂，固有层炎性细胞浸润，3例嗅觉正常者，可见到嗅黏膜上皮层内和固有层淋巴细胞团块状浸润等局限性的炎症改变。提示了在研究嗅觉障碍时，嗅黏膜的炎性改变，特别是出现嗜酸性粒细胞等变态反应性改变是不能忽略的因素之一。Kern认为慢性鼻窦炎导致嗅觉障碍，除了与气流难以到达嗅裂的鼻腔动力学改变有关之外，嗅黏膜的炎症改变是重要的因素。并认为正是由于嗅黏膜的炎性改变，为激素治疗慢性鼻窦炎鼻息肉导致的嗅觉障碍提供了病理学依据。

2. 变态反应　P物质（substance P，SP）既是神经递质，又是分泌活性物质。研究表明SP与变态反应的许多发病因素有关。用免疫组织化学方法研究了鼻窦炎嗅觉障碍者的嗅黏膜SP分布，结果显示了SP分布于嗅黏膜的嗅细胞、支持细胞、基底细胞，在嗅黏膜的阳性表达明显高于对照组（$P<0.01$），同时嗜酸性粒细胞阳性明显高于对照组（$P<0.01$）。提示变态反应参与了嗅黏膜的炎性损伤过程。

3. 细胞凋亡　对慢性鼻窦炎鼻息肉失嗅者的嗅上皮中细胞凋亡及相关基因BCL-2、BAX的基因表达进行了研究，结果显示了慢性鼻窦炎鼻息肉嗅上皮内存在着细胞凋亡。嗅觉丧失组的嗅上皮细胞凋亡指数（apoptosis index，AI）高于正常组（$P<0.05$）；凋亡细胞可分布于嗅上皮全层（包括嗅细胞、支持细胞和基底细胞），提示了细胞凋亡参与了嗅细胞、支持细胞、基底细胞的减少和嗅上皮的萎缩。BCL-2，BAX对凋亡有十分重要的调控作用，在嗅觉丧失组嗅上皮的BCL-2，BAX细胞表达高于对照组（$P<0.05$），提示了在受到炎症介质刺激后，嗅上皮细胞被诱导凋亡，BAX表达增高，同时为了平衡BAX的促凋亡作用，BCL-2的表达亦随之增强。在嗅觉减退组中，BAX在嗅上皮的表达高于BCL-2的表达（$P<0.05$），提示了BAX在鼻窦炎鼻息肉的长期刺激中占据优势，可形成BAX/BAX同源二聚体，启动细胞内外凋亡信号途径，导致嗅上皮细胞发生凋亡。

4. 一氧化氮合酶（nitrousoxide synthase，NOS）NOS是诱导型一氧化氮合酶，在多数情况下被某

些细胞因子、细菌脂多糖、创伤等诱导后表达，产生高水平的NO，有细胞毒和抗微生物作用。在对慢性鼻窦炎嗅觉障碍患者嗅上皮NOS表达的研究显示，NOS在嗅上皮和固有层中的嗅腺呈阳性表达。而且，NOS的表达强度与炎症的程度、嗅觉障碍的程度是一致的，其作用机制可能是细菌感染或变应性因素激活了嗅黏膜中的NOS，也可能是激活了某些细胞因子继而激活了NOS，使细胞内产生大量NO，对嗅上皮和固有层嗅腺的损伤导致嗅觉障碍。

在上述的研究报告中，均未见对嗅神经束病变的描述，有待于今后进一步研究。（有关嗅神经束病变的内容详见基础篇第五章）

（四）慢性鼻窦炎鼻息肉导致嗅觉障碍的病理学特点和发生机制

1. 嗅细胞减少是慢性鼻窦炎鼻息肉导致嗅觉障碍的主要病理变化　嗅细胞减少占嗅黏膜病变的首位，约69.6%。嗅细胞感受气味刺激并将之传导至嗅球，当其数量减少时必然引起嗅觉障碍。嗅细胞具有能终生不断反复新生、置换老化细胞的再生能力，其修复周期约30天。反复炎症感染致嗅上皮变性，其修复方式之一是再生新的嗅上皮，嗅细胞的干细胞是存在于嗅上皮的球状基底细胞。动物试验表明，患有鼻窦炎的家兔嗅上皮细胞的核分裂能明显低于呼吸上皮。可以推论，当嗅上皮长期反复地受到炎症刺激，致使嗅细胞和基底细胞严重变性。在出现大量嗅细胞丧失的同时，伴有球状基底细胞再生的减弱或消失。由于嗅细胞的再生小于其丢失、或球状基底细胞丧失了再生嗅细胞能力等两方面因素，造成了嗅细胞减少甚至消失。

2. 嗅上皮　光镜下正常嗅上皮细胞表面超微结构的异常可能是可逆性病变，透射电镜下发现光镜下正常嗅上皮出现支持细胞微绒毛消失、少量纤毛化生，嗅泡及嗅纤毛变形等细胞表面超微结构的异常。嗅泡为嗅细胞树突伸向上皮表面，其终端扩张形成的球形结构。嗅纤毛来自嗅泡内的基体，约10～30根，游离于上皮表面的黏液中。一般认为，嗅纤毛是真正的嗅觉感受器，首先接受气味并通过嗅泡最终将刺激传至嗅觉中枢，故嗅泡或嗅纤毛病变可影响气味感受，产生嗅觉障碍。单纯的嗅泡或嗅纤毛病变是一种可逆或较轻度的病变。其原因可能是：①基底细胞作为干细胞可补偿嗅细胞，②嗅上皮在感受气味时并不是所有嗅细胞都处于兴奋状态，③有动物实验提示将嗅纤毛全部去除，嗅泡仍可将刺激传至嗅神经。可以推论，嗅泡和嗅纤毛病变等上皮细胞表面超微结构病理变化，对嗅觉的影响是轻度的、可以恢复的。临床上，光镜下嗅上皮正常或部分轻度病变的慢性鼻窦炎嗅觉缺失患者，经过手术及相应药物治疗，随访2～6个月，嗅觉可完全恢复正常，印证了上述推论。

3. 嗅上皮萎缩　是嗅上皮由表及里的各种超微结构异常所致。当嗅上皮轻、中度萎缩时，可看到不同程度嗅上皮细胞表面超微结构异常改变、支持细胞部分变性、嗅细胞部分减少、基底细胞退行性变等，但嗅上皮的四种细胞形态清晰可辨。在嗅上皮重度萎缩时，其上皮细胞表层超微结构消失，各种细胞结构不清，出现细胞核、内质网、线粒体等细胞内结构改变。上述这些超微结构变化显示，嗅上皮炎症导致嗅上皮内的细胞由表及里各种超微结构异常的程度越严重，嗅上皮萎缩程度越明显，两者呈正相关。此外还显示了嗅上皮的萎缩，不仅是由于嗅细胞的减少，亦包括支持细胞、微绒毛细胞、基底细胞炎性改变导致的减少。可以推论，经过药物或手术治疗，嗅上皮的轻中度萎缩，嗅觉障碍可以不同程度恢复，重度萎缩则预后不佳。

4. 嗅上皮出现呼吸上皮化生　是嗅黏膜对炎症的反应及修复的方式，中井义明等观察了患鼻窦炎的家兔在发病1～6个月内嗅黏膜的变化，发现反复炎症感染致嗅上皮变性，出现呼吸上皮化生是其修复方式之一，即在嗅上皮中，可见到呼吸上皮的岛状分布。随着鼻窦炎症迁延，嗅细胞不断被呼吸细胞所替代，呼吸上皮的岛状侵入逐渐扩大，进而减少了嗅上皮的面积。是什么原因导致球状基底细胞再生为呼吸细胞，其机制尚不清楚。嗅上皮超微结构的观察，进一步显示在呼吸上皮细胞化生区域，上皮细胞表面可见丛状纤毛与微绒毛脱落的支持细胞样结构和变形的嗅泡间隔分布。与支持细胞样、嗅泡样结构相对应的中部区域可见大而圆有着常染色质的嗅细胞核，即在呼吸上皮化生区域有残存、不完整的嗅上皮结构，这种现象对嗅觉功能的影响如何尚不清楚。

5. 嗅腺黏液腺化生是嗅黏膜固有层炎症的重要改变　位于固有层的嗅腺也称之为Bowman腺，是有分支的管泡状腺，主要为浆液性腺体，嗅腺导管可穿过嗅上皮，并开口于上皮表面。由于长期炎症刺激，不仅嗅上皮出现呼吸上皮化生，嗅腺亦出现黏液腺化生，目前为止，其发生机制尚不清楚。嗅腺的作用是：①嗅腺的分泌液使嗅上皮的表面覆盖约50μm厚的黏液毡。这种分泌液可作为嗅素的溶媒不断地祛除附着在嗅纤毛上的残存嗅素，使其处于新的嗅素容易附着的状态；②嗅腺的分泌液可提供Na^+、K^+、Ca^{2+}、Cl^-等离子参与嗅细胞的神经活动；③嗅上皮其表面发出数十根嗅纤毛，被位于嗅上皮的嗅腺分泌的黏液毡所覆盖，位于黏液毡中气味结合蛋白（odorant binding protein，OBP）与黏液毡中的气味物质（嗅素，odorant）结合，加强信息传递。嗅腺被黏液腺所代替，或嗅腺出现萎缩、减少，均会导致嗅上皮的表面覆盖的黏液毡改变，影响嗅腺向嗅上皮表面输送含有各种离子的分泌蛋白，进而影响嗅觉传导，造成嗅觉障碍。

二、慢性鼻窦炎和鼻息肉引起嗅觉障碍的机制

慢性鼻窦炎和鼻息肉引起嗅觉障碍的机制尚未完全清楚。在临床上嗅觉障碍按发病部位分类，分为传导性嗅觉障碍、感觉性嗅觉障碍、神经性或混合性嗅觉障碍。慢性鼻窦炎和鼻息肉导致嗅觉障碍多为混合性嗅觉障碍，即包含着传导性嗅觉障碍和感觉性嗅觉障碍两个因素。鼻息肉和鼻腔黏膜炎性肿胀、鼻分泌物增多可导致嗅裂部狭窄和闭锁，气味分子不能随着气流进入嗅区造成传导性嗅觉障碍；同时伴有嗅细胞减少、消失、呼吸上皮化生、嗅腺黏液化生及嗅腺萎缩等病理改变，造成感觉性嗅觉障碍。总之，对于嗅黏膜的各种病理学改变，例如在长期炎症的刺激下，作为嗅细胞的干细胞的球状基底细胞是如何生成纤毛细胞或杯状细胞，导致呼吸上皮化生；球状基底细胞是如何完全丧失再生能力，导致嗅细胞。支持细胞减少或消失等，应从细胞学水平、分子生物学水平进一步研究探讨。

三、临　床　特　点

嗅觉障碍是主要症状之一，占66%～86.3%。慢性鼻－鼻窦炎的临床定义是指鼻腔和鼻窦黏膜的慢性炎症，鼻部症状持续超过12周，症状未完全缓解甚至加重。主要症状是鼻塞，黏性、脓性涕。次要症状是头面部胀痛，嗅觉减退或丧失。诊断标准：≥上述2种症状，其中鼻塞和流涕两者必具其一。临床上，患者多以鼻塞、脓性或黏脓性涕、头痛为主诉，嗅觉障碍往往被淡化甚至被忽略。王鸿等研究了1035例慢性鼻窦炎鼻息肉患者嗅觉障碍特点，在主诉嗅觉正常、轻度、中度和重度障碍例中，与嗅觉检测不符者分别为62.7%、78.1%、55.7%、55.1%。显示了有半数以上患者对自己是否有嗅觉障碍，或嗅觉障碍的程度如何是不清楚的。

另外，一部分以嗅觉障碍为主诉的患者，自身往往忽略既往有鼻窦炎病史、或为无症状鼻窦炎。加之这部分患者嗅觉障碍的病史都在3个月或半年以上，在临床上易被诊为原因不明或上呼吸道感染所致，治疗方法不当甚至放弃治疗。对该组人群做鼻窦CT冠状扫描即可发现以筛窦为主要病变的鼻窦炎，鼻内镜术中发现嗅区息肉、黏膜水肿、黏脓性分泌物等改变（图2-3-1-13）。

四、临　床　检　查

1. 一般检查　前鼻镜检查：可有多发鼻息肉，嗅裂肿胀、脓性分泌物或息肉。

2. 鼻内镜检查　除上述所见外，可见嗅区肿胀、脓性分泌物、嗅区息肉、蝶筛隐窝、上鼻道、上鼻甲或与其相对应鼻中隔等处见息肉（图2-3-1-13～2-3-1-15）。

3. 嗅觉检查　见临床篇第一章。

4. 影像学检查　鼻窦CT冠状扫描：鼻窦不同程度炎症改变；嗅裂或嗅区可见部分或全部充满软组织影像，显示出嗅裂或嗅区部分或完全闭锁（图2-3-1-16～2-3-1-18）。

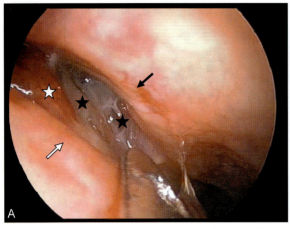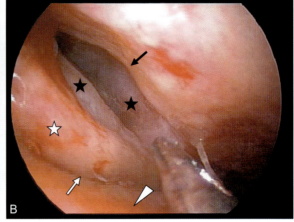

图2-3-1-13 慢性鼻窦炎鼻息肉

A. 嗅区脓性分泌物、多发息肉，鼻中隔（←），上鼻甲（☆），中鼻甲（⇒），息肉（★）；B. 同一患者生理盐水冲洗后所见：嗅裂多发息肉，上鼻甲、上鼻道水肿，鼻中隔（←），上鼻甲（☆），上鼻道（⇒），中鼻甲（△），息肉（★）

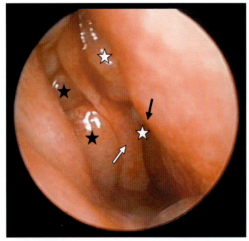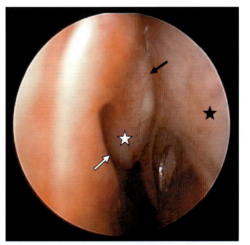

图2-3-1-14 慢性鼻窦炎鼻息肉

中鼻道多发息肉，嗅裂多发息肉，中鼻甲（⇒）
鼻中隔（←），中鼻道息肉（★），嗅裂息肉（☆）

图2-3-1-15 慢性鼻窦炎

上鼻甲水肿，嗅区水肿。上鼻甲（☆），鼻中隔（★），嗅区（←），上鼻道（⇒）

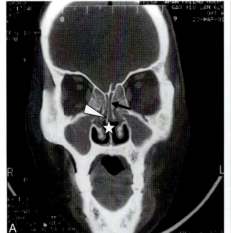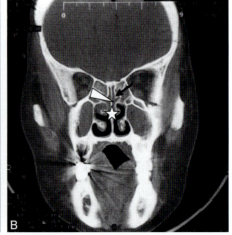

图2-3-1-16 全组鼻窦炎（嗅觉丧失，术后嗅觉无改善）

双侧上颌窦、前后组筛窦及嗅裂、嗅区充满软组织影像，A. 嗅裂闭锁（△），鼻中隔（☆），
中鼻甲（←）；B. 同一患者嗅区闭锁（△），上鼻甲（←）鼻中隔（☆）

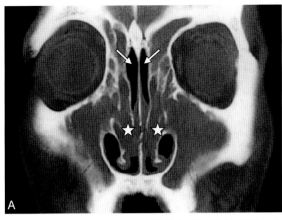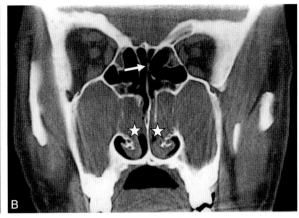

图2-3-1-17 慢性鼻窦炎鼻息肉（术前嗅觉丧失，术后嗅觉正常）

A. 双中鼻甲巨大息肉样变（☆）导致嗅裂下半部及总鼻道部分闭锁，嗅裂上半部（中鼻甲垂直部与鼻中隔之间）正常（⇒）；B. 同一患者，中鼻甲（水平部）息肉（☆）导致嗅裂下部及总鼻道部分闭锁，嗅区（上鼻甲与鼻中隔之间）正常（⇒）。

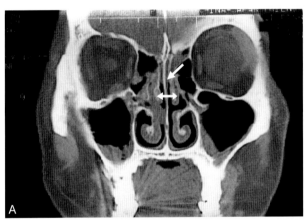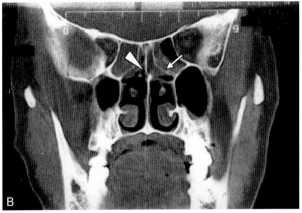

图2-3-1-18 慢性鼻窦炎（术前嗅觉丧失，术后嗅觉改善）

A. 嗅裂部上半部见软组织影像（嗅裂部分闭锁）（⇒），嗅裂部下半部正常（⇔）；B. 同一患者，双侧后组筛窦及嗅区见软组织影像（双侧嗅区闭锁）（△）。

注：上鼻甲与后组筛窦融合（⇒）

五、治 疗 方 法

（一）药物治疗

1. 首选是病因治疗　目前，作为导致嗅觉障碍的慢性鼻－鼻窦炎（也称慢性鼻窦炎chronic rhinosinusitis，CRS）的主要病理学改变是炎性反应过程，治疗的主要目标是抗炎。在2008年（南昌）慢性鼻－鼻窦炎诊断和治疗指南中（以下简称 CRS 诊治指南），推荐使用的抗炎药物有糖皮质激素和大环内酯类（14元环）药物。糖皮质激素具有抗炎、抗水肿作用，可分为局部和全身用药。鼻内局部糖皮质激素的特点是不易被鼻黏膜吸收入血，降低了产生全身副作用的可能性，疗程不少于12周。对于严重、复发性鼻息肉，可考虑使用全身糖皮质激素。可以口服泼尼松（或泼尼松龙）推荐剂量为0.5mg/（kg·d），晨起空腹顿服，每日一次，疗程5~7天，最长14天。应注意用药的禁忌证，在用药期间观察用药过程中可能发生的不良反应。不推荐全身或鼻内注射糖皮质激素。CRS 诊治指南推荐14元环大环内酯类作为抗炎药物，具有抗炎作用，推荐小剂量（常规剂量的1/2）长期口服，疗程不少于12周。14元环大环内酯类药物的抗炎机制是可直接作用于炎性细胞因子和炎性物质，使其减少释放、活化和表达，达到抑制炎性病变的发生和发展。第二个作用是破坏和抑制细生物膜的生成来达到抗炎目的。

2. 抗菌药物　青霉素类、头孢菌素类、磺胺类、大环内酯类、氟喹诺酮类等敏感药物，用于慢性鼻－鼻窦炎急性发作，常规剂量，疗程不超过2周。CRS诊治指南不推荐局部使用抗生素。

3. 减充血剂　不推荐使用，鼻塞严重者可短期使用（<7d）。

4. 黏液促排挤　可稀化黏液并改善纤毛活性。

5. 全身抗组胺药　对伴有变态反应症状的患者，口服第二代或新型抗组胺药。

此外，对于严重的嗅觉障碍者在使用上述药物的同时，可使用维生素C、E和锌剂治疗。维生素C的作用是参与胶原蛋白合成并能促进损伤的康复；维生素E是很强的还原剂，在体内可进行可逆性氧化/还原反应，故具有细胞保护作用。维生素C的剂量每天为200～1000mg，维生素E的剂量每天为20～400mg。锌剂可以促进神经细胞的再生，有助于改善嗅觉障碍。用法为硫酸锌每天25～100mg，最长可连服3个月。

（二）手术及术后治疗

在上述药物治疗无效时，可行手术治疗。通过功能性内镜鼻窦手术去除病变，包括纠正解剖异常，改善通气，恢复鼻腔的正常形态。手术应最大限度减少嗅裂黏膜损伤，故术中对嗅裂各种病变的处理和技巧是非常重要的。切除嗅裂的息肉可采用旋切切除或剪刀剪除，避免使用咬钳，防止过多损伤中鼻甲内侧、上鼻甲或相对应的鼻中隔侧的黏膜，造成嗅裂或嗅区黏膜粘连或医源性嗅觉障碍。要避免中鼻甲外移过大，造成嗅裂过度开放，也可能造成嗅觉障碍。术后要定期清理术腔，避免鼻息肉复发，促进上皮化。尤其是注意观察嗅裂、嗅区情况，防止息肉复发或粘连。术后根据术腔上皮化的情况和嗅觉改善程度，酌情局部或全身使用糖皮质激素、14元环大环内酯类药物、抗菌药物、黏液促排剂、全身抗组胺药、维生素及铝剂治疗等。

六、预　后

嗅黏膜病理改变与嗅觉障碍预后的关系，据浅贺英生的报道，CRS导致混合性嗅觉障碍的治愈率32.1%，改善率为43.5%，总有效率为75.5%。王娜亚等报道的治愈率为39.1%，改善率为30.4%，总有效率为69.6%。术后随访2～6个月，嗅觉恢复者的嗅上皮病理变化为嗅细胞正常或轻度减少。嗅觉改善者的嗅上皮为不同程度的嗅细胞减少，并伴有不同程度的嗅上皮萎缩或呼吸上皮化生；嗅觉不变者多为重度嗅上皮萎缩或呼吸上皮化生。显示了嗅觉障碍的预后是和嗅黏膜病变程度一致的。

此外，如存在以下因素的鼻窦炎患者，则嗅觉障碍的预后差。

1. 术前通过鼻窦CT扫描及鼻内镜检查　对筛窦炎及嗅裂炎的情况进行评估，如病变明显或严重者。

2. 术后嗅黏膜病理改变　如嗜酸性粒细胞增多等有变态反应者。

3. 术后嗅黏膜病理　显示各种中重度组织学改变者。

4. 术后对嗅裂出现的问题　没有得到及时处理，如粘连、息肉复发者。

（王娜亚　刘剑锋）

第二节　变应性鼻炎对嗅觉的影响

变态反应性鼻炎（allergic rhinitis）简称变应性鼻炎，嗅觉障碍是变应性鼻炎的常见伴随症状，文献中常记录到嗅觉丧失或减退与鼻部变态反应相关。传统地，根据患者发病有无季节性将变应性鼻炎分为常年性变应性鼻炎（perennial allergic rhinitis）和季节性变应性鼻炎（seasonal allergic rhinitis）。2004年中华医学会耳鼻咽喉科分会根据世界卫生组织"变应性鼻炎及其对哮喘的影响"（allergic rhinitis impact on asthma，ARIA）工作小组编写的临床指南（2001），建议采用新的分类法，即根据病程和对患者生活质量的影响将变应性鼻炎分为间歇性变应性鼻炎（intermittent allergic rhinitis）和持续性变应性鼻炎（persistent allergic rhinitis），临床工作中仍可采用季节性和常年性的分类方法。在此仍然采用传统的分类方法，以便分析阐述之前发表的文献资料。

一、流行病学资料

1989年Seiden等对34例变应性鼻炎患者进行了气味辨别测试（odor identification test），其中35.3%的患者有可测量的嗅觉损失，58.5%的患者表示曾有过嗅觉的问题。第一例较大组研究变应性鼻炎患者嗅觉的实验始于1993年，Beverly J. Cowart等选取了91例有鼻部变态反应症状的患者，用苯乙醇测试他们的嗅觉察觉阈（detection threshold），其中23.1%（21/91）的患者在临床上有显著的嗅觉障碍，该研究所估计的变应性鼻炎引起嗅觉减退的发病率，低于Seiden等的结果，但是两者并没有显著的统计学差异。1995年，Andrea J. Apter等的研究表明有嗅觉障碍的鼻炎患者中变应性鼻炎的发病率较高（按照皮试阳性者统计），在62例嗅觉减退或缺失的慢性鼻炎患者中，皮试阳性者达71%。1998年Moll B等提到询问变应性鼻炎患者的嗅觉功能，约有50%的患者经历过一次或多次的嗅觉丧失或减退。而测试变应性鼻炎患者嗅觉功能的研究表明，嗅觉减退的发生率为23%～88%不等。2005年Rombaux等报道变应性鼻炎引起嗅觉减退的发病率为15%～20%。

按照Beverly J. Cowart等调查所显示的23.1%的变应性鼻炎患者存在嗅觉减退，以美国2000～3000万的变应性鼻炎患者来统计，可认为仅因为变应性鼻炎，就使超过450万的美国人在临床上有明显的嗅敏感度降低，由此看来变应性鼻炎可能为嗅觉障碍的主要独立病因。

由以上资料可见，嗅觉障碍在变应性鼻炎患者中的发病率较高，而变应性鼻炎也是引起嗅觉障碍的常见病因。

二、病理生理机制

变应性鼻炎属于IgE介导的Ⅰ型变态反应（即速发型超敏反应）。变应原吸入后与鼻黏膜接触，其有效成分在鼻分泌物中浸出，穿过黏膜上皮屏障。变应原进入机体后，可选择性诱导变应原特异性B细胞产生IgE类抗体应答，IgE吸附于肥大细胞和嗜碱性粒细胞，使机体处于对该变应原的致敏状态。当被致敏的鼻黏膜再次接触特异性致敏变应原时，即可使致敏的肥大细胞和嗜碱性粒细胞活化释放生物活性介质，导致Ⅰ型变态反应发生。

变应性鼻炎可能通过以下机制导致嗅觉障碍。

（一）单纯性机械性阻塞

通常认为，继发于鼻-鼻窦病变的嗅觉障碍是传导性的，也就是说，嗅素分子到达鼻腔顶部嗅觉感受器的通道受阻，而嗅感觉神经上皮是完好的。变应性鼻炎导致嗅觉丧失或减退也常被认为主要由鼻塞引起。

然而研究显示，用肾上腺素减轻鼻黏膜的充血，并不能使变应性鼻炎患者的嗅功能恢复正常。Church等认为鼻腔的阻塞程度与变应性鼻炎引起的嗅觉障碍并无直接关联，Beverly J. Cowart等的研究亦表明即使鼻腔下部通道完全阻塞，也不足以导致临床上明显的嗅敏感度降低。有趣的是，仅对嗅觉减退的患者进行研究的话，总的鼻阻力（total nasal resistance，TNR）却与嗅阈成明显的正相关，提示鼻腔气流总量受限可加重变应性鼻炎患者的嗅觉减退症状。

Rombaux等认为嗅觉损失通常与鼻阻力计测到的鼻腔开放程度无关，而与嗅裂的开放程度相关。所以，应用减充血剂收缩鼻腔时，尽管可以改善鼻腔的通气，但可能由于药物通常难以作用于嗅区，因而嗅区的气流状况并未得到改善。因此，鼻腔容积气流（nasal volume flow，NVF）中通过嗅裂的那部分更值得关注。体外实验中利用仿制的人类鼻腔建立气流模型，研究得出当鼻腔解剖正常时，鼻腔总气流中有相对恒定的15%通过嗅区。然而目前在体内实验中还没有准确的方法可以对这部分气流进行测量。

总的来说，变应性鼻炎引起的鼻腔阻塞尤其是嗅区阻塞，可导致嗅觉障碍。

（二）变态反应相关的机制

Church等观察到嗅觉减退的变应性鼻炎患者鼻黏膜（nasal mucous membrane）有明显的组织病理

学改变，因而提出黏膜的破坏或者引起黏膜破坏的过程，可能导致了变态反应相关的嗅觉障碍。而不伴有鼻息肉或鼻窦炎等的变应性鼻炎患者也存在嗅觉障碍，进一步提示了变态反应的过程可能影响嗅觉。

变应性鼻炎可能由于炎症作用于嗅上皮本身而导致嗅觉障碍。

Hinriksdottir等对20例无症状期的变应性鼻炎患者（已知对桦树花粉过敏），局部应用桦树花粉进行激发，评价激发前后的嗅素察觉阈，发现察觉阈的改变与测量到的鼻腔分泌物的量相关，而与患者所诉的鼻塞情况以及测到的鼻阻力无关。因此，在变应性鼻炎导致嗅觉障碍的病理机制中，嗅黏膜炎症的影响比呼吸因素的影响可能更为重要。

有研究者报道激素治疗变态反应相关的嗅觉减退常常有效，Andrea J. Apter等观察到1例嗅觉严重减退的患者，嗅觉减退的病因可能是变应性鼻炎，用激素治疗后其嗅觉明显改善。而一些并发鼻窦炎的嗅觉减退患者在抗感染治疗后嗅觉功能恢复正常。这提示感染和过敏引起的炎症状态可能导致可逆的嗅觉减退，其原因在于嗅上皮的局部阻塞或者与炎症过程直接相关的某些因素。而抗炎症治疗对变应性鼻炎所致嗅觉减退有效的事实，进一步提示炎性改变可能导致嗅觉障碍。

嗅上皮的炎性病变可能通过一系列机制导致嗅觉障碍。

1. 淋巴细胞和巨噬细胞释放的炎性介质可引起呼吸上皮腺体和Bowman腺分泌增加。而由Bowman腺产生的嗅上皮黏液层是具有高度特异性的物质，其作用类似于耳蜗的内淋巴。高分泌状态可能改变嗅上皮黏液层中的离子浓度，从而影响嗅感受神经元的微环境以及嗅觉信号的传导。

2. 炎症产生的细胞因子和炎性介质对感受嗅觉的神经元有毒性作用。特别是嗜酸性粒细胞可释放很多神经毒性的介质。嗜酸性粒细胞在变态反应炎症中起重要作用，组织中嗜酸性粒细胞的积聚被认为是变态反应疾病的典型特征。由于嗜酸性细胞可释放高细胞毒性颗粒，数十年来，人们认为它在变应性疾病中起主要的致病作用。嗜酸性粒细胞产生一种重要的颗粒蛋白——嗜酸性阳离子蛋白（eosinophil cationic protein，ECP），该蛋白在其他细胞中的含量可以忽略不计，故ECP可作为嗜酸性粒细胞活动情况的标志，因而它被选作观察鼻黏膜变应性炎症的标志蛋白。Ludger Klimek等对17例变应性鼻炎患者进行前瞻性研究，发现随着嗅觉障碍的发展，鼻腔ECP的分泌水平也明显增加。变应性鼻炎患者在花粉中暴露3周后，产生大量的ECP，相当量的ECP在体外实验模型中可使鼻腔纤毛上皮细胞的纤毛摆动减少，并可能损伤细胞结构甚至造成细胞的破坏。尽管这并不能证明ECP对嗅黏膜有直接影响，但多少提示了引起ECP分泌增加的疾病可能与嗅觉障碍相关。

然而也有人认为炎性改变通常只发生于变应性鼻炎患者的呼吸上皮，尽管临床上出现显著的嗅觉缺失，但嗅上皮在组织学上仍然正常。Hussain等用卵清蛋白（ovalbumin，OVA）激发小鼠的上呼吸道发生变态反应性炎症，免疫荧光染色结果显示嗜酸性粒细胞只选择性浸润呼吸上皮，而不浸润嗅上皮。不过也有人观察到炎症浸润的嗅上皮有中断破坏，但这一发现在临床中的意义还尚未明了。

迄今为止，我们仍然缺乏变应性鼻炎患者的嗅上皮病理和病理生理资料，人的变应性鼻炎是否累及嗅上皮及其导致嗅觉障碍的机制仍待进一步研究。

（三）嗅觉剥夺

若变应性鼻炎未得到有效控制，嗅觉障碍长期持续，来自嗅觉感受细胞的信息减少，可能导致中枢神经系统识别嗅觉信息紊乱，进而导致辨别不同嗅素的能力减退。这种嗅觉障碍本身所致的"嗅觉剥夺"，反过来又进一步加重嗅觉障碍。

三、 变应性鼻炎所致嗅觉障碍的类型

基于其产生机制，变应性鼻炎所导致的嗅觉障碍可能包含如下成分。

（一）传导性嗅觉障碍

鼻腔黏膜的水肿导致嗅素分子到达嗅裂的途径受阻，以及炎性分泌物过多导致嗅上皮表面黏液层的量和组成发生变化,都可影响嗅素分子结合到嗅感觉细胞（olfactory receptor cell）的气味受体（odorant receptors，ORs）上。

（二）感觉神经性嗅觉障碍

变应性炎症导致嗅觉感受器的功能改变，影响嗅觉的产生。

（三）中枢性嗅觉障碍

长期缺乏嗅觉信息的刺激，导致中枢神经系统识别嗅觉信息紊乱，进而导致辨别不同嗅素的能力减退。

四、临床表现及嗅觉测试

季节性变应性鼻炎的主要症状为阵发性喷嚏、痒感、清水样鼻涕以及鼻塞，常年性变应性鼻炎则不一定都具备所有这些症状，有时仅表现为慢性鼻塞。无论季节性还是常年性变应性鼻炎患者均可出现嗅觉障碍。

Beverly J. Cowart等的研究发现变应性鼻炎患者的嗅阈及鼻阻力明显高于对照组。

Ludger Klimek等在非过敏季节进行随访，发现变应性鼻炎患者与正常受试者在嗅觉辨别与区分能力上没有差别，但是前者的嗅觉察觉阈较高，而这之前的研究却表明变应性鼻炎患者，在非过敏季节嗅觉功能不受任何影响。关于变应性鼻炎的嗅觉辨别能力并无改变，Ludger Klimek等认为可能由于嗅觉中枢的疾病才会对嗅觉辨别能力产生影响，而鼻腔和嗅上皮的病变不影响嗅觉辨别能力。

尘螨过敏者（常年性）的嗅觉察觉阈、对嗅素的辨别和区分能力都明显较健康志愿者差。花粉过敏者（季节性）在非花粉季节的嗅觉辨别阈和区分阈与健康对照者相比没有差别，但是嗅觉察觉阈高于对照者，而在花粉季节，嗅觉察觉阈、辨别与区分测试的结果都显示其嗅觉明显减退。花粉过敏者在花粉季节，与尘螨过敏者相比，其嗅觉察觉阈及辨别阈较低，而区分能力却较差。在非花粉季节测试同一批患者，发现其辨别及区分测试结果均正常，但嗅觉察觉阈测试结果异常。故可以认为避免接触花粉足够长时间后，减退的嗅觉辨别和区分能力可以恢复，但是嗅觉察觉阈仍然较高。因此，暴露于不同的过敏原，鼻黏膜变应性炎症持续时间的不同，可能引发不同的病理改变，导致不同形式嗅觉障碍的发生。花粉过敏者间断性地暴露于过敏原，尘螨过敏者则全年不断摄入吸入性过敏原。后者由于持续暴露于过敏原，并发有黏膜炎症，来自嗅觉感受细胞的信息减少，导致中枢神经系统识别嗅觉信息紊乱，进而导致嗅觉辨别能力减退。

这些资料显示变应性鼻炎患者的嗅阈无论在过敏期，还是非过敏期都增高，其嗅觉辨别和区分能力在过敏期降低，而在非过敏期可以恢复正常，而长期暴露于过敏原其嗅觉辨别和区分能力则可能一直处于低下状态（表2-3-2-1）。

还有研究表明，变应性鼻炎所导致嗅觉障碍的程度，与鼻－鼻窦疾病的严重程度相关，最严重的嗅觉障碍发生于鼻－鼻窦炎以及鼻息肉的患者。鼻窦炎和鼻息肉在嗅觉减退中起到很关键的作用，合并有鼻窦炎和鼻息肉的变应性鼻炎患者更容易出现嗅觉减退；嗅觉减退在没有鼻－鼻窦炎者发生率约为14.3%，而在合并鼻－鼻窦炎患者中约为42.9%。

表2-3-2-1　Ludger Klimek研究所得变应性鼻炎患者（与健康志愿者相比）的嗅觉改变

类型	季节	嗅阈	辨别能力	区分能力
季节性（花粉）	过敏季	↑	↓	↓
	非过敏季	↑	无改变	无改变
常年性（尘螨）	全年	↑	↓	↓

五、治　疗

（一）变应性鼻炎的治疗

1. 预防性治疗　避免暴露于致敏变应原是治疗变应性鼻炎最有效的方法，但是实际上很难做到。

尤其是对于常年性变应性鼻炎，其致敏物大多是常年存在的吸入致敏物，难以有效避免。

2. 非特异性治疗　主要是药物治疗。临床用药主要包括抗组胺药、皮质激素和肥大细胞稳定剂，鼻塞严重的还可以辅以减充血剂治疗。

3. 特异性治疗　即脱敏治疗。

（二）变应性鼻炎所致嗅觉障碍的治疗

常有变应性鼻炎患者的喷嚏、流涕等常见症状得到控制后，其嗅觉功能并未随之恢复。根据变应性鼻炎导致嗅觉障碍的可能机制，其可能原因有：①局部用药未作用于嗅裂，嗅裂黏膜水肿，阻碍嗅素分子到达嗅区；同时，嗅区黏膜的变应性炎症未得到控制，炎性分泌物过多导致嗅上皮表面黏液层的量和组成发生变化，影响嗅素分子结合到嗅觉感受细胞的气味受体；②变应性炎症导致嗅觉感受器的功能改变，影响嗅觉的产生；③"嗅觉剥夺"导致嗅觉辨别能力减退。因此，治疗继发于变应性鼻炎的嗅觉损失，其关键在于打开通往嗅裂的气流通道和保护嗅黏膜上皮，以达到改善嗅觉的目的。鉴于预防性治疗难以实施，目前又缺乏特异性治疗与嗅觉功能的相关研究，故此处着重介绍常用抗过敏药物对变应性鼻炎所致嗅觉障碍的治疗。

常用药物的药理机制

1. 抗组胺药　①抑制血管渗出，减少组织水肿：H_2受体拮抗剂的这种作用较弱；②抑制平滑肌收缩：其作用不如肾上腺素能药和茶碱类药物；③麻醉剂中枢抑制作用：是传统抗组胺药的特点之一，使患者产生困倦、嗜睡、精神不集中、反应性差等情况；④抗胆碱能作用：可使分泌物减少。

2. 皮质类固醇激素　①抗变态反应：它能抑制毛细血管的渗出；抑制皮肤黏膜的抗原抗体反应；抑制嗜酸性粒细胞的转化与形成；抑制组胺的释放并促进其代谢；抑制抗体形成，从而防止Ⅰ～Ⅲ型变态反应的发生和发展；通过其抗炎作用抑制Ⅳ型变态反应；②抗炎作用：它能稳定和延长细胞膜的静止时相，抑制吞噬细胞功能；稳定溶酶体，防止溶酶体酶释放；干扰补体激活，减少炎症介质的释放，减少炎症组织的粘连及瘢痕形成；③影响机体代谢；④增强机体对外来刺激的应激能力。

局部应用药物尤其是滴剂，药物不易到达嗅裂，往往不能有效地解决嗅裂的通气，但是如果在头后仰位（Moffat position）运用滴剂或者使用喷雾则可能更为有效。由于正常的嗅觉还依赖于吸入气流经过鼻瓣膜区以及鼻腔的前部所产生的涡流，因此当鼻腔的正常开放状态受到影响时，减轻炎症、解除阻塞的手术或者使鼻腔开放状态恢复正常的其他治疗可以改善嗅觉功能。

抗组胺药是变应性鼻炎的常用对症治疗药物，能迅速缓解鼻痒、喷嚏和鼻分泌物过多等症状。由于引起鼻黏膜肿胀的介质不止组胺一种，故抗组胺药缓解鼻阻塞症状不够满意，需要加用减充血剂，因此不能单独依靠抗组胺药打开气流通道来改善嗅觉功能。除此之外，尚有研究进一步提示，抗组胺药不能改善变应性鼻炎所致的嗅觉减退。Hilberg对不伴鼻息肉的变应性鼻炎受试者进行变应原激发实验，用以评价口服抗组胺药特非那定（terfenadine）的效果，并与局部运用皮质类固醇激素布地奈德（budesonide）的效果进行对照。尽管两种药物对花粉激发时的季节性变应性鼻炎症状都有效，但是布地奈德可以改善与变应原激发相关的嗅敏感度减退，在增加鼻腔容积方面也更为有效，尽管仅有不到一半（41%）的患者嗅功能得到了改善。

治疗变应性鼻炎的一线用药——皮质类固醇激素在治疗变态反应相关的嗅觉减退时常常有效。皮质类固醇激素可能通过减轻黏膜水肿，或者通过某些尚不明确的抗炎机制，减轻嗅黏膜的水肿和炎症，从而改善嗅觉。

由于药物无法到达受累部位，在鼻部局部运用皮质类固醇激素通常不能使嗅觉功能恢复，因此应在头后仰位运用滴剂，或者使用喷剂治疗。北京协和医院耳鼻咽喉科使用鼻腔气动喷射雾化吸入装置吸入布地奈德混悬液，在改善变应性鼻炎所致嗅觉减退上取得了一些进展。若患者有阻塞性炎症，窦口-鼻道复合体水肿将影响鼻窦引流而导致慢性鼻窦炎。潜在有炎症时，在控制过敏症状的同时联合抗生素治疗常有效。治疗无效的患者则需要通过手术来改善引流和清除感染。

全身运用皮质激素（口服或负荷注射），能有效控制变应性鼻炎的很多症状，尤其是鼻塞和嗅觉丧失。临床中存在部分鼻用激素治疗无效而全身运用激素却有效的嗅觉丧失，称为激素依赖性嗅觉丧失（steroid-dependent anosmia），其原因除鼻用激素可能无法到达受累部位外，还可能与局部运用激素剂量较小有关；此外，尚有人发现，系统应用激素对嗅黏膜有调控作用。由于全身运用激素会产生不利的作用，使用时必须排除激素应用的禁忌证。

如果长期缺少嗅觉信息，可能导致嗅觉辨别能力减退，因此在治疗嗅觉障碍的过程中，鼓励患者主动接受嗅素刺激，可能有助于嗅觉的恢复。

六、总　　结

变应性鼻炎常导致嗅觉障碍，目前这方面的研究多属于经验性的，其发病机制还未完全明了。临床中治疗变应性鼻炎的方法已经很成熟，而对变应性鼻炎引起的嗅觉障碍关注却较少，相应的治疗只是尝试性的，疗效也不确定。鉴于变应性鼻炎在人群中的发病率较高，嗅觉障碍在变应性鼻炎患者中的出现率亦较高，因此我们应从细胞学、免疫学、病理生理学、病理学等方面彻底研究其发病机制，进一步明确各种治疗方法的作用和疗效，从而更加科学地指导临床诊断和治疗实践。

（邹绮娟）

第三节　慢　性　鼻　炎

一、萎缩性鼻炎

萎缩性鼻炎可以是继发于气流的改变或感染、外伤、年龄相关的黏膜萎缩引起。正常情况下鼻腔可以控制吸入空气的温度和湿度。鼻腔湿度减少和分泌物的缺乏可以导致大量干痂，继而发生萎缩。鼻腔黏膜先发生改变，继而黏膜下组织发生相应改变，从而逐渐形成以黏膜干痂形成、恶臭为主要特征的病变。萎缩性鼻炎形成的绿色分泌物和恶臭的干痂最终可以导致嗅觉的改变，甚至有的患者并不能意识到恶臭味来源于鼻腔。这种情况也可以导致味觉减退。

萎缩性鼻炎患者单侧或双侧鼻腔都可以受累及，并且有可能进展到鼻咽部、咽部，很少累及喉部和气管。鼻腔可以变得宽大，外鼻一般没有明显改变。治疗可以有多种办法，但是很少能治愈。

（一）病因学

萎缩性鼻炎的病因可能包括细菌、病毒感染、糖尿病、内分泌疾病或激素水平改变和遗传。克雷伯菌等微生物感染可以引起萎缩性鼻炎。萎缩性鼻炎可进展为外周神经炎并且可能最终导致节后神经麻痹，从而引起自主神经系统功能紊乱。腺体组织减少和黏膜萎缩继发于血供的减少。在外伤和感染的影响下，周围神经和自主神经系统发生变化从而也导致鼻腔神经、血管变化。支配鼻腔血管扩张和黏膜分泌的神经继续调节空气条件，而满足并维持正常的鼻腔黏膜状态，例如蝶腭神经节。副交感神经的节后纤维对任何形式的创伤都是容易受损并难以恢复的。那么交感神经就居于上风，引起血管收缩，这样鼻腔血供减少，继而使鼻腔组织更容易受细菌侵犯。鼻腔黏膜及周围组织的萎缩和退化接着就发生了。

可卡因是血管收缩剂并且也可能是萎缩性鼻炎的病因之一，并且最终可以因缺血导致中隔穿孔。

（二）病理学

没有纤毛的鳞状上皮化生，替代原有的假复层纤毛柱状上皮，黏膜固有层内大量肥大细胞和炎症反应，可以导致黏膜腺体组织萎缩。杯状细胞减少或消失，而可见大量多形性中性粒细胞和细菌。鼻腔的扩大可以使得鼻腔气流改变。分泌腺体萎缩导致的鼻腔干燥和血供减少，可以引起鼻腔黏膜变薄和溃疡形成。黏液毯的破坏也可导致进一步的纤毛破坏，鼻腔黏膜纤毛的清洁功能随着消失。最佳鼻腔防御功能需要有效的鼻腔黏膜纤毛功能，由于该功能的减弱或消失，导致鼻腔功能受损。

（三）临床表现和诊断

萎缩性鼻炎表现为鼻腔黏膜变薄和干燥，同时有苍白的化生区域，黏稠的分泌物和干痂。鼻腔内有小溃疡和出血区域并且鼻腔变得宽大。萎缩可以发生在单侧或双侧鼻腔，甚至引起鼻软骨变薄和穿孔。可能会诱发出恶臭的干痂和嗅觉功能减退症状，甚至出现内鼻和外鼻的畸形。

历史告诉我们萎缩性鼻炎早在圣经时期的古希腊、古印度与古埃及的文明时期就已经认识到了。萎缩性鼻炎更容易发生在青春期的女性。可以有鼻阻、鼻干、鼻出血、头痛和失嗅等症状，臭鼻症还可以引起心理问题。鼻阻引起的睡眠减少和偶尔的睡眠呼吸暂停可以导致精神改变。

一般萎缩性鼻炎患者可有恶臭味。鼻镜检查可以发现鼻腔宽大，黏膜呈黄色而干痂为绿色，可以累及鼻甲、鼻窦、鼻咽部等。鼻内镜检查可以了解鼻腔内部结构尤其是嗅上皮情况。外鼻可能没有任何问题，除非病变时间很长。推荐使用CT检查和空气污染检查。环境污染可以改变嗅上皮情况。

（四）治疗

所有可导致萎缩性鼻炎的刺激因素，比如化学污染和血管收缩剂等药物的使用都应该尽量避免。可以通过增加房间湿度的办法来减轻鼻腔干燥的症状。空气湿度应该维持在40%～60%之间。盐水喷鼻和使用药物都可以保持黏膜湿润，使用的溶液应该是生理离子缓冲盐，pH保持在6.2～6.9。鼻腔冲洗每天最好进行2～3次，并且可以得到减少鼻腔干痂形成的良好效果。鼻腔分泌物和干痂取样进行细菌培养和药敏试验，可以选用合适的抗生素治疗并发的鼻窦炎。通常和萎缩性鼻炎相关的细菌是克雷伯菌。抗组胺药物应该尽量避免使用，因为它有鼻腔干燥的效果。氨基糖苷类药物的静脉使用，例如妥布霉素4mg/kg·d，使用2周可以改善症状，但是仍可以培养出克雷伯菌。继续使用2周庆大霉素可以使臭味和克雷伯菌均消失。

Cottle和Saunder采用黏膜下移植法来缩窄增宽的鼻腔的手术方式非常流行。移植非活性或人工材料并不成熟，因为最终会被排出，而且有植入丙烯酸－乙烯材料后有出现恶变的情况报道。推荐使用自身的髂骨进行植入，新鲜的自身移植材料，例如骨或软骨等常用来做植入材料放置于鼻腔底部、侧壁和中隔的黏膜下，也能取得较好的效果。Yong报道了前鼻孔封闭术，先封闭前鼻孔1年后再开放，几周后黏膜变成粉红色并且皱缩。这时需要进行鼻甲成形术，接受这种手术的患者说能够最终通过鼻腔呼吸并且保持清洁鼻腔。相比Young的方法，如果不开放前鼻孔则复发几率非常低。

另一种技术是采用上颌骨前壁的骨膜瓣，这种方法也可以缩窄鼻腔，明显减轻鼻出血、干痂和臭鼻症状。鼻腔黏膜据说也会显示正常。萎缩性鼻炎患者的后鼻孔封闭是一个简单的手术，但是再次开放后鼻孔却非常困难，除非采用黏膜或皮瓣技术。

连续的交感性缺血状态导致了萎缩性鼻炎，因此应该尽量中和交感性兴奋状态。正确鼻腔冲洗可以使萎缩性鼻炎和臭鼻症患者受益。采用新鲜自体移植物进行手术对萎缩性鼻炎患者是很有帮助的，重要的是可以提高患者的精神状态，尤其是对伴有臭鼻症的萎缩性鼻炎患者。

（五）萎缩性鼻炎和嗅觉

早在20世纪60年代就有作者对萎缩性鼻炎患者的嗅觉功能进行了报道。2006年Sayed RH对20例原发萎缩性鼻炎患者的鼻腔上皮和正常人鼻腔上皮进行组织学研究发现萎缩性鼻炎患者鼻腔黏膜以鳞状上皮化生为主要特点（上皮细胞之间有发育良好的桥粒），并且上皮细胞胞浆内没有多层小体形成。在黏膜固有层内没有腺体，从而提示萎缩性鼻炎患者鼻腔上皮是由于表面活性剂的缺乏和桥粒形成造成的改变。这种鳞状上皮化生情况即使在臭鼻症术后仍然会继续发生。由于正常的呼吸上皮和嗅上皮被化生的鳞状上皮所替代，这必将影响到患者的嗅觉功能。从病因学上讲细菌感染也是萎缩性鼻炎的重要原因，Ferguson GL等曾经报道臭鼻症患者与克雷伯杆菌的感染有密切关系，这种细菌的感染可能会导致鼻腔干痂形成，从而产生臭味，而这种臭味往往是他觉性的即患者本身由于嗅觉障碍不能发觉臭味，而他人却会明显感觉到这种臭味。

二、非特发性和血管运动性鼻炎

血管运动性鼻炎被认为是非特发性，因为引起该病的原因既不是过敏也不是感染，其主要特征是鼻充血和鼻腔分泌物增多。血管运动性鼻炎的病因被认为是支配鼻黏膜的自主神经失平衡，从而导致血管舒张和过度分泌。

（一）病因学

鼻腔接受自主神经支配，感觉主要由三叉神经完成。副交感节后舒血管纤维扩张血管，而交感纤维引起血管收缩。刺激交感神经或阻滞副交感神经会导致鼻腔开放性增加，阻滞交感神经或刺激副交感神经则会使鼻腔开放性减弱。分泌运动纤维支配腺体，通常都是来源于副交感纤维，因此鼻腔腺体分泌间接的受到副交感神经支配。血管运动的协调性和鼻腔分泌运动因素的改变可以导致鼻功能障碍。血管运动性鼻炎患者的基本交感张力消失，相对的出现副交感占主要作用，从而引起鼻充血和鼻腔分泌。节后交感神经元是颈上交感神经节，而节后副交感神经元是蝶腭神经节。在下鼻甲的固有层内也有微小神经节来关闭腺体分泌。自主微小神经节可能和血管运动性鼻炎有关。自主神经系统的神经递质是去甲肾上腺素和乙酰胆碱。乙酰胆碱由副交感神经末梢持续产生，并且是一种重要的血管扩张剂。通过三叉神经和面神经，副交感神经分布于鼻中隔和鼻甲黏膜，乙酰胆碱在30毫秒内就被乙酰胆碱酯酶所分解，垂体－下丘脑系统的活动以精确的方式调控乙酰胆碱酯酶和乙酰胆碱的活性。

妊娠期间鼻炎就是由于雌激素引起，雌激素可以抑制乙酰胆碱酯酶的活性，反过来就增加了副交感神经的兴奋性。副交感神经兴奋的直接效果是鼻腔黏膜的水肿。Mabry认为在妊娠期间可能还有别的因素引起鼻炎，包括过敏、感染、应激等。妊娠期间鼻炎最常见于妊娠最后3个月，正如前面所说，这是由于雌激素的作用。在正常情况下雌激素在肝脏降解，由尿液排出，但是严重的肝病导致高水平的雌激素，也可以引起血管运动性鼻炎。类似而不常见的症状可见于使用雌激素治疗期间。

甲状腺功能减退伴发的血管因素和代谢性分泌，对血管运动性鼻炎的影响还不是非常清楚，但这类疾病却能引起鼻腔充血和组织、鼻腔腺体增生。情绪状态通过下丘脑可以引起血管运动性鼻炎症状。

环境影响可以引起喷嚏症状，喷嚏也可以被认为是一种防御机制。喷嚏发生前，粉尘会与鼻腔黏膜接触，当然粉尘的大小也决定防御程度，太小的粉尘并不能引起鼻腔防御机制。

温度和湿度对血管运动性鼻炎也有影响，比如当人从热的环境中进入冷的环境时就可以引起血管运动性分泌改变。鼻腔黏膜有丰富的血供，鼻甲内的小动脉供应大量的毛细血管床，毛细血管床的开放可以扩大血窦空间，而血窦则是一个血管弹性组织并混有腺体组织。腺体组织和血管弹性成分在鼻腔内是大量存在的，尤其是在下鼻甲和中鼻甲后下部。血管弹性成分内还含有平滑肌纤维。黏膜下纤维组织内有供应血管，这些组织与包绕在骨性结构外的骨膜和软骨膜相连。这些血管组织都受到自主神经的支配。

外伤可以使鼻中隔向一侧偏曲，从而导致一个或多个鼻甲的代偿性增生，下鼻甲经常受影响。在治疗这种情况时应该考虑到鼻甲增生和鼻中隔偏曲的情况。

急性鼻炎通常是由于寒冷刺激或病毒感染引起的水肿和鼻腔分泌物增多，可以继发细菌感染。因此应该积极控制感染，以阻止其发展为慢性或鳞状化生。

利血平等药物可以影响鼻甲状态，肼屈嗪（肼苯达嗪）可以影响小动脉基层功能，胍乙啶通过减少交感神经末梢释放去甲肾上腺素使血管扩张等等。β受体阻滞剂可以引起鼻阻症状，因为这类药物可以阻止鼻腔黏膜对交感神经冲动反应。

（二）病理生理学

血管运动性鼻炎会引起喷嚏、鼻涕和鼻充血症状，而从病史和实验却不能发现有过敏，血管运动性鼻炎和变应性鼻炎患者的显著区别是没有眼部症状，虽然血管运动性鼻炎患者在光线强度变化时可能会有反应。据说这种对光线的反应受到下丘脑系统的调节，有些患者从黑暗环境到光亮环境可能会出现喷嚏症状，当感觉到鼻腔刺激时紧接着出现喷嚏症状。血管运动性鼻炎患者在早晨常有明显喷嚏症状。

四肢受冷可以引起鼻腔的显著改变。交感神经受刺激可以导致鼻腔血管收缩，鼻腔变宽大，鼻腔分泌物减少。副交感神经受刺激引起血管扩张和鼻腔充血，鼻腔分泌物增加。喉全切除后的患者鼻腔的血管失去张力，鼻甲就会变得潮湿，肿大和紫红色。

（三）病史和体格检查

完整全面的病史采集，并且包括治疗情况，观察患者的呼吸状态，而这种呼吸状态可能会提示患者是否有鼻阻。体格检查除鼻腔外，也应该包括耳部和咽喉部。采用纤维鼻咽镜和鼻内镜检查可以详细了解鼻腔内部情况。必要时可能需要取活体组织检查，鼻阻力计测定对于鼻中隔和鼻外科手术是有价值的。

（四）治疗

味觉性血管运动性鼻炎是由进食引起的鼻腔分泌增多。这种情况在老年患者中多见。据一组对34例大于60岁老年患者的研究发现，使用异丙托铵作为鼻喷剂，可以缓解症状。唯一的副作用就是鼻腔干燥。这也可以运用于冬季血管运动性鼻炎和喉全切除后血管运动性鼻炎。抗胆碱能药物已经运用在哮喘的治疗上，现在做成鼻喷剂后可以缓解鼻腔分泌物增多的持续时间和严重性。Knight和Dolovich等经过研究发现这类药物有较好的疗效。辣椒碱是从红辣椒中提取出来的，目前应用于血管运动性鼻炎患者局部麻醉，对于缓解头疼等症状有较好的效果。锻炼可以帮助患者减轻鼻腔充血。通过积极的锻炼可以减轻鼻腔阻力，而鼻腔阻力的减轻则是由于交感神经末梢去甲肾上腺素的释放引起。规律的锻炼是机体最有效内环境稳定控制机制，从而防止鼻腔血管运动性充血。鼻阻力通常也受重力影响，如果一侧鼻腔阻塞，对侧鼻腔最好保持在上方。甲状腺功能减退患者的血管运动性鼻炎，应该会随着替代治疗后甲状腺功能的好转而减轻。

血管运动性鼻炎的治疗比较困难，需要认真处理患者高血压、心脏病、青光眼和甲状腺疾病。鼻冲洗只适用于鼻后滴漏的患者。

有症状的鼻中隔偏曲通过鼻中隔矫正手术可以缓解鼻阻等血管运动性鼻炎症状。妊娠期血管运动性鼻炎也可以通过鼻甲内注射糖皮质激素来缓解。Madry强调所有计划采用鼻腔内激素治疗和系统激素治疗的女性生育期患者都应该询问月经情况。妊娠期间应尽量避免全身使用激素，而局部激素则可以考虑使用。应该强调正确的鼻甲内注射技术，从而避免视网膜循环和视觉并发症。下鼻甲成形术是黏膜下下鼻甲部分切除术，黏膜瓣推向外侧形成新的鼻甲，从而保持正常的通气状态。下鼻甲修整术可以使双侧鼻腔阻力显著下降，而下鼻甲前部切除往往不能获得足够的通气，因此不推荐采用。

电烙法是使用双极或单极针头在黏膜下进行，一般先在黏膜下注射局部麻醉剂。黏膜下局部麻醉剂的存在可以保护周围组织不至于因电烙而引起坏死，电烙可以沿下鼻甲多点进行。Spector报道采用对角线下鼻甲切除法可以取得很好的效果，该方法可以多去除下鼻甲后部，而保留下鼻甲前、上部，并且没有继发的萎缩性鼻炎发生。

完全下鼻甲切除对于鼻腔功能没有太多副作用，往往可以明显减轻患者鼻阻症状。术后可能有些患者会出现鼻出血，Moore等也有类似报道。

CO_2冷冻手术是Ozenberger于1970年首创用于治疗血管运动性鼻炎和下鼻甲前端肥大，文中报道没有出血，但会出现术后结痂。手术中应该尽量避免鼻中隔穿孔。Moore比较了冷冻手术和热疗手术发现，冷冻手术能取得更好的缓解鼻阻效果并且手术简单。Terao等报道采用液氮冷冻处理鼻腔自主神经来治疗血管运动性鼻炎患者，他们发现这是一种临床非常有用的治疗方法，并且节省时间。Bumsted采用的冷冻方法能显著提高疗效，改善鼻阻和鼻腔分泌物多的症状，他建议采用 $-89℃$ 的 CO_2分4个区域进行治疗。Principato对15年的回顾性冷冻手术治疗进行分析，得出鼻腔内黏膜可以在手术后恢复成具有正常纤毛功能的假复层纤毛柱状上皮。

在接受冷冻治疗的患者中，萎缩性鼻炎并不明显，而鼻阻症状完全缓解的能达到90%，鼻腔分泌物多也能明显减轻。

也可以采用局麻下的激光鼻甲气化术，CO_2激光气化范围是下鼻甲的$1/4 \sim 1/2$，术后不需要填塞和止血，但手术范围主要是前部，而下鼻甲后部气化比较困难。患者可能会有数周的鼻腔结痂，从而会有数周的鼻阻。翼管神经切断术是临床操作比较困难的手术，因为翼管神经位于比较隐蔽的翼腭窝内。

（五）血管运动性鼻炎和嗅觉

血管运动性鼻炎患者的主要症状包括鼻阻、鼻腔分泌物增多，当然也可能出现嗅觉功能障碍。引起鼻腔嗅觉功能障碍的原因和鼻阻、分泌物增多有关系。目前还没有大规模的临床研究证实血管运动性鼻炎患者，出现嗅觉障碍症状的发生几率，同样对于血管运动性鼻炎的关注重点，仍然是鼻阻和鼻腔分泌物增多，对于嗅觉障碍的研究目前也很少，所以对于各种治疗对嗅觉功能的影响目前也没有确切的结论。推测由于血管运动性鼻炎患者的嗅觉障碍和鼻阻及鼻腔分泌物增多症状有关，经过治疗后，随着鼻阻和分泌物增多症状的控制，嗅觉功能也应该有所改善；但还没有相关报告证实。

三、药物性鼻炎

药物性鼻炎是由于鼻中隔偏曲、上呼吸道急性感染、过敏、鼻息肉及妊娠期间鼻炎过度使用血管收缩剂引起的，从而导致鼻黏膜充血、肿胀等反跳现象。因此我们应该教育患者不要连续使用血管收缩剂超过3天。新生儿使用血管收缩剂可能会是致命的，新生儿仅会使用鼻腔呼吸，而经口呼吸则需要2个月左右才能学会。药物性鼻炎可以导致新生儿呼吸窘迫。这时候需要插入鼻咽通气管帮助缓解阻塞症状，直到鼻甲恢复正常，同时其他异常情况也会很快恢复。

Toohill等评价了130例10年以上病史的药物性鼻炎患者，发现非处方滴鼻剂的使用是药物性鼻炎的主要原因。患者自行使用非处方滴鼻剂的原因包括：①鼻中隔偏曲；②急性上呼吸道感染；③过敏；④混合因素；⑤其他不明原因。主要的措施就是避免使用非处方滴鼻剂，然后就是矫正鼻中隔，控制过敏和支持治疗。Mabry发现很短时间的使用血管收缩剂也可能导致反跳性鼻炎，同时他也发现抗高血压药物和抗抑郁药物也能引起鼻阻。

（一）病理生理学

在自主神经的控制下，鼻腔有丰富的血供。鼻腔黏膜下的小动脉和小静脉之间有丰富的血窦，形成能勃起的组织。交感神经兴奋下降时血窦充血，鼻甲也肿胀充血；副交感神经兴奋性下降时则相反。过度使用非处方滴鼻剂也可以影响自主神经功能。

Elwany和Stephanos研究了血管收缩剂对几内亚猪鼻黏膜的毒性作用。组织学显示杯状细胞增生，鳞状化生，血管增生，水肿和腺体增生。这些组织学变化可以增加分泌能力，干扰血管反应。

（二）治疗

药物性鼻炎患者需要使用替代的药物进行治疗，代替过度使用的血管收缩剂，例如使用鼻喷激素替代，在鼻喷激素使用后再用盐水喷鼻。但是对于糖尿病、高血压、消化道溃疡患者要谨慎使用。连续使用10～14天后，症状可以改善。当然也应该尽量避免使用缩血管药物，如果需要使用，应该按照说明严格限制使用时间。下鼻甲黏膜下注射糖皮质激素可以获得快速而持久的症状改善。注射后可能会出现3～6周的鼻甲肿胀。注射后的随诊非常重要，主要是评估是否还存在阻塞性因素，是否还需要进一步的外科治疗。

（三）药物性鼻炎与嗅觉

下列药物可引起嗅觉损伤：皮质激素的慢性作用；氨基酸过量：组氨酸、半胱氨酸等；局麻药物：普鲁卡因、可卡因、丁卡因等；抗癌药：甲氨嘌呤；抗组胺药：氯苯那敏（扑尔敏）；抗生素：林可霉素、链霉素、灰黄霉素、四环素、局部用新霉素等；抗类风湿药：金盐、汞类；抗甲状腺药：甲巯咪唑（他巴唑）、丙硫氧嘧啶、硫脲嘧啶等；治疗高脂蛋白血症药：氯贝丁酯（袪脂乙酯）、考来烯胺（消胆胺）等；含下列药物的鼻内用盐溶液：乙酰胆碱、乙酰-β-甲基胆碱、薄荷脑、士的宁、硫酸锌等；阿片类：可待因、吗啡、氢化吗啡酮（二氢吗啡酮）；其他：氨替比林、乙醇、甲氰咪胍、L-多巴，局部用血管收缩剂等。

目前专门针对药物性鼻炎患者的嗅觉功能研究还没有正式的报道，但是结合药物性鼻炎患者的病理学改变和临床症状可以看出，药物性鼻炎患者由于鼻腔黏膜充血，肿胀出现鼻阻症状，可以引起鼻腔气流改变进而影响嗅觉，另外由于长期药物的毒性作用，造成鼻腔黏膜包括嗅黏膜发生鳞状化生、杯状细胞增生等改变，可以造成嗅上皮的结构和功能发生改变，从而也能造成嗅觉功能下降。

四、特发性慢性鼻炎

鼻炎是鼻腔黏膜的炎症反应，根据持续时间、炎症反应类型和病因可以进一步分类。所谓的特发性鼻炎是指由各种明确的全身疾病累及鼻部从而导致出现慢性鼻炎的症状，相对于非特发性鼻炎的区别在于非特发性鼻炎，是由鼻部本身病变而没有其他全身或系统性疾病。本部分的主要目的是对各种引起特发性鼻炎症状的疾病进行总结。引起特发性鼻炎的疾病主要分为感染性和非感染性两大类，前者包括结核、炭疽、白喉、梅毒等特殊感染，而后者主要包括遗传和代谢性疾病，例如：支气管扩张和Kartagener综合征、囊性纤维化等。

特发性慢性鼻炎的病史采集需要仔细的分析鼻阻、鼻腔分泌物、鼻出血、结痂、疼痛或痒、鼻窦压迫感和嗅觉障碍等。鼻腔内镜检查也非常重要。胸部听诊等检查也应该注意，以便发现相关的下呼吸道疾病。CT由于其理想的骨界限显示特性，可以作为鼻腔和鼻窦放射诊断的理想选择。组织学检查或培养通常作为明确诊断的依据。

发热待查是指记录的体温超过37.3℃持续2～3周，而至少进行1周检查并未确定明确病因的一类疾病表现。尽管发热待查最常见于一些常见疾病的普通表现，但是这也需要进行全面的鼻腔和鼻窦检查。一般的传统医学书籍往往忽视慢性感染性疾病的鼻部表现，而鼻部表现正是临床医师在诊治发热待查时经常忽略的地方。

（一）遗传代谢性疾病

1. 支气管扩张和Kartagener综合征　支气管扩张是指由于支气管壁的弹性和黏膜成分受破坏而导致支气管持续性异常扩张（直径＞2mm）。该病通常是由于气管阻塞和慢性感染，主要症状是咳嗽伴咳黏脓痰、咳血和肺炎反复发作。虽然还不是很清楚原因，但是的确有50%的支气管扩张患者伴有慢性鼻窦炎。

支气管扩张伴有右位心和鼻窦炎时被称为Kartagener综合征。该综合征患者由于动力蛋白臂的缺乏导致纤毛不动，导致呼吸道上皮缺乏黏膜清洁能力，从而反复出现呼吸道感染。

这类患者由于鼻窦炎的出现可以导致嗅觉功能发生相应的改变，具体嗅觉情况可以参考鼻窦炎章节。

2. 淀粉样变性　淀粉样变性是病理性均一半透明纤维蛋白淀粉样沉积在细胞外。在进行性淀粉样变发生时，淀粉样沉积侵蚀并破坏实质细胞，从而影响器官功能。淀粉样变可分为原发性和继发性两类，前者是没有发现其他相关疾病而仅有淀粉样变性，而更为常见的是继发性或反应性淀粉样变性，这时有伴发的慢性感染性疾病，例如支气管扩张、结核等或者慢性炎症性疾病，例如类风湿关节炎等。随着年龄增加，也可能发现没有症状的局部淀粉样变性，尤其是心脏和脑部。淀粉样变性的自然过程常包括皮肤、胃肠道、神经系统和造血系统。呼吸系统受累及时可以引起鼻部症状，主要是鼻阻。此时鼻腔黏膜苍白，水肿并且质地变硬。最终诊断需要病理结果。治疗的主要目标是减少慢性抗原刺激，抑制淀粉样物质合成和沉积于细胞外，并且促进沉积物的溶解和代谢。二甲亚砜就是治疗药物之一。

目前对于淀粉样变性导致嗅觉改变的研究还很少，但是在神经退行性疾病的研究中，已经证实由于淀粉样物质在嗅上皮、嗅球以及嗅中枢等部位的沉积，可以导致嗅觉功能的减退。在鼻部发生的淀粉样变性对嗅觉的影响，主要表现在由于鼻阻导致呼吸气流的变化，同时鼻黏膜的水肿甚至变硬也可能导致嗅裂部位阻塞，也可以导致传导性嗅觉障碍。当然如果淀粉样变性发生在嗅上皮区域，则可以导致感觉神经性嗅觉减退。

3. 囊性纤维化　囊性纤维化是儿童、青少年和青年人的系统性遗传疾病，主要表现是分泌功能障碍导致的黏液黏稠和汗水中钠浓度增高。这种常染色体隐性遗传病在高加索人群新生儿中的发病率为1/2000。

囊性纤维化的鼻部症状是由于异常的黏液黏稠度和黏膜纤毛转运的障碍。1959年Lurie报道了囊性纤维化伴鼻息肉。有10%的大于3岁患者会伴发鼻息肉，这些息肉表现为双侧、多发、光滑、半透明和灰白色；但是这些息肉的形成机制并不清楚。囊性纤维化的这方面治疗包括息肉切除和适当激素的试验治疗。

囊性纤维化导致的鼻腔病变主要为鼻窦炎和鼻息肉，而这也正是引起嗅觉改变的重要因素。Hertz J（1975）报道囊性纤维化患者的嗅觉和味觉功能较正常对照有下降，Nishioka GJ（1995）报道对21例接受鼻内镜手术患儿进行平均大约3年的回访，发现接受手术的患儿嗅觉功能明显改善，同样鼻阻、脓涕等症状也明显改善。

（二）细菌引起的感染性慢性鼻炎

感染的慢性过程导致肉芽肿形成是由于对感染的免疫反应。肉芽肿是一种结节性病变，由类上皮细胞、巨细胞和外周淋巴细胞和其他炎症细胞组成。类上皮细胞可能是来源于巨噬细胞，这些巨噬细胞来源于循环系统而积聚于此来清除抗原和微生物。

肉芽肿内的中心坏死有各种表现，干酪样坏死是结核的典型表现，而肉芽肿性坏死则可以发生于梅毒，液化性坏死可发生于土拉菌病。这时如果显微镜检查不能确定病因，那么就有必要进行特殊细菌培养。

1. 鼻白喉　鼻白喉是由于白喉杆菌感染引起，多为对毒素的局部炎症反应，白喉杆菌多累及心脏和外周神经系统。单纯的鼻部白喉发病率远远低于咽部和喉部白喉。首发症状主要包括增厚坚韧的蓝白色黏膜，内含有细菌、坏死上皮、吞噬细胞、纤维蛋白和小片炎症组织。如果假膜与基底黏膜粘连紧密，若是强行去除假膜可能会导致严重的出血。毒物作用会导致心肌炎，肾炎和支气管肺炎以及脂肪变性，外周神经崩解等。

鼻白喉通常发生于一侧鼻腔下鼻甲和鼻中隔前部，病变可能持续较长时间而不发展到邻近组织。如果病变先发生于鼻腔后部，通常可以因为毒素吸入而导致咽部白喉。

白喉对于鼻腔组织结构的破坏造成鼻阻、黏膜坏死脱落等必将对嗅觉造成影响，更为重要的是白喉毒素可以造成神经崩解等外周神经改变，因此鼻部白喉感染也可能会造成嗅上皮内神经元的变性和坏死。

2. 炭疽　炭疽杆菌是革兰阳性杆菌，在有氧环境中生长良好。唯一对人类有高致病性的炭疽杆菌是B型炭疽杆菌，感染炭疽杆菌的人群多发生于羊毛加工，运输和储存工人。人类炭疽的通常表现是各种皮损，成为恶性脓疱。炭疽产生细胞外毒素并且可以被免疫反应部分控制，文献中报道炭疽也是累及鼻腔和鼻窦的肉芽肿性疾病的不常见原因之一。

3. 梅毒　鼻原发梅毒的第一个症状就是接触梅毒螺旋体后4周左右的鼻前庭或鼻中隔前部的激惹。原发于鼻腔的梅毒非常少见。鼻阻的感觉是由鼻前庭皮肤肿胀引起。下颌下腺区域的淋巴结炎和感染侧的疼痛感是常见的。早期鼻部触诊时，可触及质硬深部肿块。以后肿块变得潮湿和浅表溃疡，伴有腐臭血浆样鼻腔分泌物。局部淋巴结似乎比普通炎症反应淋巴结更大。首发感染后6～9周的继发鼻部梅毒表现为鼻部持续卡他症状和干痂形成。喷嚏和鼻腔烧灼感也比较常见。鼻前庭基底部偶尔也会出现皲裂。如果不采取治疗，继发性病变最终将自行愈合。早期的先天性梅毒，鼻腔内皲裂是最常见的症状之一。长期的梅毒可能导致鼻中隔破坏继而鞍鼻出现。

鼻腔受梅毒螺旋体感染可以出现黏膜充血肿胀，通常在鼻中隔前下部。随着梅毒瘤的发展逐渐出现鼻阻症状，鼻根部和额窦区可能出现剧烈疼痛。鼻腔分泌物继而变成大量恶臭味，并且伴有大量绿色或灰白色干痂，充满整个鼻腔。嗅觉通常丧失，鼻骨区域和鼻尖部的肿胀也非常常见。鼻骨和鼻软骨通常也会暴露。

1年以后的任何阶段梅毒治疗都推荐使用2.4百万U青霉素肌肉注射。替代的治疗方法包括每天500mg四环素或红霉素，连续15天。如果需要治疗神经梅毒则需要延长治疗时间。

梅毒对于嗅觉的影响在早期应该主要以鼻腔本身的炎症反应为主，不仅可以表现出嗅觉减退，还可能由于鼻腔分泌物增加、鼻腔干痂等从而出现恶臭感等嗅觉障碍；在晚期还可能由于鼻腔黏膜的破坏或萎缩以及神经性梅毒出现可能导致嗅觉功能的减退。Liss（1958）曾经报道1例嗅神经梅毒患者，病理证实患者的嗅神经受到梅毒螺旋体感染，嗅觉功能相应受到影响。

4. 布鲁杆菌病　布鲁杆菌是于1887年首次从死于马耳他热的英国士兵脾脏分离出来。布鲁杆菌通过破损的皮肤等侵入机体，经过几个月的潜伏期后，出现乏力，虚弱和弛张热等症状。感染导致形成小的肉芽肿，尤其是在网状内皮系统，鼻腔也可能出现这种肉芽肿性疾病。治疗需要使用3～4周四环素，偶尔有使用链霉素的报道。

5. 鼻硬结病　鼻硬结病首次报道于19世纪80年代，致病菌是克雷伯鼻硬结菌。这种呼吸道少见疾病是缓慢进行性破坏疾病，表现为3个阶段：卡他期、肉芽肿期和硬结期。卡他期以类似于萎缩性鼻炎的长期脓性分泌物为特征，该病的诊断往往是在肉芽肿期通过细菌培养得出。肉芽肿开始时很小，最后进入硬结期。鼻窦也可能受累及。

鼻阻通常是经行性的，还经常可以见到鼻部组织尤其是鼻尖部脱色。咽喉部也可以受累及，喉硬化是该疾病的潜在并发症。

这种感染的推荐治疗是链霉素，1g/d，持续4周，或者四环素2g/d。在肉芽肿期采用这种治疗有60%～70%的患者可以治愈，偶有需要通过扩张狭窄的组织和切除肉芽肿来扩张气道。

鼻硬结病的症状除常见鼻阻及涕中带血外，也有鼻臭症状的报道。张少伟（1997）曾经报道一例发生于嗅区的鼻硬结病长期误诊为鼻炎，但未对嗅觉功能进行评价。

（三）不常见细菌性鼻炎

1. 流行性斑疹伤寒　流行性斑疹伤寒是由体虱引起的急性感染，传播途径主要是通过身体破损部位。患者感染病原微生物后1～2周，出现头疼、寒战和发热等症状，同时伴随的还有红斑。对于严重的患者可能会出现指尖、外鼻等处的坏疽。四环素治疗流行性斑疹伤寒是非常有用的。通过注射疫苗和灭虱都可以防止流行性斑疹伤寒的流行。

2. 鼻结核　结核是由分枝杆菌属结核杆菌引起的坏死性感染，结核杆菌包括两类菌株：人型和牛型。鼻腔原发结核非常罕见。鼻中隔和下鼻甲前部是最常见的感染部位。鼻结核症状主要包括：鼻阻、黏脓性分泌物和疼痛等。最早的症状可能仅仅是鼻前庭慢性皮炎或鼻尖部反复肿胀。组织病理检查显示结节内包括大约20个多核巨细胞，朗格汉斯细胞，内部为干酪样坏死。治疗主要采用异烟肼、利福平、乙胺丁醇和链霉素等药物联合使用。

原发性鼻结核的临床特点是鼻黏膜首先产生溃疡，溃疡表面的血运已经不佳，溃疡上面覆盖着一层很厚的假膜，如果这层假膜足够厚，它可以从中鼻甲攀爬到鼻中隔，或者从中鼻甲下端攀爬到下鼻甲上端，总之是向有限的鼻腔无限伸展。因此鼻结核除引起干痂、假膜引起鼻腔气流改变，导致嗅觉减退或鼻腔异味外，还可以直接阻塞或破坏嗅上皮，对嗅觉功能产生影响。另外由于鼻结核治愈后还容易引起鼻腔多部位粘连或后鼻孔闭锁等后遗症，这也将对嗅觉功能产生影响。

（王　剑）

第四节　鼻和鼻窦肿瘤

鼻腔和影响到鼻腔的肿瘤是引起嗅觉障碍的重要病因，鼻和鼻窦肿瘤影响嗅觉的途径是多方面的，既有传导性因素，也可以有感觉神经性因素；在本节后面内容中有具体阐述。鼻和鼻窦的多种组织都可以形成肿瘤。因此该处肿瘤可以来源于鳞状上皮，黏膜固有层，骨，牙周，肌肉，神经和血管组织。如果肿瘤表现出局部缓慢生长可以归为良性肿瘤，交界性肿瘤可能会发展为恶性，如果肿瘤生长迅速，多处生长并且有转移特征可归为恶性肿瘤。

鼻和鼻窦肿瘤的表现和症状依肿瘤大小和部位而定。当肿瘤引起气道阻塞或者出血时容易引起注意。当病变位于鼻穹隆或鼻中隔可以导致鼻阻塞或者外鼻形态变化。肿瘤位于鼻腔侧壁时同样可以影响到鼻腔通气和面部外形，另外也可以阻塞相邻鼻窦的通气。局限于鼻窦的肿瘤是比较隐蔽的，只有引起鼻阻或畸形时往往才能被发现。

伴随肿瘤生长的局部组织破坏也是另外的症状和表现。有时可以发现上腭变形和溃疡。牙齿排列可能会受到影响，上部或侧壁的肿瘤可能会导致鼻泪管的堵塞，或导致眼睛移位。鼻腔上部的肿瘤可能会累及到嗅区，直接或间接到达嗅上皮的气流状况，从而引起失嗅。筛板的破坏可以导致肿瘤进入前颅底，可能会出现脑脊液鼻漏。后部的鼻腔肿瘤可能会影响到咽鼓管功能和中耳功能。

体格检查时往往也能发现病变的存在。鼻、颊或口顶膨隆时要怀疑肿瘤，黏膜减充血剂使用前后都要进行前鼻镜检查，有时也需要纤维镜检查。同时还要评价眼眶情况和眼球运动状况。泪道通畅情况也需要检查，如果怀疑泪道阻塞可能会用到造影剂检查。失嗅的情况应该做定性和定量的记录。面部感觉减退情况，味觉情况都应该检查。

放射检查从鼻窦影像学检查开始，如果有必要可以进行CT轴位和冠状位的检查。Water位检查可以显示鼻骨、中隔、筛窦、上颌窦和眶下缘的情况，Caldwell位检查可以显示前筛和眶周的大致形态，侧位片可以帮助显示上颌窦后壁和翼板情况。CT检查在评价颅面骨和软组织关系，肿瘤范围和部位等方面有较大的优势。磁共振检查对于评价鼻窦肿瘤和区别炎症及肿瘤病变方面也有帮助。

一、良 性 肿 瘤

（一）神经鞘膜瘤

神经鞘膜瘤是起源于鼻腔和鼻窦神经结构，大多数来源于两种基本形式：施万细胞（雪旺细胞）瘤和神经纤维瘤。这类肿瘤有不同的临床和病理表现，有趣的是两种肿瘤都来源于施万细胞。

1. 施万细胞瘤　施万细胞瘤是良性、单发、有包膜缓慢生长的肿瘤。施万细胞瘤比神经纤维瘤更常见于鼻腔和鼻窦。施万细胞瘤起源于鼻腔、鼻窦的自主神经、眼神经、上颌神经。肿瘤常与神经紧贴或包绕神经。仅有少数施万细胞瘤会恶变。

鼻腔和鼻窦的施万细胞瘤可能会表现出鼻出血，单侧突眼，鼻阻和鼻窦炎等。与神经纤维瘤相比施万细胞瘤会有更明显的触疼感。CT和MRI检查是有帮助的，该病常累及上颌窦和筛窦。

组织学上，施万细胞瘤可以分为A、B两型，表示两种不同生长模式。A型是以梭形细胞紧密排列没有明显边界为特点，B型则是以梭形细胞的疏松组织为特点。在同一肿瘤中可能会发现A、B两种生长模式。坏死和囊性变等退行性变化是比较常见的。

施万细胞瘤的治疗方法就是手术切除。完整的包膜可以比较容易将肿瘤从神经上分离下来而不影响神经。鼻腔和鼻窦的肿瘤完全切除比较困难。局部复发的几率并不高。

2. 神经纤维瘤　与施万细胞瘤不同的是，神经纤维瘤是没有包膜的，并且是多发，有5%～15%恶变率的肿瘤。神经纤维瘤经常表现为神经纤维瘤病（von Recklinghausen病）症状的一部分，但是鼻腔、鼻窦可以发生单发孤立病变。

大多数患者神经纤维瘤都是良性过程，肿瘤生长缓慢，尤其是在青春期。原发于鼻腔和鼻窦的神经纤维瘤多数神经周围的新生物，并具有向上侵犯倾向，可以阻塞一个或多个鼻窦窦口。通常神经纤维瘤生长缓慢并且无疼痛感，如果出现迅速增长或者疼痛，就要怀疑是否有恶变。CT和MRI可以帮助评价肿瘤情况，但最终诊断需要病理依据。

组织学上看，神经纤维瘤很少有包膜并且和邻近神经紧密相连。与神经鞘膜瘤相比神经纤维瘤缺乏血管组织和囊性变。对于单发的神经纤维瘤病变理想的治疗手段是外科切除，然而，手术必须切除受累及的神经。多发病变时，通常推荐更保守的治疗。肿块切除或者是局部切除对于提高患者生活质量通常是有帮助的。

（二）血管源性肿瘤

1. 血管瘤　鼻腔、鼻窦的血管瘤非常像深红色息肉样或结节样病变。组织学上血管瘤可以分为毛细血管瘤和海绵状血管瘤，这两种类型有各自典型的位置和不同的治疗方法。临床上两种类型肿瘤都表现为鼻阻和鼻出血。血管瘤更常见于鼻腔，很少发生在鼻窦。鼻腔内毛细血管瘤通常发生在鼻中隔前部，由单一小血管组成，内含无细胞的纤维间质。目前还不清楚这种肿瘤是真性肿瘤还是反应性增生。另外这种病变还可偶见于一种常染色体显性遗传疾病，遗传性毛细血管扩张症。

治疗鼻中隔毛细血管型血管瘤的方法通常是单纯的切除，可以同时采用皮瓣移植的方法。复发的可能性通常是不常见的，但如果切除不彻底可能会复发。妊娠时伴发的该型血管瘤通常在分娩后萎缩。

海绵状血管瘤与毛细血管型血管瘤相比很少发生于鼻腔和鼻窦，并且一般发生在鼻甲前部。组织学上，这种病变由多个大而扩张的充满血液的血窦组成，这些血窦仅有一层扁平的血管内皮。局部切除同样也是治疗的选择，除非深部组织受累迫使采用多种治疗手段。治疗性栓塞和血管硬化剂治疗也通常采用。

2. 血管纤维瘤　　血管纤维瘤是无包膜高度血管化局部侵犯的良性肿瘤，发生于后鼻孔和鼻咽部。在所有头颈部肿瘤中仅占0.5%。

组织病理学上看，该肿瘤为含有多种血管和纤维组织组成的紫红色病变。纤维组织的含量随着年龄的增加而增加。平滑肌和弹性纤维组织不常见，并且事实上平滑肌和弹性纤维则解释了为什么大的血管瘤经常发生于这类肿瘤。

血管纤维瘤几乎都发生于青春期的男性，暗示有性激素敏感性。很少有女性患者的报道。典型症状有鼻阻和鼻出血。进行性的增大可能会导致面部畸形，鼻音和失嗅。最终肿瘤可能会侵犯到颅前、中窝。

一些作者认为随着患者的性成熟，肿瘤会自发的萎缩。Batsakis和Hyams强烈反对这种观点，他们认为如果不治疗，可能会导致成年后生命危险。病理检查诊断是很危险的，因为可能存在大出血；因此通常诊断依靠临床表现和影像学结果。

治疗的首选是手术切除，手术方式取决于肿瘤的大小和程度。经腭进路可应用于小的病变，这时可能联合应用唇下进路和鼻侧切开。对于大范围肿瘤可能会采用颅面联合进路。肿瘤的多血管供应可以在术前采用血管栓塞或雌激素治疗来减少。由于放射性骨坏死和可能导致恶变等并发症，放疗是不推荐的。对于手术无效的病变采用5000拉德的放射治疗有很好的临床效果。肿瘤复发提示有肿瘤残余并且通常发生于手术后一年。复发后的治疗仍然是再次手术。

（三）骨纤维异样增生

骨纤维异样增生是一种正常骨组织被纤维和骨混合组织替代的疾病。该病的病因并不清楚，但是可能和既往的外伤有关。组织病理学上该病是纤维组织和松质骨以不同比例混合。骨小梁通常是不成熟和畸形的。该肿瘤缺乏包膜，周围有正常骨组织。随着年龄的增加病变骨组织部分也相应增加。组织学上该病和骨化纤维瘤容易混淆。

骨纤维异常增生通常发生在女性，并且常发生在青春期后。在上颌面部渐进、无痛性增长，最后导致面部畸形是其特点，同时还常伴有鼻出血和鼻阻、视力问题。随着年龄增长，病变的活动性逐渐减弱。放射学上常见病变表现出"毛玻璃样"改变或含有片状骨组织的高密度影。患者碱性磷酸酶含量可能会增加，诊断需要病理检查。

手术完整切除是有症状或引起面部畸形的骨纤维异常增生的治疗选择。但根治性切除会导致附加的畸形和功能障碍。放射性治疗是没有价值的并且可能会导致恶变。不进行放射性治疗，骨纤维异常增生恶变的可能性非常少。然而，突然生长加速可能提示恶变。

（四）骨瘤

骨瘤是含有分化良好、成熟骨组织的良性缓慢生长病变。在面中部，骨瘤常发生于额筛缝，并且额窦是最常见部位。放射学上骨瘤表现出明确边界的骨组织。骨瘤经常是没有症状的，但可能会引起鼻窦炎、局部疼痛或眼部症状。

1. 骨样骨瘤　　骨样骨瘤和成骨细胞瘤是同一成骨细胞新生物的少见临床良性改变。组织学上这种疾病以高度血管化和不成熟骨组织为特征。放射学上表现为中央不透明的疏松区域。这两种疾病的区别就是肿瘤大小。骨样骨瘤直径小于1cm并且周围包围致密硬化骨，成骨细胞瘤直径大于1cm并且缺乏致密骨。

临床上，这两种肿瘤很少发生于鼻腔和鼻窦。病变区域通常有疼痛感，并且夜间明显。阿司匹林可以减轻疼痛，治疗采用局部或整体切除。

2. 骨化纤维瘤　骨化纤维瘤是单骨性纤维病变，该病可以认为是一种纤维不良的形式。上颌窦是经常受累及的部位。该病多发生于30～40岁的成年人，病理学和放射学上表现为有完整包膜，光滑边界的病变。这些特点可以帮助与骨纤维异常增生症相鉴别。

不成熟骨化纤维瘤多发生于10～20岁青年人，临床上表现出更大的进展性。该类疾病通常有局部骨破坏和相当高的复发率。对有症状疾病手术切除是治疗选择。

（五）牙骨质瘤

牙骨质瘤是一个包含有几个相关中胚层疾病的术语：根尖周牙骨质异常增生、良性成牙骨质细胞瘤、成牙骨质细胞纤维瘤和家族性多发牙骨质瘤等。这些中胚层病变都起源于牙周膜并且包含有纤维组织、牙骨质和骨组织。所有这些病变都经常发生在下颌骨，但是也可以累及上颌骨，最终导致面部畸形和鼻窦症状。

根尖周牙骨质异常增生是这类疾病中最常见的疾病，但这并不是真性肿瘤而更像一种纤维不良。临床上表现为良性，这类肿瘤很少需要手术切除，复发几率也很少。

良性成牙骨质细胞瘤是相对少的病变，但却是真性肿瘤。放射学上这类肿瘤表现为与牙根相连的不透光病变。临床过程表现为自限性的，摘除后一般不会复发。

成牙骨质细胞纤维瘤是骨化纤维瘤的另一种表现并且与其有相似的临床过程。手术切除后病变不会复发。

家族性多发牙骨质瘤是一种常染色体显性遗传疾病，常发生于中年女性黑色人种。多发病变累及上颌骨和下颌骨。放射学上表现无特殊性。

（六）牙瘤

牙瘤通常是包含有上皮和中胚层组织的牙源性肿瘤。这类良性肿瘤的通常形式是组合性牙瘤和混合性牙瘤。然而少部分牙瘤可能含有造釉组织成分。组合性牙瘤好发于中切（门）、尖牙区域。组织学上可以见到排列正常的牙组织。放射学上可见肿瘤表现为一片小牙齿样结构，周围包绕透光带。因为这类肿瘤生长缓慢，所以治疗上仅需要保守性手术切除。

混合性牙瘤相对少见，但同样是良性病变。组织学上表现为牙组织结构稍差。混合性牙瘤和组合性牙瘤之间的主要临床区别是混合性牙瘤更容易发生在后方臼齿，因此混合性牙瘤更少引起鼻窦问题。

（七）纤维囊性骨炎

纤维囊性骨炎是甲状腺功能亢进相关的弥漫积聚性骨病变。组织学上这类病变被称为棕色瘤，大细胞修复性肉芽肿。

镜下检查显示为纤维增殖和大量的大细胞。这种疾病常发生在上颌骨，通常呈缓慢膨胀性生长，上颌骨区域肿块有触疼。放射学上显示囊性溶骨性病变。该病的治疗应该先治疗甲状腺功能亢进。

（八）巨细胞瘤

上颌骨巨细胞瘤比较少见。更常见的是巨细胞肉芽肿，该病可能是对外伤后的反应，比如拔牙。组织学上巨细胞瘤比巨细胞肉芽肿含有更多的巨细胞。另外从组织学上和放射学上巨细胞瘤与周围骨组织不好区分。巨细胞瘤常见于老年人，而巨细胞肉芽肿通常见于20岁以下的青年人。

临床上巨细胞瘤表现为鼻窦区域疼痛和上颌骨肿胀。巨细胞肉芽肿有自限性，为良性表现。这两种疾病的治疗通常是单纯肿瘤刮除。巨细胞肉芽肿通常可以经过肿瘤刮除后治愈，而真性巨细胞瘤有局部侵袭性生长，不完整切除后可能会复发。这类肿瘤恶性变，远处转移是相当少见的。放射治疗仅用于手术无效的患者。

（九）黏液瘤

黏液瘤也称为纤维黏液瘤，是良性局部侵袭性不确定细胞来源的肿瘤。鼻窦受累及通常来源于临近颅面骨。这类肿瘤更常见于下颌骨。

临床上这类肿瘤以缓慢生长、面部畸形和鼻阻为特点。放射学检查显示为"肥皂泡"样改变。通常和牙齿没有关系。虽然有局部浸润生长，黏液瘤却是良性肿物，完整手术切除是可以治愈的。

（十）囊性病变

囊性病变也称为裂囊肿，这类病变表现为良性临床过程。通常囊性病变没有临床症状，但是引起鼻窦区域感染、面部畸形和鼻阻则可表现出相应症状。囊性病变为复层鳞状上皮或纤毛柱状上皮。

1. 鼻腭囊肿　鼻腭囊肿是最常见的裂囊肿，来源于胚胎时口鼻管。在低级哺乳动物口鼻管仍然存在，其功能是一个附属嗅器官。鼻腭囊肿通常与切牙管或腭中线相关并且在放射学检查上表现为透光性。

临床上大约40%的鼻腭囊肿患者是没有症状的。然而感染可能会引起硬腭、鼻底肿胀或流脓，一般不疼痛，治疗选择局部切除。

2. 球颌突囊肿　球颌突囊肿比鼻腭囊肿少见，并且和胚胎时球突和上颌突融合线相关。该囊肿位于上侧切牙和尖牙之间，并且放射学上可以看见透亮区。球颌突囊肿表现为鼻底或下鼻道脓肿，手术切除是首选治疗方案。

（十一）牙源性囊肿

来源于成牙组织的牙源性囊肿可分为发育性牙源性囊肿和成熟牙源性囊肿。发育性牙源性囊肿成为滤泡囊肿，成熟囊肿成为牙根囊肿。组织学上这两种病变是相同的，表面都覆有复层鳞状上皮。

1. 滤泡囊肿　滤泡囊肿来源于成牙组织的囊性退行性变，退行性变可以发生在成牙的任何时候。滤泡囊肿最常见的形式是含牙囊肿，含牙囊肿由与牙冠相关囊肿形成。临床上通常没有任何症状，除非继发感染。大滤泡囊肿可以引起骨畸形。下颌牙是病变的常见原发部位，但有1/3患者可能会有上颌尖牙病变。由于这类疾病复发的可能性不大，因此手术切除是治疗的首选。有部分滤泡囊肿可能会发生恶变。

2. 牙根囊肿　牙根囊肿是最常见的牙源性囊肿，相比滤泡囊肿更常见于鼻窦区。这类病变通常是没有症状的，偶尔会表现出疼痛和肿胀。放射学上可见到囊肿表现出透光性。治疗主要包括手术切除或者袋性缝合术。

（十二）脊索瘤

脊索瘤是起源于胚胎时脊索的少见肿瘤。因此脊索瘤可以发生于脊柱前部的任何位置。通常脊索瘤原发于脊柱骨，并且有局部生长，很少在儿童时期发病。

虽然脊索瘤的组织病理学表现多样，但是空泡细胞却是相当常见的。细胞内空泡将胞浆挤压成窄带状，从而形成"蜘蛛网"样表现。

颈部以上的脊索瘤多有眼、耳部症状，随着病情进展，可能会出现复视、视力下降、眼部肌肉麻痹和面神经、听神经功能障碍等症状。少部分病例肿瘤可能会长入鼻腔或鼻窦，从而出现鼻阻，上颌窦炎和失嗅等症状。

缓慢生长的患者治疗可以采用手术切除和放射治疗，手术完全切除的可能性并不高，因此复发率比较高。另外，肿瘤有较丰富的血供。虽然5年生存率不高，但是可以缓解临床症状，有作者发现远处转移的病例。

（十三）脑膜瘤

脑膜瘤是起源于蛛网膜细胞的肿瘤，通常原发于颅内。然而，有少部分肿瘤原发于鼻腔和鼻窦。当然鼻腔和鼻窦的脑膜瘤也可以由颅内的脑膜瘤发展而来。

临床上原发鼻腔脑膜瘤表现为由致密黏膜包绕的肿块，通常和息肉混淆。治疗手段主要是手术，预后比较好，化疗和放疗是无用的。

（十四）乳头状瘤

鼻腔和鼻窦乳头状瘤是良性上皮瘤样生长肿瘤。乳头状瘤内可以找到人类乳头状瘤病毒，因此推测该病毒是乳头状瘤发病原因。按照组织病理表现和发生部位的不同，乳头状瘤可以进行分类。鼻中隔乳头状瘤是向外真菌样分层生长的，并且不会恶变。鼻腔外侧壁和鼻窦的乳头状瘤通常是内生性，往往表现为鳞状上皮内生进入基底。柱状细胞乳头状瘤是内翻性乳头状瘤的另一种形式，其含有的呼吸上皮远多于鳞状上皮。大约5%的柱状细胞和内翻性乳头状瘤患者会恶变。目前还不清楚恶变是由既有的乳头状瘤形成还是另外的部位直接恶变。

临床上内翻性乳头状瘤表现出鼻阻和鼻出血，肉眼看内翻性乳头状瘤和鼻息肉相似。CT检查对于确定肿瘤范围是很有帮助的。骨质破坏不常见，有骨质破坏时往往提示可能有恶变。治疗方法是广泛病变切除，但是即使这样仍有较高的复发率，并不推荐使用放疗。

（十五）组织细胞增多症

组织细胞增多症包括3种有相似病理特征的疾病：嗜酸细胞肉芽肿、Hand-Schüller-Christian病和Lettwewe-Siwe病。

嗜酸细胞肉芽肿是局部或系统性骨骼疾病，常发生于老年人，有较好的预后。Hand-Schüller-Christian病通常发生于儿童患者，表现为多器官受累及，预后一般。显微镜检查这类疾病表现为组织细胞，大细胞和大量嗜酸性细胞。嗜酸细胞越多预示着预后越好。Lettwewe-Siwe病是快速致命系统性疾病，多发生在婴儿，表现为多器官衰竭。

临床上，鼻腔和鼻窦组织细胞增多症表现为眼眶和额筛区域疼痛和肿胀。病理分型、发病年龄和多器官受累表现提示预后。

局部病变的治疗方法包括手术切除和放射治疗。嗜酸细胞肉芽肿对局部治疗反应好，Hand-Schüller-Christian病和Lettwewe-Siwe病生存率较低，但是采用化疗可以延长患者生命。

（十六）浆细胞瘤

浆细胞肿瘤可表现为单发肿瘤或系统性浆细胞疾病，例如多发性骨髓瘤。前者被称为髓外浆细胞瘤，占浆细胞肿瘤的2%。髓外浆细胞瘤最常见到的部位是鼻腔、鼻咽部和鼻窦。

髓外浆细胞瘤通常发生在老年男性，表现为鼻阻、疼痛和鼻出血。肿瘤表面覆盖黏膜，诊断必须依靠病理检查。然而浆细胞瘤必须和良性反应性浆细胞肉芽肿区别，后者仅仅是炎症反应。

一旦病理学证实浆细胞瘤，就应该全面检查以排除系统性浆细胞疾病。检查包括骨骼影像学检查，血清蛋白电泳，尿本周蛋白测定和骨髓检查等。进一步讲，髓外浆细胞瘤是多发性骨髓瘤的表现。髓外浆细胞瘤的治疗应该包括手术，放疗或综合治疗。这类疾病的临床过程是多样的，但是初次治疗后的骨髓受累和复发是预后不好的表现。可能会发生颈部淋巴结转移，但颈淋巴结转移并不提示预后，总体上说10年生存率为65%。

（十七）纤维瘤病

纤维瘤病也被称为类结缔组织瘤，是由于炎症或肿瘤形成导致的成纤维细胞瘤浸润。这种良性表现可以发生于身体的很多部位，包括鼻窦。鼻腔、鼻窦的纤维瘤病表现为白色，鼻窦内纤维肿块。组织学检查显示成熟纤维组织浸润于周围正常结构。在某些病例，病变呈侵袭性生长，可以局部扩散或远处转移。当肿瘤表现有侵袭性生长时称之为纤维肉瘤。纤维瘤病的治疗是充分切除，对于广泛病变患者放射治疗和糖皮质激素治疗有成功报道。

（十八）造釉细胞瘤

造釉细胞瘤是良性上皮肿瘤，来源于牙源性器官，多发生于下颌骨，上颌骨发病率小于20%。虽然病变少见，但是却表现为局部侵袭性生长和治疗后容易复发。组织病理学检查显示肿瘤包含嵌有疏松纤维组织的上皮细胞岛。造釉细胞瘤在早期是静息的，表现为缓慢生长的无痛性包块。上颌骨最常见到病变部位是第三白齿，但是鼻腔和鼻窦症状例如鼻阻和鼻窦炎通常可见。

放射学上病变表现为透光性，治疗包括广泛切除，但是复发率却超过50%。当肿瘤侵犯颅底、翼腭窝和筛窦时完全手术切除是很困难的。造釉细胞瘤对放射治疗敏感性不高，并且放疗可能会增加肿瘤转移的机会。

（十九）鼻－鼻窦良性肿瘤与嗅觉

目前还没有确切的统计，鼻－鼻窦良性肿瘤患者中嗅觉障碍的比例，同时也没有比较清楚地了解到鼻腔良性肿瘤影响嗅觉的作用途径，但是我们可以推测鼻－鼻窦良性肿瘤对嗅觉的影响主要是由于①位于嗅裂部位的肿瘤直接会导致嗅素无法与嗅上皮接触，从而导致典型的传导性嗅觉障碍，比如刘贤报道原发于嗅裂的4例内翻性乳头状瘤患者就出现嗅觉障碍；②位于鼻腔除嗅裂外其他部位肿瘤如果体积较大可以导致鼻腔气流变小或者鼻腔气流方向、流速等发生改变，从而可引起到达嗅裂的嗅素浓度减少甚至消失，进而形成传导性的嗅觉障碍。这点已经过数学模拟鼻腔结构从而影响嗅觉的实验得到证实；③鼻腔肿瘤，尤其是嗅裂区域的肿瘤会使嗅上皮表面黏液的性质发生变化，导致嗅素在从气相到液相再到固相的传导过程中发生改变，继而影响嗅觉功能。谭长文等采用数学模型进行计算已经得出鼻腔，尤其是嗅裂区液体对嗅素在三相传递中的重要作用；④鼻－鼻窦肿瘤继发性的出血、感染等形成血性或脓性结痂等，可以导致嗅素不能与嗅上皮结合，产生嗅觉障碍；⑤肿瘤对嗅上皮、嗅觉传导神经结构（包括嗅球，嗅沟以及更高级嗅觉神经）产生直接压迫或破坏作用，从而造成感觉神经性嗅觉障碍；⑥肿瘤直接或间接释放的物质会对嗅觉神经系统产生破坏作用，继而影响嗅觉功能；⑦还有一些肿瘤直接来源于嗅觉神经，也会影响到嗅觉功能；⑧肿瘤由于坏死、感染等释放出有气味分泌物会直接使患者产生嗅觉改变，虽然这并不是嗅觉功能障碍，但却很可能是患者就诊的原因。

从上文可以看出，鼻－鼻窦良性肿瘤对嗅觉的影响不仅取决于肿瘤的性质、部位、大小等肿瘤本身情况，还取决于肿瘤继发的变化，如感染、出血、坏死等。尽管如此，目前对于鼻－鼻窦良性肿瘤与嗅觉的关系还处在初步探索阶段。

二、恶 性 肿 瘤

（一）鳞状细胞癌

鳞状细胞癌占所有鼻腔和鼻窦恶性肿瘤的70%以上。起源于鼻窦和鼻腔的鳞状细胞癌比例为3∶2。鼻腔鳞状细胞癌多发生于鼻甲，鼻底和中隔前部；而鼻窦鳞状细胞瘤中上颌窦癌占80%，筛窦癌其次，而额窦和蝶窦癌少见。而事实上由于肿瘤侵犯范围常包括鼻腔，上颌窦，筛窦和其他结构，因此很难区分肿瘤的真正原发部位。鼻腔鼻窦鳞状细胞癌的发病原因还不清楚，暴露于镍、镭、铬酸盐和异丙油等可能与之相关。另外的危险因素包括慢性鼻－鼻窦炎，鼻息肉和过度饮酒与吸烟。

鳞状上皮癌通常发生于老年人群，发生于鼻腔的肿块由于鼻阻、鼻出血和鼻窦炎往往可以相对早期发现。原发性上颌窦癌和筛窦癌是比较隐匿的，直到肿瘤扩散到邻近结构。向下扩散可以导致牙疼，牙关紧闭和硬腭肿胀破溃等。向眼眶扩散可导致复视和突眼等，面部症状包括面颊疼痛和感觉不对称。通过筛板向颅内扩散可以引起失嗅。

鼻腔和鼻窦恶性肿瘤范围评价可以采用CT和MRI检查，通常首次检查时发现局部转移包括咽后淋巴结和颌下淋巴结（10%~20%）。远处转移并不常见。总体上说鼻窦癌向前下扩散的预后要好于向后上扩散。紧随临床和放射检查后就应该进行病理检查，必要时可能需要采用Caldwell-Luc或鼻外开筛术。

鼻腔和鼻窦鳞状细胞癌的治疗包括外科手术、放疗和化疗。计划性联合治疗（手术和放疗）通常应用于可以切除的病例。虽然采用颅面联合进路可能可以切除肿瘤，但是颅内和颅底受累通常不建议进行手术。如果原发灶已经控制，那么颈部转移的病灶可以采用颈清扫方式切除。对于远处转移的患者，化疗通常是放疗或/和手术的辅助治疗手段。可切除的上颌窦癌5年生存率为45%。不能手术切除单用放射治疗的5年生存率为10%~20%。局限于鼻腔的鳞状细胞癌预后好于上颌窦癌，由于筛窦癌更接近前颅窝，因此预后更差。

（二）黑色素瘤

黑色素瘤是起源于黏膜或黏膜下黑色素细胞的少见恶性肿瘤。鼻腔尤其是鼻中隔是上呼吸道中最常见的部位。鼻出血和鼻阻是主要症状，一些黑色素瘤表现为息肉样，有色肿块但也可以是无色的肿块。黑色素瘤治疗主要是手术切除，常同时采用放射治疗。有些病例可以通过单纯放疗而治愈，化疗的效果并不确定。对于手术无效的患者一定要进行包括局部侵犯、淋巴结转移和远处扩散等情况的评价。黏膜型黑色素瘤的5年生存率在5%～17%之间，比皮肤型黑色素瘤差很多。黑色素瘤的临床过程非常不同，对于治疗的反应并不很容易由肿瘤的大小或淋巴结转移情况来判断。

（三）腺癌

Bstsakis将鼻腔和鼻窦的腺癌分为唾液腺癌和非唾液腺癌两亚型。唾液腺癌型起源于腺体的导管上皮，并且伴随有大量的唾液腺组织。非唾液腺癌型起源于表面黏膜。

1. 腺癌　腺癌起源于呼吸道上皮，有些腺癌从组织学上看与下消化道腺癌相似。腺癌的发病率远低于鳞状细胞癌，然而在伐木工人中腺癌的发病率却相当高。典型的腺癌生长缓慢并且多来源于鼻腔上部和筛窦。最终诊断需要病理检查。组织病理学检查可以分为3种基本形式：乳头状型，固着型，黏液样肺泡型。鼻腔和鼻窦腺癌的主要治疗手段是手术切除。辅助性放射治疗对于恶性度比较高的患者治疗是很重要的。治疗失败的最主要原因是局部复发，远处转移和淋巴结扩散相对于局部复发比较少见。

2. 腺样囊性癌　腺样囊性癌是鼻腔和鼻窦第二位的腺癌，主要起源于鼻底的小唾液腺组织。诊断需要病理检查，腺样囊性癌通常沿神经扩散，因而不管是否进行扩大手术切除或放射治疗都可能发生局部复发。化疗可能会缓解一些症状。沿着三叉神经分支肿瘤可以转移到颅内，大约50%的患者可以发生脑、肺和骨转移。

3. 其他唾液腺癌　黏液表皮样癌在鼻腔和鼻窦腺癌中是第三发病率，多发生于鼻腔。总的来说对于高度恶性黏液表皮癌需要采用手术加放疗的方案。广泛的肿瘤切除对于低度恶性黏液表皮样癌来说能取得很好的5年生存率。

腺泡细胞癌和恶性混合瘤也都可以发生在鼻腔和鼻窦，但是却非常少见。治疗方案和发生于别处的类似病理类型的恶性唾液腺癌一样。

良性腺或唾液腺肿瘤很少见，鼻腔和鼻窦的恶性腺癌或唾液腺癌是良性肿瘤的15倍。多形性腺瘤是最常见的良性肿瘤，治疗主要是手术切除肿瘤和周边少许正常组织。

（四）嗅神经母细胞瘤

嗅神经母细胞瘤是起源于嗅上皮的少见恶性肿瘤。细胞来源可能是双极神经元。临床表现主要是鼻阻和鼻出血，失嗅的发生率并不高。诊断需要病理学检查；Hyams将嗅神经母细胞瘤分为4个等级。嗅神经母细胞瘤的主要治疗手段是放疗和（或）化疗后，根治性手术切除局限于鼻腔和鼻窦的嗅神经母细胞瘤手术后，3年生存率接近80%。其与嗅觉的关系将在后面详细阐述。

（五）肉瘤

1. 横纹肌肉瘤　横纹肌肉瘤是儿童时期典型侵袭性肿瘤，大约80%的病例为12岁以下患者。鼻腔和鼻窦受累及的情况比较少见，但是在老年患者中受累及的病例占到50%。横纹肌肉瘤并无性别差异，但是在高加索人中更常见。鼻窦横纹肌肉瘤主要症状是鼻出血，眼球突出。肿瘤通常表现为鼻腔内葡萄样肿物，有很高的血行转移率，但局部淋巴结转移少见。病理学上可以分为3类亚型。治疗主要包括手术、放疗和化疗。新的化疗计划可以提高预后。生存率依靠病变发现早晚、血行转移情况和颅内扩散情况。

2. 血管肉瘤　血管肉瘤是可以发生于身体各个部位的高度恶性肿瘤。鼻腔血管肉瘤可能会和鼻腔毛细血管瘤混淆。女性发病率为男性的2倍。治疗依靠手术和放射治疗，但是预后很差。

（六）淋巴瘤

淋巴瘤发病率大约占鼻腔和鼻窦肿瘤的6%，上颌窦是最常见发生部位，主要为非霍奇金淋巴瘤。上颌窦淋巴瘤主要表现为面颊部肿胀和鼻腔内肿块，伴有鼻阻症状。一旦诊断成立，胸、腹部影像学检查和骨髓检查就应该进行。治疗主要是根据病情制订放疗和（或）化疗方案。

（七）软骨肉瘤

软骨肉瘤是很少发生于鼻腔和鼻窦的恶性肿瘤，并且可能是由软骨瘤恶变而来。临床上表现为面颊部肿胀和牙齿松动。病情进展和组织学分型相关。治疗以手术切除加放射治疗为主。治疗失败常导致复发，局部进展可能导致患者死亡。

（八）尤文肉瘤

尤文肉瘤是高度恶性的骨和软组织恶性肿瘤，很少发生于鼻腔和鼻窦。该病多发生于青年人，尤其是女性。鼻阻、疼痛和面部畸形是主要表现，典型的表现为面中部破坏。治疗多采用综合治疗，但效果并不好，疾病的预后比较差。

（九）鼻－鼻窦恶性肿瘤与嗅觉

正如在本节前部所述鼻－鼻窦恶性肿瘤对嗅觉的影响，也主要是通过影响气味传导、感觉等方面发挥作用。本部分重点以嗅神经母细胞瘤为例对嗅觉与恶性鼻－鼻窦肿瘤的关系进行一些探讨。

嗅神经母细胞瘤是一种神经外胚层来源的鼻腔、鼻窦恶性肿瘤，其最常见的症状是持续性鼻塞和反复鼻出血、嗅觉下降等症状。我们在临床工作中发现有患者仅有嗅觉障碍表现而没有鼻塞、鼻出血等其他症状，这也说明嗅觉障碍可能是某些疾病的唯一主诉，因此不能轻易决定放弃对有此主诉患者的进一步检查。本例患者就诊时仅仅有失嗅症状，常规前鼻镜检查并未发现异常，进而进行影像学检查发现双侧鼻腔嗅裂区占位性病变，破坏筛板、筛窦骨质及左侧眶纸板（图2-3-4-1、2-3-4-2），进行嗅觉功能检查发现双侧鼻腔完全失嗅，嗅觉事件相关电位也不能引出波形（图2-3-4-3）。国内刘文胜等报道34例嗅

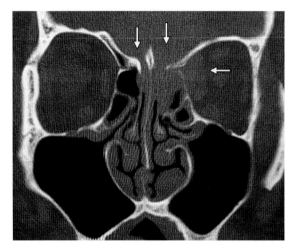

图2-3-4-1 嗅母细胞瘤患者鼻窦CT冠状位

肿瘤侵犯范围（箭头），该患者肿瘤侵犯筛板和眶内侧，因首先表现为嗅觉障碍

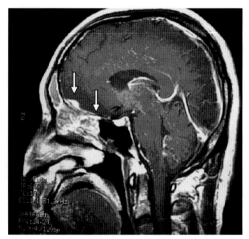

图2-3-4-2 嗅母细胞瘤患者鼻窦MRI矢状位

为图2-3-4-1同一患者矢状位MRI上肿瘤侵犯范围（箭头），可见肿瘤向上侵犯筛板

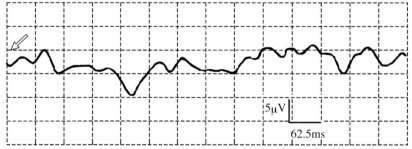

图2-3-4-3 嗅母细胞瘤患者嗅觉事件相关电位结果

为气味刺激时点（也是记录起点）（箭头），横坐标为时间坐标，纵坐标为波幅坐标，从图上可以看出该患者不能引出清晰的嗅觉事件相关电位波形

神经母细胞瘤患者中有9例出现有嗅觉障碍，其他症状主要包括鼻阻、鼻出血、眼部症状等。而国外也有嗅神经母细胞瘤影响患者嗅觉的类似报道，嗅觉障碍的出现机会也基本排在鼻塞和鼻出血的后面。

由于肿瘤未累及的嗅区可能还有正常的嗅上皮存在，因此如果有嗅素和这些正常嗅上皮接触，则可以产生嗅觉反应，所以这也可以解释为什么嗅神经母细胞瘤患者的嗅觉功能并不一定是完全丧失的。由于嗅神经母细胞瘤本身还会引起鼻腔阻塞和出血等症状，这些也可以导致鼻腔气流发生变化和阻碍嗅素和嗅上皮结合，甚至可以影响嗅觉传导的后续过程；从而出现传导性嗅觉障碍。嗅神经母细胞瘤可能还会导致感觉神经性嗅觉障碍。所谓感觉神经性嗅觉障碍是指：嗅黏膜和嗅神经系统等感觉和中枢传导结构损伤引起的嗅觉障碍。虽有气流到达嗅区，但不能感受或者敏感度降低。首先嗅神经母细胞瘤本身就是嗅神经自身病变，可以直接导致嗅觉神经信号的传递，同时肿瘤本身会产生各种细胞因子对嗅觉神经信号传递发生影响，然后由于肿瘤的继发性改变如出血等，可以改变嗅觉信号传递。

（王　剑）

第五节　鼻腔结构异常对嗅觉的影响

一、鼻腔结构与嗅觉

鼻腔是人体呼吸循环系统的重要器官，人们通过鼻腔吸入气体，并在鼻腔中把气体变得湿润、温暖和干净，以利于人体健康。人体嗅细胞埋藏在鼻腔上部，因此鼻腔也是人体的嗅觉器官，嗅觉对维持人和动物的生命和日常生活具有重要作用。目前人们对视觉、听觉和触觉的了解已经有了较多科学基础，但是对于嗅觉研究还是处于探索阶段。吸气时气味分子通过对流和扩散传输到嗅区，从而产生嗅觉，此过程取决于几个变量，如鼻腔结构，气流速度，气味分子在空气和黏膜层中的扩散性和吸附性以及组织厚度等。人类鼻腔中一般含有下鼻甲、中鼻甲和上鼻甲，有的具有最上鼻甲；气流在鼻腔中、后段相对稳定，在鼻腔前端变化明显。鼻阈与鼻前孔成45°，气流在经过鼻阈后的一个重要变化是气流方向由垂直于鼻前孔而改变为基本垂直于鼻阈截面，即气流向后上方进入鼻腔，为气流在鼻腔内不同部位的进一步分配提供前提。下鼻甲前端紧邻鼻阈，将进入鼻腔的气流分为上、下两部分：上部分为进入总鼻道中部、中鼻道、嗅裂的气流，流量较大，而下部分进入总鼻道下部和下鼻道。随着中鼻甲的出现，上部分气流经过再次分流，气流的主要部分进入总鼻道中部、中鼻道，而嗅裂仅有少量气流经过。可见鼻阈、下鼻甲、中鼻甲依次对进入鼻腔的气流进行了有序、合理的分流。

鼻腔通气由于鼻周期的存在，往往是单侧鼻腔通气为主，在通气侧气流流速以鼻阈最快，总鼻道中、下部较快，气流在嗅裂、中鼻道、下鼻道的速度最慢。气流在总鼻道中、下部并非均匀分布，在总鼻道中部气流主要流经中鼻甲下缘、下鼻甲上缘与鼻中隔对应的部位，在总鼻道下部气流主要流经下鼻甲内下缘和鼻中隔与鼻底移行处所对应的部位。鼻周期对气流也有明显的作用，但是孙秀珍等观察到主要通气侧与非主要通气侧气流流速在鼻阈、总鼻道中、下部差别明显，在中、下鼻道，嗅裂没有差别。而非主要通气侧气道各部位流速均小，无显著差别。

Hahn等采用现代电子技术测量了不同吸气速度时鼻腔内气体速度，结果表明鼻甲骨的分流作用是非常明显的。随着气流流速的增加，嗅觉反应的强度增加。随着吸气速度增加，鼻甲骨对气味分子浓度影响逐渐减小，速度越大，鼻腔内气味分子浓度越均匀，流过嗅觉区的气味分子浓度越大。因此，通常情况下人们要增大嗅觉反应，就会用力吸气。鼻腔入口处到嗅觉区的距离也会影响嗅觉的产生，距离越短流过嗅觉区的气流越多，越容易产生嗅觉，从某种程度上解释了为什么许多小动物的嗅觉比人类灵敏，以及为什么儿童的嗅觉通常比成年人灵敏。

另外嗅觉的传递过程是典型的有味物质从气体相到液体相，再从液体相到固体相的三相传质过程。从液体相到固体相的传质过程，气味分子在鼻腔黏膜层表面的黏液中的分配系数，对大多数气味分子来讲是远小于1的，从而使得气味分子在黏液中的浓度远远大于在鼻道内气体相中的浓度。实验证实吸气结束时醋酸戊酯在嗅细胞处的浓度是其在周围空气中的浓度几十倍，对于在黏液中的溶解性比醋酸戊酯大的气味分子来讲这个比值更高。可见鼻腔黏膜层表面黏液在嗅觉的传质过程中起着重要的作用。在相同的吸气方式下，选取吸气流速为117.2cms^{-1}，吸气时间为2.5秒，计算了这四种有味气体在嗅觉黏膜层内嗅细胞处的浓度值，结果表明嗅细胞处的浓度随β值变化很快，β值越小，气味分子在嗅细胞处的浓度越大，反之亦然。可见，在相同的吸气方式下，周围环境中同样浓度的不同化学气体，由于β值的不同，导致在嗅细胞处的浓度相差可以上百倍。可见，鼻腔黏膜表面这层薄薄的黏液除对吸入气流具有温暖和湿润作用外，对嗅觉反应也具有极其重要的作用。因而，进一步研究不同物种（如狗、鸡等）的这层黏液的特性，有助于我们加深认识嗅觉的机制。

总之，由于鼻腔结构的自身特点决定了鼻腔气流的特殊性，在嗅觉的产生过程中具有十分重要的作用，这也正是为什么鼻腔结构异常可以导致嗅觉障碍的原因之一。下面就将对常见的几种鼻腔结构异常疾病对嗅觉的影响进行进一步说明。

二、鼻中隔偏曲

鼻中隔偏曲可以是单纯的骨性偏曲、软骨性偏曲或两者兼而有之（图 2-3-5-1）。同时根据偏曲的部位的不同，对鼻腔气流的影响也是不同的，从而可以导致嗅觉功能的不同，例如：如果偏曲部位发生在鼻瓣区，对气道的阻力增加是最大的；而经过鼻瓣区后的中隔偏曲则对气道阻力影响要小一些。单纯从机械角度讲，鼻中隔偏曲对嗅觉的影响主要是由于①到达嗅区的气流减少：由于不同部位的中隔偏曲，可以导致鼻腔气流的分流情况发生变化，往往可能是到达嗅区的气流减少，从而导致嗅觉反应减弱；②到达嗅区的嗅素浓度降低：由于阻塞导致气流速度等发生明显变化，从而导致到达嗅区的嗅素浓度降低，也可以导致嗅觉反应减弱；③由于鼻中隔偏曲，可能导致对侧鼻甲代偿性肥大，从而引起对侧鼻腔的气流发生变化，进而影响对侧鼻腔嗅觉功能。

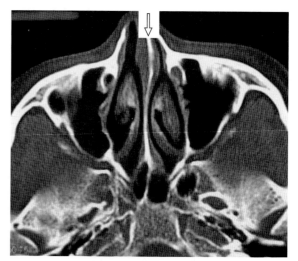

图 2-3-5-1　鼻中隔偏曲
箭头所指为CT轴位显示偏曲部位

但是Damm等报道虽然在鼻中隔手术后，鼻腔气流增加的患者比例为87%，但却只有80%的患者表现出对气味识别能力的增加，只有54%的患者表现出嗅阈的提高。从而说明鼻中隔偏曲造成的鼻腔结构异常只是影响嗅觉的一个因素，还有其他原因可以导致嗅觉障碍。

三、鼻甲结构异常

（一）中鼻甲异常

中鼻甲异常包括中鼻甲气化、中鼻甲肥厚、中鼻甲头矢状沟、中鼻甲反常曲线、第二中鼻甲和副中鼻甲。中鼻甲气化（图2-3-5-2）可源于前组筛房，也可源于后组筛房。中鼻甲任何程度的气化都认为是有意义的，较大的中鼻甲气化可以压迫中鼻道使其狭窄或闭塞，影响上颌窦、额窦和前组筛窦的黏液纤毛清除运动和通气，引发鼻窦炎。同样过度气化的中鼻甲也可以导致嗅裂狭窄或闭塞。中鼻甲肥厚可以是软组织肥厚，也可以是骨性肥厚，肥厚的中鼻甲不仅可以阻塞中鼻道的引流，也可以改变鼻腔气流的方向、角度和速度，同时也可能会导致到达嗅裂的气流状态发生变化，从而影响嗅觉功能。中鼻甲反常曲线（图 2-3-5-3）是指中鼻甲凹面向内，大的中鼻甲反常曲线可能是中鼻道阻塞的一个原因。

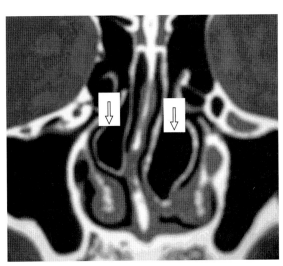

图2-3-5-2　泡状中鼻甲
为CT冠状位显示双侧泡状中甲部位（箭头）

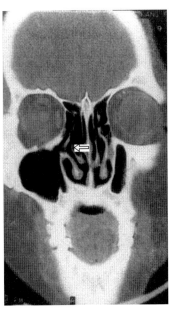

图2-3-5-3　中鼻甲反张
为CT冠状位显示双侧中鼻甲成反
向弯曲（箭头）

第二中鼻甲比较少见，是由于软组织覆盖的骨形成，从鼻腔外侧壁向内突入中鼻道；而副中鼻甲是指钩突游离后缘向内侧弯曲突入中鼻道。

中鼻甲的这些解剖异常程度轻时可能没有任何症状，有的是无意中检查发现，有的可以引起鼻塞、头疼等症状。中鼻甲内侧面和相对应的中隔面上有嗅上皮的分布，因此中鼻甲的解剖异常也可以影响鼻腔气流，从而导致嗅觉功能的异常，也可能由于继发性鼻-鼻窦炎导致嗅觉障碍。

（二）下鼻甲异常

下鼻甲异常主要包括下鼻甲肥大、下鼻甲发育不全、下鼻甲反张，下鼻甲气化、双下鼻甲等。下鼻甲肥大往往是由于慢性肥厚性鼻炎引起，患者多表现为鼻塞、闭塞性鼻音等，可伴有嗅觉减退。下鼻甲发育不全临床上非常少见，患者往往无明显症状，Caylakli F报道过1例65岁老年男性，因鼻出血就诊，检查时发现一侧下鼻甲缺如。双下鼻甲患者都伴有钩突缺如，提示双下鼻甲中的其中一个是由于钩突畸形形成，症状主要表现为鼻塞。下鼻甲气化是非常罕见的，截止2005年大约有10余例报道。下鼻甲气化主要症状也是引起鼻阻，继发于下鼻甲气化的下鼻甲感染可以导致脓涕、头疼等症状。另外这些下鼻甲异常可能会影响鼻泪管功能，造成阻塞，从而出现相应症状。

（三）鼻甲异常继发性疾病

鼻甲异常可以导致继发性鼻-鼻窦炎，而嗅觉障碍也是鼻-鼻窦炎的常见症状之一。慢性鼻-鼻窦炎患者嗅觉功能障碍的定性和其他所有嗅觉障碍定性一样是比较困难的。因此，对于这类患者的嗅觉障碍不能简单地理解为是由于结构变化引起，还是由于鼻腔鼻窦的炎症导致嗅上皮发生病理生理改变引起，还是由于更高层次的嗅觉神经系统发生改变引起。本部分主要对鼻-鼻窦炎引起鼻腔结构发生变化与嗅觉障碍之间的关系进行简单的探讨。

2001年Ashraf运用Lund-Mackay评分系统反映慢性鼻-鼻窦炎的严重程度，得到比较高的相关性。2006年赵红等国内作者对慢性鼻-鼻窦炎患者进行Lund-Mackay评分和嗅觉障碍之间的相关性研究，也得出两者之间具有显著相关性。同时他们对176例慢性鼻-鼻窦炎患者进行研究，发现27例嗅觉功能正常伴嗅裂区无阻塞，说明嗅裂区开放良好，嗅素可以充分与嗅上皮结合。嗅觉障碍伴嗅裂区阻塞者有79例，说明嗅素不能到达嗅区，这是典型的传导性嗅觉障碍。3例患者嗅裂区阻塞但嗅觉功能正常，作者考虑是由于嗅裂区黏膜肿胀和（或）分泌物造成的阻塞。但有67例嗅裂区无阻塞的患者伴有嗅觉障碍，病史中发现其中有超过半数的患者嗅裂区存在黏膜肿胀和（或）解剖异常导致嗅裂区狭窄，嗅素不能充分与嗅上皮接触，从而产生嗅觉障碍。而作者采用Kennedy鼻内镜评分系统，对这些患者的嗅觉功能和评分进行统计学分析得出嗅觉功能水平与Kennedy鼻内镜评分存在正相关，但各嗅觉功能组间鼻内镜评分结果没有差异。说明Kennedy鼻内镜评分系统更侧重于评价鼻腔总体形态的改变，而针对影响嗅觉产生的部位的评价效果较差。邓亚新（2000）报道鼻内镜手术时，适度的外移中鼻甲加开窗可以提高患者术后的嗅觉功能，其原理作者认为是由于嗅神经末梢分布是以嗅沟外侧壁为主。以往手术将中鼻甲及其上方的嗅沟外侧壁一并切除以求"根治"的做法，是对嗅觉严重的损害。由于筛窦失去了固有屏障，故难保炎症不复发。因此，在筛窦开放时保留中鼻甲，可能对嗅觉的恢复和防止筛窦炎症复发都是有益的。

Kimmelman报道鼻手术后66%的患者嗅觉会有提高或不变，但有34%的患者表现出嗅觉功能的下降。Doty和Mishra的研究也证实了Kimmelman的结论。从而认为外科手术并不能完全恢复鼻－鼻窦炎患者的嗅觉功能，其原因可能是由于气流对气味强度和气味辨别能力的影响要大于对嗅阈的影响。另外还有作者认为由于鼻腔结构异常导致的鼻腔气流下降可以造成微纤毛转运能力的下降，在某些情况下也可以影响嗅觉功能。虽然大家可能会想当然的认为当患者由于鼻腔结构、鼻腔气流变化出现鼻阻时，嗅觉功能会降低；但是鼻腔疾病引起嗅觉障碍是在多层面进行的，因此鼻腔气流的变化并不总是嗅觉功能变化的原因。

四、前、后鼻孔及闭锁

前、后鼻孔闭锁的原因可以分为先天性和后天性。后天性闭锁主要原因是外伤、炎性疾病等。先天性前鼻孔闭锁是由于胚胎发育时阻塞前鼻孔的上皮栓未溶解或溶解不全造成。先天性后鼻孔闭锁则多是由于胚胎时颊鼻膜未破导致。

前鼻孔闭锁的主要症状就是鼻塞和嗅觉障碍。由于闭锁，气流无法经过鼻腔从而形成鼻塞，当然也无气流经过嗅上皮，从而造成嗅觉障碍。新生儿患双侧前鼻孔闭锁时则病情危重，因为新生儿多不会用口呼吸，可发生窒息；并且哺乳困难，营养不良；另外还极容易造成误吸，导致吸入性肺炎。

后鼻孔闭锁的主要症状与前鼻孔闭锁一样，以鼻塞和嗅觉障碍为主。新生儿的双侧后鼻孔闭锁同前鼻孔闭锁一样，也需要紧急救治。后鼻孔闭锁时由于鼻腔无气流经过，嗅素无法接触到嗅上皮因而不能产生嗅觉。

五、外 鼻 畸 形

（一）歪鼻

歪鼻虽然表现为外鼻尤其是鼻尖及鼻梁的歪斜，但往往与鼻中隔偏曲同时存在。歪鼻的病因包括先天性歪鼻和后天性歪鼻。前者相对于后者少见，而后天性歪鼻的最重要原因就是外伤，严重外伤引起歪鼻还可以伴有鼻骨或上颌骨额突等梨状孔周围的面颅骨骨折。歪鼻的主要症状是一侧鼻塞，当鼻塞严重时可以引起闭塞性鼻音、嗅觉障碍等症状。歪鼻引起嗅觉障碍的主要原因是经过鼻腔的气流变化。

（二）鞍鼻

鞍鼻是指鼻梁塌陷或凹陷成马鞍状，是一种较为常见的鼻部畸形。病因可以分为先天性和后天性，后者居多。后天性鞍鼻的原因主要包括外伤、医源性损伤、脓肿、梅毒等。症状主要是鼻塞和鼻腔干燥，外观上可以有不同程度的鼻梁塌陷。

鞍鼻引起嗅觉障碍的原因可能包括：鼻塞导致的鼻腔气流发生变化，嗅上皮不能充分和嗅素结合，从而导致嗅觉障碍；另外由于鼻腔干燥，可能会影响嗅素的溶解传递，也可能是嗅觉障碍产生的原因。

六、嗅上皮结构异常

嗅区黏膜为无纤毛假复层柱状上皮，由嗅细胞、支持细胞和基底细胞构成。其固有层内含有一种泡状腺体，称为嗅腺，开口于嗅上皮表面，分泌的浆液性液体能溶解到达该处的气流中含气味物质微粒。嗅上皮的结构异常包括嗅上皮缺如，嗅上皮缺如可以是单一病变，也可以是某些综合征（例如Kallmann综合征）的局部表现。单纯嗅上皮缺如时的主要症状就是嗅觉障碍。Greisen O，Lambertsen K报道1例单纯嗅上皮缺如的女性患者，自幼失嗅，常规体检和鼻腔影像学检查未发现异常，行嗅区黏膜病理检查发现无嗅上皮存在，从而诊断嗅上皮缺如。

另外某些疾病比如Kartagener综合征等，虽然鼻腔结构基本正常，由于纤毛不动，造成嗅上皮功能异常，也会出现嗅觉功能障碍。

总之，对于鼻腔结构异常对于嗅觉功能的影响目前还处在初步探索阶段，目前还有很多研究尚待开展；但是鼻腔结构异常不仅仅是单纯的引起传导性嗅觉障碍，还可以引起嗅质的三相传递障碍以及感觉神经性障碍。

（王　剑）

第六节　嗅裂疾病

嗅裂疾病（olfactory cleft disease）由Biacabe于2004年首先报道，是指主诉嗅觉障碍（减退或失嗅），临床和影像学提示嗅裂异常，病变局限或主要在嗅裂，双侧对称性病变。Biacabe在500例嗅觉障碍的患者中找到符合上述诊断标准的有13例（2.6%），推测其占嗅觉障碍患者的1%～3%。国内刘剑锋等2006年报道3例。

一、嗅裂解剖

嗅裂是位于鼻腔上部的一个狭小气流通道，宽约1～2mm，是由外侧壁、顶壁以及内侧壁组成。其外侧壁是中鼻甲以上的鼻腔外侧壁（包括上鼻甲），顶壁是筛板，内侧壁是鼻中隔上部。嗅上皮分布于上鼻甲、筛板以及上部中隔以及部分中鼻甲表面，每侧面积大约为200～400mm²（图2-3-6-1）。嗅上皮在胎儿是连续分布的，成年后随年龄增长有缩小，并呈现岛状分布。嗅上皮包括两层：嗅黏膜层以及固有层。嗅黏膜有四种细胞组成：嗅觉感受神经元、支持细胞、基底细胞以及微绒毛细胞。基底膜将黏膜层和固有层分开，固有层内有嗅腺（Bowman腺）、嗅神经束以及血管。鼻腔大约有1000万～2000万嗅觉感受神经元，嗅觉感受神经元为双极细胞，传入端汇成嗅丝穿过筛孔进入嗅球，每侧大约有15～20根嗅丝。

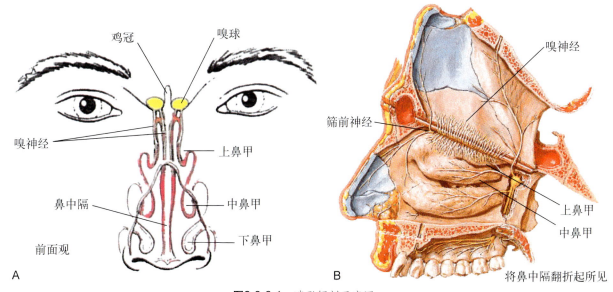

图2-3-6-1　嗅裂解剖示意图
A. 面部正位嗅球以及嗅神经在鼻腔的分布示意图；B. 鼻中隔侧被掀起后显示的嗅神经在鼻腔的分布

二、分　类

嗅觉减退和失嗅分为传导性、感觉性和神经性。临床上容易注意到因鼻-鼻窦病变累及嗅裂，导致不同程度的嗅觉下降。但是对于局限于嗅裂，除嗅觉下降或失嗅外不伴有其他症状的病变少见。而且多数学者将其列入鼻窦炎鼻息肉的病变，并未意识到这是一类特殊的嗅觉疾病。嗅裂疾病，2004年由Biacabe等报道了13例嗅裂疾病，根据病因分为三类：①先天性嗅裂发育障碍，表现为嗅裂未发育，嗅裂闭锁（2/13例）；②嗅裂周围解剖结构变异并伴有嗅裂炎性病变，其中3例鼻中隔偏曲，2例泡性中甲；③单纯嗅裂炎性病变，其中4例黏膜肿胀，2例嗅裂息肉。实际上Biacabe的第三类可以进一步分为单纯嗅裂炎和嗅裂息肉两类。Trotie等（2007）报道了34例失嗅患者，鼻内镜、鼻窦CT以及MRI显示病变局限于嗅裂。内镜下见嗅裂黏膜肿胀，嗅裂内外侧黏膜接触，嗅裂消失。CT冠状位显示嗅裂模糊，多数病变为双侧对称性。部分患者伴有双侧泡性中甲。CT轴位显示嗅裂受累范围分别为全长（18%），后部2/3（37%），中部（37%），前部（8%）。MRI检查嗅球正常。嗅觉测试显示多数患者嗅觉与嗅球缺失的患者相同，少数患者能察觉或识别某些高浓度的气味。针对这类患者，Trotie等提出这类疾病应该列为新的综合征。根据Biacabe的分类，刘剑锋等报道的3例应列入单纯性嗅裂炎性病变（图2-3-6-2）。需要指出的是以上报道的炎性病变都是内镜检查和CT检查的临床提示，并无病理证实。如果能取到病变的组织可以进一步证实。

在Biacabe的报道中只有2例不伴有其他的鼻-鼻窦症状。刘剑锋等报道中3例均以失嗅为主诉，不伴有其他症状。从病变的部位和症状而言后组病例是更典型的嗅裂疾病。

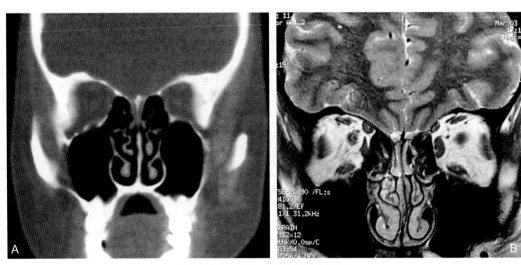

图2-3-6-2　嗅裂炎的CT和MRI影像
A. CT冠状位显示局限于嗅裂的软组织；B. MRI T$_2$显示嗅裂消失，嗅球正常

三、嗅裂疾病引起嗅觉障碍的可能机制

嗅觉下降和失嗅分为传导性、感觉性和神经性。传导性嗅觉障碍是影响嗅素分子到达嗅上皮，感觉性嗅觉障碍是病变损伤嗅上皮，神经性嗅觉障碍是损伤嗅神经及其到嗅觉中枢的通路。鼻窦炎伴或不伴鼻息肉导致的嗅觉损失通常认为是传导性嗅觉障碍。Konstantinidins等（2007）对鼻息肉患者嗅觉障碍与CT表现进行了分析研究，发现上鼻道以及中鼻甲后部病变（嗅裂）显著影响嗅觉功能。Pfaar等（2006）将盐水海绵随机置于嗅裂前部或下鼻甲前端，进行前鼻孔和后鼻孔嗅觉心理物理测试，发现嗅裂前部堵塞后前鼻孔嗅觉明显下降，而后鼻孔嗅觉并无明显影响。临床研究也显示鼻息肉患者后鼻孔

嗅觉要比前鼻孔好。但是Kern（2000）报道了30例慢性鼻窦炎患者的嗅黏膜病理检查结果，发现19例病理检查为嗅黏膜，其中9例嗅黏膜正常，10例嗅黏膜有淋巴细胞、嗜酸性细胞等炎性细胞浸润。这10例患者中7例伴有不同程度的嗅觉障碍。提示鼻窦炎患者嗅觉障碍除有传导性障碍外还有感觉性障碍。

四、嗅裂息肉的起源部位

Biacabe的报道提示孤立性嗅裂息肉的存在。Larsen等通过尸体解剖发现多数息肉起源于中鼻甲周围黏膜。Masaki等报道鼻息肉中36.4%息肉来自嗅裂，嗅裂息肉中86.5%来自上鼻道或上鼻甲，67.3%来自中甲内侧面，46.2%来自蝶窦前部，32.7%来自鼻中隔。国内谭国林等对31例（59侧）嗅裂息肉起源部位进行研究，发现嗅裂息肉69.5%（41侧）起源于后组筛窦，其中起源于后筛开口处者占39%（23侧），起源于后筛房内者占30.5%（18侧）。此外起源于中鼻甲内侧者占13.6%（8侧），蝶筛者占10.2%（6侧），上鼻甲息肉样变占6.7%（4侧）。另有报道孤立性蝶筛隐窝息肉。

五、嗅裂病嗅觉障碍的治疗

对于鼻-鼻窦炎性病变和鼻息肉引起的嗅觉障碍，糖皮质激素有比较确切的疗效，全身用药比局部用药更有效。糖皮质激素治疗的可能机制是①抗炎，降低黏膜水肿，减少渗出，增加嗅裂通气；②通过影响嗅觉受体神经元Na-K-ATP酶，直接改善嗅觉。Biacabe报道12例行鼻腔局部糖皮质激素（倍氯米松，400μg/d，1个月）和全身糖皮质激素治疗，如泼尼松1mg/（kg·d），共6天，3例（25%）嗅觉改善，但是6例嗅裂炎性病变的患者治疗后嗅觉均无改善。Trotie等报道34例嗅裂炎患者经糖皮质激素（全身或雾化吸入）均无好转。刘剑锋报道的3例患者行局部布地奈德和全身泼尼松冲击治疗，仅1例嗅觉有好转，但在激素停止后嗅觉又丧失，再次用激素无改善。另2例均无效。提示糖皮质激素对嗅裂疾病的疗效价值有限。Trotie等在使用糖皮质激素同时应用抗生素治疗。本组病例也接受了抗生素治疗，结果显示无疗效，可能提示嗅裂疾病并非细菌性炎症。

对于嗅裂疾病能否手术，以及如何手术是我们面临的挑战。对于嗅裂息肉，嗅裂息肉的起源具多样性和多中心性，息肉的治疗应以微创的外科手术清除病变，处理有碍病变恢复的解剖变异，尽量保留可逆的嗅黏膜。为减少损伤可以应用小咬切钳、剪刀、手术刀或旋切器。为了充分暴露嗅裂，术中常规将中鼻甲外移。Masaki等建议同时行改良Wodak鼻中隔矫正术，切除嗅裂内侧中隔骨质。如果病变累及筛、蝶窦需要同时处理。对于非息肉性炎性病变，内镜下表现为黏膜肿胀，有黏稠的黏液，手术探查嗅裂，有部分患者嗅裂呈现出黄褐色，如涂布碘附（碘伏），清理分泌物，然后于嗅裂置浸有糖皮质激素的止血海绵，有一定的治疗效果。术中避免损伤嗅上皮，术后预防嗅裂粘连。

对于先天性嗅裂发育异常的患者，应进一步完善嗅神经影像学的薄层扫描，以明确有无嗅球嗅束发育异常，如果有嗅球、嗅束发育异常，手术疗效不好。对于嗅裂周围解剖结构异常伴有炎性病变的，手术矫正异常解剖结构，会有助于改善嗅功能。

我们对于嗅裂疾病的认识刚刚起步，对该病的病因、病理、影响嗅觉的机制和治疗等需要进一步探索。

（刘剑锋）

第七节　鼻中隔成形和鼻成形术

鼻成形和鼻中隔成形是两个不同的术语，它们是出于不同原因和目的进行的两种不同的手术。鼻中隔成形是指任何作用于鼻中隔软骨和骨结构从改变其形状、位置、大小和轮廓的手术，该手术通常是为了改善鼻腔的气流状况。鼻成形手术则通常是出于外鼻的整形和美容目的。大多数病例为改善鼻腔气流状况而进行的鼻中隔手术是很少对鼻外形有影响的，同样多数情况下单纯的鼻成形术也很少对鼻腔气流状况发生影响。然而这两类手术有时需要同时进行的。

一、 鼻中隔成形

鼻中隔手术有时也会对鼻外形造成一些影响，尤其是由于鼻中隔软骨偏曲造成鼻尖向一侧成角时更为明显。同样鼻成形术对鼻腔的功能也会有影响，尤其是当鼻穹隆狭窄或鼻尖软骨过于薄弱从而造成吸气时鼻腔气道的塌陷。

既然这两种手术可以影响到鼻腔的气流输送，那么可以预料在有些情况下就可能会影响到对气味的感觉。进而可以理解鼻腔的气流状态评价对嗅觉功能有着重要的意义。虽然几乎没有鼻中隔偏曲的患者有失嗅的主诉，但是气味传输中的机械性阻塞的确是人类嗅觉功能障碍的重要而可以纠正的原因。这就是本章复习总结这两类手术的目的之所在。手术的并发症在本章中也会有所讨论，并且这些并发症对嗅觉的潜在影响也会进行总结。在本章中也会探讨鼻甲切除术对气流和嗅觉的影响。

（一）鼻中隔解剖

理想的鼻中隔是一个正中线结构。事实上鼻中隔轮廓经常会有一些缺陷从而导致鼻中隔偏曲。鼻中隔的前半部分指的是四方软骨，四方软骨大致是平行四边形，插入上颌骨和腭骨的骨嵴中，依靠纤维结缔组织与上颌骨、筛骨和腭骨相连，被覆有黏软骨膜。鼻中隔前端是鼻小柱的重要组成部分。鼻中隔软骨的前上角（外科称之为中隔角）参与决定鼻尖的投影形状。在中隔角处有韧带将中隔和鼻翼软骨连接。

鼻中隔背侧边构成的支架支持形成鼻中间1/3的轮廓。上外侧软骨和鼻中隔形成的锐角是鼻腔气道最狭窄的部位，临床上称之为鼻瓣。

鼻中隔后半部分是由筛骨垂直板和犁骨构成。这两块骨结构形成一块薄骨板，表面被覆骨膜和黏膜。骨和软骨的结合点形成一个潜在的薄弱点，机械性外伤经常造成该处软骨或骨的移位。

（二）鼻中隔偏曲的病理生理

确切的鼻中隔偏曲原因并不明确。很多医师会遇到没有鼻阻病史，但查体时却发现明显鼻中隔偏曲的患者。这些患者中多数没有曾经鼻外伤的记忆。很多正常阴道分娩的新生儿在分娩过程中有鼻中隔受压的情况，可能会导致鼻中隔脱位或者偏曲，随着生长发育这种情况可能会更加明显，这也可能是鼻中隔偏曲的原因。鼻是面部最突出、最容易受伤的部位。很多患者对儿童时期的明显外伤没有记忆，但是积累的机械性外伤则会导致中隔骨折或脱位而不伴随有鼻骨骨折。这些相对小的外伤可能是鼻中隔偏曲主要病因。鼻中隔偏曲可能会遗传，但多个家族成员有鼻中隔偏曲的情况却并不多见。这些情况可能是由于家庭或者基因的影响，但是另外一些遗传或者环境的因素诸如小创伤等，使确定真正遗传性鼻中隔偏曲发病率非常困难。另外一些因素，比如鼻骨发育异常、腭裂和肿瘤等也能使中隔移位，这些也是鼻中隔偏曲比较不常见的原因。

正如有明显鼻中隔偏曲但没有鼻阻主诉的情况一样，也有前鼻镜检查气道足够但却主诉鼻阻的情况存在。因此很明显，不只有鼻中隔位置这么一个因素可以导致鼻阻。鼻腔黏膜的状态是另外一个重要因素。中隔黏膜增厚可以加重轻、中度鼻中隔偏曲引起的鼻阻。鼻甲黏膜和黏膜下组织可以通过黏膜下血管充盈状态来扩张和收缩。一些鼻中隔偏曲可能由于鼻周期的影响而出现周期性现象，这时鼻甲则出现交替性充血。这个过程是自主控制的，鼻周期持续时间大约是3~4小时。慢性鼻甲增生可能会加重中隔偏曲导致的鼻阻。鼻甲过度增生的原因可能是鼻黏膜或黏膜下组织过度肥厚，甚至是下鼻甲骨质的增生。

特殊的鼻中隔偏曲，尤其是鼻瓣区域的偏曲可以导致鼻阻的感觉。鼻瓣功能和鼻中隔偏曲以及它们对鼻腔气流阻塞的影响将在本章后面讨论。

（三）鼻中隔偏曲的临床表现

鼻中隔偏曲的首要临床影响是引起鼻腔气道的阻塞。这些对气味传输到嗅区的机械性影响可能会导致失嗅或嗅觉减退的发生。这属于传导性嗅觉下降，类似于由中耳或外耳疾病引起的传导性耳聋。鼻中隔偏曲引起的鼻腔气流的变化会导致部分鼻黏膜的过度干燥，并且会继发性影响到鼻腔黏膜的正常传输过程。这些因素导致鼻腔结痂，进一步引起鼻腔黏膜的萎缩。严重的萎缩性鼻炎会出现臭鼻症，这时通常会出现严重的鼻痂和鼻腔臭味。

嗅觉敏锐度并不直接与鼻腔气流相关。Cottle指出呼吸气流主要是呈板层状的，大部分气流都是通过中鼻道和下鼻道。传输气味到嗅上皮的气流是呈紊流状态。紊流的具体状态目前还不是特别清楚，并且中隔偏曲、鼻甲位置和大小、鼻腔黏膜的状态对这种紊流的影响也还不是特别清楚。

除了鼻阻以外鼻中隔偏曲还有很多其他的症状。面部疼痛和头痛也可能是由鼻中隔偏曲引起的，尤其是当鼻中隔偏曲以骨棘的形式与鼻腔外侧壁或鼻甲相贴时。鼻出血是鼻中隔偏曲的另外一个继发性症状，这往往是由于鼻腔黏膜过度干燥或者覆盖中隔棘表面黏膜过薄引起的。

然而鼻中隔偏曲和鼻窦炎之间的因果关系是值得商榷的，偏曲的中隔影响到窦口鼻道复合体时，可能会引起中鼻道的功能或物理性阻塞，利用CT等影像学检查可以发现这种情况。

鼻中隔偏曲可能还会导致一些阻塞性睡眠呼吸暂停疾病。一些文献已经报道，对阻塞性睡眠呼吸暂停的患者进行鼻中隔矫正手术可以获得益处。另外一些睡眠张嘴呼吸，咽干及不伴呼吸暂停的鼾症者，可能也是鼻中隔偏曲的继发症状。鼻中隔尾端过于偏曲可以导致鼻外观缺陷。

（四）鼻中隔偏曲的临床评价

1. 病史　多数情况下通过患者病史陈述可以怀疑是否有鼻中隔偏曲，鼻阻则是首要主诉。如果鼻甲也是问题的一部分，则患者可能会描述交替性或间断性的鼻阻。失嗅通常并不是患者的主诉内容，但是有小部分患者会注意到嗅觉下降的存在。鼾症、睡眠张口呼吸，鼻涕多、鼻干痂，头痛、面部疼痛或者慢性复发性的鼻出血等都应该指导临床医师考虑是否有鼻中隔偏曲。这些病史也可能提示其他一些因素例如变应性或肥厚性鼻炎。

多数患者不知道鼻阻发生的准确时间，可能会描述鼻阻症状已经持续了好几年了。鼻中隔偏曲患者的鼻阻症状随着时间进展而加重的现象并不经常出现。鼻阻症状的加重往往是由于中隔软骨的生长，鼻反复的外伤或者其他鼻甲增生，变应性鼻炎等引起。临床医师应该注意询问外伤病史，另外有患者可能以前接受过鼻中隔手术或者整形性鼻成形手术，并且这些情况不通过特殊的询问患者可能不会主动透露。

2. 体格检查　体格检查最重要的部分是鼻腔检查，外鼻的仔细检查常可以发现相关的畸形，这往往提示有中隔偏曲。轻轻指压鼻小柱向一侧常可以发现鼻中隔尾端的偏曲。外鼻检查后应该进行前鼻镜下的内鼻检查。需要同时注意评价鼻中隔偏曲形态，鼻腔黏膜情况，鼻中隔偏曲对鼻腔气道的影响。前鼻镜检查后使用血管收缩剂，例如用1%麻黄碱会有帮助。鼻腔黏膜的收缩可以明显改善鼻腔气道。对于这种病例治疗潜在的鼻黏膜疾病比矫正轻度鼻中隔偏曲更有可能改善鼻腔通气状况。另外使用血管收缩剂后能更好地看到鼻中隔的后部分。

鼻部的触诊可以提供有价值的信息。鼻中隔应该考虑成一个三维结构，触诊结合鼻内的检查能使检查者更好的理解鼻中隔的解剖情况。鼻中隔的触诊可以通过直接的手指触诊或者借助诸如棉签等工具来完成。借助棉签触诊鼻中隔尤其适用于以前有鼻中隔手术史的患者，通过这种触诊方式可以发现上次手术区域的中隔黏膜有增厚，或者该区域中隔软骨或骨的缺如。示指和拇指相对触诊鼻小柱可以比较方便的发现鼻中隔尾端的偏曲。

有条件的情况下进行鼻腔气流的功能评价。虽然有很多方法可以评价鼻腔气流状况，实际上患者自己的主观评价可能才是唯一最重要因素，并且在病史中一定要反映出来。交替轻压一侧鼻翼，患者可以比较两侧鼻腔的通气状况。Cottle试验可以帮助评价鼻瓣区情况。

鼻腔测压是评价鼻腔气流、压力和阻力的客观方法。虽然该试验能测量鼻腔气流并可以用来量化鼻阻力，但是却存在重复性不佳的问题，从而限制了其临床应用。然而，Mertz等报道在鼻腔压力测定和前鼻气道阻塞手术效果之间存在较高相关性。并且作者还发现手术前鼻腔总阻力小于$3cmH_2O/L \cdot min$的患者不大会觉得鼻中隔手术后鼻阻有明显改善，甚至术前有鼻阻主诉并且有鼻中隔畸形的患者。

嗅觉是鼻腔的重要的生理功能之一，嗅觉测试也可以反映鼻功能。临床上可以使用的嗅觉功能测试将在第十章中讨论。虽然最好能对所有鼻中隔偏曲患者或鼻阻患者进行嗅觉功能测试，但是在临床上却不太容易做到。嗅觉功能测试应该在有嗅觉障碍主诉的鼻中隔偏曲患者中进行。如果外科手术是为了矫正偏曲的鼻中隔，那么进行嗅觉功能测试来评价失嗅程度，作为医学或法律上的文件材料则是尤为重要的。对于外伤导致的鼻中隔偏曲并伴有嗅觉障碍患者进行嗅觉功能检查，记录嗅觉障碍程度也是非常值得的。这些患者嗅觉敏锐度的下降可能还与外伤导致的筛板区域或嗅球损伤有关。

3. 实验室检查　鼻中隔偏曲一般情况下只需要临床诊断，并不需要试验室检查来帮助确诊。影像学检查是很重要的并且可能会揭示隐藏的病理改变。标准的鼻窦CT扫描可以发现伴随的鼻窦炎，鼻窦炎则可以引起鼻腔黏膜的肿胀和鼻阻症状。鼻CT检查虽然不是通常用来评价中隔偏曲状况，但是却可以提供关于鼻中隔和相邻结构的信息，例如：骨性鼻甲增生，鼻中隔后端骨性偏曲等。上颌发育不全或梨状孔畸形通过CT检查也能发现。纤维鼻内镜或鼻内镜检查能提供鼻中隔后部和鼻甲的解剖情况，这些情况通常在前鼻镜或间接鼻咽镜下并不能很好的检查到。

4. 鼻阻的鉴别诊断　病史采集和体格检查之后，临床医师应该对鼻阻的患者进行完整的鉴别诊断。变应性鼻炎引起的鼻甲肿胀是引起鼻阻的一个常见原因，不管是否有鼻息肉。血管运动性鼻炎是另外一种情况，该病的鼻甲表现通常是红色充血状态，并且有的患者会有过度分泌表现。这些都是鼻腔自主神经张力改变的表现之一，刺激动物的鼻腔交感神经可以得到与血管运动性鼻炎类似的表现。

细菌性鼻炎和鼻窦炎同样可以引起鼻黏膜的水肿和过度分泌，这些都能引起鼻阻症状。不管是由于血管运动性鼻炎或变应性鼻炎或者其他特发性原因，引起的鼻甲增生是另外一个引起鼻阻的原因。所谓代偿性鼻甲肥大在非阻塞侧是比较常见的。

萎缩性鼻炎的鼻阻感是相对矛盾的。由于鼻腔黏膜和鼻甲的萎缩导致患者鼻腔宽阔，在吸气时鼻腔对气流的阻力非常低，而患者的主观鼻阻感觉会干扰对于鼻腔气流阻力的判断。真正的萎缩性鼻炎造成鼻阻只是在鼻腔干痂过多时才发生。

药物性鼻炎是由于鼻喷药物的过度使用引起，这些减充血剂药物的使用可以减少鼻腔黏膜的内源性儿茶酚胺。如果使用药物超过一定时间，可能会发生反跳现象，这时黏膜由于缺乏内源性交感神经张力变得肿胀并且充血。另外一些药物，例如可卡因，通常可以通过鼻腔吸食，也可以造成药物性鼻炎或者直接对鼻腔黏膜造成破坏从而导致萎缩性鼻炎的形成。鼻阻可能也是某些药物的明确副作用。雌激素对鼻腔黏膜有明显的作用。某些抗高血压药物，例如β受体阻滞剂和钙离子通道拮抗剂可以通过降低交感神经张力而引起鼻阻。

鼻中隔穿孔通常可以引起鼻阻的感觉，药物、外伤、手术、特殊细菌感染以及小血管炎均可以造成鼻中隔穿孔。

在幼儿鼻中隔偏曲通常不会引起鼻阻。鼻外伤可以造成鼻中隔血肿或者脓肿，表现为中隔隆起和鼻阻。鼻腔异物可以造成单侧或双侧鼻腔流脓性分泌物。扁桃体和腺样体增生可以造成张口呼吸，这点类似于鼻阻。后鼻孔闭锁虽然非常少见但却是可以在青少年中发现，这种闭锁通过间接鼻咽镜、鼻内镜检查被发现。

（五）鼻中隔成形术

鼻中隔偏曲长时间来一直被认为是鼻阻症状的原因。早期治疗鼻中隔偏曲的尝试包括经鼻切除整个偏曲的中隔骨质和软骨。Little认为应该保持鼻中隔黏膜的完整。鼻中隔穿孔、鼻背塌陷、萎缩性鼻炎以及瘢痕形成的持续性鼻阻等并发症并非不常见。1905年，Killian通过黏膜下进路在鼻中隔软骨和骨上开窗切除的概念（submucous resection，SMR），这种手术方式革新了鼻中隔偏曲手术的进路，同时也为鼻中隔手术提供标准的、可靠的方法。Killian的方法是先在中隔偏曲侧的中隔尾端做切口，然后分离鼻中隔的黏软骨膜和黏骨膜，然后切除大致成长方形的软骨和骨。该手术的重点是保持背侧和尾端中隔软骨和骨以便支撑外鼻形态。

虽然采用这种鼻中隔手术（SMR）对于治疗有症状的鼻中隔偏曲是有帮助的，但是也肯定会有一些不足。例如这种手术不能改善因为中隔尾端偏曲而导致的偏曲。有很多患者手术后效果并不满意，后来才认识到很多的阻塞定位在前端。一些作者通过鼻阻力测定提出了"逆流阻塞"（upstream obstruction）的定义。同时该手术方式还可能会出现一些并发症，比如：鼻中隔穿孔和外鼻形态改变。先前进行过该手术的患者再进行鼻成形手术时，也增加了鼻背塌陷的风险。然而一些医师还是喜欢SMR，因为这种手术方式相对容易，并发症发生率低并且有效率在70%～80%。

聪明的医师从SMR手术的效果中可以知道如果为了提高手术成功率则需要扩展鼻中隔手术的范围。早期很多作者已经注意到这个问题，1958年Cottle和同事们已经详细的描述了另一种手术进路——上颌－切牙进路（maxilla-premaxilla）。这种手术进路是利用鼻中隔前部切口，但是只在鼻中隔一侧掀开黏软骨膜及黏骨膜。这种手术进路要暴露双侧的梨状孔并且沿上颌骨嵴分离鼻底的黏膜，这种手术进路可以改善诸如中隔下部骨棘，上颌骨嵴本身偏曲和中隔软骨尾端偏曲。

现代鼻外科中，鼻中隔成形术通常只去除必要的阻塞部位，正常结构需要尽可能多的保留。通过切除多余的软骨片并且将剩余部分缝合，或者在软骨上划几刀使之塑形，可以矫正中隔。

很多情况下将鼻中隔软骨从中隔骨性结构上分离下来，就能很大的改善鼻腔通气状况。很多鼻中隔偏曲发生在骨和软骨交界的部位，分离中隔黏膜后的第一步就是分离该处的黏膜。用咬骨钳去除偏曲部分，这时中隔下部和上颌骨嵴相连部分游离开了，剩余的中隔形成"摇门"（swing door）。有些作者建议在完成软骨和骨性中隔的处理后，再重新将处理过的骨或软骨放入术腔，以消灭两层黏膜之间的空腔。采用这种方法可以使再次手术时分离黏膜更加容易，另外如果不采用这种方法可能造成中隔硬性支架缺损太多，在吸气时引起的双侧鼻腔压力不等时可以导致中隔黏膜偏向一侧，从而出现鼻阻。

中隔的所有操作完成后，缝合切口。多数外科医师在手术结束后进行双侧鼻腔填塞，以使双侧黏膜与其他骨性结构紧密相贴，也有部分外科医师在手术后不进行填塞，并且使用可吸收线褥式缝合双侧黏膜。采用后种方法的医师认为，这样可以使患者在手术后不会经历由于填塞而引起的鼻阻痛苦。鼻中隔褥式缝合也用于封闭空腔和防止血肿。多数当代医师在手术后24～48小时取出鼻腔填塞物，除非还进行了下鼻甲切除等其他鼻腔内操作。

1. 鼻瓣　鼻上外侧软骨被认为是鼻中隔的延续并且也可以认为是一个单独的解剖单元。Cottle等注意到中隔四方软骨背部和上外侧软骨连接部可能是引起鼻阻的部位之一，这两者之间形成的锐角被称为是鼻瓣区。这个夹角是整个鼻瓣区的尖端并且是整个鼻腔气道的最狭窄部位。

在呼吸时鼻翼软骨的自然弹性可以抵御由于贝努利（Bernoulli）效果产生的外部压力。正常情况下鼻上外侧软骨和中隔之间的夹角大约为10°～15°之间。先天或后天的鼻瓣区畸形形成的角度过锐或者软骨过软，不能提供足够的支撑则可能出现鼻瓣区塌陷，从而导致患者出现主观鼻阻的感觉。虽然鼻腔内可能存在其他的瓣区，但是大量证据证明最重要的鼻腔阻力调节区域在鼻腔的前部。大多数研究认为鼻瓣区最重要的解剖因素就是上外侧软骨和鼻中隔软骨的夹角。鼻腔后部的实验性阻塞并不对整个鼻腔阻力产生过多变化，除非是非常巨大的阻塞。

基于这些实验结果，Bridger推测鼻瓣区的异常具有重要的临床意义，他通过对一些鼻上外软骨畸形患者进行鼻阻力测定发现，这些患者鼻腔气流比较压力是异常的，并且有鼻阻症状。临床上通过Cottle实验也可以得到相似的结果。通过检查发现鼻瓣区狭窄或阻塞或者Cottle实验阳性均可以诊断鼻瓣塌陷。呼吸时观察患者的鼻部也可以发现鼻上外侧软骨的塌陷。

很多临床医师在试图通过纠正鼻瓣区域的异常来缓解患者的鼻阻。鼻上外侧软骨畸形的无创修复和复位同时保留菲薄而完整的黏膜是这类手术的目的，可以直接改善鼻瓣区的畸形。Goode建议植入耳廓软骨来增强鼻上外侧软骨的支撑作用。多数作者认为不管采用何种手术方式，都很难纠正这种畸形。McCabe正是意识到这个问题，所以他建议扩大鼻腔的其他部分，尤其是梨状孔，所得到的效果要远好于直接重塑鼻瓣区。既然鼻瓣区塌陷主要是由于鼻成形或鼻中隔成形造成的医源性结果，那么意识到鼻瓣区的重要性并且注意保护比治疗鼻瓣区塌陷或狭窄更能使患者获益。

2. 其他鼻中隔成形术　鼻中隔成形术还应用于其他治疗，其中一个重要的作用是神经外科垂体手术的进路。经中隔和蝶窦入路已经成为垂体手术的标准入路。同样经中隔手术入路也应用于处理蝶窦的一些病变，例如脑脊液鼻漏、蝶窦肿物病理检查等。另外还有医师在进行经鼻泪囊鼻腔吻合术时通过改进的鼻中隔成形术进行鼻中隔移位。

3. 鼻甲切除术　正如前文所述，鼻中隔偏曲不是唯一导致鼻腔气流阻力增加的原因。鼻甲通过鼻周期也可以调节正常鼻腔的气流阻力。当这种调节出现问题或者出现下鼻甲真性肥大时，鼻甲就成为主要的气道阻力增加原因。

外科鼻甲切除的范围从部分黏膜切除到整个下鼻甲完全切除，这种手术被应用于鼻中隔成形术患者，或者作为鼻阻患者的首先选择手术方式。系列报道表明完全下鼻甲切除是安全，有效并且发生过度鼻腔干燥结痂、出血和失嗅等并发症风险比较小的手术方式。但也有文章表明，完全鼻甲切除的并发症要明显高于部分鼻甲切除。Mabry介绍鼻甲成形术，这种手术切除部分鼻甲骨和下鼻甲黏膜，用剩余的黏膜包裹剩余的鼻甲骨。另外的作者建议使用双极电凝等方法部分切除下鼻甲黏膜，从而缩小鼻甲体积。所有的这些方法都导致鼻甲软组织或（和）鼻甲骨的破坏，并且基本的结果是鼻甲总体积的减小。

有报道，一系列接受下鼻甲部分切除的患者与完全下鼻甲切除患者，相比也能获得同样的满意效果，那么进行较小手术得到类似效果的操作就是明智的。同样似乎保留下鼻甲后中部分是更符合生理状态，并且可以降低萎缩性鼻炎等其他并发症的发生几率。

手术前鼻甲状态的评价是治疗鼻阻患者非常重要的注意事项。Pollock和Rohrich报道408例接受下鼻甲切除患者中有377例同时进行了鼻中隔成形术。在鼻甲部分切除后进行下鼻甲外移骨折可以增加鼻中隔和鼻甲之间的空间，减少粘连的机会。

4. 鼻中隔成形术的结果和并发症　虽然鼻中隔成形术的有效率范围可能在90%左右，但令人惊讶的是几乎很少有文献报道鼻中隔成形术的效果。一些作者强调在手术前后采用鼻腔计测量结果作为客观评价指标，但是正如前文所述，鼻腔计测量的重复性并不十分高。即使手术后患者的鼻中隔看起来不是十分垂直，但是主观感受却明显得到改善。即使在鼻中隔成形术非常成功也很少能使手术后鼻中隔变得完全垂直，同样只要足够的鼻腔气道已经建立，就没有必要追求鼻中隔解剖上完全垂直。

鼻中隔成形术的并发症并不常见，但是在手术前应该先讨论并发症的问题。鼻出血是手术后最常见的并发症。如果鼻中隔两侧黏膜完整，鼻出血可以导致手术后鼻中隔血肿。患者可能会出现疼痛，肿胀偶尔还会有发热。这时需要从切口打开，清除血块放置引流，并且给予抗生素治疗。鼻腔应该双侧放置填塞，保证双侧鼻中隔黏膜紧密相贴。严重的出血更可能是鼻甲切除的并发症，尤其是下鼻甲后部切除后。蝶、腭动脉的分支是出血的主要原因。在严重的病例可能会选择后鼻孔填塞或者上颌动脉结扎。

鼻中隔穿孔是经常会出现的并发症。双侧鼻中隔黏膜破口或者由于过度挤压导致双侧黏膜坏死是导致中隔穿孔的主要原因。没有发现的鼻中隔血肿可以导致鼻中隔脓肿形成中隔黏膜的坏死形成鼻中隔穿孔。通过现代鼻中隔成形技术，这一并发症大多数可以避免，因为可以保留一侧鼻中隔黏软骨膜的完整。

鼻中隔脓肿、血肿和过多的切除鼻背软骨可以使鼻背的软骨支持减弱，从而形成鞍鼻。中隔脓肿和血肿可以导致鼻中隔坏死，鼻中隔软骨可以逐渐被吸收，也可以在术后数周到数月时发现鞍鼻。同样过多切除前端软骨可以使鼻尖支架缺失或鼻小柱变形。

感染通常伴随于血肿之后，非常少见但是很严重。有报道鼻中隔成形术后出现中毒性休克，推测可能和鼻腔填塞相关。

（六）鼻中隔成形术对嗅觉的影响

鼻腔手术对嗅觉的影响目前还没有充分的文献报告。Goldwyn和Shore1968年报道97例接受鼻成形和（或）鼻黏膜切除患者的4年随访，观察其对咖啡、薄荷油和丁香油的嗅觉功能，结果发现在手术后2、6和12个月时嗅觉功能与术前相比无明显变化。在对其中30例接受鼻成形术患者的观察发现，术后2年时只有1例患者发生嗅觉变化，患者觉得在手术后嗅觉功能逐渐减退。整个30例患者中只有2例患者不能识别出这3种气味。这一观察的另一发现是使用10%丁卡因可以暂时性降低嗅觉功能。另外有作者发现鼻中隔成形术后大约有10%的患者可能会出现暂时性失嗅。失嗅的时间从6～18个月不等。

在过去大家对下鼻甲切除比较担心，害怕因为丧失鼻甲加热、加湿功能而引起结痂、感染、萎缩性鼻炎、臭鼻症和失嗅等并发症。但是有足够的文献证实，即使完全下鼻甲切除这些并发症发生的几率也并不常见。Ophir等报道接受下鼻甲切除的150例患者，随访2年半，有82%的患者鼻腔通气状况改善，27%的患者鼻涕减少，46%患者嗅觉功能提高，没有1例患者出现嗅觉功能减退。Odetoyimbo报道58例接受双侧下鼻甲切除患者中61%的患者有嗅觉功能改善。

基于目前能得到的文献结论，似乎可以看出目前几乎没有证据表明鼻中隔成形术或鼻甲切除术，可以导致嗅觉功能的减退或丧失，而80%的患者的鼻阻症状能得到缓解。采用不同评价标准，接受这些手术患者的嗅觉功能可以得到11%～61%的提高。虽然不能预见接受鼻中隔成形的失嗅患者的嗅觉功能，在手术后能有多大改善，但是至少减少鼻腔气道阻力，可以增加这些患者提高嗅觉功能的可能性。除非已经明确该患者是感觉神经性嗅觉丧失。Pfaar 于2004年对30例接受鼻中隔成形术患者的术前和术后4～9个月嗅觉功能进行测试，发现中隔成形手术前阻塞侧鼻腔的嗅觉阈值明显高于对侧，手术后嗅觉识别力比手术前明显下降。然而在9个月后进行的嗅觉测试中嗅觉识别阈和辨别阈，却没有明显的变化。从而推论嗅觉阈值与中隔偏曲引起的鼻阻密切相关。除了生理性因素外，也可能是由于手术后鼻腔气流发生了变化。Pade 和Hummel 2008年对150例接受鼻窦和鼻中隔成形术的患者进行术前、术后嗅觉功能评价，发现13%的患者嗅觉有提高，80%的患者嗅觉功能保持不变，而有7%的患者嗅觉功能有下降。虽然嗅觉功能下降的比例并不高，但是这些患者术前的嗅觉功能一般比较好，因此作者建议在向患者交待手术风险时要重点提到嗅觉的问题。

二、鼻 成 形 术

鼻成形术是指改变外鼻形状、大小、轮廓或位置的手术。当外鼻由于外伤、疾病导致形态破坏时，鼻成形术可以是重建性手术。手术的目的是重建鼻结构，从而尽可能恢复正常外鼻形态。美容性鼻成形术则是按照不同的文化标准对患者外鼻整形从而符合该文化标准的要求。鼻中隔成形通常和重建性或美容性鼻成形一起进行。

（一）鼻背缩小术

鼻成形常见的目的是减少或降低鼻背。这种手术通常应用于鼻背过度隆起的患者，这种隆起多发生于鼻骨和鼻中隔软骨鼻背部连接处。在分离鼻部皮肤后，使用骨锉或其他器械直接将隆起的部分切除，不管采用哪种手术方式都会造成所谓的"顶部开放"。这时就需要外科医师利用两侧剩余的鼻骨和上颌骨骨质来关闭这个"顶部开放"部位。

鼻上外侧软骨与手术部位非常接近，在某些患者鼻上外侧软骨和中隔连接的部位往往会在手术中被损伤，因此在手术时要小心不要造成鼻瓣区破坏。有些医师喜欢采用黏膜下切除鼻上外侧软骨，这样就可以将鼻上外侧软骨从中隔上分离下来，并且可以在直视下减小它们。过度的损伤或切除鼻上外侧软骨，尤其是鼻瓣区域内黏膜层的破坏，可能会导致结痂，鼻蹼形成，甚至是鼻瓣区塌陷或阻塞发生。

鼻尖部的手术几乎完全是出于美容的考虑，对于鼻腔气流的影响是有限的。据报道有几种方法可以重塑鼻下外侧软骨的形态，而鼻下外侧软骨正是鼻尖和鼻小柱的主要支持结构。当鼻下外侧软骨处于原位时，可以在软骨上做切口来修剪这块软骨。软骨传递技术是游离鼻下外侧软骨成为双蒂的软骨黏膜瓣。这种手术方式可以在直视下修剪软骨并且可以同时保证剩余软骨结构边与边相补充。第三种手术进路包括开放性鼻成形术，经过鼻小柱切口将鼻部皮肤从骨质上分离下来。这种开放性鼻成形术适用于过度的鼻外伤或修正性鼻成形术。这种手术进路提供足够的手术野，足够直接缝合软骨尖部并且可以更精确地放入移植物。

（二）鼻尖外科的效果

鼻尖外科的预期效果往往是减少鼻尖体积并且限制鼻外形。将鼻尖向高处移位并且减小鼻尖的外形，或者增宽鼻尖一般不会影响鼻腔气流。当过多的修剪鼻下外侧软骨或切除鼻下外侧软骨尾端时，可以在鼻翼水平削弱鼻的结构。这种削弱可以导致在吸气时鼻腔负压，从而形成鼻腔塌陷，这种塌陷和鼻瓣区塌陷非常相似。解决这个问题时非常困难的，并且可能需要植入耳廓的软骨片。

（三）鼻成形术的并发症

不管是出于美容或功能目的，鼻成形手术都有可能出现副作用。美容性鼻成形的并发症包括外形不满意，鼻歪斜、鼻尖过高或过低、前鼻孔不对称以及其他一些问题。功能性鼻成形手术的并发症包括鼻出血、萎缩性鼻炎、鼻中隔穿孔、感染和鼻阻等都有可能发生。

（四）鼻成形术对嗅觉的影响

鼻腔气流的损失可以导致嗅觉功能障碍。直接损伤到嗅上皮甚至是筛板都可以导致嗅觉功能减退。鼻成形术后真正的完全失嗅是非常少见的。鉴别诊断包括是否鼻瓣区组织过多切除而没有满意的修复，鼻下外侧软骨过于薄弱。在某些病例，嗅裂区过于狭窄可以影响到达嗅上皮的嗅素传送。

在鼻成形术后嗅觉丧失的治疗中，鼻甲切除等辅助手术的价值目前还存在争议。正如在鼻中隔成形内容中提到的那样，明智的操作应该对于嗅觉不会造成明显影响，在某些时候还可以提高嗅觉功能。避免鼻尖，鼻瓣区，鼻背下部和鼻背狭窄部的过度手术可以减少失嗅和嗅觉下降等并发症的发生几率。

（王 剑）

参考文献

1. 陈慰峰. 医学免疫学. 第4版. 北京：人民卫生出版社，2005
2. 楚士东，李志春，舒畅等. 慢性鼻窦炎鼻息肉失嗅症患者嗅上皮细胞凋亡及相关基因BCL-2、BAX的表达. 山东大学基础医学院学报，2004，18：337-339
3. 邓亚新、陈文文、童军. 筛窦开放术中处理中鼻甲对嗅觉的影响. 临床耳鼻咽喉头颈外科杂志，2000，14：376
4. 高海燕，诸小农，韩德民等. P物质在慢性鼻窦炎嗅黏膜中的表达及其意义. 临床耳鼻咽喉科杂志，2004，18：274-275
5. 顾瑞金. 变态反应学. 北京：中国协和医科大学出版社，2000
6. 韩德民. 鼻内镜外科学. 北京：人民卫生出版社，2001
7. 刘剑锋，倪道凤. 嗅裂疾病. 中华耳鼻咽喉头颈外科杂志，2006，41：274-275
8. 刘文胜，唐平章，徐国震等. 嗅神经母细胞瘤34例临床治疗经验. 中华耳鼻咽喉科杂志，2004，39：328-332
9. 刘贤. 嗅裂肿物29例临床分析. 实用医学杂志，2002，18：218
10. 倪道凤. 嗅觉障碍和嗅觉功能检查. 临床耳鼻咽喉科杂志，2003，17：571-575
11. 浅贺英生. 嗅觉障碍诊断、治疗现状. 医学のあゆみ，1988，144：945-947
12. 神田敬. 嗅黏膜上皮の微细构造. 医学のあゆみ，1988，144：931-934
13. 石志标等. 鼻腔结构影响人体嗅觉反应的数字模拟. 生物物理学报，2004，4：329-333
14. 孙秀珍等. 鼻腔气道三维重建和气流流场的数值模拟和分析. 临床耳鼻咽喉头颈外科杂志，2007，21：1057-1059
15. 谭国林，孙虹. 嗅裂息肉. 中华耳鼻咽喉科杂志，1996，6：362-364
16. 谭文长，吴望一，严宗毅等. 二维不定常嗅觉模型及其精确解. 生物物理学报，1999，15：84-90
17. 王鸿，张伟，韩德民等. 1035例慢性鼻窦炎鼻息肉患者嗅觉功能测试结果分析. 耳鼻咽喉－头颈外科，2000，9：272
18. 王茂鑫，李志春，张榕等. 慢性鼻窦炎鼻息肉伴发嗅觉障碍患者iNOS在嗅黏膜中的表达. 中国耳鼻咽喉颅底外科杂志，2003，9：217-219
19. 王娜亚，程靖宁，盛瑞红等. 慢性鼻窦炎嗅觉障碍者嗅上皮超微结构观察. 中华耳鼻咽喉科杂志，2001，36：38-41
20. 王娜亚，李挺，岳耀光等，慢性鼻窦炎嗅觉障碍的嗅黏膜病理学观察. 中华耳鼻咽喉科杂志，1998，33：153-155
21. 许庚，王德云，慢性鼻－鼻窦炎——大环内酯类药物治疗新概念. 中华耳鼻咽喉头颈外科杂志，2009，44：3-5
22. 张浩亮，于锋. 原发性鼻结核的治疗. 中国耳鼻咽喉头颈外科，2006，13，343-344
23. 张少伟，李创伟，陈恩和等. 嗅区鼻硬结病长期误诊一例. 临床耳鼻咽喉杂志，1998，12：197
24. 中华耳鼻咽喉头颈外科杂志编辑委员会，中华医学会耳鼻咽喉科分会. 变应性鼻炎的诊治原则和推荐方案（2004年，兰州）. 中华耳鼻咽喉头颈外科杂志，2005，40：166-167

25. 中华耳鼻咽喉头颈外科杂志编委会，中华医学会耳鼻咽喉头颈外科分会鼻科学组. 慢性鼻－鼻窦炎诊断和治疗指南（2008年，南昌）. 中华耳鼻咽喉头颈外科杂志，2009，44：6-7

26. 中井義明，愛場庸雅.鼻副鼻腔炎と嗅上皮. 医学のあみ，1988，144：395-398

27. Maran AG. The deviated nose and the nasal airway. J R Soc Med，1979，72：848-851

28. Abrams AM，Howell FV，Bullock WK. Nasoplastine cysts. Oral Surg，1963，16：306

29. Adamson PA，Open rhinoplasty. Otolaryngol Clin N Am，1987，20：837-852

30. Allen M，Seiden，Healther J，et al. The diagnosis of a conductive olfactory loss. Laryngoscope，2001，111：9-14

31. Andrea J，Apter，April E，et al. Frank. Allergic rhinitis and olfactory loss. Ann Allergy Asthma Immunol，1995，75：311-316

32. Moll B，Klimek L，Eggers G. Comparison of olfactory function in patients with seasonal and perennial allergic rhinitis. Allergy，1998，53：297-301

33. Bagatella F. Vidian nerve surgery revisited. Laryngoscope，1986，96：194-197

34. Batasakis JG. Pathology. In：Blitzer A，Lawson W，Friendman WH，ed. Surgery of the paranasal sinuses. Philadelphia：WB Saunders，1985

35. Batsakis JG. Pathology of tumors of the nasal cavity and paranasal sinuses. In：Thanley SE. Panje NR，Batsakis JG，Lindberg RD，eds. Comprehensive management of head and neck tumors. Volume 1. Philadelphia：WB Saunders，1987，327-343

36. Batsakis JG. Tumors of the head and neck. 2nd ed. Baltimore：Williams and Wilkins，1979

37. Berman JM，Colman BH. Nasal aspects of cystic fibrosis in children. J Laryngol Otol，1977，91：133-139

38. Berryhill B，Dorenbush A. Twenty year's experience with intranasal transseptal davryocystorhinostomy. Laryngscope，1982，92：379-384

39. Beverly J. Cowart，Karin Flynn-Rodden，et al. McGeady. Hyposmia in allergic rhinitis. J Allergy Clin Immunol，1993，91：747-751

40. Biacabe B，Faulcon P，Amanou L，et al. Olfactory cleft disease：an analysis of 13 cases. Otolaryngol Head Neck Surg，2004，130：202-208

41. Bousquet J，Van Cauwenberge P，Khaltaev N，et al. Allergic rhinitis and its impact on asthma（ARIA）（ARIA Workshop Report）. J Allergy Clin Immunol，2001，108（Suppl）：S147-334

42. Brachman PS. In：Hoeprich PD. Infections diseases. A modern treatise of infections processes. 2nd ed. Hagerstown，MD：Harper and Row，1977：807-812

43. Branes L，Peel RL，Verbin RS. Tumors of the nervous system. In：Barnes L，ed. Surgical pathology of the head and neck，Volume 1，New York：Markcel dekker，1985：659-724

44. Bridger GP，Physiologu of the valve. Arch Otolaryngol，1979，92：534-553

45. Bridger GP，Proctor DF. Maximum nasal inspiratory flow and nasal resistance. Ann Otol Rhinol Laryngol，1970，79：481-488

46. Brown RM. Metaplasia and degeneration in odontogenic cysts in man. J Oral Pathol，1972，1：220

47. Bull T. Septoplasty versus SMR. J Laryngol Otol，1983，8（Suppl）：108-112

48. Bumsted RM. Cryotherapy for chronic vasomotor rhinitis：technique and patient selection for improved results. Larungoscope，1984，94：539-544

49. Ahlstrom-Emanuelsson CA，Greiff L，Andersson M. Eosinophil degranulation status in allergic rhinitis：observations before and during seasonal allergen exposure. European Respiratory Journal，2004，24：750-757

50. Calof AL，Bonnin A，Crocker C. Progenitor cells of the olfactory receptor neuron lineage. Microsc Res Tech，2002，58：176-188

51. Caylakli F. Bifid inferior turbinate：a case report. J Laryngol Otol，2008，22：647-649

52. Caylakli F. Unilateral inferior turbinate agenesis：a case report. Ear Nose Throat J，2008，87：26-27

53. Champion R. Anosmia associated with corrective rhinoplasty. Br J Plast Surg，1966，19：182-185

54. Charles W. Otolaryngology Head & Neck Surger. 4th ed. Philadelphia：Mosby，2005

55. Cohen AS. Amyloidosis. In：Braunwald E，Isselbacher KJ，Petersdorf RG，et al. Harrison's principles of internal medicine. 11th ed. New York：Mcgraw-Hill Book Co，1987：1403-1406

56. Cottle MH，Loring RM，Fischer GG，et al. The "maxilla-premaxilla" approach to extensive nasal septum surgery. Arch Otolaryngol，1958，68：301-313

57. Cottle MH. Concepts of nasal physiology. Arch Otolaryngol, 1960, 72: 11-20

58. Cottle MH.Atrophic rhinitis and ozena. In: Barelli PA, Kern EB, Loch WEE, et al. Rhinology: the collected writings of Maurice H. Cottle Md Kansas City: American Rhinologic Society, 1987: 495-505

59. Courtiss EH, Gargin TJ, Courtiss GB. Nasal physiology. Ann Plast Surg, 1984, 13: 214-223

60. Courtiss EH, Goldwyn RM. The effects of nasal surgery on airflow. Plast Reconstr Surg, 1983, 72: 9-21

61. Damm M, Eckel HE, Jungehulsing M, et al.Olfactory changes in threshold and suprathreshold levels following septoplasty with partial inferior turbinectomy. Ann Otol Rhino Laryngol, 2003, 112: 91-97

62. Damm M, Quante G, Jungehuelsing M, et al. Impact of functional endoscopic sinus surgery on symptoms and quality of life in chronic rhino sinusitis .Laryngoscope, 2002, 112: 310-315

63. Delgado WA. A highly sensitive method for diagnosis of secondary amyloidosis by labial salivary gland biopsy. J Oral Pathol Med, 1989, 18: 310-314

64. Deutsch HL, Millard DR Jr. A new cocaine abuse complex. Arch Otolaryngol Head Neck Surg, 1989, 115: 235-237

65. Doty RL, Mishra A.Olfaction and its alteration by nasal obstruction, rhinitis, and rhinosinusitis. Laryngoscope, 2001, 111: 409–423

66. Downey LL, Jacobs JB, Lebowitz RA, et al. Anosmia and chronic sinus disease. Otolaryngol Head Neck Surg, 1996, 115: 24-28

67. Drake-Lee AB. Nasal polyps and sinusitis in children with cystic fibrosis. J Laryngol Otol, 1989, 103: 753-755

68. Dudley JP. Atrophic rhinitis antibiotic treatment. Am J Otolaryngol, 1987, 8: 387-390

69. Elwany SS. Steohanos Rhinitis medicamentosa. An experimental histopathological and histochemical study. ORL J Otothinolaryngol Relat Spec, 1983, 45: 187-194

70. Fairbanks DNF. Cocaine: friend or foe? Otolaryngol Head Neck Surg, 1989, 100: 638-641

71. Fairbanks DNF. Nonallergic rhinitis. In: Cummings CW, Fredrickson JM, Harker LA, et al. Otolaryngology-head and neck surgery. Volume 1.St. Louis: CV Mosby Co, 1986: 663-672

72. Feldman MD, Rao NM, Lowry LD, et al. Fibrous dysplasia of the paranasal sinuses. Otolaryngol Head Neck Surg, 1986, 96: 222

73. Ferguson JL, McCaffrey TV, Kern EB.Effect of Klebsiella ozaenae on ciliary activity in vitro: implications in the pathogenesis of atrophic rhinitis. Otolaryngol Head Neck Surg, 1990, 102: 207-211

74. Fisher ER, Vuzeuski VD. Cytogenesis of schwannoma, neurofibroma, dermatofibroma and dermatofibrosarcoma as revealed by electron microscopy. Am J Clin Pathol, 1968, 49: 141.

75. Gadre AK, Savant R, Gadre KC, Bhargava KB, Juvekar RV. Reopening of the closed nostril in atrophic rhinitis. J Laryngol Otol, 1988, 102: 411-413

76. Galan Cortes JG, Perez Casas A. Suarez Nieto C. Autonomic microganglia of the nasal mucosa and their relation to vasomotor rhinitis. Clin Otolaryngol, 1986, 11: 373-382

77. Gerbe RW, Fry TL, Ficher ND. Headache of nasal spur origin: an easily diagnosed and surgically correctable cause if facial pain. Headache, 1974, 24: 329-330

78. Göçmen H, Oğuz H, Ceylan K.Infected inferior turbinate pneumatization. Eur Arch Otorhinolaryngol, 2005, 262: 979-981

79. Goepfert H, Luna MA, Lindberg RD, et al. Malignant salivary gland tumors of the paranasal sinuses and nasal cavity. Arch Otolaryngol, 1983, 109: 662

80. Goldwyn RM. The effects of submucous resection and rhinoplasty on the sense of smell. Plast Reconstr Surg, 1968, 41: 427-432

81. Goode RL. Surgery of the incompetent nasal valve. Laryngoscope, 1985, 95: 546-555

82. Goodman WS, de Souza FM. Atrophic rhinitis. In: English GM ed. Otolaryngology. Volume 2. Philadelphia: JB Lippincott Co, 1988: 1-11

83. Gosh P, Vestibuloplasty. A new one-stage operation for atrophic rhinitis. J Laryngol Oto, 1987, 101: 905-909

84. Graziadei PPC, Monti Graziadei GA. Neurogensis and neuron regeneration in the olfactory system of mammals, I: morphological aspects of differentiation and structural organization of the olfactory sensory neurons. J Neurocytol, 1979, 8: 1-18

85. Greisen O, Lambertsen K. Congenital anosmia Ugeskr Laeger, 2003, 165: 23

86. Gross CW, Montgomery WM. Fibrous dysplasia and malignant degeneration. Arch Otolaryngol, 1967, 85: 87-101

87. Haddad FS. Intracranial complications of submucous resection of the nasal septum. Am J Otolaryngol, 1985, 6:

443-437

88. Hahn I, Scherer PW, Mozell mm. A mass transport model of olfactory. J Theor Biol, 1994, 167: 115-128

89. Hawkes CH. Smell and Taste complaints. USA: Elsevier Science, 2002

90. Heimer D, Scharf SM, Lieberman A, Lavie P. Sleep apnea syndrome treated by repair of deviated nasal septum. Chest, 1983, 84: 184-185

91. Henkin RI, Martin BM, Agarwal RP. Efficacy of exogenous oral zinc in treatment of patients with carbonic anhydrase VI deficiency. Am J Med Sc, 1999, 318: 392-405

92. Holmes KK. In: Braunwald E. Isselbacher KJ, Petersdorf RG, et al eds. Harrison's principles of internal medicine. 11th ed. New York: Mcgraw-Hill Book Co, 1987: 639-649

93. Holt GR, Garner ET, Mclarey D. Postoperative sequelae and complications of rhinoplasty. Otolaryngol Clin N Am, 1987, 20: 853-876

94. Hong SC, Leopold DA, Oliverio PJ, et al. Relation between CT scan findings and human sense of smell. Oto-Laryngol Head Neck Surg, 1998, 118: 183-186

95. Hyams VJ. Pathology of the nose and paranasal sinuses. In: English GM, ed. Otolaryngology. Volume 2. Philadelphia Lippincott, 1989: 1-128

96. Gaillard S. Rouquier D, Giorgi. Review: Olfactory receptors. Cell and Molecular Life Science, 2004, 61: 456-469

97. Hussain D, Randolph SL, Brody. Induction, distribution and modulation of upper airway allergic inflammation in mice. Clinical and Experimental Allergy, 2001, 31: 1048-1059

98. Imperatori CJ. Disease of the nose and throat. 2nd ed. Philadelphia: JB Lippincott, 1939: 304-311

99. Imperatori CJ. Tuberculosi. In: Diseases of the nose and throat. 2nd ed. Philadelphia: JB Lippincott Co, 1939: 72-76

100. Irvine BWH, Dayal VS, Phillipson EA. Sleep apnea due to nasal valve obstruction. J Otolaryngol, 1984, 13: 37-38

101. Jafek BW, Johnson EW, Eller P, et al. Olfactory mucosal biopsy and related histology. In: Seiden AM. Taste and Smell Disorders. New Yoek: Thieme, 1997: 107-127

102. Johnson CM. Open structure rhinoplasty. Philadephia: WB Aaunders company, 1989

103. Kelly JT, Prasad AK, Wexler AS. Detailed flow patterns in the nasal cavity. J Appl Physiol, 2000, 89: 323-337

104. Kern EB, Pearson BW, Mc Donald TJ, et al. The transseptal approach to lesions of the pituitary and parasellar regions. J Laryngol Otol, 1983, 8 (Suppl): 113-114

105. Kern EB. Nasal septal reconstruction versus submucous resection. In: Snow JB, ed. Controversy in otolaryngology. Philadelphia: WB Saunders, 1979: 335-368

106. Kern EB. Rhinomanometry. Otolaryngol Clin N Am, 1973, 6: 863-874

107. Kern RC. Chronic sinusitis and anosmia: pathologic changes in the olfactory mucosa. Laryngoscope, 2000, 110: 1071

108. Killian G. The submucus window resection of the nasal septum. Ann Otol Rhinol Laryngol, 1905, 14: 363

109. Kimmelman CP.The risk to olfaction from nasal surgery. Laryngoscope, 1994, 104: 981–988

110. Koch-Henriksen N, Gammelgaard N, Hvidejard T, et al. Chronic headache: the role of deformity of the nasal septum. Br Med J, 1984, 288: 434-435

111. Konstantinidis I, Triaridis S, Printza A, et al. Olfactory Dysfunction in Nasal Polyposis: Correlation with Computed Tomography Findings. ORL, 2007, 69: 226–232

112. Krausen AS, Pullon PA, Gulmen S, et al. Cementomas-aggressive or innocuous neoplasms. Arch Otolaryngol, 1977, 103: 349

113. Landis BN, Giger R, Ricchetti A, et al. Retronasal olfactory function in nasal polyposis.Laryngoscope, 2003, 113: 1993-1997Larsen PL, Tos M. Origin of nasal polyps. Laryngoscope, 1991, 101: 305-312

114. Lawson W, Kessler S, Biller HF. Unusual and fatal complications of rhinoplasty. Arch Otolaryngol, 1983, 109: 164-169

115. Lecine PA, McLean WC, Cantrell RW. Esthesioneyroblastoma: the University of Virginia experience 1960-1985. Laryngoscope, 1986, 96: 742

116. Lee SH, Lim HH, Lee HM, et al. Olfactory mucosal findings in patients with persistent anosmia after endoscopic sinus surgery. Ann Otol Rhinol Laryngol, 2000, 109: 720-725

117. Ludger Klimek, Georg Eggers, Mainz. Olfactory dysfunction in allergic rhinitis is related to nasal eosinophilic

inflammation. J Allergy Clin Immunol, 1997, 100: 158-164

118. Ludger Klimek. Sense of smell in allergic rhinitis. Pneumologie, 1998, 52: 196-202

119. Lurie MH. Cystic fibrosis of the pancreas and nasal mucosa. Ann Otol Rhinol Laryngol, 1959, 68: 478-486

120. M. Simola H. Malmberg. Sense of smell in allergic and nonallergic rhinitis. Allergy, 1998, 3: 190-194

121. Mabry RL. Inferior turbinoplasty. Laryngoscope, 1982, 92: 459-461

122. Mabry RL. Inferior turbinoplasty. Otolaryngolscope, 1982, 92: 459-462

123. Mabry RL. Inferior turbinoplasty: patient selection, technique, and long term consequences. Otolaryngol Head Neck Surg, 1988, 98: 60-66

124. Mabry Rl. Rhinitis medicamentosa: the forgotten factor in nasal obstruction. A Med J, 1982, 75: 817-819

125. Mabry RL. Rhinitis of pregnancy. South Med H, 1986, 79: 965-971

126. Mabry RL. Surgery of the inferior turbinates: how much and when. Otolaryngol Head Neck Surg, 1984, 92: 571-576

127. Mabry RL. The management of nasal obstruction during pregnancy. Ear Nose Throat J, 1983, 91: 717-720

128. Mabry RL. Visual loss following intranasal corticosteroid injection: incidence, causes and prevention. Arch Otolaryngol, 1981, 107: 486-486

129. Mahler D, Reuven S. The role of turbinectomy in rhinoplasty. Aesth Plast Surg 1984; 74: 277-9. Mccabe BF. The problem of the collapsing upper lateral cartilage. Ann Otol Rhinol Laryngol, 1979, 88: 524-526

130. Malmberg H, Grahne B, Holopainen E, et al. Ipratropium in the treatment of vasomotor rhinitis of elderly patients. Clin Otolaryngol, 1983, 8: 273-276

131. Masaki M, Tanaka Y. Nasal polyps in olfactory cleft. Laryngoscope, 1998, 108: 1243-1246

132. Mehlisch DR, Dahlin DC, Masson JK. Ameloblastoma: A clinicopathologic report. J Oral Surg 1972; 86-255

133. Mertz JS, Mc Caffrey TV, Kern EB.Objective evaluation of anterior septal surgical reconstruction. Otolaryngol, Head Neck Surg, 1984, 92: 308-311

134. Michael H, Stevens. Steroid-dependent anosmia. Laryngoscope, 2001, 111: 200-203

135. Mink PJ. Le nez comme voie respiratorie. Presse Otolaryngol (Belg), 1903; 481-496

136. Mittleman H. CO_2 laser turbinectomy for chronic obstructive rhinitis. Lasers Surg Med, 1982, 2: 29-36

137. Moore GF, Freeman TJ, Ogren FP, et al. Extended followup of total inferior turbinate resection for relief of chronic nasal obstruction. Laryngoscope, 1985, 95: 1095-1099

138. Moore JR. A comparison of cryosurgery and submucous diathermy in vasomotor rhinitis. J Laryngol Otol, 1980, 94: 1411-1413

139. Moran DT, Rowley JC III, Jafek BW, et al.The fine structure of olfactory mucosa in man.J Neurocytology, 1982, 11: 721-746

140. Newman AN, Rice DH. Rhabdomyosarcoma of the head and neck. Lary ngoscope, 1984, 95: 234

141. Odtoyimbo O. Complications following total inferior turbinectomy facts or myths? Clin Otolaryngok, 1987, 12: 361-363

142. Ole Hilberg. Objective measurement of nasal airway dimensions using acoustic rhinometry: methodological and clinical aspects. Allergy, 2002, 57 (Suppl 70): 5-39

143. Ophir E.Total inferior turbinectomy for nasal airway obstruction. Arch Otolaryngol, 1985, 111: 93-95

144. Ozenberger JM. Cryosurgery in chronic rhinitis. Laryngoscope, 1970, 80: 723-734

145. van Cauwenberge P, Bachert C, Passalacqua G. Consensus statement on the treatment of allergic rhinitis. Allergy, 2000, 55: 116-134

146. Pade J, Hummel T. Olfactory function following nasal surgery. Laryngoscope, 2008, 7: 1260-1264

147. Patterson CN. Juvenile nasopharyngeal angiofibroma. In: English GM, ed. Otolaryngology. Volume 5. Philadelphia: Lippincott, 1979: 1-20

148. Petersdorf RG, Root RK. Chills and fever. In: Braunwald E, Isselbacher KG, Petersdorf RG, et al, eds. Harrison's principles of internal medicine. 11th ed. New York: McGraw Hill Bool Co, 1987: 50-57

149. Pfaar O, Hüttenbrink KB, Hummel T. Assessment of olfactory function after septoplasty: a longitudinal study. Rhinolog, 2004, 42: 4: 195-199

150. Pfaar O, Landis BN, Frasnelli J, et al. Mechanical Obstruction of the Olfactory Cleft Reveals Differences Between Orthonasal and Retronasal Olfactory Functions. Chem. Senses, 2006, 31: 27-31

151. Rombaux Ph，Collet S，Eloy Ph. Smell disorders in ENT clinic. B-ENT，2005，1（Suppl 1）：97-109

152. Pollock RA，POhrich RJ. Inferior turbinate surgery：an adjunct to successful treatment of nasal obstruction in 408 patients. Plast Reconstr Surg，1984，74：277-234

153. Principato JL. A 15 years retrospective of chronic rhinitis and cryosurgery. Ear Nose Throat J，1986，65：22-28

154. Rasmy E. Osteoperiosteal flap in the treatment of ozena：new technique. Ann Otol Rhinol Laryngol，1986，95：645-646

155. Reese TD，Woodsmith D. Cosmetid facial surgery. Philadelphia：WB Saunders Company，1973：268-493

156. Richard L. Doty，Anupam Mishra. Olfaction and its alteration by nasal obstruction，rhinitis，and rhinosinusitis. Laryngoscope，2001，111：409-423

157. Richard L. Doty. Clinical studies of olfaction. Chem Senses，2005，30（Suppl 1）：i207-i209

158. Richard L. Doty. Handbook of Olfaction and Gustation. Second Edition Revised and Expanded. New York：Marcel Dekker，2003

159. Richerson HB，Seebohm PM. Nasal airway response to exercise. J Allergy，1968，41：269-284

160. Ritter FN. The effect of hypothyroidism upon ear，nose and throat. Laryngoscope，1967，77：1427-1479

161. Robert C. Kern，Chronic sinusitis and anosmia：Pathologic changes in the olfactory mucosa. Laryngoscope，2000，10：1071-1077

162. Salas JR. Septoplasty versus SMR. J Laryngol Otol 1983，8（Suppl）：113-114

163. Sayed RH，Abou-Elhamd KE，Makhlouf MM. Light and electron microscopic study of primary atrophic rhinitis mucosa. Am J Rhinol，2006，20：540-544

164. Schiff M. Juvenike nasopharyngeal angiofibroma. Laryngoscope，1959，69：981

165. Schramm VL，Effron MA. Nasal polyps in children. Laryngoscope，1980，90：1488-1495

166. Seiden AM，Duncan HJ. The diagnosis of a conductive olfactory loss. Laryngoscope，2001，111：9-14

167. Sethi DS，Lau DPC，Chee LW，et al. Isolated sphenoethmoid recess polyps. J Laryngol Otol，1998，112：660-663

168. Shear M. Cysts of the oral region. 2nd ed. Boston：Wright-PSG，1983

169. Snow JB. Clinical evaluation and gustatory disorders. In：Getchell TV，Bartoshuk LM，Doty RL，et al. Smell and taste in health and disease. New York：Raven Press，1991：463-468

170. Spector M. Partial resection of the inferior turbinates. Ear Nose Throat J，1982，61：28-32

171. Spencer FR. Chronic granulomas of the nose and paranasal sinuses. In English GM，ed. Otolaryngology. Volume 3：diseases of the larynx，pharynx and upper respiratory tract. Philadephia：JB Lippincott Co，1987，652-655

172. Stammberger H，Wolf G. Headaches and sinus disease：the endoscopic approach. Ann Otol Rhinol Laryngol，1988，97：3-23

173. Steiner GC. Ultrastucture of osteoblastoma. Cancer，1977，39：2127

174. Stevens MH. Steroid-dependent anosmia. Laryngoscope，2001，11：200-203

175. Taylor M. The nasal Vasomotor reaction. Otolaryngol Clin Nam，1973，5：645-654

176. Tegoni M. Pelosi P. Vincent F. et al. Mammalian odorant binding proteins. Biochim Biophys Acta，2000，1482：229-240

177. Terao A. Cryosurgery on postganglionic fibers of the pterygopalatine ganglion for vasomotor rhinitis. Acta Ptplaryngol，1983，96：139-148

178. Tewfik HH，McGinnis WL，Nordstrom DG，et al. Chordoma：evaluation of clincical behavior and treatment modalities. Int H Radiat Oncol，1977，2：959

179. Toohill RJ. Rhinitis medicamentosa. Laryngoscope，1981，91：1614-1621

180. Trotier D，Bensimon JL，Herman P，et al，Inflammatory Obstruction of the Olfactory Clefts and Olfactory Loss in Humans：A New Syndrome? Chem. Senses，2007，32：285–292

181. Vainio-Mattila J. Correlations of nasal symptoms and signs in random sampling study. Acta Otolaryngol，1974，318：1-8

182. Vilar-Sancho B，Rhinoseptoplasty. Aesth Plast Surg，1984，8：61-65

183. Virat Kirtsrccsakul，Robert M，Naclcrio. Role of allergy in rhinosinusitis. Curr Opin Allergy Clin Immunol，2004，4：17-23

184. Wight RG，Jones AS，Ckegg RT. A comparison of anterior and radical trimming of the inferior nasal resistance to airflow. Clin Otolaryngol，1988，13：223-226

185. Wolfensberger M，Hummel T. Anti-inflammatory and surgical therapy of olfactory disorders related to sino-nasal

disease. Chem Senses，2002，27：617-622

186. Wolfman DE. Typhus-induced facial necrosis. Otolaryngol Head Neck Surg，1986，94：390-393

187. Zeiger R，Shatz M. Chronic rhinitis：a practical approach to diagonosis and treatment. Immunol Allergy Pract，1982，4：26-36

188. Zusho H. Posttraumatic anosmia. Arch Otolaryngol，1982，108：90-92

第四章

感觉神经性嗅觉障碍

第一节　先天性失嗅

先天性失嗅是指自出生后就闻不到某一类特殊的气味或所有的气味。本文主要讨论的是后者即闻不到所有的气味。由于嗅觉容易被忽视，因此先天性失嗅早期发现困难。

一、分　类

先天性失嗅少见，分为伴有其他异常的综合征性失嗅和不伴有其他异常的孤立性失嗅。综合征性失嗅包括Kallmann综合征（Kallmann's syndrome）、CHARGE综合征（coloboma, congenital heart disease, choanal atresia, mental and growth retardation, genital anomalies, and ear malformations and hearing loss）等。Kallmann综合征是最常见的伴有其他异常的先天性失嗅，孤立性先天性失嗅是最常见的先天性失嗅。国内、外文献中有关先天性失嗅的报道很少，而且多数是以Kallmann综合征为主的个案报道。刘剑锋等（2007）报道了先天性失嗅8例，4例为伴有其他异常的先天性失嗅，4例为孤立性先天性失嗅，并总结了先天性失嗅诊断、分类、临床以及影像学特点。

二、诊　断

先天性失嗅的诊断主要依据之一是患者自幼对香臭等气味没有感受和体验，有时是家属通过意外事件如患者食用馊变食品，或不能及时对烟雾以及煤气泄漏做出反应才发现。需要详细了解患者的一般资料、病史、既往史特别是与嗅觉障碍相关的疾病史、外伤手术史、婚育史、化学品接触史、家族史、性征的发育（外生殖器发育，乳房发育，腋窝以及阴部毛发分布等）。特别需要详细了解有无青春期发育以及发育状况（有无性幼稚体形），婚育史。完善耳鼻咽喉科全面体检，鼻内镜检查。需要排除颅脑外伤、上呼吸道感染以及鼻腔占位疾病导致的失嗅。

1. 嗅觉功能测试　嗅觉主观测试可以评定嗅觉减退的程度。嗅觉事件相关电位测试（olfactory event-related potentials，OERP）可以进一步客观评估嗅觉减退程度。Hummel等（1991）对3例Kallmann综合征患者进行嗅觉事件相关电位检查，结果显示嗅觉事件相关电位引不出，鼻内三叉神经敏感度增强。Cui等（1997）用醋酸异戊酯为刺激剂对9例先天性失嗅患者进行嗅觉事件相关电位测试，引不出相关电位。刘剑锋等（2007）对8例先天性失嗅患者测试显示，最大嗅刺激均引不出嗅觉事件相关电位。7例氨气刺激能够引出鼻内三叉神经化学感受事件相关电位，1例引不出。

2. 影像学检查　嗅觉评估的结构影像学主要依靠CT和MRI。鼻窦CT能够显示鼻腔和鼻窦的病变。嗅神经通路（简称嗅路）MRI的优势在于不仅能够显示鼻腔、鼻窦病变，而且能清晰显示嗅球、嗅束以及嗅皮质，可以对嗅觉系统结构进行定性和定量分析。因此MRI对于嗅觉障碍有重要评估作用。鼻窦CT、嗅路MRI可以详细了解鼻腔以及嗅觉通路有无异常。嗅觉通路MRI检查是先天性失嗅客观、确凿的依据。MRI用于嗅觉系统检查国外始于1989年。在20世纪90年代早期用于Kallmann综合征检查。刘剑锋等在国内首次报道了嗅觉通路MRI用于感觉神经性失嗅的研究。刘剑锋等报道的先天性失嗅中4例为Kallmann综合征，MRI显示均无嗅球、嗅束和部分嗅沟缺失。国外研究显示Kallmann综合征主要表现为嗅球嗅束缺失或发育不良，嗅沟可以缺失、发育差或正常，垂体和下丘脑正常。Vogl等比较了Kallmann综合征和特发性低促性腺激素型性腺功能低下综合征（idiopathic hypogonadotropic hypogonadism, IHH）的嗅神经MRI影像，发现18例Kallmann综合征患者中17例嗅球缺失，8例有正常嗅沟。10例IHH都有嗅球和嗅束，其中3例嗅球发育稍差。提示嗅球、嗅束的缺失是Kallmann综合征的特有表现。

3. 内分泌检查　检查外生殖器以及第二性征发育状况。骨龄检测、性染色体检测以及性激素睾酮、雌二醇、血清促黄体生成素以及促卵泡生成素检测。

4. 嗅黏膜病理　有条件的可以取嗅区黏膜病理检查，常规病理以及免疫组化，以明确有无嗅上皮异常。Jafek等对7例先天性失嗅患者行嗅黏膜病理检查，常规病理和透射电镜显示7例均只有呼吸上皮结构，无嗅上皮结构。Leopold等对22例先天性失嗅中的5例行嗅黏膜病理检查，病理显示3例无嗅上皮，2例嗅上皮明显异常。刘剑锋等报道8例先天性失嗅中有2例行嗅黏膜病理检查，1例为鼻腔鼻窦发育异常，病理为鳞状上皮。另1例为孤立性失嗅，病理未见典型嗅上皮结构，免疫组化：Syn、S-100以及NF均为阴性（图2-4-1-1）。提示先天性失嗅患者的嗅上皮是缺失或异常的，这种异常可能是原发的也可能是继发的。

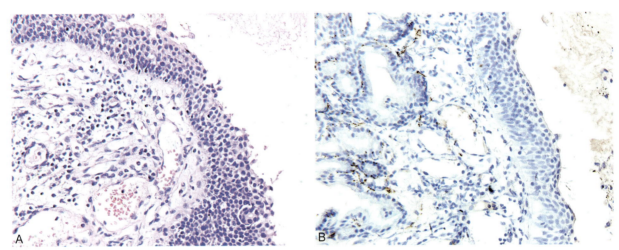

图2-4-1-1　孤立性先天性失嗅患者嗅黏膜病理
A. 嗅区黏膜为复层上皮，未见典型嗅上皮结构（HE×400）；B. Syn表达阴性（免疫组化×400）

5. 典型病例　例1，男性，16岁，自幼失嗅伴外生殖器发育差。闻不到香味和臭味，能闻到化肥和醋味。青春期后外生殖器男性第二性征不发育，无阴茎勃起及遗精。查体见无腋毛，乳房Ⅰ期，阴毛Ⅲ期，睾丸L/R＝1/1ml，质硬。喉结不明显。骨龄相符。性染色体核型为46XY。血清黄体生成素、促卵泡激素（follicle stimulating hormone，FSH，又称卵泡刺激素）、睾酮、雌二醇水平明显降低。内分泌诊断为低促性腺激素型性腺功能低下伴失嗅，Kallmann综合征。耳鼻咽喉科专科体检未见明显异常。T&T嗅觉测试为完全失嗅。嗅觉事件相关电位测试2.0ml醋酸异戊酯未引出相关电位，氨气能引出相关电位。嗅路MRI显示嗅球嗅束以及嗅沟缺失（图2-4-1-2），垂体MRI未见异常。

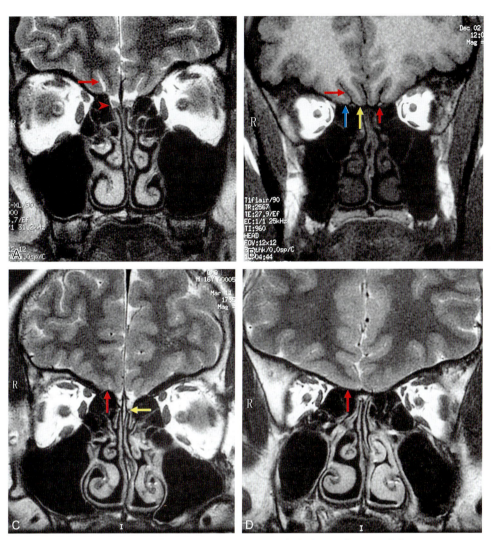

图2-4-1-2 正常人以及Kallmann综合征患者嗅觉通路MRI冠状位

A、B. 为正常嗅球嗅束，A T$_2$相嗅沟（红色长箭头），嗅球（红色短箭头），B T$_1$相嗅沟（红色长箭头），嗅束（红色短箭头），眶额回（蓝色箭头）、为直回（黄色箭头）；C、D. 为Kallmann综合征患者嗅球、嗅束、嗅沟缺失，C嗅沟缺失（红箭头），嗅球缺失（黄箭头），D嗅沟和嗅束缺失（红色箭头）

例2，女性，27岁。自幼无嗅觉、鼻腔干燥、疼痛。耳鼻咽喉专科检查：双鼻腔宽大，鼻腔外侧壁未见正常结构。右侧鼻腔外侧壁可见相当于下鼻甲和中甲处有结节样小突起。左侧鼻腔外侧壁有类似于中甲的结节。鼻腔黏膜干燥。咽部黏膜干。鼻窦CT：鼻窦、鼻腔发育不良（图2-4-1-3）。主观嗅觉测试为完全失嗅，嗅刺激以及三叉神经化学刺激均未引出相关电位。取鼻腔相当于嗅区部位组织病理检查，为鳞状上皮组织，伴慢性炎症变。诊断为先天性失嗅伴鼻腔、鼻窦发育不全。

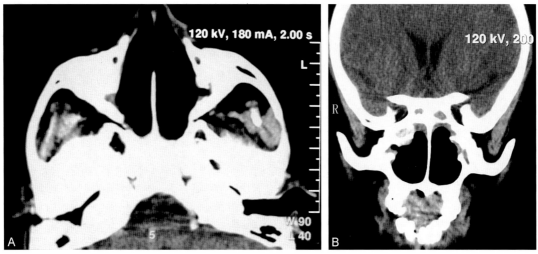

图2-4-1-3　鼻窦CT双侧上颌窦未发育，双侧鼻甲发育差，蝶窦炎性改变
A. 轴位；B. 冠状位

例3，女性，28岁，未婚。自幼无香臭等嗅觉感受。无其他异常。第二性征以及月经正常。性激素水平正常。耳鼻咽喉科检查未见异常。MRI检查双侧嗅球以及嗅束缺失，嗅沟浅（图2-4-1-4）。诊断为孤立性先天性失嗅。

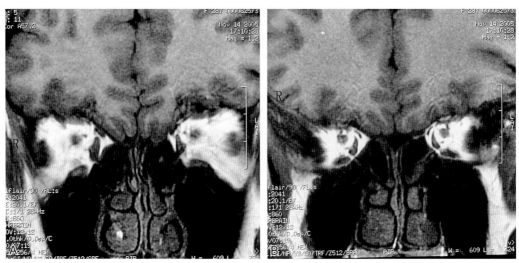

图2-4-1-4　孤立性先天性失嗅患者的嗅路MRI冠状位
A. 示双侧嗅球缺失；B. 示嗅束缺失，嗅沟浅

6. 讨论　根据是否伴有其他异常，先天性失嗅分为伴有其他异常的先天性失嗅，即综合征性先天性失嗅和不伴有其他异常的先天性失嗅，即孤立性先天性失嗅。研究显示先天性失嗅中，孤立性先天性失嗅较综合征性多见。Jafek等报道的7例中有1例是Kallmann综合征，Leopold等报道的22例先天性失嗅中仅有2例是综合征性失嗅。Yousem等报道的25例中8例为Kallmann综合征。刘剑锋等报道8例中首诊耳鼻咽喉科5例，4例为孤立性失嗅，1例伴有鼻腔鼻窦发育不良。另有3例为Kallmann综合征是内分泌科转诊患者。提示以嗅觉障碍首诊的先天性患者中孤立性失嗅为多数。

Kallmann综合征最早在1856年报道，1944年由Kallmann首次报道其遗传学特征。Kallmann综合征是嗅觉系统和合成促性腺激素的神经元胚胎发育障碍引起的先天性疾病，通过X-连锁的隐性、常染色体显性或常染色体隐性遗传。临床常分为家族型和散发型，散发型约占2/3。男性发病率为1/10万，女性为1/5万，患者为性发育幼稚，失嗅或嗅觉下降，可伴有肾脏不发育、唇腭裂、不育、痉挛性截瘫、小脑异常、眩晕或耳聋等。刘剑锋等报道的8例先天性失嗅中有3例Kallmann综合征，MRI显示均无嗅球嗅束，部分嗅沟缺失。本研究结果与国外的报道相似。Yousem等发现先天性失嗅的患者中，有68%～84%嗅球和嗅束缺失，16%～32%嗅球和嗅束发育不良。其他类似的研究显示Kallmann综合征主要表现为嗅球嗅束缺失或发育不良，嗅沟可以缺失、发育差或正常，垂体和下丘正常。

CHARGE综合征是Hall（1979）以及Pageon（1981）等先后报道，是伴有多器官发育障碍的先天性疾病，伴有眼组织缺失（coloboma）、先天性心脏病（congenital heart disease）、后鼻孔闭锁（choanal atresia）、智力和生长发育迟滞（mental and growth retardation）、生殖系统发育异常（genital anomalies）以及耳畸形和听力障碍（ear malformations and hearing loss），可以伴有前庭畸形、面部畸形、不对称性面瘫、脑干异常等其他畸形。嗅觉障碍并未列入该病的诊断标准。Chalouhi等（2005）对CHARGE综合征患儿（14例，年龄6～13岁）进行了嗅觉评估，其中有3例伴有单侧后鼻孔闭锁。发现所有的患儿均有不同程度的嗅觉障碍，半数为失嗅，其他为嗅觉减退。其中的9例行MRI检查，发现嗅球和嗅束为中度～完全未发育。而且嗅觉影像学和嗅觉功能检查并无相关性。Blustajn等（2008）对10例CHARGE综合征患儿进行嗅路MRI研究，发现均异常，6例嗅球嗅沟缺失，其余嗅球嗅沟发育差。

鼻腔、鼻窦发育不良伴失嗅国内、外文献未见报道。刘剑锋等是首次报道。该例鼻甲未发育，上颌窦筛窦未发育，整个鼻腔是一个大的空腔。鼻腔嗅区黏膜为鳞状上皮。提示嗅上皮未发育。遗憾的是未能行MRI检查，以进一步明确有无嗅球嗅束的异常。

孤立性先天性失嗅。从理论上推测孤立性先天性失嗅可以是嗅上皮、嗅球和嗅束的发育异常。现有的文献也支持这种推测。多数文献结果显示孤立性先天性失嗅有不同程度的嗅球、嗅束以及嗅沟发育异常。Yousem等通过对先天性失嗅患者的嗅路MRI检查，认为先天性失嗅是嗅球嗅束的问题，而不是其他部位的问题。Abolmaali等对16例孤立性先天性失嗅的患者行嗅路MRI检查，发现8例双侧嗅球未发育，3例嗅球左侧未发育，右侧发育不良，5例双侧嗅球发育不良。提示孤立性先天性失嗅嗅球和嗅束有不同程度的发育障碍。本组4例孤立性先天性失嗅中，3例为双侧嗅球以及嗅束缺失，1例双侧嗅球发育不良。Ghadami等发现伊朗2个独立家系有12例孤立性先天性失嗅，令人意外的是MRI检查显示嗅球和嗅束结构均正常。由于这些患者拒绝接受嗅黏膜病理检查，因此只能推测这些孤立性先天性失嗅病变部位可能是在嗅黏膜。

临床怀疑先天性失嗅，需要考虑是否伴有其他异常，特别是性发育异常，有性发育异常者，需要请内分泌科进一步检查是否为Kallmann综合征。嗅觉通路MRI对诊断有重要价值。嗅黏膜病理检查可以明确有无嗅黏膜病变。

三、治　疗

先天性失嗅，无有效治疗方法。对于Kallmann综合征患者行激素替代治疗后，临床观察有嗅觉改善的迹象，但尚无正式报道。

第二节　外伤后嗅觉障碍

一、外伤后嗅觉障碍的流行病学资料

早期的研究显示，头部外伤后失嗅率为4%～7%；新近的研究显示，严重的脑外伤可以导致高达60%的嗅觉损伤。脑外伤越重，嗅觉损伤可能性越大，重度脑外伤后嗅觉障碍为25%，中度为19%，轻度为13%。头部外伤后嗅觉障碍最早记录可以追溯到18世纪中、后叶。当时多数病例是由于脑外伤或从马上或马车上摔伤。最近报道显示脑外伤导致的嗅觉障碍中，最多见是机动车车祸（51.5%），其次是家里室内摔伤（14.5%）、自行车意外（10.1%）、人行道意外（9.29%）以及受攻击（6.8%）。

二、损 伤 机 制

1. 鼻、鼻窦及颌面外伤 头面部外伤与嗅觉障碍关系密切。在一项212例外伤后嗅觉障碍的研究中，44.8%有面部或颅骨骨折，11.3%有面部挫伤伴鼻骨骨折。2002年的一项研究显示86例上、中面部骨折中，19例有嗅觉障碍，嗅觉障碍所对应的骨折类型为鼻颧-Le-Fort骨折，额眶骨折，Le-Fort骨折。其他骨折如鼻骨骨折、鼻眶筛骨折、筛骨骨折、额骨-Le-Fort骨折以及鼻骨Le-Fort骨折。

鼻－鼻窦损伤导致嗅觉障碍的原因可能是：①鼻腔阻塞妨碍嗅素到达嗅裂，导致传导性嗅觉障碍；②嗅黏膜撕裂伤或继发炎症导致感觉性嗅觉障碍。

2. 剪切或撕裂伤 嗅丝通过筛板的筛孔进入颅内，与嗅球内球周细胞形成突触。颅脑外伤，特别是前颅底撕裂伤或冲击、对冲伤导致的剪切伤会损伤嗅丝。剪切伤多发生于后前位的冲击或对冲伤。临床研究观察到该类损伤嗅丝在筛板处离断，再生的嗅神经轴索不能通过瘢痕组织和筛孔到达嗅球。最近的报道显示嗅标记蛋白（olfactory marker protein，OMP）免疫组化支持嗅觉感受神经元部分再生导致外伤后迟发性嗅觉倒错。

3. 脑损伤 轻微的脑外伤可能导致嗅觉障碍，de Kruijk等报道22%的有嗅觉减退，4%失嗅。Costanzo等（1986）发现中、重度脑外伤患者中14%～27%的出现嗅觉障碍。脑挫伤特别是嗅球和眶额极是外伤后嗅觉障碍的最常见原因。出血或皮质挫伤常伴有嗅觉辨别力下降。Yousem等（1999）对外伤后嗅觉障碍患者行MRI研究发现，嗅球和嗅束、额下以及颞叶脑软化。嗅觉识别力下降可能是眶额叶和颞叶的局灶性或弥漫性损伤。

三、临 床 评 估

1. 病史和体格检查 外伤后失嗅患者常求治于耳鼻咽喉科。需要仔细询问病史，病史采集：包括患者的一般资料、病史、既往史特别是与嗅觉障碍相关的疾病史、详细外伤史。

需要详细了解嗅觉障碍的类型以及程度。比如起病的急缓，是部分嗅觉下降还是全部丧失，是否伴有嗅觉倒错和幻嗅。这些信息有助于初步判定损伤是外周性还是中枢性。持续性前鼻孔后或后鼻孔的水样涕，需要考虑脑脊液鼻漏，常提示有颅底骨折。对于住院患者需要了解相关病历、手术记录以及影像学资料。

行耳鼻咽喉全面体检，鼻内镜检查，需要注意鼻腔、嗅裂和鼻咽部。

2. 嗅觉测试

（1）主观嗅觉测试：需要对患者进行正式的嗅觉测试，明确嗅觉障碍的类型和程度。嗅觉测试的方法很多，具体参见嗅觉心理物理测试。

（2）客观嗅觉测试：客观的嗅觉评估，一方面是循证医学的需要，另一方面是司法鉴定的需要。目前电生理测试主要是嗅觉事件相关电位测试（OERP）。测试时同时行嗅觉和鼻内三叉神经化学感受测试，明确损伤的程度。OERP能够从脑电生理方面提供嗅功能的客观依据。应用OERP评估颅脑创伤后嗅觉减退或缺失的报道很少。Geisler等通过对25例颅脑创伤后嗅觉正常、减退和失嗅的患者以及25例年龄性别相匹配的嗅觉正常的受试者的研究发现，颅脑外伤后完全失嗅的患者引不出相关电位，与对照组相比，颅脑外伤后嗅觉下降和嗅觉正常的患者N1、P2及P3幅值减小，各波潜伏期延长。因此，支持OERP作为脑创伤后嗅觉损伤的客观评估手段。刘剑锋等报道对外伤后失嗅的24例患者进行OERP测试，发现最大嗅刺激引不出OERP者24例（20例为双侧，4例为单侧）；能引出OERP者4例，均为单侧，其中2例为正常引出，另2例OERP幅值下降且潜伏期延长。提示OERP能够对外伤后嗅觉障碍的程度做出客观评估，即根据能否引出OERP，以及OERP的潜伏期和幅值进行定性和定量判定。

3. 影像学检查

（1）结构影像：平片对于诊断鼻骨骨折以及颌面部骨折有帮助。高分辨率CT对明确损伤部位和程度有重要意义（图2-4-2-1）。强磁场磁共振能够清晰显示嗅球、嗅束以及嗅皮质，可以对嗅觉系统结构进行定性和定量分析。Yousem等对25例头颅外伤后嗅觉障碍的患者进行MRI检查和嗅觉心理物理测试发现，脑外伤后嗅觉障碍患者嗅觉系统受损部位88%在嗅球、嗅束，60%在额叶底部，32%在颞叶。多数情况下嗅球、嗅束以及额叶脑软化并存，而且嗅球和嗅束的损伤与嗅觉心理物理测试具有相关性。刘剑锋等报道双侧嗅球损伤100%，额叶直回损伤占91.7%，额叶眶回损伤占67%，远端嗅束和颞叶损伤各占8%。提示外伤后失嗅嗅球均有严重损伤，额叶直回和眶回也常受累。该研究同时提示对于外伤后失嗅，主观嗅觉测试与嗅路MRI检查以及OERP测试结果具有高度一致性，三者可以相互印证。与Yousem的研究相比，刘剑锋报道的嗅球损伤率明显增高，是因为其研究对象是外伤后失嗅患者，而Yousem研究的是嗅觉障碍患者，其中只有12例为完全失嗅，12例中只有1例未伤及嗅球嗅束。提示外伤后嗅觉障碍可以是嗅球以上的嗅觉通路的各部位损伤，而完全失嗅会有严重的低位损伤——嗅球损伤（图2-4-2-2）。

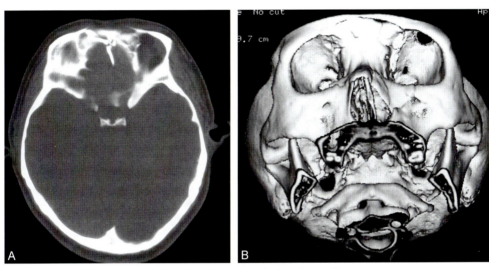

图2-4-2-1 CT对外伤后嗅觉评估
A. 为CT轴位显示额骨、筛骨骨折；B. CT三维重建显示额骨和鼻骨骨折

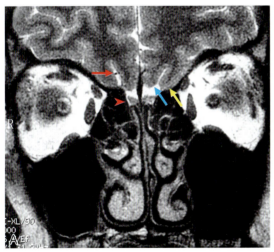
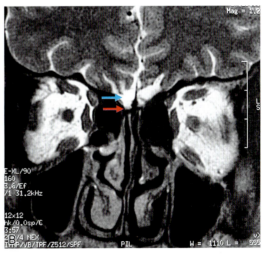

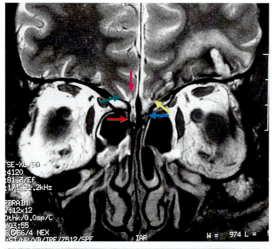
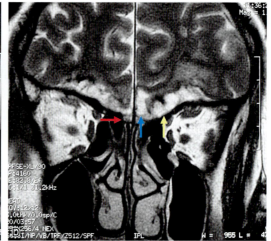
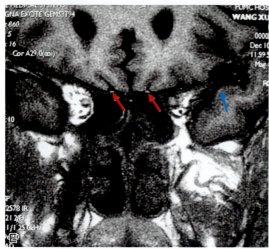

图2-4-2-2 外伤后嗅觉障碍的MR评估

A. MRT$_2$相正常嗅球（红色短箭头）、嗅沟（红色长箭头）以及直回（蓝色箭头）、眶回（黄箭头）；B. MRT$_2$相显示双侧嗅球（红色箭头）和直回（蓝色箭头）正常形态消失，呈长T$_2$信号，为外伤后软化灶以及出血后遗改变；C. MRT$_2$相显示右侧嗅球（红色箭头）、直回（粉色箭头）以及眶回正常，左侧嗅球（蓝色箭头）结构不清、直回眶回（黄色箭头）混杂信号；D. MRT$_2$相显示双侧嗅球（红色箭头）、直回（蓝色箭头）以及眶回（黄色箭头）正常形态消失，呈不均匀长T$_2$信号，为外伤后软化灶以及出血后遗改变；E. MRT$_1$相显示左侧颞叶损伤（蓝色箭头），近端嗅束正常（红色箭头）

　　OERP能对嗅觉进行定性和定量的客观整体评估。嗅路MRI能对外伤后嗅觉障碍的损伤部位、程度进行客观、精确的评价，两者结合能对嗅觉功能进行全面、客观的评估。

　　（2）功能影像学检查：Varney等通过PET（positron emission tomography）研究发现外伤后失嗅患者眶额回以及内侧前额皮质代谢明显减弱。SPECT（single photon emission computed tomography）显示眶额皮质低灌注。Eftekhari等报道定性SPECT显示87.5%的外伤后失嗅患者有眶额皮质的低灌注，半定量SPECT比定性SPECT和MRI能够显示更多的异常。Mann等也有类似报道。但是上述报道中的MRI均为普通颅脑MRI扫描，并不是嗅路薄扫。目前还未见fMRI用于评估外伤后失嗅的报道。

四、治疗和预后

　　1. 治疗　对于外伤后嗅觉障碍，目前治疗手段有限，效果不理想。外伤后传导性嗅觉障碍可以手术干预，解决鼻阻导致的嗅觉障碍。糖皮质激素有治疗成功的报道，可能有助于减轻嗅黏膜水肿和促进神经再生。Fujii等报道短期使用鼻腔局部注射糖皮质激素治疗外伤后嗅觉障碍，治疗后T&T嗅觉计测试和经脉嗅觉测试改善率分别为35.3%和23.5%。Ikeda等报道17例外伤后失嗅患者接受糖皮质激素治疗，12例用0.1%倍他米松（betamethasone）喷鼻，5例口服泼尼松，结果有4例嗅觉轻微改善。

2. 影响预后的相关因素　外伤后嗅觉障碍的恢复程度取决于外伤后嗅觉系统受损的部位、严重程度和类型。Sumner研究提示鼻－鼻窦阻塞或脑出血吸收后有部分嗅觉可能恢复。Costanzo等（1986）发现中、重度脑外伤中，33%嗅觉有改善，27%嗅觉障碍加重。Doty等报道66例脑外伤后嗅觉障碍患者中，36%改善，45%无变化，18%加重。由于嗅上皮具有再生能力，可能无需治疗嗅觉能自行恢复。恢复时间大多在伤后半年到1年，2年后恢复的可能性不到10%。Reden等（2006）报道了大宗病例，99例闭合性颅脑外伤后嗅觉障碍患者中，随访至少13个月，只有10例（10.1%）有改善，82例（82.8%）无变化，7例（7.1%）加重，而且年龄、性别和病程长短与预后无关。10例中有1例是伤后9年部分恢复，6例是1年后，3例是3年后。

3. 伤残和职场回归　虽然嗅觉丧失不会导致明显的残疾，但是还是会对患者的健康、安全、工作以及生活质量产生负面影响。美国医学会损伤评定系统（The American medical Association Impairment Rating System），永久性损伤评定指南（Guides to the Evaluation of Permanent Impairment）只列入了双侧完全性失嗅，而将单侧完全性以及双侧不完全性嗅觉损失排除在外。为了明确功能障碍和最终的残疾程度，专业评估人员必须考虑患者所从事的职业以及追求的职业。并对嗅觉障碍对个人安全、事业追求、食欲、营养、卫生、家政、看护孩子、爱好以及休闲活动产生的负面影响进行全面评估。对于依赖于嗅觉的某些职业如厨师、品酒师、消防员、化学师、化妆美容师、花匠和某些产业工人而言，没有嗅觉就无法从事职业活动。对于这些人，在最终做出再求职决定前进行适当的职业分析是很重要的。雇主和雇员的教育以及对原位工作进行调整以确保能平稳过渡到职场回归（re-entry）。

4. 风险和生活质量　Santos等（2004）对445例外伤后嗅觉障碍者进行调查，发现与正常对照相比他们更容易碰到嗅觉相关的风险事件（olfactory-related hazardous event），包括燃气泄漏、烟雾、食品变质以及其他嗅觉相关的需要警觉的征象，55%有做饭相关意外，25%食用过变质食品，23%不能察觉燃气泄漏。对于嗅觉障碍者需要指导他们采取以下安全措施：①在工作场所以及家里安装烟雾和燃气检测装置；②尽可能使用电炊具，避免使用燃气炊具；③将保鲜冷冻食品做上标签，注明保质期；④使用香水应避免过浓；⑤注意个人卫生特别是口气和体味；⑥食用辣椒、时令蔬菜、色彩鲜艳的食品以增加食欲；⑦避免接触可能释放有害气体的化学品。

就生活质量而言，一个人很难想象不能闻到春天里的花香，不能品味清晨浓郁的咖啡，不能享受宝宝或爱人的体香，不能深呼吸感受海滩清新而略带咸味的空气，是一种什么样的痛苦。外伤后失嗅的人就永远不能感受这些美好甚至令人陶醉的气息。研究显示嗅觉障碍者生活质量下降，嗅觉障碍与临床抑郁症有显著相关性。失嗅者由于食欲下降和营养不良或过多使用盐或醋可能出现营养和健康问题。

（刘剑锋）

第三节　上呼吸道感染嗅觉障碍

上呼吸道感染后嗅觉障碍（post-upper respiratory infection olfactory disorder，PURIOD）是嗅觉障碍的最常见类型，PURIOD的发生率约占各类因素造成嗅觉障碍的11%~40%，多发于40~80岁人群，女性多于男性，70%~80%是女性，每年的三月和五月是高发季节。

这类嗅觉障碍的表现多样，可以是暂时性的，也可能是永久性的；可以表现为嗅觉减退（hyposmia）、嗅觉丧失（anosmia），也可能表现为嗅觉倒错（parosmia）或嗅觉畸变（a distorted smell）或幻嗅（phantosmia）。Henkin等报道上呼吸道感染患者中约50%的人会出现嗅觉畸变或是幻嗅，而Leopold等发现这些患者中出现嗅觉畸变的患者不超过10%。此外，还可能表现为嗅神经传导失同步性，即嗅神经疾病。我们在对上呼吸道感染后嗅觉障碍的患者中采用T&T嗅觉测试法和记录嗅觉事件相关电位

(olfactory event-related potentials，OERPs）进行嗅觉功能评估时，在部分患者中发现了一种特殊的现象，即：主观识别阈及察觉阈检查结果基本正常，却不能记录到OERPs反应波形。

【病因】 上呼吸道感染（upper respiratory tract infection，URTI）常由病毒感染引起，目前认为可能与200多种病毒有关。其中鼻病毒最常见，约占30%～35%；其他已知的呼吸道病毒，如：腺病毒、柯萨奇病毒、艾柯病毒、副黏液病毒、呼吸道合胞病毒、肠道病毒等约占10%～15%，此外还有大部分病毒尚未被证实。然而事实上，并不一定经历过上呼吸道感染的患者都会出现嗅觉障碍，或许这种病毒感染后嗅觉障碍（postviral olfactory disorders，PVOD）的发生是与某些特殊的病毒感染有关。由于PVOD常是突然出现，很多患者都认为他们的嗅觉会恢复，所以就诊时间通常在已经发生嗅觉障碍的一段时间后，因此要精确地判断感染的是何种病毒不太可能。许多学者根据能够引起感冒和（或）神经症状的病毒来推测引发嗅觉损伤的病毒可能包括流感病毒、副流感病毒、呼吸道合胞病毒、柯萨奇病毒、腺病毒、脊髓灰质炎病毒、肠道病毒、疱疹病毒。

【上呼吸道感染对嗅觉系统的损伤机制】 通常在上呼吸道感染急性期，多数人都因鼻腔黏膜充血阻塞而呈现不同程度的嗅觉障碍，肿胀的鼻腔黏膜阻挡了气味分子与嗅觉受体神经元接触，但随着鼻腔黏膜肿胀消退，嗅觉功能通常能够恢复至感染前的水平，因此是传导性嗅觉障碍；可是仍有一部分患者当鼻塞症状消退后（通常约2～10天左右），才发现嗅觉并未因此而恢复，他或（她）闻不到花香、香皂和食物，常仅能察觉到一些醋和氨水类的气味，而这些气味都含有大量刺激三叉神经的成分，这部分患者可能是感觉神经性嗅觉障碍，可能是与气味分子直接接触的嗅觉受体神经元出现的功能异常所致。

不同的临床表现是与嗅觉感觉神经元的特异性超微结构的变化相关的。据文献报道，病理学研究显示病毒感染后一部分嗅觉障碍患者的嗅黏膜病理检查提示相当大范围内的嗅上皮失去其固有的特征，被呼吸性上皮取代。作者由此提出假说：病毒感染和（或）宿主对病毒感染的反应可能也同时损伤嗅感受神经元再生所必需的前体细胞。上述嗅黏膜损伤的表现和暴露于甲基溴（methylbromide，MeBr）或3-甲基吲哚（3-methylindole，3-MI）引起的嗅上皮损害类似；另一部分嗅觉毒性损害的区域出现了明显的嗅上皮细胞丢失的现象。Douek等对PVOD患者的嗅上皮进行病理检查发现嗅上皮区域有呼吸上皮的替代和大量的瘢痕化。Jafek等对表现出不同程度的PVOD患者研究发现嗅敏度与嗅上皮的不同损害程度相关，如完全失嗅患者的嗅上皮嗅觉受体神经元的数量减少且其形态（包括树突末梢未能触及嗅黏膜表面或缺乏感受纤毛从而减少嗅觉传导）及功能亦异常。嗅觉减退患者的嗅觉受体神经元的数量也减少但其形态基本正常。而表现为病毒感染后嗅觉倒错或畸变的患者，嗅黏膜病理检查显示嗅区仍有可辨认的嗅上皮存在，但嗅感受神经元排列紊乱，并且主要由未成熟的神经元构成。此类嗅觉障碍患者的嗅感受神经元前体细胞幸存，但嗅感受神经元成熟受阻。我们观察了流感病毒感染后小鼠嗅感受神经元的凋亡与再生，发现流感病毒感染可有效地诱导嗅感受神经元凋亡，并促进基底细胞增殖；基底细胞增殖不足以补充嗅感受神经元凋亡，导致嗅感受神经元总数减少（图2-4-3-1，2-4-3-2）。1989年，Jafek和Eller进行人类嗅上皮的超微结构研究，结果显示上呼吸道病毒感染患者的嗅上皮的嗅感受神经元数目减少，而残留的嗅感受神经元的纤毛丢失。Cullen和Leopold 于1999年也报告类似的结果。从这些结果看来，流感病毒可能影响嗅感受神经元的树突上纤毛的活性。Yamagishi等也发现PVOD患者的嗅觉受体神经元和神经束减少，并根据上呼吸道感染后的不同病程患者的观察结果而将PVOD病理变化分为三个阶段，第一个阶段：嗅上皮仍保持基本的结构层次和形态，但受体细胞的数量减少；第二个阶段：嗅上皮的层次结构改变，仅有支持细胞和基底细胞组成；第三个阶段：也是最严重的阶段，嗅上皮发生鳞状上皮化生。但是Yamagishi等并未发现受体细胞和神经束的残余数量多少与嗅敏度变化程度的相关性，他们认为可逆性的嗅觉损伤可能是因为嗅上皮表面发生部分损伤，如嗅纤毛或嗅囊泡的损伤。然而，除了病毒对嗅觉系统直接损伤外，机体自身在抵御URTI时释放的免疫产物或自身的免疫反应，都可能造成嗅上皮的改变而导致嗅觉障碍。病毒感染长期存在还可以损害嗅神经传导通路，动物实验研究已表明，许多种病毒除了对嗅觉神经元产生损害外，也可以对嗅球、嗅束及更高级的嗅皮层造成损害。已有证据表明可引起嗅球细胞退行性变。此外，嗅感受神经元和嗅球失联系会导致前者得不到来自嗅球的营养供应，而使嗅感受神经元寿命显著缩短，在这些情况下，新生的嗅感受神经元缺少发育成为成熟嗅感受神经元所需的时间，即新生的神经元在成熟之前或刚成熟就已面临死亡。嗅感受神经元更新加速可预见嗅上皮的细胞组成：神经元再生加速试图代偿嗅感受神经元大量丢失，与正常的嗅上皮比较，嗅上皮中未成熟的嗅感受神经元数目增多，成熟的嗅感受神经元减少，稀疏地分布于嗅上皮中。因此，病毒感染后嗅觉障碍患者的病理组织学研究发现嗅上皮存在，但细胞成分异常，和病毒感染导致嗅神经或嗅球损伤的观点并不矛盾，嗅黏膜病理检查表现为未成熟神经元占优势可为嗅感受神经元再生加速，并伴有嗅神经或嗅球受损的结果。由此可见，病毒感染所致的嗅觉障碍涉及嗅感受神经元和嗅神经通路的病变。

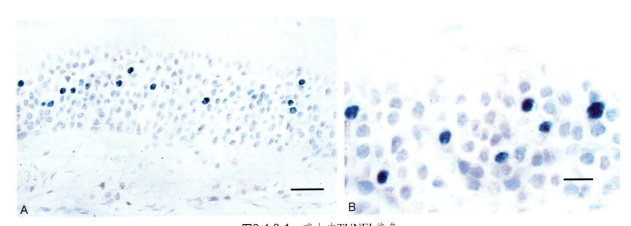

图2-4-3-1　嗅上皮TUNEL染色
凋亡的嗅觉受体神经元的胞核被染成蓝色，散布于嗅上皮的中层。A. 标尺＝25μm；B. 标尺＝10μm

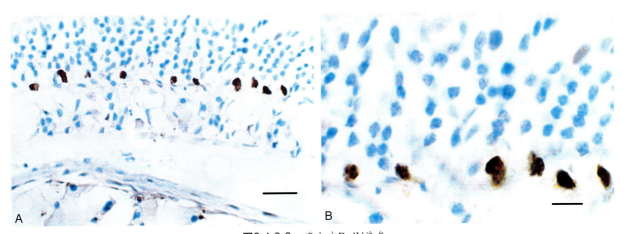

图2-4-3-2　嗅上皮BrdU染色
增殖的基底细胞被染成棕黄色。A. 标尺＝25μm；B. 标尺＝10μm

【病毒感染后嗅觉障碍的诊断和治疗】　　病毒感染后嗅觉障碍的诊断主要依赖于详细的病史，多数患者主诉上呼吸道感染后出现嗅觉障碍。在收集病史时，要注意询问嗅觉障碍的发生时间、持续时间、与味觉的关系、嗅觉障碍的特点等，可以要求患者描述异常的或失真的嗅觉感受。体格检查常无特殊发现或仅见鼻腔黏膜炎症。此类原因所致的嗅觉障碍多数可通过详细的病史和体格检查获得正确的诊断。鼻内镜检查可发现鼻黏膜的细微病变，神经系统MRI检查可发现中枢神经系统肿瘤，而CT可以良好显示嗅裂、筛板的骨质，有助于排除其他原因所致的嗅觉障碍。

应用恰当的嗅觉定量试验评估嗅觉损失程度对于一个完整的嗅觉障碍的诊断是必须的，嗅觉定量试验有助于①确定患者主诉的有效性；②描述问题的本质；③评估疗效；④发现诈病；⑤残疾鉴定。

病毒感染后嗅觉障碍的治疗十分困难，目前尚无有效的治疗手段来重建此类原因所致的嗅觉障碍。可选择的药物治疗措施包括维生素和某些微量元素，常用的有维生素A和锌制剂，而抗生素、减充血剂、抗组胺药以及皮质激素（鼻腔局部或全身用药），手术治疗等都不能有效地提高嗅觉功能及此类原因所致的嗅觉障碍。1962年，Duncan等用维生素A治疗嗅觉缺失，多数患者反应良好。推测维生素A有促进嗅感受神经元及浆液腺再生的作用，但至今也未能得到普遍的支持。锌被认为是治疗各种化学感受功能障碍的一种有效方法，Henkin等在随机双盲对照实验中，锌制剂治疗和安慰剂相比，两者的治疗作用无显著性差异。最近还有一项研究是将184例PVOD患者随机分为三组，分别给予硫酸锌、联合使用皮质激素和复合维生素B、联合使用硫酸锌加皮质激素激素加复合维生素B的治疗，最终统计结果显示无任何统计学意义。由于其治疗效果不确切，目前还存在诸多争议。有很多嗅觉或味觉障碍的患者经过锌制剂治疗后，未能获得明显的症状改善。因此学界有"锌争议（zinc controversy）"的说法。根据临床观察，确实有部分患者恢复了嗅功能，此类患者约1/3能恢复嗅觉，其中多数发生于发病6个月后，由于一部分患者患上呼吸道感染后没注意到嗅觉障碍，因而未到医院就诊，据估计总的恢复率可达50%左右。我们在临床上采用鼻腔气动喷射雾化吸入布地奈德混悬液，对上呼吸道感染嗅觉障碍患者进行治疗，发现有一定疗效，远期治疗效果尚在随访观察。由于嗅上皮被直接暴露于外界的环境中，其内的嗅觉受体神经元是能够再生的神经元，因此理论上讲任何环境损伤造成嗅觉损失都应该是可以恢复的，只是需要一段时间进行嗅上皮再生及嗅上皮与嗅球建立连接的修复过程。此前有关研究结果的差异可能和诊断、评估手段、疗程等有关。在治疗过程中，要注意对患者进行宣教，让患者了解嗅觉障碍的病因、症状等，使其认识到嗅觉已不属于"被遗忘的感觉"，还要注意调整患者的日常生活习惯，戒除烟酒，合理膳食，适当补充维生素及微量元素，及时解决因嗅觉障碍产生社会及心理问题，避免由此产生的焦虑状态。相信随着对嗅觉障碍机制的理解不断加深，将出现更多、更有效的治疗手段。

【预后】　上呼吸道感染引起的嗅觉缺失比其他原因引起的嗅觉缺失恢复率高。经治疗嗅觉改善倾向一般在用药2～3个月后出现。随嗅觉缺失时间的延长恢复的可能性下降。老年人上呼吸道感染比青年人有更大的引起嗅觉缺失的倾向。但初步的研究发现，如果在1年内PVOD没有任何嗅觉功能的改善可能就会成为永久性嗅觉障碍。

（关　静　陈志宏）

第四节　嗅觉障碍与神经退行性疾病

一、导　言

Ansari等学者早期的研究证明嗅觉的功能与一系列神经退行性疾病相关，包括阿尔茨海默病（alzheimer's diasease，AD）、Down综合征（Down's syndrome，DS）、亨廷顿病（huntington's disease，HD）、自发性帕金森病（idiopathic parkinson's disease，IPD）、多发性硬化（multiple sclerosis，MS）和关岛震颤麻痹痴呆综合征（parkinsonism-dementia complex of Guam，PDC）。以前常认为这一系列神经退行性疾病中嗅觉的改变与正常老年人、癫痫、多发性脑梗死性痴呆（multi-infarct dementia，MID）、精神分裂症（schizophrenia，SZ）以及脑部外科手术后患者出现的嗅觉功能障碍一样仅仅是简单的中枢神经系统（central nervous system，CNS）通路的非特异性中断。然而近些年来进一步的研究发现事实并非如此。第一，在某些疾病中，例如AD和PD，嗅觉的缺失表现在疾病进程的早期，要比明显的脑部退化的症状出现得早；第二，在大部分这些疾病中，嗅觉功能障碍的程度是不同的。例如AD、PD和PDC存在标志性的嗅觉功能改变，而HD和MID则伴随较中等程度的嗅觉改变。进行性核上性麻痹（progressive supranuclear palsy，PSP）和1-甲基-4-苯基-1，2，3，6-四氢吡啶诱导的帕金森病（1-methyl-4-phenyl-1，2，3，6-tetrahydropyridine-induced parkinsonism，MPTP-P）则引起较小程度的嗅觉改变，尽管以上各种疾病大部分的临床特征与PD相同；第三，在某些神经退行性疾病中，例如PD，嗅觉测试的结果提示嗅觉的改变与疾病的阶段和进程无关，然而在其他疾病如AD，嗅觉的改变则会随着疾病的进程而改变。最后，有证据显示在MS中，嗅觉相关CNS结构中斑块的数量与嗅觉功能障碍的程度是相关的，而其他的大脑区域则没有这种情况。

迄今为止，很少对神经退行性疾病的患者大脑嗅觉通路进行神经病理学研究。然而AD是个例外，大量的文献报道了对其研究的结果。其中一项重要的发现是边缘结构接收嗅球初级或次级的投射是不成比例的，并充满了老年斑（senile plaques，SP）和神经纤维缠结（neurofibrillary tangle，NFT），这些都是AD的典型特征表现。这种神经病理性损害出现在嗅觉系统要早于其他主要感觉系统，嗅觉神经元可以作为病毒和大量神经毒性因子进入CNS的门路，这两者提示某些神经退行性疾病中病毒或毒素可能是在鼻腔内通过嗅神经进入中枢神经系统（central nerve system，CNS）的。

二、阿尔茨海默病的嗅觉功能

（一）研究背景

AD是人类最常见的神经退性行疾病，是早老性老年痴呆的主要病因。据统计目前全世界65岁以上老年人中约有5%患有该病，且AD已上升为老年人致死病因的第四位。因此，寻找新的快捷有效的诊断方法以便及早发现痴呆症状对于AD的预防和治疗是极为重要的。在最近20年的研究中发现，嗅觉系统的功能障碍与AD有着密切的联系，甚至嗅觉的损失要比AD的典型症状（痴呆、记忆力丧失、智力下降、偏执、认知障碍等）出现得更早。

到目前为止对于AD的嗅觉功能障碍已经有了较多的了解。第一，嗅觉缺失主要表现在双侧鼻腔并出现在疾病的最早期；第二，通过大部分嗅觉测试，包括气体辨认测试、察觉阈敏感性测试、识别和记忆测试等发现嗅觉缺失存在于大部分患者（85%～90%）中；第三，功能性影像检查例如正电子发射X线断层摄影术，可测量到中枢结构中嗅觉相关活化的减低，证明了嗅觉功能的障碍；第四，大部分患者直到做正式的测试之前，并不能察觉到嗅觉的缺失，例如Doty等曾经报道，在34例早期的AD患者中，只有2例患者（6%）在做嗅觉测试之前察觉到嗅觉的改变；第五，AD患者表现的嗅觉损失大体上与PD和PDC相同，提示了这些疾病可能具有共同的病理学基础；第六，正如之前所总结，虽然这些疾病可能存在共同的病理学基础，但是AD患者的嗅觉功能障碍是随着病程的进程加重的，这点与PD不同，PD的嗅觉缺失是比较稳定的；第七，嗅觉测试可以将AD从具有AD相似症状的疾病中区别出来，比如说抑郁；第八，有证据显示嗅觉的缺失出现在一些先天性的AD中，而且，先天性AD患者的嗅觉缺失与家族性的痴呆有密切相关，这提示了其中的某些基因联系，这点以下会详细介绍。

（二）嗅觉改变与疾病进程的关系

正如之前所述，有研究发现嗅觉的损失主要出现在AD发病进程的早期阶段，嗅觉功能障碍的程度也与痴呆的严重程度相关。早在1974年Waldtion首先对此进行了研究。他对66例具有老年痴呆症状的患者，以6个月为周期进行了长达两年半的跟踪研究。结果发现在研究的早期部分患者对某些气味能够识别，随着研究时期的发展，能够识别的比例逐渐下降，直到最后完全无法识别气味。因此可以得出结论，嗅觉的下降是逐渐发展的，并且与痴呆的程度是呈相关的。最近Murphy等人进行了一项新的研究来证明疾病的进程与嗅觉障碍间的关系。他们分别对n-丁醇的识别阈值和蔗糖味觉阈值进行评分，结果发现嗅觉实验的结果存在统计学差异而味觉实验则没有变化。另外，这项实验也证明了嗅觉的缺失是双侧的。各项实验证实嗅觉损失的程度与痴呆的进程存在着必然的联系。另外一项对AD患者进行尸检来研究嗅觉改变的实验，证实了具有较广泛病理学病变的患者会具有较低的嗅觉测试评分，研究发现,当患者的老年斑和神经纤维缠结发生在额叶和颞叶时,嗅觉阈值评分要比只存在于颞叶的患者高。

（三）神经病理学改变

我们知道AD相关的皮层退行性改变并不是均匀的分布于所有皮层区域，主要分布于颞叶、额叶和顶叶联合区域，比较而言，初级视觉、躯体感觉和运动中枢皮层相对未受累及。更有研究发现AD相关的神经损伤是具有选择性的发生于嗅觉功能结构中的，例如在AD患者的嗅神经上皮中存在损伤，并且神经斑和神经纤维缠结以不对称的比例存在于嗅球、嗅通路、嗅觉皮层、前杏仁体、海马、腹侧纹状体和部分接收嗅觉相关投射的额叶区域。

在人类嗅上皮内可以存在不同发育阶段的混合神经元细胞。这些细胞分别是神经元祖细胞、未成熟感受神经元细胞和成熟感受神经元细胞。嗅上皮对于AD的研究者来说具有很重大的意义。主要的原因是嗅觉功能障碍是该疾病的一个早期临床表现，而且嗅上皮可以很容易的进行活组织切片检查。如果AD相关的病理学特性出现在嗅上皮，那么对于AD患者进行组织学症状的检测就成为可能，或许甚至可以比临床的症状还要早。早期的AD检测对于接下来的药物治疗是很重要的，可以减轻、延迟、甚至扭转疾病的病程。把嗅觉系统的活组织切片检查作为诊断AD的方法最早是在1989年，Talamo报道了对于8例AD患者嗅神经上皮的尸检，结果发现相对于正常对照组，不仅存在嗅觉感受神经元数量的下降，而且在AD患者脑部的其他区域，存在相似的选择性神经病理学改变（例如：营养不良性神经突的出现）。同时，由Tabaton所作的研究支持了这个观点，他对8例AD患者和6例年龄相匹配的正常对照组进行了针对tau蛋白和泛素（ubiquitin）的嗅黏膜活组织切片的免疫反应检测，tau是一种微管连接蛋白，是组成神经纤维缠结的完整的双螺旋纤维成分，泛素是一种蛋白水解酶反应性蛋白，它对细胞的发育有很重要的作用。这两个蛋白对于AD病原的聚集有重要的作用。试验发现在所有AD患者嗅黏膜固有层（lamina propria）的神经突中探测到tau蛋白和部分泛素的反应性营养不良，但是在对照组中则没有。AD的第二个病理性组织学标志是由β-淀粉样肽组成的细胞外老年斑的形成。最近有研究者对AD患者进行鼻腔黏膜活组织切片检查。结果发现在嗅觉感受神经元和嗅束中出现异常缠结的tau蛋白，另外在嗅黏膜中同样可探测到泛素的阳性免疫反应。因此可以得出结论AD患者相同的病理性改变，可以同时出现在中枢神经系统（CNS）和嗅黏膜。在一项尸检研究中，Yamagishi在嗅黏膜中检测到了ApoE蛋白。ApoE是一种34kDa的糖蛋白，主要由血清脂蛋白组成，它的功能是在细胞分化和细胞修复中为最初胞膜的形成转运胆固醇，参与不同器官的细胞间脂质的重新分配。人类主要有三种ApoE形式（ApoE2，ApoE3，ApoE4），分别由三个等位基因在19号染色体的单一位点产生。具有ApoE4等位基因的基因型是家族性AD的一个危险因素。ApoE的ε4型被认为是与神经纤维缠结中的tau蛋白和老年斑中的β-淀粉样蛋白有关。除了以上所述嗅黏膜中明显改变的蛋白标记物之外，还有其他类似标记物的报道，如热休克蛋白的规律性下调，钙结合蛋白（Calbindin）D28k（spot 35 蛋白）的下降和金属硫因在嗅黏膜中的出现等。总之，AD患者嗅黏膜中各种特殊的阳性神经病理性标记对于把AD患者从正常老年人中区别出来具有重大的意义。

在AD病程的早期，神经纤维缠结和细胞损失可以发生在嗅球的各个层中以及前嗅核（anterior olfactory nucleus，AON）中。例如，曾有报道相对于年龄相应的对照组来说，AD患者的AON中细胞少了62%。最近的数据显示在AD患者中嗅球是第一嗅觉结构来展示神经纤维缠结的形成和神经元的损坏。

其他的研究从大量的细节方面对AD患者大脑中的嗅觉相关皮层进行了检测，这些研究证明了在嗅脑皮层明显的病理性改变。大体上，对AD患者嗅觉缺失的检测可以部分的或者整体的反映了嗅球和初级、次级嗅觉皮层的神经病理性改变。很明显在嗅觉系统区域出现的神经纤维缠结和老年斑数量的增加，对于气味的辨别、甚至是气味的察觉都有重要的意义。

（四）嗅觉检测在AD疾病诊断中的意义

嗅觉功能的检测或嗅觉疾病的诊断主要包括主观检测和客观检测，前者是指嗅觉心理物理测试；后者是指嗅觉功能的电生理学测试以及随着影像技术发展，而出现的嗅觉系统结构影像。目前嗅觉研究中的重点和难点是嗅觉的客观测试，而嗅觉诱发电位（olfactory event-related potentials，OERPs）的检测则是客观嗅觉测试的主要内容。我院在倪道凤教授的主持下，从1998年起开始研究国产嗅觉诱发电位仪，目前已经取得成功。嗅觉系统的改变在神经退行性疾病早期即可能出现，因此对神经退行性疾病患者进行系统的嗅觉功能测试评估就显得相当重要。在此基础上也可以为神经退行性疾病患者用系统的嗅觉测试来进行早期筛查、诊断和干预奠定基础。

三、自发性帕金森病中的嗅觉功能

（一）研究背景

从詹姆斯·帕金森1817年定义帕金森病以来，其通常被认为是一种纯粹的原发性疾病。然而在近20年中，发现它也会带来一些感观功能的变化，包括轻微的视觉和听觉变化。

1975年，Ansari和Johnson首次报告了帕金森病患者的嗅觉阈值明显高于正常对照，此后大量的研究发现帕金森患者存在嗅觉障碍。MÜller等认为高达80%～90%的自发性帕金森病患者存在嗅觉功能的障碍。大量的研究证实帕金森病患者嗅觉功能的减退主要表现在察觉阈、辨别阈、识别阈等。文献报道帕金森病患者嗅觉功能减退发生率在70%～100%，并认为嗅觉功能减退发生在震颤等症状发生以前。Doty等学者对81例帕金森病患者研究发现，患者的嗅觉阈值显著高于正常对照组，75%的患者嗅觉灵敏度显著低于对照组，13%的患者嗅觉完全缺失。在嗅觉受损的患者中，两性之间没有显著性差异。

另外Doty等人研究还发现尽管震颤症状在帕金森病患者表现出非对称性和单侧性，但是根据嗅觉主观测试得出的嗅觉功能减退却是双侧性的。Hawkes和Shephard采用宾夕法尼亚大学嗅觉辨认测试（University of Pennsylvania Smell Identification Test，UPSIT）方法对大量帕金森病患者测试发现帕金森病患者的嗅觉功能减退是有选择性的，他们发现帕金森病患者对冬青油等气味感知能力明显下降，而对于比较强烈的洋葱等气味则与健康人之间差别不大。

（二）嗅觉改变与疾病进程的关系

总体来说，嗅觉功能障碍与PD病程的进展并没有明显的关联，嗅觉的缺失在整个疾病的病程中是相对稳定的。另外有研究显示PD相关的嗅觉功能障碍的程度与患者所服用的抗帕金森药物（例如L-多巴、多巴胺激动剂、抗胆碱能化合物）的类型也无关。并且对于药物治疗、停止药物治疗和从未药物治疗的PD患者间的嗅觉功能障碍程度并无差异。

（三）神经病理学改变

PD具有特殊的病理学特征包括Lewy小体和Lewy轴突的形成。Lewy小体是由纤维状或颗粒状的高密度核和围绕在核周围的放射状纤维所组成。PD患者的Lewy小体和Lewy轴突中存在大量的蛋白。这些蛋白包括神经纤维蛋白，α-瘢痕和泛素。可溶瘢痕蛋白向不可溶聚集物（或其他神经蛋白）转化可能是导致Lewy小体形成的原因。大量的研究结果显示这种疾病特异性病理表现，同样存在于PD患者嗅球和嗅觉通路中。通过使用经典的泛素免疫着色方法检测到PD患者AON中存在Lewy小体的病理学表现。在嗅球和嗅觉通路中发现的Lewy小体在形态上与大脑皮层中发现的相似。另外，海马作为二级嗅觉中枢其前突触轴突末端也含有高密度的瘢痕阳性损害。有研究者在PD患者的AON中检测到活性细胞的损失，这种现象也发生在关岛震颤痴呆综合征患者的AON中。其中细胞的缺失与Lewy小体的数量是相关的。另外对PD患者尸检的组织病理学研究显示神经纤维缠结和Lewy小体被发现存在于内嗅皮层的Ⅱ层中。在相关的免疫组化研究中，α-瘢痕免疫反应皮层Lewy小体被证明存在于杏仁体（初级嗅皮层），海马（二级嗅觉进程中枢）以及皮层脑回中。这一研究进一步证明了α-瘢痕阳性皮层Lewy小体在PD中与认知损伤有关。

至于多巴胺能的病理学表现是否与PD患者的嗅觉功能障碍有关到目前为止还是未知的。研究认为成年人类嗅球表面簇状细胞和嗅小球球周神经元中含有酪氨酸羟化酶活性，但是这些神经元合成多巴胺的能力以及这些神经递质在嗅觉功能中的作用是未知的。PD患者的嗅觉功能障碍并不会因为多巴胺的增加而恢复，这提示了这种缺失反映了受体的缺乏或功能障碍，而不是多巴胺有效性的缺乏或功能障碍。然而，动物研究提示多巴胺能神经元可能在某种程度上调节嗅觉功能。例如，在大鼠嗅球中多巴胺受体的活化可以引起嗅觉感受神经元和僧帽细胞间一级突触传送的明显的减低。

多巴胺能神经元也可以在嗅球细胞的分化中起主要作用。在啮齿类和其他非人类的灵长类动物中，多巴胺能神经元持续的从祖细胞中分化出来,这些细胞可以分化成球周细胞。除了可能的嗅觉作用之外,嗅球多巴胺能神经元在进一步的PD治疗中起到了作用。当将人类神经祖细胞(胚胎细胞)移植到新生大鼠亚脑室区域后,这些胚胎细胞在嗅球中发生移植和分化。不过多巴胺能神经元的持续分化是否也存在于人类嗅球中尚未知。

(四)嗅觉检测在疾病诊断中的意义

嗅觉功能障碍对于PD患者来说是一个能够测量的特征,临床证据显示嗅觉的缺失可以发生在典型的PD运动症状出现之前。因此,嗅觉测试是一种可以在PD典型临床症状出现之前通过确定嗅觉缺失来明确该病诊断的有效测量方法。目前为止对PD患者的嗅觉功能主观测试的研究已经较为普及,但是PD患者的主观嗅觉识别阈不仅与嗅觉功能有关,还与生活经验、认知功能、精神状况及文化水平密切相关,所以用它们来评价PD患者的嗅觉功能不仅缺乏客观性,还受这些因素的影响。因此,需要一种客观的检查方法来对PD患者的嗅觉功能进行探讨。

Hawker等学者对73例帕金森病患者的嗅觉事件相关电位进行了检测,结果发现36例患者出现嗅觉诱发电位的缺失。另外Barz以硫化氢进行检测,37例受试者嗅觉诱发电位的潜伏期有显著差异,以香草醛和硫化氢对31例患者的检测也得到同样的结果。同时对13例经过药物治疗和18例未使用药物治疗的帕金森病患者进行OERPs测试,发现不管是否经过药物治疗P2潜伏期都出现延长。

本科室曾经对37例临床确诊的50岁以上PD患者和95例年龄匹配的健康中老年人,进行T&T主观嗅觉识别阈和嗅觉事件相关电位P2潜伏期的差异,结果发现PD患者的主观嗅觉识别阈明显高于对照组,而PD患者OERP P2潜伏期则明显长于对照组,与前面大量的研究结果一致。提示嗅觉减退是PD的重要临床表现。

四、1-甲基-4-苯基-1, 2, 3, 6-四氢嘧啶诱导的帕金森病中的嗅觉功能

(一)研究背景

早在20世纪80年代就有研究发现通过静脉给予1-甲基-4-苯基-1, 2, 3, 6-四氢嘧啶(MPTP)后能够产生与自发性帕金森病相似的症状,并且从临床症状来说,MPTP诱导的帕金森病与自发性帕金森病间并无明显的区别。然而,在MPTP诱导的帕金森病中并无PD所表现的嗅觉下降,因此可以说嗅觉功能的变化是这两种形式帕金森病的主要区别。

(二)神经病理学改变

有证据显示MPTP主要引起黑质纹状体的破坏,但是很少累及边缘系统和多巴胺系统。正如之前有学者猜测自发性帕金森病患者嗅觉的功能障碍是,因为外周因素通过嗅觉通路而损伤了嗅觉受体造成的,那么对于像MPTP诱导的帕金森病这样只是通过静脉给予毒性因子而造成疾病来说则不会引起嗅觉的障碍。

(三)嗅觉检测在疾病诊断中的意义

在一项针对这种少见的帕金森病嗅觉功能的独立研究中,对6例患有此类疾病的青年人进行UPSIT和苯乙醇察觉阈值测试。其中13例罕见的年轻PD患者和10例正常人作为对照组。MPTP帕金森病患者中没有认知功能上的下降,能够迅速准确地回答测试者提出的问题。虽然MPTP帕金森病患者表现有较严重的帕金森症状,并且吸烟者所占比例要比PD组高,MPTP帕金森病患者组和正常组的UPSIT和察觉阈值的分数并没有区别。数据说明,MPTP帕金森病患者的嗅觉系统的完整性要优于PD患者,并且进一步证明嗅觉丧失并不是所有具有帕金森症状患者的伴发症状。

五、关岛震颤麻痹痴呆综合征中的嗅觉功能

(一)研究背景

在1957～1965年间,肌萎缩性脊髓侧索硬化和震颤麻痹痴呆综合征至少占关岛的查摩洛人成年人死亡总人数的15%。各种流行病学研究,包括病例对照研究和广泛的谱系分析,都无法证明这种病具

有遗传学病因。最近，越来越多最新的数据表明，在某些水平此疾病是具有某些遗传易感性的。一项对12例PDC患者和12例非患病的查摩洛人的APOE等位基因进行基因型研究。虽然APOE-4的频率没有发现差别，但PDC组的APOE-2的频率（8.3%）比对照组（33.3%）低。这些观测结果在随后的对另外17例PDC查摩洛人的测试中被进一步证明。

（二）神经病理学改变

在关岛PDC患者AON的球根部存在大量的神经元的缺失并且在大脑内存在神经胶质瘢痕以及偶发的淀粉样体。内嗅皮层Ⅱ层中的星形细胞和下托部的锥体细胞中存在着标志性的神经纤维缠结，这种神经病理性改变与AD患者中的改变相似。最近一项使用正电子发射体层成像技术和^{18}F-6荧光技术对具有帕金森症状的关岛人群，进行的研究显示了纹状体荧光摄取与自发性帕金森中的相似，提示这两种疾病中存在相似的病理学症状。

（三）嗅觉检测在疾病诊断中的意义

现在发现，患有PDC的关岛查摩洛人在辨别气味上存在和AD、PD患者同样的缺陷，在此前的两项研究中，24例PDC查摩洛人参加了UPSIT，其中有一半是从南部两个高PDC流行率的村庄来的，其他的来自关岛的低PDC流行率的村庄。尽管这些实验者均是能走动的，并且和家人生活在一起，但是测试时都显示出了一定程度的僵硬和运动迟缓。与此相比，来自北美的吸烟程度相似的24例AD和24例PD患者的UPSIT数据，以性别和年龄作为基础，与PDC数据的相符合。所有受试者均接受了与UPSIT类似的图形测试（被叫做图形辨别测试），来控制可能影响UPSIT分数的教育和认知的差别。三组的UPSIT分数虽然都明显低于同样年龄性别的正常人，但是没有明显的差别。另外，在一项较早的PD研究中，参与者在参加嗅觉测试前对于问到他们是否存在嗅觉或味觉障碍这个问题时，3例PDC患者（13%）、2例AD患者（8%）和3例PD（13%）患者的回答是肯定的，说明在这三种病中对嗅觉或味觉障碍的察觉水平是相近的。

六、进行性核上性麻痹中的嗅觉功能

（一）研究背景

进行性核上性麻痹（又叫steele-richardson-olszewski综合征）占所有表现出帕金森病患者的4%。僵化和运动迟缓常出现在病程的早期，然而颤抖这一症状却很少出现在这些患者中。典型的特征是通常起源于核上的垂直性凝视轻瘫（尤其是向下凝视轻瘫）。PSP与PD在症状上有许多相似之处，因此经常被误诊为PD，但是与PD不同的是，PSP的帕金森症状对抗PD药物反应敏感性低。并且PSP通常具有以下典型的特征，第一，相对PD来说有更多额叶功能的丧失；第二，具有相对较多的基底神经节和上位脑干的神经元退化；第三，较少有中间缘和中间皮层的多巴胺系统受累及。

（二）神经病理学改变

在PSP患者的尾状核和尾状壳核中存在多巴胺和高香草酸浓度的减少，这点与PD患者相似，但是伏核和额叶中的浓度相对正常。这进一步证实了中脑皮质和边缘叶多巴胺系统与PSP的发生关系并不大，这点是与PD不同的。很有可能正是基于这个原因所以PSP患者嗅觉功能正常。

PSP患者脑内不同区域存在不同程度的乙酰胆碱能相关活性的改变。在PSP患者的额叶和基底神经节中并没有明显的CAT改变，而在伏核和尾状壳核中存在轻度的CAT活性下降，在无名质中则存在较大程度的下降。

（三）嗅觉检测在疾病诊断中的意义

与PD和PDC患者不同，虽然在有些个体中存在轻到中度的损失，但是大多数PSP患者有基本正常的嗅觉感知。在一项早期的研究中，通过对22个PSP患者进行UPSIT和苯乙醇气体察觉阈值测试，与22例PD患者和22例年龄、性别、种族相匹配的神经学上相似的正常对照组样本进行比较。PSP患者的结果明显优于PD患者，然而PSP患者和对照组相比仍然存在一定程度的缺陷。

七、亨廷顿病中的嗅觉功能

（一）研究背景

亨廷顿病（也称亨廷顿舞蹈症）是一种遗传性疾病，主要的症状包括行动功能丧失，认知功能退化以及在生命后期逐渐出现的常染色体显性遗传的行为改变。随着功能的减退，舞蹈症状普遍减轻而张力障碍加剧。其主要的运动症状是运动功能亢进，最初主要形成舞蹈病，以短暂的运动作为其主要特征。

（二）神经病理学改变

与其他大部分神经退行性疾病一样，对HD患者嗅觉系统的神经病理学检查并不完善。嗅觉测试表现的差异性可能反映了这类患者大脑中病理学的差异。例如，仅有1/4的HD患者大脑尾状核中显示了神经元的损失和神经胶质增生，而几乎所有患者的苍白球外部均有神经病理学相关表现。

最近的研究数据提示大量的多巴胺受体D1的损失，有受体表达在HD患者的伏核和其他脑组织区域。然而，至少在整体水平，伏核内标志性的病理表现主要存在于HD患者的晚期，在纹状体、伏核和黑质的致密层部分可以发现正常或增加的多巴胺水平。虽然HD患者嗅结节中CAT的活性存在下降，但是HD患者嗅结节中多巴胺的含量并未被测量。另外HD患者的纹状体、隔核和海马中也发现存在CAT的活性。

（三）嗅觉检测在疾病诊断中的意义

第一次对HD患者的嗅觉研究是针对38例HD患者和38例正常对照组进行的，结果发现HD患者在记住气味性质的能力上存在缺失。这个问题在早期只有轻度舞蹈症和认知功能障碍，以及语言和视觉识别记忆功能正常的患者中也有发现。最近有研究发现，HD患者存在气味察觉和气味鉴别方面的下降，不过功能障碍的下降并没有AD、PD或PDC患者严重，并且嗅觉功能的障碍与该病的临床症状表现几乎是同时发生的。因此，嗅觉的功能异常并不是HD疾病的典型早期表现。

八、多发性硬化症中的嗅觉功能

一些年来，人们认为在MS中并没有嗅觉功能的障碍，因为初级嗅觉神经元是无髓鞘的，而且早期的一些心理学研究结果显示并没有出现嗅觉的缺失。1984年，在一项针对31例MS患者的UPSIT测试中有23%被发现存在一定程度的嗅觉缺失。10年的研究证实嗅觉功能障碍是MS的症状之一。近期的研究证实UPSIT分数与额叶下方和颞叶下方的MS相关斑片的数量存在明显的关联，为功能障碍提供了生理学基础，不过UPSIT分数与斑片的这种关系在其他大脑区域则不存在。

九、肌萎缩性脊髓侧索硬化中的嗅觉功能

与帕金森一样，肌萎缩性脊髓侧索硬化（amyotrophic lateral sclerosis，ALS）传统上被认为是一种运动神经元疾病（motor neuron disease，MND）。不过现在我们知道，对这种病的认识过于简单了。1991年，Elian等学者发现MND患者存在双侧的UPSIT评分降低。不同严重程度的9例男性和6例女性MND患者的UPSIT评分与年龄、性别相匹配的正常对照组相比有明显的降低。

在随后对于ALS患者的研究中，并没有发现性别或偏侧的差别，但却出现了年龄相关的递减。随着OERPs越来越多地被应用于嗅觉检测中，有研究者对ALS患者进行了相关的研究，实验证明在ALS疾病中，相对于其他神经退行性疾病例如AD、PD，嗅觉的损伤是比较轻微的。

十、精神分裂症中的嗅觉功能

精神分裂症（schizophrenia，SZ）是一类精神疾病影响了几乎世界上1%的人口，主要的特征包括思维的混乱、幻觉、错觉和认知的损伤，尤其是记忆，注意力等方面。大量的神经病理学和临床神经生物学的研究提示了此疾病存在前颞叶边缘的异常。然而，与AD和PD不同，SZ并无明显的病理学上

的损害，而且并没有很好的动物模型可以用来进一步检查其病因。虽然SZ大致上并不被认为是神经退行性疾病，但把它列入本章中的原因是此疾病存在渐进性的进程并且大量的文献显示该病存在着嗅觉功能的变化。

最近通过使用定量MRI的测量方法进行研究，与对照组相比SZ患者双侧嗅球体积减小了20%，这种下降要比其他脑组织结构中的下降要明显的多，例如SZ患者双侧海马体积的下降是4%。在嗅球这一现象可以反映为细胞数量和（或）细胞体积的减少。对于嗅球大小减小的原因，可能是由于非神经分布引起的僧帽细胞的凋亡、新生嗅觉神经元的错误神经分布，和成神经细胞通过喙区移植流进行迁移的阻断。不管机制是什么，这些发现提示在疾病发生的过程中，嗅球要比其他脑组织的改变更易受攻击。

十一、其他神经退行性疾病中的嗅觉表现

曾经一项针对29例多系统萎缩（multiple system atrophy，MSA）患者、15例PSP患者和118例自发性PD患者，7例皮质基底退化（corticobasal degeneration，CBD）患者和123例健康对照者的UPSIT研究结果显示，PSP/CBD患者以及轻度损伤的MSA患者与对照组相比具有正常的分数值。因此有研究者认为"具有帕金森症状的患者出现轻度的嗅觉损失时可以考虑为非典型性帕金森病例如MSA、PSP或CBD，而当有标志性的嗅觉减退出现时则更有可能是IPD（PD）。这位研究者发现，25分的UPSIT分数中有77%的敏感性和85%的特异性在把帕金森从非典型性帕金森病中区分出来具有相关意义。

十二、结论与思考

在本章，我们综述了大量的研究证实在一系列的神经学疾病中存在嗅觉功能障碍。本章我们讨论的主要是由大量可靠的嗅觉数据证实的疾病，而另外一些疾病中的嗅觉障碍在本章中则并没有详细的讨论。出现嗅觉下降的疾病包括匹克病，卡尔曼综合征，多发性脑梗死性痴呆，腿多动综合征，科尔萨科精神病，乙醇中毒，季节性情感障碍，头部创伤，注意力缺陷反应过度症，中风和人类获得性免疫缺陷综合征等。值得注意的是大多数神经性的、或神经退行性疾病、没有或者只伴有轻度的嗅觉的改变。除了本章之前所提到的疾病之外，这些疾病还包括特发性震颤，抑郁和急性焦虑症。大多数神经退行性疾病似乎均伴随一定程度的嗅觉功能障碍，在这些疾病中嗅觉通路损伤的原因还不清楚。

（朱莹莹）

第五节　特异性失嗅

特异性失嗅（specific anosmia，SA）或嗅盲（odor blindness）和特异性嗅觉减退（specific hyposmia）前者是指对某种特定气味不能感知，后者是指对某种特定气味嗅觉灵敏度下降，但是对其他气味的灵敏度正常。也有人称之为选择性失嗅（selective anosmia）和选择性嗅觉减退（selective hyposmia）。Whissel-Buechy和Amoore（1973）对特异性失嗅的定义是个体对某种测试气味的阈值低于均值的两倍标准差。按照该定义，部分特异性嗅觉减退者也被划入特异性失嗅。目前多数文献都沿用这一定义。研究特异性失嗅的特殊意义在于类似于对色盲视觉色彩机制的研究，人们想通过特异性失嗅这扇窗户探索嗅觉感受的神秘机制。Amoore等自20世纪60年代起在这方面开展了一系列的深入研究。特异性失嗅的存在支持了Amoore提出的分子形状理论的气味感知机制。本世纪90年代在Buck和Axel（1991）发现嗅觉受体蛋白之后，特异性失嗅仍然颇受关注。除了对嗅觉机制的启示外，人们还发现了一个非常有意思的现象，即SA患者通过反复暴露于特异性气味后能由以前的无法感知到能够闻到，即SA患者能通过学习改善嗅阈。部分学者提出这是由于嗅觉中枢或外周重塑的作用。

文献报道最多的是雄烯酮（androstenone）特异性失嗅。十五酸内酯（麝香）特异性失嗅，报道发生率为7%（Whissell-Buechy，1973）。异戊酸（isovaleric acid）特异性失嗅影响大约2%的人群。异丁

酸（isobutyric acid）、正丁硫醇（n-butylmercaptan）以及氰化氢（hydrogen cyanide）等特异性失嗅少见。本文主要探讨雄烯酮特异性失嗅。

一、雄 烯 酮

雄烯酮是一种激素，是猪的信息素，也存在于人唾液腺、汗液以及尿液中，男性体内浓度较女性高。其味道从"汗味"、"尿味"到"花香"和"甜味"不一。能正常感知别的气味却不能感知雄烯酮的气味的人，被称为雄烯酮特异性失嗅。早期文献报道比率大约有11%～75%，平均27.5%。Bremner等（2003）研究认为以往报道的发病率偏高，实际发病率大约在1.8%～5.96%。有文献报道雄烯酮特异性失嗅比率有男女性别差异，男女之比为2～6∶1。提示性激素可能是影响因素。Hummel等研究了女性月经期对雄烯酮刺激的愉快值的变化，发现在月经周期的开始和结束期，闻起来更不舒服，在排卵期，闻起来好一些。但也有报道与性别无关。

二、雄烯酮特异性失嗅的病因学研究

多数双胞胎研究证实有遗传基础。Wysochi等通过对同卵双胞胎和异卵双胞胎成人研究发现，同卵双胞胎对雄烯酮的阈值相关性为0.95，而异卵双胞胎的相关性仅为0.22；同卵双胞胎对吡啶（piridine）的嗅阈相关性为0.09，异卵双胞胎的相关性为0.07。提示雄烯酮特异性失嗅是基因变异的结果，可能是孟德尔显性遗传。不同于对十五酸内酯（麝香）特异性失嗅，这种特异性失嗅的家谱分析显示具有隐性特征。Keller等（2007）研究了人嗅觉受体的变异对气味感知差异的影响。通过在细胞基础上对335个人嗅觉受体进行筛查发现气味受体OR7D4能被雄烯酮以及其相关气味激素雄甾二烯酮（androstadienone）特异性活化而对其他66种气味无反应。OR7D4两个常见变异类型是RT和WM。进一步研究发现RT/WM或WM/WM基因型个体对雄烯酮以及雄甾二烯酮敏感性低而且气味愉悦值判定偏向于不适，而RT/RT基因型个体阈值较低而且愉悦值判定较舒适。提示OR7D4基因型的变异能够解释对雄烯酮以及雄甾二烯酮的灵敏度以及愉快度的差异。Keller等的研究首次显示嗅觉受体功能与气味感受的关联性。

三、雄烯酮特异性失嗅的学习与重塑现象

20世纪80年代，一位嗅觉研究专家Charles Wysocki在试验中发现自己闻不到雄烯酮的气味，奇怪的是经过几个月的反复接触，他能确切的闻到雄烯酮的气味了。他对此现象展开研究，38例雄烯酮特异性失嗅者，分为两组，对照组18人，试验组20人，男女各半，每日闻雄烯酮和醋酸异戊酯三次，每次3分钟，持续6周。共测试7次嗅阈。结果显示试验组50%受试者能闻到雄烯酮，而对照组无一人能闻到雄烯酮。因此提出可诱导性特异性失嗅，并推测这种嗅觉重塑（plasiticity）可能是外周机制，部分雄烯酮特异性失嗅者可能是特异性受体表达低或与配体（嗅素）的亲和力低，通过反复诱导刺激能促进特异性受体表达或提高受体配体亲和力，从而改善嗅觉。Wang等（1993）进一步研究发现这种诱导重塑并不只局限于雄烯酮。反复暴露嗅素能增加外周嗅觉敏感性，嗅电图显示雄烯酮和异戊酸都能诱导对这两种气味不敏感的小鼠提高敏感性。提示这种诱导重塑发生在嗅上皮。Dalton等（2002）研究显示苯甲醛（benzaldehyde）和香叶醇腈（citralva）能诱导改善生育期女性嗅阈，而男性、青春期以及绝经后女性则不能。Yee等（2001）将雄烯酮诱导后嗅阈下降的小鼠的双侧嗅神经切断，术后45～50天，嗅觉功能恢复，而且对雄烯酮的阈值仍然在诱导后的水平，术后121～203天雄烯酮阈值回到诱导前的水平。提示外周机制参与了暴露诱导的嗅觉敏感，而且显示嗅觉系统保持和恢复嗅觉的能力强大。Wang等（2004）通过对雄烯酮嗅阈测试、嗅电图和嗅觉事件相关电位测试发现诱导后嗅阈改善，嗅电图和嗅觉事件相关电位幅值均提高，而且三者的变化是相关的。支持雄烯酮特异性重塑的外周机制。但是Mainland等（2002）的研究显示单鼻雄烯酮刺激，对侧鼻也能获得与刺激鼻相当的灵敏度，而双侧外周嗅觉并无联通，提示这种重塑是中枢机制。

这种对某种气味的敏化现象很少见。多数情况下反复气味刺激只会导致反应性下降，也就是导致嗅觉适应（adaptation）或习惯（habituation），前者是外周机制，后者是中枢过程。

四、嗅觉编码与特异性失嗅

嗅觉编码理论认为一种嗅觉受体识别多种嗅素（odorant），一种嗅素被多种受体识别，不同的嗅素被不同的受体组合识别。因此嗅觉系统是应用组合受体编码方式来编码气味身份，浓度的改变也能使受体编码发生变化。图2-4-5-1是组合受体编码模式示意图。根据这个理论可以解释特异性失嗅。如果一种嗅素是由唯一的一种受体识别编码，当受体发生突变就会导致特异性失嗅。如果气味是由多种受体识别，除非所有的识别受体都发生突变，否则不会发生特异性失嗅。在多种受体识别的情况下，某一种受体的突变，会改变该气味的编码，可能导致不同个体感受差异。按照嗅觉组合受体编码理论，雄烯酮特异性失嗅可能是主编码受体发生障碍，这种主编码受体障碍可能是突变也可能是受体表达过低，导致失嗅。当雄烯酮刺激诱导时，刺激控制的主编码受体表达增高达到正常水平，从而能正常编码，个体能感受这种气味。

有关雄烯酮特异性失嗅的问题仍然令人困惑：雄烯酮只有一种受体识别码？新的雄烯酮敏感的受体细胞是由已经存在的受体细胞的克隆增殖形成还是由于已有细胞表达了更多的受体呢？这种现象能否推广到其他激素气味？这种诱导重塑意义何在？是否会逆反？这些问题需要通过进一步研究加以阐明。

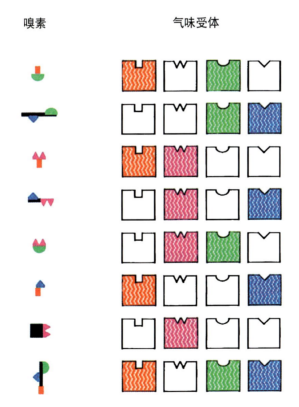

图2-4-5-1 气味的组合受体编码模式图

图中左侧为嗅素，右侧为受体。右侧受体颜色与左侧嗅素颜色相同表示是相应的受体和配体。气味识别是由不同的受体组合完成的。一种受体可以是多种气味组合受体编码中的一种成分

(Malnic B. 1999)

（刘剑锋）

第六节　多种化学物敏感

在欧、美洲等工业化国家，医师经常会碰到这种患者，他们主诉嗅觉过敏，伴有多系统症状和对多种化学物、食物以及药物不耐受（Doty，1988）。这些患者通常会说闻到各种气味都会难受，特别是出现恶嗅或嗅觉倒错时。比如，他们会说闻到日常生活中的气味，如：香水、柴油机排气、家用清洁剂等的气味太强或极其刺激，出现头痛、疲劳、记忆困难、智力下降、焦虑、抑郁、不适、肌肉疼痛、心律失常、呼吸困难以及各种胃肠道症状。这种临床表现被称为多种化学物敏感（multiple chemical sensitivities，MCS）或者特发性环境不耐受（idiopathic environmental intolerance，IEI），它用来描述暴露于周围环境中常见的低水平化学物质之后，全身广泛的器官系统受到影响而产生许多非特异性症状。

对于此类患者，有许多地方令人不解：①他们所说的引发症状的刺激气味浓度很低，没有超出安全界限；②刺激气体的结构不相关，令毒理学家和免疫学家困惑；③这些患者报道了令人困惑的症状群，累及几乎所有的器官，而且好几个系统症状同时出现；④多数患者证实化学物气味和无气味的化学物接触激发认知困难和情绪紊乱，症状类似官能症。实际上CMS症状与慢性疲劳综合征（chronic fatigue syndrome）、躯体形式障碍（somatoform disorder）、纤维肌痛（fibromyalgia）、惊恐障碍（panic disorder）以及创伤后应激障碍（posttraumatic stress disorder）有重叠。

一、定　义

多种化学物敏感（MCS）是一组症状。文献中有不同的命名，如：环境或生态病（environmental or ecological illness）、化学性获得性免疫缺损综合征（chemical acquired immune deficiency syndrome，chemical AIDS）、20世纪病（20th century disease）、脑过敏（cerebral allergy）、化学物过敏（chemical sensitivity）、化学物不耐受（chemical intolerance）、环境过敏（environmental hypersensitivity）、毒性脑病（toxic encephalopathy）、毒物诱导的不耐受（toxicant-induced loss of tolerance）等。

MCS是由Cullen（1987）提出的，有下面7个特点：①与某些明确的环境暴露相关的获得性疾病；②症状累及一个以上的器官；③预知的刺激可以导致症状复发并消退；④结构和毒理机制不同的多种化学物能够诱发症状；⑤演示性暴露能诱发症状；⑥引发症状的化学物浓度非常低（低于已知的在普通人群中能够导致不良作用的浓度）；⑦没有单一的可以广泛应用的器官功能测试能解释这些症状。

引起MCS的化学物广泛包括香水、柴油机排气、家用清洁剂、新家具、新车、通气不好的会议室、新印刷出版物、指甲油、油漆、汽车尾气、香烟或雪茄烟雾、杀虫剂等。

1996年世界卫生组织的一个工作组建议使用特发性环境不耐受这一术语取代多种化学物敏感。特发性环境不耐受被定义为获得性疾病，有多种复发性症状，发病与多种多数人能够耐受的环境因素相关，无法用任何已知的医学或精神疾病解释，没有特异性检查能诊断。

另一个可操作性的病例定义是让患者离开背景化学物、食物以及药物暴露，看症状是否消失，如果消失，再使用一种化学物刺激看能否激发症状（需有双盲，安慰剂对照）。有些学会将该定义定为金标准（AOEC，1992；NRC，1992）。

最近的定义将MCS界定为慢性疾病，症状累及多个器官的且可复制性复发，由暴露于低水平的多种不相关的化学物引起，去除化学物后症状改善或缓解，并提出了有六项诊断标准。

有一些环境医师（environmental physicians）认为上述定义有局限性，他们提出将那些对某一种化学物敏感，有可以检测到的改变如气管痉挛，而且症状是由于化学物暴露引起或加重的。临床生态学杂志对MCS的定义为"慢性多系统障碍，通常有多种症状，是对环境刺激物引起的不良反应，通过个体易感性和特异性适应而减轻。"

Miller提出毒物诱导的不耐受（toxicant-induced loss of tolerance）理论和相应的诊断标准。

由于缺乏统一的定义和诊断标准，影响了MCS的流行病学以及临床相关自然病史、病因以及诊断和治疗研究。

二、历史回顾

20世纪50年代，美国变态反应医师 Theron Randolph报道了1例特殊病例，1例女化妆品导购，一旦闻到人工合成的combustion产品以及天然气、石油和煤的衍生物就会出现呼吸困难、哮喘、疲劳、易激惹、抑郁以及间断性意识丧失。Randolph此后创建了临床生态学会（Society for Clinical Ecology），也就是现在的美国环境医学会（American Academy of Environmental Medicine）。

临床生态学（现在是环境医学），诊断治疗由于暴露于环境引起的各种疾病或损伤。他们认为环境中所有的人造化学物都能导致症状和免疫反应。另外美国耳鼻咽喉变态反应学会（American Academy of Otolaryngic Allergy）在诊治MCS中也起到重要作用，他们主要使用MCS的诊断。在澳大利亚、新西兰有类似的专业组织。

三、流行病学资料

MCS主要在西方工业化国家，特别是美洲、欧洲有九个国家报道，加拿大、日本、澳大利亚均有报道。我国目前尚无该病的相关报道。

Das-Munshi等总结了普通人群中多种化学物敏感的流行病学研究的结果，发病率为9%～33%，其中德国9%，瑞典12.5%，美国12.6%～33%。由于所用的标准不同，多种化学物敏感综合征的患病率有很大的差异。最近的一项系统调查显示参加海湾战争的退伍军人多种化学物敏感的发病率是其他地区军人的3.5倍。多种化学物敏感的发病率的不同也可能是由于在不同的历史和文化条件约束下人们对它的认识不同。Bornschein等描述了在前德意志共和国进行的一项研究结果，尽管现在的医师和前西德医师对某些观念同样熟悉，以及假定所处环境条件也同前西德类似，现在多种化学物敏感很少见，而在前西德发病率却很高。

四、病　　因

假说很多，争论很大。Winder报道至少有24种可能的机制。大体分为生物学理论（biological）、心因性理论（psychogenic）以及两者结合的综合理论。下面简要介绍几个主要学说。

（一）心因理论

由于现在的生物学理论无法很好解释CMS的发病，因此心因性疾病也就成了缺失解释。Gots等认为现在的证据提示心因解释占优势，单纯的生物学理论需要做大的范式转换（paradigm shift）。生物学理论的批评者认为心理社会以及心理物理因素有必要也足够解释MCS。心因理论（psychogenic theories）在多数文献中得到的是负面评论。而且心因理论不能排除生物学因素。有些学者支持生物学理论同时也承认有心因性因素。

1. 精神疾病（psychiatric disorder）　支持者的依据是MCS患者焦虑抑郁的发病率高。Bornschen 等复习了有关认为MCS是精神疾病的文献，其中36%的MCS有神经疾病。Poonai等研究发现MCS患者焦虑、抑郁等发病率比正常对照高但是比惊恐障碍、抑郁症患者低。提示MCS患者精神疾病界于临床精神病和非临床人群之间的。Black等报道参加海湾战争的老兵MCS患者有较高的精神疾病。英国军人中也有类似发现。

2. 条件反射（conditioning）　不少报道支持条件反射导致MCS，嗅觉刺激是有效的条件刺激。Siegel等认为有些MCS患者在化学暴露中获得了条件反射。条件化的反应能泛化并能被从未与条件化的刺激配对的刺激诱发。通常新刺激与条件化的刺激越相似，泛化的反应也越强。Van den Bergh等发现以含有CO_2的空气作为未条件化的刺激，以无害的气味作为条件化的刺激，结果单用气味就能引出主观症状并出现呼吸变化。这种习得的症状泛化到新的气味。有研究显示在一系列未强化的条件刺激后习得的症状很容易减弱。

3. 信念机制（belief systems）　类似于安慰剂效应，Bock等将会受到化学物的不良影响的信念命名为Nocebo或负安慰剂效应。负安慰剂效应的期望和强化在产生负安慰剂反应和强烈的负期望上起到重要作用，而后者会导致内分泌和行为改变。有研究提示症状会被供治疗的医师，特别是环境医师的医源性信念体系强化。Dalton等研究显示暴露后果的负面信息会增加健康受试者症状报告率。而有关暴露收益的正面信息会降低症状报告，而且感受到的激惹低于无信息的基线反应。在另外一个研究中，试验参与者在受到化学物质激发前就告诉他们，即将接触到的物质的性质试验参与者被告知激发物是健康的（有放松作用的自然提取物），或者中性的（批准用于嗅觉研究的气味），或者有害的（工业溶剂）。被告知即将接触到有害的气味的参与者表现出非常明显的相关躯体症状和不适，尤其是那些在气味反应因子测试中得分很高的实验参与者。因此作者建议积极进行有关气味与激惹、感觉中毒和实际健康风险的教育和沟通对MCS患者有益。

（二）生物学理论

任何生物学理论必须解释为什么MCS在有更多化学物暴露的人群中发病率并不是更高，而且要说明为什么明显缺乏直接的剂量效应关系。

1. 免疫疾病（immunological disorder）　免疫功能障碍是生物学理论支持者最常坚持的理论之一。如果一种物质作为变应原会启动特异性细胞或抗体介导的免疫反应，机体识别这种抗原或结构类似的物质。难以解释为什么如此众多的结构迥异的化学物，通过免疫系统产生副作用能作用多个器官出现如此多样的症状。Eaton等提出CMS的免疫机制不同于常见的免疫反应，可能是另外的免疫机制介导的。但是目前尚无稳定的免疫试验检查结果支持该理论在CMS发病和进展中起到作用。有学者提出化学物是作为免疫佐剂在CMS中起作用。

2. 呼吸疾病或神经源性炎症（respiratory disorder or neurogenic inflammation）　神经源性炎症提示MCS可能是化学刺激物与感觉神经相互作用引起。吸入的化学物与感觉神经C纤维结合，引发神经末端炎症介质释放，引起中枢神经和呼吸系统功能改变。有一些动物实验支持这一理论，但缺乏临床研究支持。MCS患者表现出超乎寻常的对气味敏感。因此有学者提出假说认为鼻内化学感受参与发病。推测MCS患者可能嗅觉阈值低，对化学物感知力强。但是鼻内化学感受功能测试并没有显示MCS患者嗅觉过敏。Hummel等进行激发试验研究，结果显示MCS患者嗅觉阈值与对照无差异。激发前、后鼻腔容积以及鼻腔化学感受功能并无显著变化。Dalton等研究发现MCS患者与对照在激发前、后的区别在于认知能力而不是化学感受能力。客观嗅觉测试显示MCS患者对于阈值浓度的刺激表现出正常的敏感性，对于阈上刺激反应下降。主观嗅觉测试显示MCS患者反应性强，不良效应比正常人多。纤维鼻咽镜检查发现咽部鹅卵石样改变，类似淋巴滤泡增生（meggs，1993）。鼻部病理检查显示炎性变和神经纤维增生（Meggs，1996）。

3. 边缘点燃效应和神经敏化（limbic kindling and neural sensitization）　当化学物触发多系统的反应时，嗅神经、边缘系统和下丘脑之间的连接显得很重要。化学物通过嗅觉边缘系统路径进入中枢神经。化学物可以直接经过鼻黏膜进入嗅神经。嗅觉边缘系统解剖上直接相连，他们直接或间接参与调节认知、内分泌和免疫功能。在这一假说中，化学物暴露能引发边缘系统永久性改变，产生行为和生理功能的系列变化。神经敏化可以通过点燃和非点燃两种机制。动物研究显示嗅觉边缘系统通路对点燃效应敏感，急性期应用大剂量或间断重复低剂量化学物暴露能导致边缘系统点燃效应。点燃效应是以前没能诱发癫痫的刺激具有能在以后诱发而且反应放大程度依赖于刺激间隔时间。不伴癫痫的点燃能导致动物有效的行为改变。神经敏化作为一种模式被与条件反射进行对比，前者需要有反应活性加入初始暴露，而后者不需要。这一理论看起来合理，有来自动物试验和人化学气味不耐受的间接支持依据。Arnetz等提出不同的环境应激源，包括心理社会应激，作为引发剂引发后，边缘系统和脑其他部位敏化对气味等各种触发剂反应亢进。根据这一模式，如果其他环境暴露如噪声或应激与化学物刺激同在，低水平暴露就可以引发。这一理论能很好解释敏化过程并考虑到共时或以前就有的心理因素。

4. 毒物诱导的不耐受（toxicant-induced loss of tolerance，TILT） Miller提出了一个新的疾病理论，即TILT，从毒理方面解释MCS。初始的化学物暴露导致新获得的不耐受，随后被多种常见暴露所引发，出现多系统症状。没有进一步提出基础不耐受形成，以及敏感性扩散到其他不相关化学物的机制。特异性毒物导致的特异性反应，可以被仍然影响个体的其他暴露所致的反应掩蔽，因此当个体处于没有清除掩蔽反应之前的环境单元中，暴露于测试物时可能出现假象反应。大多数支持依据来自对药物或乙醇成瘾的研究。

最近的研究涉及许多不同的观点，这些观点有助于理解多种化学物敏感的起因。一个包括行为、生理和社会学的多因子模型也许会很有帮助。文化和历史因素，个人的期望和信念，以及不适应的学习和调节过程，可能是很重要的化学敏感综合征的具体原因。医源病发生，通过未经证实的疗法的承诺，可以使症状持续的时间更长。

五、 临床评估和诊断

病史方面需要详细了解暴露史、既往史、症状、特别是对化学物不耐受。全面体格检查以及完善的实验室检查。目前尚无特异性检查，因此诊断主要依据病史，试验性脱离背景环境、激发试验来确诊。综合起来有下列情况需要考虑MCS：①有明确的化学物接触；②患者健康状况发生大的变化；③临床体征或异常的实验室检查提示有暴露后的改变，如肝功下降、白细胞下降等；④新发的抑郁、哮喘、严重头痛等，没有其他明确病因；⑤有类似暴露的人发病，特别是但不是必须有类似症状；⑥以前能耐受的化学物现在能激发症状；⑦患者报告有新出现的获得性对药物、乙醇、咖啡因或食物不耐受；⑧如果实验室检查异常在试验性避免接触后好转，和（或）再暴露后加重，MCS可能性增加。没有哪一个特征能确诊，但是上述特征符合的越多，MCS的可能性越大。

需要认真收集基本的职业以及环境暴露史。可以使用相关标准化的量表，如快速环境暴露和敏感量表（quick environmental exposure and sensitivity inventory）、材料安全数据卡（material safety data sheets）。最好让患者建立自己的症状暴露时间表，按时间顺序列出相关事件，比如更换工作、居家、入伍、手术、妊娠、使用杀虫剂等。这类患者既往通常有难以解释的疾病。

典型症状是多系统症状，疲劳最常见，其他症状有头痛、头晕、头昏，抑郁、注意力难以集中、记忆减退，不适，气短，胸痛、肌肉痛，胃肠道症状、恶心，耳鼻咽喉以及皮肤等症状。症状通常与慢性疲劳综合征和纤维肌痛类似。情绪改变常见（易激惹、焦虑、抑郁等）。记忆下降和集中注意力困难导致患者不得不放弃有较高认知要求的职业。无论初发事件是因为杀虫剂还是结构相关的室内空气污染引起的，患者症状均类似。除对杀虫剂不耐受外，多数还对多种食物、乙醇饮料、咖啡因以及药物不耐受。

体检通常阴性。基本的实验室检查如血常规、生化可能有帮助，根据病史体检可以进一步行甲状腺功能、肺功能、胶原血管疾病检查以及神经心理评估。迄今为止，尚未发现MCS患者有稳定的异常的实验室检查。异常报道有B、T淋巴细胞计数、ThTs比率、免疫球蛋白水平、自身抗体、活化的T淋巴细胞、心电图、诱发电位、SPECT脑扫描、维生素、矿物质、氨基酸以及解毒酶、化学溶剂以及其他化学物等。

激发试验。Das-Munshi等对激发性试验进行回顾分析发现MCS会对化学物激发试验做出反应，但是这些反应是在受试者能够区分活性物和对照物之后才发生的，提示激发试验的反应机制不是特异性针对化学物，而可能是与期望和以前的信心有关。

嗅觉测试。Doty等报道18例MCS嗅觉阈值与对照相比无差异，但是MCS患者鼻阻力增高和呼吸频率加快。Fiedler等发现MCS患者嗅觉识别阈与对照无差异。Hummel等对MCS患者在暴露常见溶剂2-丙醇前后行化学感受事件相关电位测试，发现暴露2-丙醇并不影响阈值。

六、治　疗

治疗与病因学认识相伴行，因此如何正确治疗所知不多。文献报道的治疗方法超过100种。目前尚无有对照的临床试验能证实其短期或长期疗效的治疗。多数建议多学科治疗，这样可以避免患者被贴上精神病的标签。有人认为在决定适当治疗方案时病因显得非常重要，而其他人则认为应该关注表现的症状。

1. 避开化学物　倡导生物学解释的学者主张避开化学物，并通常排斥认为MCS是心理反应而需要行为治疗的看法。避开治疗的基础是假定机体内有化学物暴露量的耐受上限，如果超过了，解毒系统就会超负荷，降低化学物的摄取还能恢复。环境医师的治疗核心是避开通过各种测试确定的激惹化学物。避开治疗策略会引起生活方式的巨大变化，从特殊饮食，职业变更，社会活动受限，到使用呼吸机，建构特殊结构的房屋，或乔迁到完好无缺的环境。美国DePaul大学研究人员发现305例MCS患者中至少有3/4尝试过下面的治疗，而且认为有"巨大"或"大的"帮助：避开导致反应的化学物（93%），建立环境安全的生活空间（86%），搬到污染少的地方（76%），避开激发反应的食物（75%）（LeRoy，1996）。一项对半数已残疾的243例MCS患者的调查显示至少有3/4报告下面的干预有巨大或大的帮助：避开化学物（95%）、乔迁避开污染（79%）、避免食用问题食品（76%）（Johnson，1996）。这些患者的共识是避开化学物和食物对他们大有裨益，越来越多的医师开始推荐避开策略。

2. 心理支持　心理支持适合任何慢性病，因此如果患者需要或愿意可以接受心理支持。MCS会对工作、家庭和社交活动产生巨大干扰。有自杀的报道。心理支持可由心理医师、精神医师、社会工作者或社区医师提供。对于急性精神病发作和想自杀的患者需要严重关注并予相应治疗。

3. 药物治疗　由于病因不清，尚无合理的药物治疗。由于MCS患者对药物过于敏感，因此他们通常抵触药物治疗。他们难以耐受正常剂量的用药，而且更容易出现药物副作用。有些患者使用某些小剂量药物（如止痛剂、抗抑郁药）能受益。其他如：补充维生素和微量元素，使用螯合剂，抗病毒以及抗真菌治疗。

4. 心理或精神干预　尽管有许多证据证明MCS是一种有心理或行为基础的功能性躯体综合征，但是仍然没有大型的高质量的试验去调查心理干预在MCS管理中的作用，因此这方面的试验是迫切需要的。在一项243例MCS患者抗抑郁的研究中，10%～20%帮助巨大或很大，50%～65%报道有不良副作用，10%～30%无效或疗效不清楚（Johnson，1996）。由于MCS类似于躯体形式障碍，躯体形式障碍对行为治疗有良好反应，因此建议行为治疗。Haller描述了对3例MCS患者进行个性化的住院心理治疗后在失能方面有了很大的改善。Staudenmayer主张心理治疗方法，但他提出在MCS管理中面临的挑战是克服患者对引起他们问题的有毒物质的信仰，尽管对其他相关综合征比如慢性疲劳综合征的研究表明改善其症状的原因并不足以改变生活质量。

5. 康复治疗　Heizow等建议早期干预防止转为慢性，并实施治疗措施，不能只局限于相关病因假说和严格的避开，这样可能会加重社会退缩和残疾。相反，有人主张治疗应该为慢性化作贡献。对于处于残疾状态的MCS治疗应集中于改善健康和幸福。松弛、生物反馈、桑拿浴可能有益，这些治疗关注的是降低残疾而不是特殊症状。

6. 多学科综合治疗　Lacour等报告了一项在8例MCS患者中，进行多学科相结合治疗的非随机性研究的结果，这些疗法包括自主方案、针灸和身心干预。他们主张把患者对疾病躯体上的说明考虑在内，用以改善与心理疗法的冲突，并且报道了在8个月的干预结束之后对整体的失能评分有统计学差异。

在美国的一项MCS患者调查中显示有100多种MCS的治疗方法。这些治疗包括很多种，例如营养补充，过滤，桑拿浴，特殊饮食以及一些侵入性的方法，如结肠灌肠、膀胱冲洗以及处方或非处方药物的使用，如抗生素、抗菌药物和阿昔洛韦。被调查者承认平均要花费51 000美元在治疗MCS上，其中7000美元花费在过去的1年里，平均相当于他们家庭年收入的15%，此外还需要花费57 000美元去巩固他们住宅的安全。避开化学物、建立没有化学物的生活空间以及祈祷是三项最有效的干预措施。

七、预后和预防

很少有患者报告完全恢复。对于少数发现早，避开进一步暴露的患者，可能恢复的比较好。因此早期诊断，避免化学物继续暴露能最大限度防止残疾。一旦确定诊断，需要及时治疗。一项随访6个月～2年半的研究报道，MCS患者中能成功地避开至少一半自报的引发物的比不避开者感觉好。最近的一项对MCS的纵向过程的研究表明随访1年后92%仍有MCS。在基线上，MCS患者在消极特征和躯体症状属性等方面同非MCS对照组相比得分更高。MCS患者同非MCS对照组相比有较高的服务利用率和更多的功能性损伤。确定消极的躯体感受是病态的、以及有明显的环境威胁意识都和继续进行随访的MCS案例有关。

对MCS的深入研究将有助于建立健全的国家和企业环境政策。应该建立相应措施保护对气味敏感的人群。如果只是对几种气味敏感，应避开或减少接触暴露，如避免用药物，应用一体化的害虫防治。对于有化学物暴露的场所需有醒目的告知。这样可以保护易感人群。

（刘剑锋）

第七节　环境毒性物质对嗅觉功能的影响

嗅觉具有辨别气味、增进食欲、识别环境和报警等作用，因此嗅觉是一个重要的生理功能，对于嗅觉系统的损害会给机体带来严重后果。损害嗅觉系统常见的原因有鼻或鼻窦疾病，年龄，外伤，病毒感染，化学物质，手术，神经系统疾病等。随着环境污染和生态破坏日益严重，环境毒性物质对嗅觉功能的影响逐渐受到重视。

一、历　史　背　景

早在1713年Ramazzini指出嗅觉丧失是一种职业相关疾病，认为接触高浓度的重金属、粉尘和毒性化学物质是这种职业病的常见原因。过去人们仅仅关注接触毒性化学物质引起的死亡事件，如接触矿尘引起的肺气肿，而忽略了这些物质对嗅觉功能的损害。随着研究的深入，研究者对毒性化学物质与嗅觉功能的损害进行量化研究。1975年Naus提出许多挥发性化学物质和生产制造程序过程影响嗅觉功能。1986年Amoore对影响嗅觉功能的化学性挥发物做了进一步的补充，明确了接触某些具体的毒性化学物质与嗅觉功能丧失的因果关系，排除了工业环境卫生状况与可获得的空降暴露物质对嗅觉功能影响的相关性，但在此研究中，嗅觉功能检查仅是主观测试没有做客观检查，存在一定的局限性。1991年Schwartz进行了环境毒性物质与嗅觉功能的流行病学研究，指出工厂车间毒性化学物质的暴露量与嗅觉功能障碍有明确的因果关系。Cometto-Muniz等从事了一系列关于接触空降毒性物质对上呼吸道影响的研究，检查了毒性物质对鼻和眼部三叉神经游离神经末梢的影响，发现眼部接触空降毒物会反射性的引起呼吸频率的改变，这种反射性的反应常被用于指导确定空降毒性物质许可暴露限量值（permissible exposure limits，PELs）和阈限量值（threshold limit values，TLVs）。TLVs是空降毒性物质的浓度限定值，在这种限定环境下，工人长期长时间的重复接触空降毒性物质不会产生副作用，然而还不能确定在TLVs控制标准下的环境中，长期长时间的接触毒性化学物质是否会导致嗅觉减退。在2000年Gamble研究发现，溶剂对嗅觉的认知功能、精神运动功能及感知功能都有影响，并指出鼻道是溶剂的作用部位，此次研究的感觉测试结果不如认知测试结果精确。2001年Doty等联合应用鼻部解剖学和嗅觉测试方法，进行毒性化合物与嗅觉功能障碍的经验性实验研究。由于人类研究、流行病学研究及动物研究的条件受到限制，不能提供可信的数据关于环境毒性物质与嗅觉功能障碍因果效应和确定环境毒性物质空降标准限量值。动物实验的优点是能够严格人为的控制条件因素，但由于动物的鼻腔和嗅上皮的结构和功能与人类的鼻腔和嗅上皮的结构与功能存在很大的区别，故不能将从动物实验获得的推论完全应用于人类。

二、常见的环境毒性物质及其相关研究

（一）重金属

1. 镉　镉是引起嗅觉障碍常见的环境毒性物质。Friberg首次报道了长时间接触镉导致嗅觉慢性逐渐减退。Potts研究发现接触镉时间与嗅觉减退呈正比。接触镉时间10～29年的工人中约60%嗅觉减退，而接触镉时间30年的工人中约90%表现为嗅觉减退。而Tsuchiya的研究结果与其相反，长期接触镉引起蛋白尿，但嗅觉功能没有明显改变。量化研究镉与嗅觉减退时空降镉的浓度为0.300mg/m³，接触镉时间约12年，检测尿中β₂-微球蛋白决定体内镉量，使用丁醇进行嗅觉测试，结果显示嗅觉觉察阈减退，嗅觉识别阈没有改变，可引起中、重度的嗅觉减退，没有出现失嗅。这个结果被解释为镉损伤了周围嗅觉神经元，而未累及嗅觉中枢部分。对这个解释有争议，因为嗅觉识别阈正常。有人认为吸烟会产生镉，与镉产生协同作用，加剧嗅觉障碍。长时间接触镉会引起嗅觉减退，甚至失嗅。

2. 铬　铬是一种工业材料，常用于制作钢合金。研究显示铬会导致嗅觉异常。接触铬易致鼻中隔穿孔，与嗅觉异常没有明确的关系，而与接触铬的时间长短有关。

3. 汞　除了镉和铬，汞也会导致嗅觉减退。接触汞首先引起嗅上皮的改变，继发引起嗅球的变化。对汞引起嗅觉异常的患者尸检显示嗅上皮和嗅球的大体结构未见明显异常改变，在嗅球可见一些神经胶质增生和神经元变性。对接触汞的人进行嗅觉测试，嗅觉觉察阈值提高，识别能力明显下降。

4. 铅　铅有两种类型：无机铅和有机铅。两种形式的铅都会对机体产生影响。铅不仅影响中枢神经系统的功能，而且也会影响各种感觉系统包括嗅觉、视觉、听觉和体觉等。Schwartz等对制造四乙基铅的工人进行嗅觉识别测试，按低、中、高、极高浓度铅分为四组，控制年龄、受教育的程度、种族和饮酒史四种混杂因素，测试值结果显示四乙基铅对嗅觉识别没有明显的影响。而Bolla等重复上述实验，测试值结果显示铅对嗅觉没有明显的影响，但将铅接触史包括实验数据中综合分析，嗅觉测试值与对照组相比明显降低，可见铅对嗅觉有一定的影响。

5. 其他金属　还有其他金属或冶金过程影响嗅觉功能，如铝、锰、镍、炼钢等。锰引起嗅觉异常早期表现为短暂的嗅觉敏感性增加，随后表现为嗅觉减退。嗅觉敏感性增加是由于早期锰中毒引起嗅感受神经元兴奋性增加所致。

（二）刺激性的气体

在日常生活中最常见的刺激性的气体是臭氧和甲醛。无论长期接触低浓度刺激性的气体还是偶然吸入大量高浓度的刺激性气体，都会对嗅觉系统产生负面影响。儿童、老年人、患者和具有遗传倾向的人对刺激性气体敏感性相对高。对啮齿动物研究发现慢性接触一定浓度的刺激物会引起嗅上皮的严重损害。Oka对接触二氧化硫（SO_2）的工人进行嗅觉检查，发现25%的调查者有嗅觉异常，给予T＆T嗅觉测试，嗅觉觉察阈值增高，推测SO_2可能损伤鼻黏膜等周围嗅觉系统。这与Giddens等动物实验结果相符合。还有一些有关人类刺激性气体的实验研究，自愿者接触臭氧最初仅表现为嗅觉测试阈值增高，至接触第4天，嗅觉测试恢复正常，这可能与嗅上皮对刺激产生的代偿反应有关。至后期嗅上皮出现病理损害，说明嗅上皮失代偿有关。国内有报导，病理科医师在甲醛浓度（1.60±1.10）mg/m³时，与对照组比较，病理科医师的嗅觉阈无改变，而嗅觉敏感度则明显下降。Schwartz等应用病历对照研究毒性化学物质累积作用对嗅觉的影响，结果显示随着毒性化学物累积量增加，嗅觉功能减退加重，但这种损害是可逆的。同时发现吸烟会降低嗅觉障碍的风险性，这可能因为吸烟诱导鼻黏膜酶系参与新陈代谢，保护鼻黏膜免于毒性物质的损害。相反，吸烟同时暴露于镉会加速嗅觉减退。苯乙烯可致动物嗅上皮损伤，但对人的观察结果却与之相反，长期接触苯乙烯的工人没有明显的嗅觉改变。这些差异的产生或许因为小鼠或大鼠只用鼻子呼吸，鼻黏膜接触苯乙烯量大，此外人与动物的苯乙烯代谢机制不同。溴化物、硫酰氟等多种刺激性气体都可引起嗅觉不同程度的损害。

（三）溶剂

常见的溶剂有石油制品、涂料、化学制品等。许多溶剂具有神经毒性，损害神经系统，引起认知障碍，也能损害嗅觉、视觉和听觉等感觉系统，引起不同程度的功能损害。溶剂是脂溶性，容易穿过细胞膜进入细胞内。溶剂引起嗅觉损害的特点是短暂可逆的，对某些特异的气味嗅觉敏感性减退，但对其他气味的敏感性正常。对石油工人行嗅觉检查，嗅觉识别阈略增高，但仍然在正常范围内。溶剂引起嗅觉损害具有剂量依赖效应，即使长期接触低浓度的溶剂也会引起嗅觉异常。

三、环境毒性物质影响嗅觉系统的发生机制

（一）嗅觉系统的结构特点

嗅觉系统结构和功能非常复杂并精细，其病变表现亦十分复杂。嗅上皮的嗅感受神经元既是气味的接收器又是传导器，将气味刺激转变为神经冲动，经突触联系嗅球的僧帽细胞和丛状细胞，僧帽细胞和丛状细胞的轴突组成嗅束，传递入前脑嗅皮层、丘脑、下丘脑、眶内皮层，再入眶前皮层、海马，经大脑处理解码形成嗅感觉。

在人类，嗅神经上皮紧贴筛板和上鼻甲、鼻中隔上部和中鼻甲。据估计双侧鼻腔的嗅神经上皮的总面积约2cm^2，位于鼻腔吸入气流的远侧端。而感受元素，感觉纤毛的表面积或许是嗅神经上皮面积的10倍。嗅上皮位置较高，很少接触吸入的气流，在某种程度上可保护嗅上皮，避免接触空降物质微粒，但挥发性毒性蒸汽微粒可随吸入气流到达嗅上皮。在正常平静呼吸状态下，吸入气流的10%～15%被分流至嗅裂，余下的85%～90%的气流通过下鼻甲下部，经鼻咽进入气管。这个过程具有双重作用，一方面对吸入的气流加温、清洁和湿化作用；另一方面使空气中携带的外源性化学物质接触鼻甲及嗅区黏膜。

研究表明，嗅觉信号的传导机制是当气味分子结合到特异性的受体，就通过G蛋白耦联受体激活特异性的G蛋白，使腺苷酸环化酶Ⅲ型活化，引起cAMP上调，打开环核苷酸门控通道（cyclic nucleotide- gated channels，CNGC），Na 、Ca 内流，膜去极化，产生感受器电位，将化学信号转换为电信号，通过嗅神经传至位于大脑前部的嗅球。嗅感受神经元的轴突穿过筛板进入嗅球后，终末与嗅球内僧帽细胞和丛状细胞的树突构成突触。嗅球神经元的轴突投射到亚皮层和皮层区域，在大脑对气味信号进行识别、加工和整理，最后形成嗅觉。

（二）环境毒性物质损伤嗅觉系统的发生机制

环境毒性物质损伤嗅觉系统的发生机制尚不完全清楚。目前推测环境毒性物质通过两种途径损伤嗅觉功能：一种是直接途径；另一种是间接途径。直接途径是环境毒性物质直接作用于嗅上皮，改变嗅感觉上皮细胞的生存活力，缩短它们的寿命。间接途径是环境毒性物质刺激鼻腔黏膜，使其肿胀、增厚，妨碍吸入气流与嗅上皮表面接触，减少接触面积，阻止嗅素与嗅感觉受体神经元接触，无法传递嗅觉信息。

环境毒性物质不仅损害周围嗅黏膜，而且也损害嗅觉中枢。许多毒性化学物质，包括金属、溶剂，能够从鼻腔的嗅感受神经元进入嗅球，甚至进入嗅皮质和其他高级脑中枢系统，但目前对于经嗅觉系统进入脑的毒性化学物质对嗅觉功能和其他中枢系统的影响机制尚不清楚。

随气流吸入鼻腔的毒性物质可引起嗅上皮病变，病变的严重程度与吸入的化学物质类型、吸入模式、局部清除作用、病变累及的细胞类型、细胞存在部位（上皮下细胞、上皮内细胞和上皮周围细胞）及其他因素有关。嗅上皮病变是嗅觉系统的组织和化学毒性物质相互作用的结果。外源性化学物质的新陈代谢可引起嗅上皮病变，也可间接影响其周围的鼻黏膜组织。此外物理性的因素如吸入气流的模式及化学物质的传递方式也是导致嗅上皮病变的致病因素和致病条件。Kim-bell等通过计算液体动态分布，进行上呼吸道吸入毒性化学物质局部剂量测定，评估鼻腔通过气流对病变部位和病变严重程度的潜在影响。他遵循了两个物理化学原则，将水的溶解性和反应性与模仿局部气流速度相结合，发明了一种模型，使用这种模型可以预测接触某一具体化学毒性物质是否导致嗅上皮病变及确定病变部位。这种模型具有高效、快速和费用低的特点。在接触毒性化学物质后进行嗅上皮检查，目的是为了明确

毒性化学物质对周围嗅觉系统的影响。但在人类用于病理检查和检查的嗅上皮暴露面积仅为$2cm^2$，暴露面积少，位置较高，呈不规则点状分布，且取病理检查存在外科风险性，使嗅上皮病理检查受到限制，所以很难获得毒性化学物质对嗅上皮损害的病理学组织改变。同样，鼻腔的生理测试受到嗅上皮的各种元素的影响，因此测试结果不能完全反映嗅上皮的结构和功能状态。

由于上述种种原因，研究者常选择动物来研究毒性化学物质对鼻腔的作用机制。通过动物模型已经鉴定许多化学物质引起嗅觉功能障碍。对啮齿类动物的研究发现毒性化学物质损害位于基底膜上的嗅上皮细胞。病变的范围和深度取决于化学物质的种类和吸入鼻腔气流的剂量，受损害的上皮修复与损害程度和受损的细胞类型有关。当化学毒性物质损害嗅上皮时，会引起嗅上皮剥脱至基底膜，而鼻腔的呼吸上皮可保持完好，病变周围的鳞状细胞再生覆盖裸露的基底膜，然后上皮细胞增殖、分化，上皮厚度增加，形成成熟或不完全成熟的嗅上皮。受损的嗅上皮伤后快速生长重新达到其解剖学上的完整性和功能完全恢复，在某种程度上取决于基底膜下组织如固有层受损害的严重程度。当位于上皮层下基底膜的Bowman腺体受损缺失时，受损的嗅上皮再生非常慢，可见嗅上皮基底膜表层的Bowman腺体和Bowman腺管对于因化学毒性物质所致的嗅上皮损害有效完全恢复是非常重要的。还有一些化学毒性物质经过新陈代谢转变为中间反应媒介物，间接作用于嗅上皮，引起嗅上皮病变。毒性化学物质本身新陈代谢能力的遗传变异，以及嗅上皮所含酶系的诱导状态，对毒性化学物质的终致病力也有影响。宿主根据化学物质毒力的大小调节机体反应能力，这种作用通过基因调节来实现的。通过基因调节机体的免疫系统，诱导产生化学因子、生长因子，调节血管的完整性，以促进嗅上皮病变的愈合和再生。机体对毒性化学物质的反应能力与年龄、性别有关系。

宿主的健康状态对于毒性物质与嗅上皮的相互作用结果有影响。例如：单纯的上呼吸道感染一般不引起嗅上皮损害，但当上呼吸道感染同时接触毒性化学物质就有可能引起嗅上皮病变，两者协同作用于机体所致的损害远远超过单一因素所致的机体损害。同样，当机体鼻腔的保护机制削弱时，协同接触毒性化学物质会导致嗅上皮病变。关于接触毒性化学物质导致嗅觉永久减退的具体因素和机制还不清楚。还有待于进一步的研究。

四、嗅觉系统的保护机制

当环境中有害物质随吸入气流进入鼻腔时，首先刺激位于鼻黏膜表面的三叉神经的游离神经末梢，使机体产生躲避保护反应，以减少损伤。如果不能及时避免空降有害毒性物质，机体可通过改变呼吸频率或呼吸模式减少毒性物质进入鼻腔的流量，保护嗅上皮受到损害。同时这些刺激物可诱导启动嗅觉系统的保护体系，激活相关的酶系、基因及蛋白质，来避免或减轻自身受损。嗅觉系统的保护体系包括还原型谷胱甘肽（reduced glutathione，GSH）、一氧化氮合酶（nitrous oxide synthase，NOS）、金属硫蛋白（metallothionein，MT）、热休克蛋白（heat shock protein，HSP）70、超氧化物歧化酶（superoxide dismutase，SOD）、抗凋亡基因bcl-2和肌肽（carnosine）等。

GSH是由谷氨酸、半胱氨酸和甘氨酸组成的三肽化合物。GSH有两种存在形式；一种是还原型GSH，是主要的活性状态，大约占95%；另一种是氧化型GSH，是非活性状态，约占1%。还原型GSH广泛存在于人体正常细胞中，对细胞有多种生化作用。能够与多种化学物质及其代谢物结合，清除体内氧离子及其他自由基，是生物体内重要的抗氧化剂。GSH可以清除嗅感受神经元不断更新产生的细胞碎片如氧自由基，减少对周围细胞的损伤。

NOS参与一氧化氮（nitrous oxide，NO）的合成。NO在嗅觉的信号传导、嗅觉的发育和再生等方面起重要作用，也参与了嗅觉系统的损伤，包括嗅细胞凋亡、嗅神经轴突变性、嗅上皮的呼吸上皮化生等。目前发现的NOS主要有3种：第一种为神经元型NOS（neuron NOS，nNOS），主要来源于神经细胞；第二种为诱导型NOS（induced NOS，iNOS），主要存在于巨噬细胞、中性粒细胞、肝细胞等；第三种为内皮型NOS（endothelial NOS，eNOS），主要存在于内皮细胞；nNOS和eNOS存在于细胞内，称为结构型NOS（constitutive NOS，cNOS）。SO_2刺激小鼠的研究结果表明SO_2可损伤嗅神经上皮，嗅神经上皮细胞总体数量减少，iNOS 的表达增多；存活细胞中nNOS 免疫反应性增加，支持细胞胞质和胞核中细胞外信号调节激酶（phospho- ERK）－ 1/2 磷酸部分免疫反应性增加。由此可见，嗅神经上皮再生活性在SO_2损伤后被激活。iNOS 和nNOS可能对嗅神经上皮有神经保护作用。

MT是一组富含半胱氨酸小分子量结合蛋白，具有较强的抗氧化作用，在清除自由基抗氧化、保护细胞膜、维持细胞内钙稳态、维持必需金属自稳态、抗辐射及重金属解毒等方面具有重要的作用。对镉的研究表明，在嗅上皮沉积的镉先与GSH 配体结合，再与MT 形成镉金属硫蛋白复合体，由初级嗅神经元向大脑中嗅球运输。MT可减轻重金属对神经的损害作用，起到一定的细胞神经保护作用。

HSP70 是热休克蛋白家族中的一个亚族，存在于所有的细胞质和细胞器中，可在机体细胞受到各种有害刺激时产生，是一种非特异性细胞保护蛋白。HSP70 可以增强细胞对损害的耐受程度，维持细胞的正常功能代谢，提高细胞生存率。用芳香剂、碘甲烷刺激大鼠的研究结果表明在嗅上皮损伤部位HSP70表达增多。

鼻黏膜的酶系还可参与吸入鼻腔的外源性化学物质的新陈代谢，并减低他们的毒性，减少对嗅上皮的损害。但在某些情况下，由此产生的新陈代谢过程本身对嗅上皮，尤其是嗅感受神经元，也有损害作用。此外，鼻黏膜也能分泌抗体和抗微生物蛋白质，如乳铁蛋白、溶菌酶等，以清除吸入的病原体。目前对嗅觉系统的保护机制的研究仍局限于动物实验，许多具体机制尚不明确，还需广泛深入的研究。

五、气味、伤害与多种化学敏感性

当接触不引起鼻腔刺激的气味时，也会产生与气味相关的症状。通常最普遍与气味相关的问题是伤害，伤害可以是轻微的不适感，也可以是极度的痛苦。引起这种伤害常见的原因是接触含硫的化合物，如：氢、硫化物和硫醇等，这些化合物的浓度超过嗅觉的觉察阈，会对机体产生伤害。然而一些个体产生反应比较剧烈，出现比伤害更严重的后果。与气味有关的症状包括自发发作的症状（轻微头痛、恶心、恐惧、心动过速），上、下呼吸道刺激症状，神经系统症状（短期记忆力丧失）等。对于由气味引起的这种现象有一套规范的标准，称为多种化学敏感性（MCS），其特点是由气味刺激引起机体异常反应，与接触化学物质引起的异常感受不同。接触溶剂和杀虫剂会引起MCS。通常发生MCS的个体，当接触空降环境毒性物质（包括溶剂、香水、清洁剂、汽油、杀虫剂和涂料）会出现多种形式的症状。MCS是一种同质性疾病，病因非常复杂。对于同一个体，相同的一系列症状可以被许多化学性质和组织结构不同的化学物质引起，而对于不同的MCS的个体，接触相同的化学物质会导致不同的症状。引起MCS反应的化学物质暴露浓度远远低于TLVs标准，但这种暴露浓度对大多数人没有影响。在多数情况下，只有达到嗅觉感受阈值，才会出现MCS症状。

研究发现与气味有关的症状的病因学不是基于传统的化学毒物的作用机制，提出非毒物气味相关症状发病机制，用来解释气味诱导产生的急性症状。他们包括与气味有关的令人厌恶的条件状况和与气味有关的压力诱导疾病。通常前者包括接触创伤事件。后者体现压力产生厌恶感与气味有关的自发发作症状，这种压力是慢慢产生，工厂车间的环境或自觉危险因素的存在都是产生慢性压力的因素，例如：工作环境存在未知的化学物质或居住在有毒废物存放处附近等。临床观察表明接触神经毒物的精神心理反应，比神经毒物的直接损伤更严重。在任何情况下，气味是明显的感觉线索，人们推断一想到某种气味就会产生与该气味相关的主观症状。大量的实验数据表明与患者的症状相反，大多数MCS的患者的气味敏感性没有改变。Hummel等在气味觉察阈实验中发现与对照组相比，MCS患者的气味觉察阈没有改变，这与Doty的实验结果相符合。但他们都发现MCS患者的识别阈比对照组下降。

有一种观点认为MCS是由于接触感受化学物质产生的情感反应引起的，而另一种观点认为MCS是化学物质与生物系统相互作用的病理结果。Ziem等指出毒性卟啉症或许是MCS的基础。 Meggs认为通过刺激化学受体产生神经性炎症或许解释化学敏感性发生的机制。Bell等研究发现MCS患者接触化学物质会增加MCS患者的化学敏感性，这些MCS患者是由于时间依赖性产生的感觉使边缘系统的反应性增加所致。而嗅觉感受和嗅觉系统在MCS的病因学方面所起的作用仍然未知。

现已知许多环境毒性物质损伤嗅觉功能，但损伤嗅觉的机制尚不清楚，环境毒性物质剂量依赖效应和接触时间与嗅觉障碍的关系也不是完全明了，有待进一步研究证实，预期为环境毒性物质所致的嗅觉异常提供有效的治疗及预防。

六、治　疗

嗅觉功能障碍的治疗方法很少。用激素治疗有一定的疗效。有人建议补锌治疗有助于嗅觉的恢复。但Kenkin等对嗅觉障碍的患者采用双盲、对照实验证明补锌不能改善嗅觉功能。少数患者肌肉注射β-胡萝卜素或口服类维生素A治疗，嗅觉功能有所改善，需要进一步的研究证实。另有研究发现嗅觉功能障碍有自愈倾向。目前面临的难题是寻求嗅觉障碍有效的治疗方法。

七、预　防

如果机体短期高浓度接触环境毒性物质会引起嗅觉功能快速损伤，而长期慢性接触低浓度的环境毒性物质，由于毒性物质长期微量累积作用于嗅觉系统，机体常无明显症状或不适感，嗅觉系统的病理变化是逐渐发生，没有察觉，这种情况是非常危险的。环境因素导致嗅觉功能障碍常是多种毒性物质共同作用的结果，这样不仅加剧嗅觉功能损害，而且很难明确致病的环境毒性物质。鉴于这些问题因此对从事具有或疑有环境毒性物质空间作业的工作单位，一定要进行化学品安全评价和环境风险评价管理，要做好安全防范。应采取净化、通风等作业前预防措施，作业前进行工作环境检测，并在作业中加强防护。此外，按现行国家标准对带有或疑有有毒的重金属、刺激性气体、或溶剂等工作环境或食物等进行含量检测或安全处理，以免影响工作人员的身体健康。比如：应用碘化钾（KI）法或DDTC法等进行铅含量检验；采用二乙基二硫代二甲酸钠作为镍离子的化学捕收剂，处理含镍离子的废水；应用5-Br- DM PAP法测定钢铁中的镉含量等。同时要增强人类的保护意识，对从业人员应该定期检测嗅觉功能，以防嗅觉功能受到损伤。

（万桂莲）

第八节　嗅觉定性障碍

嗅觉障碍分为嗅觉定量障碍（quantitative olfactory disease）和嗅觉定性障碍（qualitative olfactory disease，dysosmia）。前者是指嗅觉敏感度下降，包括嗅觉减退（hyposmia，microsomia）和完全失嗅（anosmia）。后者是指感受的气味性质发生畸变，包括嗅觉倒错（parosmia，troposmia）和幻嗅（phantosmia，olfactory hallucination）。

Bonfils等（2005）报道汽油、香烟和咖啡是最常见的引起嗅觉倒错的刺激。通常伴有嗅觉灵敏度下降，感觉通常是双鼻。关于幻嗅尚缺乏其特征的报道。Leopold等（2002）报道的幻嗅是单鼻或双鼻，而且不能用食物加以掩蔽。

嗅觉定性障碍可以导致抑郁和体重下降。有研究显示嗅觉倒错者总体生活质量下降，日常生活中抱怨增多，口味变怪。嗅觉定性障碍的影响因人而异，差别可能很大，有报道嗅觉倒错导致食欲差体重显著下降。幻嗅导致难以忍受甚至令人恐惧的气味感觉，过度卫生以及孤僻。嗅觉定性障碍通常比嗅觉下降对个体的干扰更大。

一、流行病学资料

在普通人群中，嗅觉定性障碍比嗅觉定量障碍要少见。嗅觉倒错占嗅觉障碍的11.9%～32.1%。最近的一项基于普通人群的研究显示嗅觉倒错在成人的发病率为4%，青少年为3.4%。Reden等（2007）对392例嗅觉障碍的患者回顾性研究显示34%有嗅觉倒错，只有12%有幻嗅。Landis等（2004）对1240例在耳鼻咽喉头颈外科门诊就诊的非鼻－鼻窦非肿瘤患者的调查显示嗅觉倒错为2.1%，幻嗅为0.8%。

在嗅觉下降或失嗅者中嗅觉倒错和幻嗅分别是6.1%和1.6%。嗅觉定性障碍虽然比嗅觉下降或失嗅少见，但仍有大量患者。嗅觉定性障碍多见于头颅外伤（29%～55%），上呼吸道感染（35%～52%），其次是鼻-鼻窦疾病（17%～29%）以及毒物或药物暴露（172%～8%）。先天性嗅觉障碍者无嗅觉定性障碍。上呼吸道感染是嗅觉倒错的最常见病因，头颅外伤以及上呼吸道感染是幻嗅的最常见病因。大约有1/3的患者同时伴有嗅觉减退。Bonfils等（2005）系统研究了55例嗅觉倒错的患者，发现嗅觉倒错同时伴有不同程度的嗅觉定量障碍，71.4%（40/55）嗅觉减退，28.6%（16/55）失嗅；嗅觉倒错有57.1%与嗅觉定量障碍同时出现，有33.9%在随后的3个月内出现；最主要的诱因是上呼吸道感染（42.8%），其次包括鼻-鼻窦疾病（14.5%）、毒性化学品暴露（7%）、神经系统疾病（5%）、头外伤（3.6%）、特发性（21.8%）、其他（5%）。

二、发病机制

相关报道很少。有以下几种推测或假说：①外周学说认为部分嗅觉受体神经元缺失导致不能形成一幅完整的嗅素"图"；②中枢学说认为整合或释义的中枢病变；③外周和中枢共同病变学说；④嗅球学说认为嗅球内神经元减少导致外侧抑制减弱，产生异常嗅觉活化模式，从而导致嗅觉倒错。幻嗅也有中枢、外周以及混合性病因。外周病变的神经元向大脑发出异常信号，或对正常发挥功能的嗅觉神经元起抑制作用的神经元缺失。嗅觉中枢脑细胞功能过于活跃。临床上，一个外周化学感受或三叉神经刺激都可能触发中枢嗅觉感受。多数幻嗅者使劲吸气或打喷嚏会引起幻嗅症状。关于幻嗅的外周性推测是，嗅觉神经元或中枢神经系统过反应、和（或）抑制神经元缺失。

外周理论的依据是：①多数嗅觉定性障碍者同时伴有不同程度的嗅觉定量障碍。而且嗅觉定量障碍加重时嗅觉定性障碍严重；②幻嗅通常在嗅觉减退明显的一侧，而且单鼻幻嗅可以通过堵住患侧鼻孔或者用麻醉剂对嗅上皮进行麻醉来消除；③嗅觉病理研究显示幻嗅者嗅黏膜神经元数目减少，未成熟神经元与成熟神经元比例增高，嗅神经元突触生长异常，神经束密度下降。

中枢理论的依据是：①有些癫痫发作前会有嗅觉先兆。有些幻嗅者称他们在幻嗅发作之前能感觉到幻嗅要发作。对于因幻嗅行嗅上皮切除而治愈的患者，他们仍然能够感觉到幻嗅将要出现，但总是没有出现；②PET研究显示幻嗅者对侧额回，岛回以及颞叶活性增加，在嗅上皮切除后这些部位的活性下降。

中枢外周病变混合理论的依据是对自然病史的观察以及对治疗的反应。Leopold观察到大约1/4单鼻幻嗅者在数月至数年后可能发展为双鼻。这一现象可以解释为单鼻或双鼻功能异常的初级嗅觉神经元以及支持细胞可以触发中枢机制。使用抗癫痫药物和抗抑郁药物出人意料能够改善症状。这些药物可能同时作用于外周和中枢。

三、诊　断

需要详细了解病史，进行全面的耳鼻咽喉头颈外科体格检查，完善鼻内镜检查。必要时行鼻窦CT扫描以及颅脑MRI，明确有无鼻窦以及颅脑病变。行嗅觉心理物理测试，明确有无嗅觉定量障碍以及程度，嗅觉察觉阈和嗅觉识别阈的分离可能提示有嗅觉倒错。

目前尚无简便、准确而且客观的诊断方法用于嗅觉倒错和幻嗅诊断。通常是采用问卷或（和）面谈方式进行诊断。与问卷相比面谈的优点是能使医师通过适当的问题随访，可以确保患者能够正确理解问题。

下面的陈述可以用于嗅觉倒错的诊断："我的嗅觉发生变异，或者有些东西闻起来不对（My sense of smell is distorted, or things do not smell right）"。如果有嗅觉倒错还需要进一步明确是全面性的还是部分性的。前者是所有的气味闻起来都跟以前不一样了，比如所有的东西闻着都有霉味；后者是有一部分气味跟以前不一样了，比如玫瑰闻起来是香蕉味，香蕉闻起来是垃圾味，但是土豆仍然是土豆味。下面陈述可以用于幻嗅的诊断："总能闻到一种气味很烦人（I am bothered by a persistent smell）"。

临 床 篇

下面是诊断嗅觉倒错的结构化面谈（a structured interview）中所要问的问题："你是否曾经闻到有些东西，比如玫瑰或柑橘，本来应该是你熟悉的味道，但是闻着没味、难闻或刺鼻呢？（Do you ever have the occasion to smell something，for example，a rose or an orange，that should have a smell which you know，but instead，you smell an offensive odor，a bad odor，or a burning odor?）。"或"咖啡闻起来是否和以前不一样了？（Does the coffee smell different from what it used to?）"。对于幻嗅应该问下面的问题："你曾经闻到难闻或刺鼻的气味而周围并没有这种气味的东西存在吗？（Do you ever have an off，bad，or burning smell when there is nothing to pruduce the smell?）"。当时可以再提一些有助于进一步说明本意的问题。

临床上需要注意精神神经疾病导致的嗅觉定性障碍。精神分裂症、乙醇依赖（alcoholic psychosis）、抑郁症以及涉嗅综合征（olfactory reference syndrome）以及癫痫均可有嗅觉定性障碍。因此怀疑此类疾病需要请精神科以及神经科医师会诊。

幻嗅的客观检测报道很少，Levy和Henkin通过fMRI可以检测到周期性阵发性、复发性单鼻的幻嗅，前额部脑区在幻嗅发作和停止时能显示明显活化和抑制。并应用MRI波谱技术研究γ-氨基丁酸在幻嗅和幻味患者的变化水平，幻嗅和幻味患者γ-氨基丁酸水平低，经过治疗后γ-氨基丁酸回升。

需要指出的是慢性鼻窦炎特别是厌氧菌感染和真菌性鼻窦炎能产生不愉快的气味，如果患者没有其他伴发症状，患者会以幻嗅为主诉求诊。这类幻嗅并非真性幻嗅，因为这种气味可能是厌氧菌和真菌产生的。这类假性幻嗅，可以通过药物和手术治疗治愈。临床中有以幻嗅首诊的患者，影像学检查提示单侧的上颌窦炎和真菌性上颌窦炎。手术治疗后气味消失。

【幻嗅病例】 女，74岁。阵发性幻嗅2年。闻到某种味道持续半月到数月。有臭味、朽木味和炒菜味。阵发性发作，无明显诱因。嗅觉灵敏，无味觉异常。高血压2年，脂肪肝1年，无其他特殊病史。耳鼻咽喉科体检无明显异常。嗅觉主观测试为正常嗅觉（图2-4-8-1）。OERP测试正常。鼻窦CT示左上颌窦软组织影，中央有散在高密度影。颅脑加嗅神经MRI薄层扫描示左上颌窦软组织影（图2-4-8-2）。诊断为真菌性上颌窦炎。入院行功能性鼻窦手术。术后幻嗅消失。

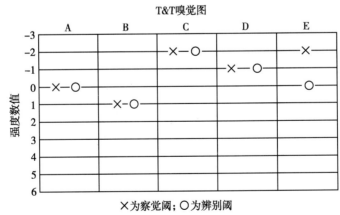

图2-4-8-1 幻嗅病例的主观嗅觉测试结果嗅觉正常

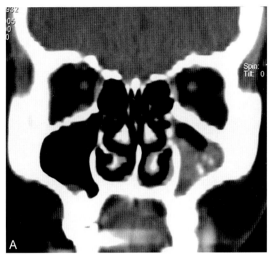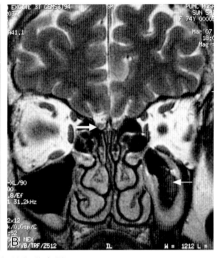

图2-4-8-2　幻嗅病例的影像学资料

A. CT示左上颌窦软组织影，中间散在高密度影；B. MRI左上颌窦软组织影（细箭头），嗅球正常（粗箭头）

四、治疗以及预后

通常认为嗅觉倒错和幻嗅会随时间（可能数年）逐渐消失，2007年的一项研究显示有29%的嗅觉倒错和53%的幻嗅在1年后有改善。因此可以观察随诊。Doty等（1979）曾经提出假说认为嗅觉倒错出现在嗅觉神经再生修复期间，因此有嗅觉倒错可能提示嗅觉再生和恢复。但是Reden等的研究证实对于嗅觉定量障碍者而言，伴有嗅觉定性障碍（嗅觉倒错或者幻嗅）者与不伴有嗅觉定性障碍者相比，嗅觉定量障碍的改善并无差别。因此Doty的这一假说目前尚存争议。

Leopold建议如果患者不愿或不能观察等待，可以采取一些相应的治疗措施。一般幻嗅睡眠时消失。有报道捏鼻闭口鼓气（Valsalva's maneuver）、使劲喊叫、使用鼻内器具以及开口器（gagging）可以中止幻嗅。早期这些措施可能有用，但时间长后，均无效。如果堵住鼻子能够中止症状，可以尝试用盐水滴鼻，滴时头低向前位，用量不受限制。虽然可能半数情况下不会奏效，即使起效持续时间也不长，但是该法安全，无害无副作用而且费用低廉。或者用盐酸羟甲唑啉滴鼻剂滴鼻，改善的时间可能长一些。有报道使用鼻夹有效。

镇静剂、抗抑郁以及抗癫痫药物可以用于嗅觉定性障碍。有一些嗅觉中心使用加巴喷丁（Gabapentin），但目前看疗效不确切。鼻腔局部使用盐酸可卡因（Cocain）能麻醉嗅神经元，一过性消除症状。但需谨慎，因为有报道短暂性嗅觉倒错者使用后出现永久性幻嗅，另有一例出现单侧完全失嗅。可能是由于可卡因是强血管收缩剂，用后出现嗅上皮血供障碍，导致不可逆性损伤。

Kaufman等（1988）以及Markert等（1993）报道经额开颅行嗅球或嗅神经切除术，手术会导致完全失嗅，而且创伤大。

Leopold等（1991）报道了1例单侧幻嗅者行内镜经鼻切除嗅上皮，术后患者不仅幻嗅消失而且恢复了嗅觉。2002年Leopold等报道了嗅上皮切除术治疗幻嗅的长期随访（1～11年）结果，8例幻嗅患者，病程4～19年。术后7例幻嗅完全消失，1例幻嗅减轻。有2例次术侧嗅觉下降，7例次无改变，1例次改善。未手术侧1例嗅觉减退，2例改善，3例无改变。该手术的适应证是单侧幻嗅，持续至少2年，行鼻腔可卡因麻醉实验可以暂时中止幻嗅。手术是在全麻下进行，内镜经鼻开放筛窦，暴露筛板，沿筛板的长轴切除嗅黏膜，锐性离断嗅丝，如有脑脊液鼻漏，同时行脑脊液鼻漏修补术。术中有2例出现脑脊液鼻漏，术中修补成功。无其他并发症。

（刘剑锋）

临 床 篇

参考文献

1. 陈志宏，倪道凤，高扬等. 流感病毒感染后小鼠嗅感受神经元的凋亡与再生. 中国耳鼻咽喉颅底外科杂志，2004，10：324-326

2. 陈志宏，倪道凤，高扬等. 凋亡相关基因Bcl-2和bax及iNOS在流感病毒感染后小鼠嗅上皮的表达. 临床耳鼻咽喉头颈外科杂志，2007，21：510-512

3. 范伟，周元陵，金复生等. 医院病理科医师解除甲醛的健康影响. 环境与职业医学，2006，23：466-468

4. 刘剑锋，倪道凤，有慧等. 感觉神经性失嗅的磁共振成像评估. 中华医学杂志，2006，86：199-201

5. 刘剑锋，有慧，倪道凤等. 先天性失嗅患者的临床研究. 中华耳鼻咽喉头颈外科杂志，2007，42：749-752

6. 刘剑锋，有慧，倪道凤等. 外伤后失嗅患者的嗅觉事件相关电位和MRI评估. 中华耳鼻咽喉头颈外科杂志，2008，43：198-201

7. 上官翰京，李志春. 细胞保护在嗅觉系统中的研究进展. 山东大学耳鼻咽喉眼学报，2006，20：374-377

8. 沈友良，聂基兰. 用化学捕收剂处理含镍废水. 南昌大学学报（理科版），2005，29：367-374

9. 田立鹏，孙圣刚. 定量嗅觉检测在帕金森病早期诊断中的应用. 神经损伤与功能重建，2006，1：151-153

10. 王剑，倪道凤，关静等. 嗅觉功能检查在帕金森病诊断中的应用. 中华神经科杂志，2008，41：524-527

11. 王茂鑫，李志春. 一氧化氮及其在嗅觉系统中的作用. 福州总医院学报，2004，11：296-298

12. 王五一. 食品中铅的原子吸收火焰法的比较研究. 现代仪器，2005，4：37-39

13. 张萍. 5-Br-DMPAP测定钢铁中的镉. 山东冶金，1997，19：44-46

14. Abolmaali ND, Hietschold V, Vogl TJ, et al. MR evaluation in patients with isolated anosmia since birth or early childhood. AJNR Am J Neuroradiol, 2002, 23：157-164

15. Scott AE. Clinical characteristics of taste and smell disorders. Ear Nose Throat J, 1989, 68：297-315

16. Aiba TSM, Mori J, Matsumoto K, et al. Effect of zinc sulfate on sensorineural olfactory disorder. Acta Otolaryngol, 1998, 538：(Suppl) 202-204

17. Seiden AM. Postviral olfactory loss. Otolaryngol Clin North Am, 2004, 37：1159-1166

18. Amoore JE, Popplewell JR, Whissell-Buechy D. Sensitivity of women to musk odor：no menstrual variation. J. Chem.Ecol, 1975, 1：291–297

19. Amoore JE. Effects of chemical exposure on olfaction in human. In：BarrowCS.Toxicology of the Nasal Passages. Washington DC：Hemisphere Publishing, 1986：155-190

20. Amoore JE. Specific anosmia：a clue to the olfactory code. Nature, 1967, 214：1095-1098

21. Anon. Report of Multiple Chemical Sensitivities (MCS) Workshop：International Programme on Chemical Safety (IPCS) / German Workshop on Multiple Chemical Sensitivities. Int Arch Occup Environ Health, 1997, 69：224-226

22. Ansari KA. Olfaction in multiple sclerosis. With a note on the discrepancy between optic and olfactory involvement. Eur Neurol, 1976, 14：138-145

23. Arnetz BB. Model development and research vision for the future of multiple chemical sensitivity. Scand J Work Environ Health, 1999, 25：569-573.

24. Arnold SE, Trojanowski JQ. Cognitive impairment in elderly schizophrenia：a dementia (still) lacking distinctive histopathology. Schizophr. Bull, 1996, 22：5-9

25. Arnold SE. Neurodevelopmental abnormalities in schizophrenia：insights from neuropathology. Dev. Psychopathol, 1999, 11：439-456

26. Arnold SE, Han LY, Moberg PJ, et al. Dysregulation of olfactory receptor neuron lineage in schizophrenia. Arch Gen Psychiatry, 2001, 58：829-835

27. Bailer J, Witthoft M, Bayerl C, et al. Syndrome stability and psychological predictors of symptom severity in idiopathic environmental intolerance and somatoform disorders. Psychol Med, 2007, 37：271-281

28. Baker H, Liu N, Chun HS, et al. Phenotypic differentiation during migration of dopaminergic progenitor cells to the olfactory bulb. J Neurosci, 2001, 21：8505-8513

29. Bartha L, Baumzweiger W, Buscher DS, et al. Multiple chemical sensitivity：a 1999 consensus. Arch Environ Health, 1999, 54：147-149

30. Bell IR, Miller CS, Schwartz GE. An olfactory limbic model of multiple chemical sensitivity syndrome：possible relationships to kindling and affective spectrum disorders. Biol Psychiatry, 1992, 32：218-242

31. Berendse HWB. Subclinical dopaminergic dysfunction in asymptomatic Parkinson's disease patients' relatives with a decreased sense of smell. Ann Neurol, 2001, 50：34-41

32. Black DW, Okiishi C, Schlosser S. The Iowa follow-up of chemically sensitive persons. Annals NY Acad Sci, 2001, 933：48-56

33. Blomqvist EH LL, Bergstedt H, Stjärne P. Placebo-controlled, randomized, double-blind study evaluating the efficacy of fluticasone propionate nasal spray for the treatment of patients with hyposmia/anosmia. Acta Otolaryngol, 2003, 123：862-868

34. Blustajn J, Kirsch CF, Panigrahy A, et al. Olfactory anomalies in CHARGE syndrome：imaging findings of a potential major diagnostic criterion. AJNR Am J Neuroradiol, 2008, 29：1266-1269

35. Bock KW, Birbaumer N. MCS（multiple chemical sensitivity）：cooperation between toxicology and psychology may facilitate solutions of the problems：commentary. Hum Experimental Toxicol, 1997, 16：481-484

36. Bolla KL, Schwartz BS, Stewart W, et al.Comparison of neurobehavioral function exposed to a mixture of organic and inorganic lead and in workers exposed to solvents. Am J Ind Med, 1995, 27：231-246

37. Bonfils P, Avan P, Faulcon P, et al. Distorted odorant perception：analysis of a series of 56 patients with parosmia. Arch Otolaryngol head neck Surg, 2005, 131：107-112

38. Bornschein S, Forstl H, Zilker T. Idiopathic environmental intolerances（formerly multiple chemical sensitivity）psychiatric perspectives. J Intern Med, 2001, 250：309–321

39. Brämerson A, Nordin S, Bende M. Clinical experience with patients with olfactory complaints, and their quality of life. Acta Otolaryngol, 2007, 127：167-174

40. Braak H, and Braak E. Cognitive impairment in Parkinson's disease：amyloid plaques, neurofibrillary tangles, and neuropil threads in the cerebral cortex. J Neural Transmission Parkinson's Dis and Dement Sec, 1990, 2：45-57

41. Bremner EA, Mainland JD, Khan RM, et al. The prevalence of androstenone anosmia. Chem Senses, 2003, 28：423-432

42. Buck L, Axel R. A novel multigene family may encode odorant receptors：a molecular basis for odor recognition. Cell, 1991, 65：175-187

43. Buee L, Perez-Tur J, Leveugle B, et al. Apolipoprotein E in Guamanian amyotrophic lateral sclerosis/parkinsonism-dementia complex：1996

44. Busenbark KL, Huber SI, Greer G, et al. Olfactory function in essential tremor. Neurology, 1992, 42：1631-1632

45. Cambier J, Masson M, Viader F, et al. Le syndrome frontal de la maladie de Steele-Richardson-Olszewski. Rev. Neurol, 1985, 48：1234-1239

46. Campbell IM, Gregson RAM. Olfactory short term memory in normal, schizophrenic and brain-damaged cases. Aust J Psychol, 1972, 24：179-185

47. Carlsson F, Karlson B, Orbaek P, et al. Prevalence of annoyance attributed to electrical equipment and smells in a Swedish population, and relationship with subjective health and daily functioning. Public Health, 2005, 119：568–577

48. Carr VM, Menco BP, Yandova MP, et al. Odorants as celltype specific activators of a heat shock response in the rat olfactory Mucosa. Journal of Comparative Neurology, 2001, 432：425-439

49. Chalouhi C, Faulcon P, Le Bihan C, et al. Olfactory evaluation in children：application to the CHARGE syndrome. Pediatrics, 2005, 116：e81-88

50. Chamberlain MP, Lock EA, Reed CJ. Investigations of the pathways of toxicity of methyl iodide in the rat nasal cavity. Toxicology, 1998, 129：169-181

51. Chazal G, Durbec P, Jankovski A, et al. Consequences of neural cell adhesion molecule deficiency on cell migration in the rostral migratory stream of the mouse. J Neurosci, 2000, 20：1457-1466

52. Cometto-Muniz JE, Cain WS. Influence of air-borne contaminants on olfaction and the common chemical sense. In Smell and Taste in Health and Disease, Getchell, 1991

53. Constantinescu CS, Raps EC, Cohen JA, et al. Olfactory disturbances as the initial or most prominent symptom of multiple sclerosis. J Neurol Neurosurg Psychiatry, 1994, 57：1011-1012

54. Corwin J, Serby M. Olfactory recognition deficit in Alzheimer's and Parkinsonian dementias. IRCS Med Sci, 1985, 13：260

55. Costanzo RM, Becker DP. Smell and taste disorders in head injury and neurosurgery patients. In：Meiselman HL, Rivlin RS.Clinical measurement of taste and smell. New York：MacMillan Publishing Co, 1986：565-578

56. Costanzo RM, Dinardo LJ, Reiter ER. Head injure and olfaction. In: Handbook of Olfaction and Gustation. 2 ed. New York: Marcel Dekker, 2003, 629-638

57. Costanzo RM, Miwa T. Posttraumatic olfactory loss. Adv Otorhinolaryngol, 2006, 63: 99-107

58. Cui L, Evans WJ. Olfactory event-related potentials to amyl acetate in congenital anosmia. Electroencephalogr Clin Neurophysiol, 1997, 102: 303-306

59. Cullen MM LD. Disorders of smell and taste. Med Clin North Am, 1999, 83: 57-74

60. Cullen MR. Workers with multiple chemical sensitivities. Occup Med: State of the Art Reviews, 1987, 2: 655-661

61. Leopold DA, S. L. Youngentob. Olfactory loss after upper respiratory infection. New York: Raven Press, 1991: 731-734

62. Dalton P, Doolittle N, Breslin PAS. Gender-specific induction of enhanced sensitivity to odors. Nature Neuroscience, 2002, 5: 199-200

63. Dalton P, Hummel T. Chemosensory function and response in idiopathic environmental intolerance. Occup Med: State of the Art Re views, 2000, 15: 539-556

64. Dalton P. Cognitive influences on health symptoms from acute chemical exposure. Health Psychol, 1999, 18: 579–590

65. Damadzic R, Shuangshoti S, Giblen G, et al. Neuritic pathology is lacking in the entorhinal cortex, subiculum and hippocampus in middle-aged adults with schizophrenia, bipolar disorder or unipolar depression. Acta Neuropathol, 2002, 103: 488-494

66. Das-Munshi J, Rubin GJ, Wessely S. Multiple chemical sensitivities: review. Curr Opin Otolaryngol Head Neck Surg, 2007, 15: 274-280

67. Das-Munshi J, Rubin GJ, Wessely S. Multiple chemical sensitivities: A systematic review of provocation studies. J Allergy Clin Immunol, 2006, 118: 1257-1264

68. Davidson TM JA, Murphy C, Jacobs RD. Evaluation and treatment of smell dysfunction. West J Med, 1987, 146: 434-438

69. de Kruijk JR, Leffers P, Menheere PP, et al. Olfactory function after mild traumatic brain injury. Brain Inj, 2003, 17: 73-78

70. Deems DA, Doty RL, Settle RG, et al. Smell and taste disorders, a study of 750 patients from the University of Pennsylvania Smell and Taste Center. Arch Otolaryngol Head Neck Surg, 1991, 117: 519-528

71. deShazo RD, Chapin K, Swain RE. Fungal sinusitis.N Engl J Med, 1997, 337: 254-259

72. Dhong HJ, Chung SK, Doty RL. Estrogen protects against 3-methylindole-induced olfactory loss. Brain Res, 1999, 824: 312-315

73. Dorries KM, Schmidt HJ, Beauchamp GK, et al. Changes in sensitivity to the odor of androstenone during adolescence. Dev. Psychobiol, 1989, 22: 423-435

74. Doty RL, Deems DA, Frye RE, et al. Olfactory sensitivity, nasal resistance, and autonomic function in patients with multiple chemical sensitivities. Arch Otolaryngol Head Neck Surg, 1988, 114: 1422

75. Doty RL. Handbook of olfaction and Gustation, 2nd ed, New York: Marcel Dekker, 2003

76. Doty RL, Yousem DM, Pham LT, et al. Olfactory dysfunction in patients with head trauma. Arch Neurol, 1997, 54: 1131-1140

77. Doty RL. Olfaction and multiple chemical sensitivity. Toxicol Ind Health, 1994, 10: 359-368

78. Doty RL, Bromley SM, Stern MB. Olfactory testing as an aid in the diagnosis of Parkinson's disease: development of optimal discrimination criteria. Neurodegeneration, 1995, 4: 93-97

79. Doty RL, Deems DA, Stellar S. Olfactory dysfunction in parkinsonism: a general deficit unrelated to neurologic signs, disease stage, or disease duration. Neurology, 1988, 38: 1237-1244

80. Doty RL, Golbe LI, McKeown DA, et al. Olfactory testing differentiates between progressive supranuclear palsy and idiopathic Parkinson's disease. Neurology, 1993, 43: 962-965

81. Doty RL, Li C, Mannon LJ, et al. Olfactory dysfunction in multiple sclerosis: Relation to plaque load in inferior frontal and temporal lobes. Ann NY Acad Sci, 1998b, 855: 781-786

82. Doty RL, McKeown DA, Lee WW, et al. A study of the test-retest reliability of ten olfactory tests. Chem. Senses, 1995, 20: 645-656

83. Doty RL, Reyes P, Gregor T. Presence of both odor identification and detection deficits in Alzheimer's disease. Brain

Res Bull，1987，18：597-600

84. Doty RL，Riklan M，Deems DA，et al. The olfactory and cognitive deficits of Parkinson's disease：evidence for independence. Ann Neurol，1989，25：166-171

85. Doty RL，Shaman P，Dann M. Development of the University of Pennsylvania Smell Identification Test：a standardized microencapsulated test of olfactory function. Physiol Behav，1984，32：489-502

86. Doty RL，Stern MB，Pfeiffer C，et al. Bilateral olfactory dysfunction in early stage treated and untreated idiopathic Parkinson's disease. J Neuro Neurosurg Psychiatry，1992，55：138-142

87. Doty RL，Perl DP，Steele JC，et al. Odor identification deficit of the parkinsonism-dementia complex of Guam：equivalence to that of Alzheimer's and idiopathic Parkinson's disease. Neurology，1991，41：77-80

88. Doty RL，Perl DP，Steele JC，et al. Olfactory dysfunction in three neurodegenerative disease. Geriatrics，1991，46（Suppl）：47-51

89. Douek E BL，Dodson HC. Recent advances in the pathology of olfaction. Proc R Soc Med，1975，68：467-470

90. Duncan HJ，Seiden AM. Long-term follow-up of olfactory loss secondary to head trauma and upper respiratory tract infection. Arch Otolaryngol Head Neck Surg，1995，121：1183-1187

91. Eaton KK，Anthony HM，Birtwistle S，et al. Multiple chemical sensitivity：recognition and management. A document on the health effects of everyday chemical exposures and their implications. J Nutr Environ Med，2000，10：39-84

92. Eftekhari M，Assadi M，Kazemi M，et al. Brain perfusion single photon emission computed tomography findings in patients with posttraumatic anosmia and comparison with radiological imaging.Am J Rhinol，2006，20：577-581

93. Elian M. Olfactory impairment in motor neuron disease：a pilot study. J Neurol Neurosurg Psychiatry, 1991，54：927-928

94. Englund U，Fricker-Gates RA，Lundberg C，et al. Transplantation of human neural progenitor cells into the neonatal rat brain：extensive migration and differentiation with long-distance axonal projections. Exp Neurol，2002，173：1-21

95. Esiri MM，Wilcock GK. The olfactory bulbs of Alzheimer's disease. J Neurol Neurosurg Psychiatry，1984，47：56-60

96. Feron F，Perry C，Hirning MH，et al . Altered adhesion，proliferation and death in neural cultures from adults with schizophrenia. Schizophr Res，1999，40：211-218

97. Ferreyra-Moyano H，Barragan E. The olfactory system and Alzheimer's disease. Int J Neurosci，1989，49：157

98. Fiedler N，Kipen HM，De Luca J，et al. A controlled comparison of multiple chemical sensitivities and chronic fatigue syndrome. Psychosom Med，1996，58：38-49

99. Forno LS. Neuropathology of Parkinson's disease. J Neuropath Exper Neurol，1996，55：259-272

100. Frasnelli J，Landis BN，Heilmann S，et al. Clinical presentation of qualitative olfactory dysfunction. Eur Arch Otorhinolaryngol，2004，261：411-415

101. Friberg L. Health hazards in the manufacture of alkaline accumulators with，special reference to chronic cadmium poisoning. Acta Med Scand，1950，138：1-124

102. Fujii M，Fukazawa K，Takayasu S，et al. Olfactory dysfunction in patients with head trauma. Auris Nasus Larynx，2002，29：35-40

103. Gad SC. Multiple chemical sensitivity：a moderator's viewpoint. Int J Toxicol，1999，18：379-381

104. Galvin JE，Uryu K，Lee VM，et al. Axon pathology in Parkinson's disease and Lewy body dementia hippocampus contains alpha-，beta-，and gamma-synuclein. Proc Natl Acad Sci USA . 1999，96：13450-13455

105. Gamble JF. Low-level hydrocarbon solvent exposure and neurobehavioural effects. Occup Med，2000，50：81-102

106. Gawel MJ，Das P，Vincent S，et al. Visual and auditory evoked responses in patients with Parkinson's disease. J Neuro Neurosurg Psychiatry，1981，44：227-232

107. Geisler MW，Schlotfeldt CR，Middleton CB，et al. Traumatic brain injury assessed with olfactory event-related brain potentials. J Clin Neurophysiol，1999，16：77-86

108. Gent JF，Goodspeed RB，Zagraniski RT，et al. Taste and smell problems：validation of questions for the clinical history. Yale J Biol Med，1987，60：27-35

109. Ghadami M，Majidzadeh-A K，Morovvati S，et al. Isolated congenital anosmia with morphologically normal olfactory bulb in two Iranian families：a new clinical entity? Am J Med Genet A，2004，127：307-309

110. Gibson PR，Elms ANM，Ruding LA. Perceived treatment efficacy for conventional and alternative therapies reported by people with multiple chemical sensitivities. Environ Health Perspect，2003，111：1498-1504

111. Giddens WE，Fairchild GA. Effects of sulfur dioxide on the nasal mucosa of mice. Arch Environ Health，1996，25：166-173

112. Goodspeed RB GJ，Catalanotto FA. Chemosensory dysfunction. Clinical evaluation results from a taste and smell clinic. Postgrad Med，1987，81：251-260

113. Gots RE，Pirages SW. Multiple chemical sensitivities：psychogenic or toxicodynamic origins. Int J Toxicol，1999，18：393-400

114. Gower DB，Ruparelia BA. Olfaction in humans with special reference to odorous 16-androstenes：their occurrence，perception and possible social，psychological and sexual impact. J Endocrinol，1993，137：167-187

115. Griffiths NM，Patterson RL. Human olfactory responses to 5-alpha-androst-16-en-3-one-principal component of boar taint. J Sci Food Agric，1970，21：4-6

116. Gross-Isseroff R，Ophir D，Bartana A，et al. Evidence for genetic determination in human twins of olfactory thresholds for a standard odorant. Neurosci Lett，1992，141：115-118

117. Gur R E，Resnick SM，Alavi A，et al. Regional brain function in schizophrenia. I. Apositron emission tomography study. Arch Gen Psychiatry，1987，44：119-125

118. Halasz N，Johansson O，Hokfelt T，et al. Immunohistochemical identification of two type of dopamine neuron in rat olfactory bulb as seen by serial sectioning. Neurocytology，1981，10：251-259

119. Hall BD. Choanal atresia and associated multiple anomalies. J Pediatr，1979，95：395-398

120. Haller E. Successful management of patients with 'multiple chemical sensitivities' on an inpatient psychiatric unit. J Clin Psychiatry，1993，54：196-199

121. Harrison PJ. The neuropathology of schizophrenia. A critical review of the data and their interpretation. Brain，1999，122：593-624

122. Haughey NJ，Liu D，Nath A，et al. Disruption of neurogenesis in the subventricular zone of adult mice，and in human cortical neuronal precursor cells in culture，by amyloid beta-peptide：Implications for the pathogenesis of Alzheimer's disease. Neuromol Med，2002，1：125-135

123. Hausteiner C，Bornschein S，Hansen J，et al. Self-reported chemical sensitivity in Germany：a population-based survey. Int J Hyg Environ Health，2005，208：271–278

124. Hawkes CH，Shephard BC，Daniel SE. Is Parkinson's disease a primary olfactory disorder? QJM，1999，92：473-480

125. Heikkinen T JA. The common cold. Lancet，2003，361：51-59

126. Heinzow B. Psychosocial factors in the occurrence of environmental intolerances. Zbl Hyg Umweltmed，1998，202：153-164

127. Hemdal P，Corwin J，Oster H. Olfactory identification deficits in Down's syndrome and idiopathic mental retardation. Neuropsychologia，1993，31：977-984

128. Henderson VW，Watt L，Buckwalter JG. Cognitive skills associated with estrogen replacement in women with Alzheimer's disease. Psychoneuroendocrinology，1996，21：421-430

129. Henkin RI LA，Powell RD. Hypogeusia，dysgeusia，hyposmia，and dysosmia following influenza-like infection. Ann Otol Rhinol Laryngol，1975，84：672-682

130. Henkin RI SP，Friedewald WT，Demets DL，et al. A double blind study of the effects of zinc sulfate on taste and smell dysfunction. Am J Med Sci，1976，272：285-299

131. Hof PR，Bouras C，Perl DP，et al. Age-related distribution of neuropathologic changes in the cerebral cortex of patients with Down's syndrome. Arch. Neurol，1995，52：379-391

132. Holbrook EH，Leopold DA，Schwob JE. Abnormalities of axon growth in human olfactory mucosa. Laryngoscope，2005，115：2144-2154

133. Hoogland PV，Huisman E. Tyrosine hydroxylase immunoreactive structures in the aged human olfactory bulb and olfactory peduncle. J Chem Neuroanat，1999，17：153-161

134. Hsia AY，Vincent JD，Lledo PM. Dopamine depress synaptic inputs into the olfactory bulb. J. Neurophysiol，1999，82：1082-1085

135. Hu Y，Tanriverdi F，MacColl GS，et al. Kallmann's syndrome：molecular pathogenesis. Int J Biochem Cell Biol，2003，35：1157-1162

136. Hubbard MJ.Calcium transport across the dental enamel epithelium. Cri Rev Oral Biol Med，2000，11：437-466

137. Hummel T, Gollisch R, Wildt G, et al. Changes in olfactory perception during the menstrual cycle. Experientia, 1991, 47: 712-715

138. Hummel T, Pietsch H, Kobal G. Kallmann's syndrome and chemosensory evoked potentials. Eur Arch Otorhinolaryngol, 1991, 248: 311-312

139. Hummel T, Roscher S, Jaumann JP, et al. Intranasal chemoreception in patients with multiple chemical sensitivities: a double-blind investigation. Regul Toxicol Pharmacol, 1996, 24: S79-S86

140. Ikeda K, Sakurada T, Takasaka T, et al. Anosmia following head trauma: preliminary study of steroid treatment. Tohoku J Exp Med, 1995, 177: 3433-3451

141. Jackson JA, Jankovic J, Ford J. Progressive supranuclear palsy: clinical features and response to treatment in 16 patients. Ann Neurol, 1983, 13: 273-278

142. Jafek BW. Linschoten M. Evaluation and treatment of anosmia. Current Opinion Otolaryngo & Head & Neck Surgery, 2000, 8: 63-67

143. Jafek BW, Eller PM, Johnson EW, et al. Postviral olfactory dysfunction. Am J Rhino, 1990, 4: 1-10

144. Jafek BW, Gordon AS, Moran DT, et al. Congenital anosmia. Ear Nose Throat J, 1990, 69: 331-337

145. Jankovic J. Parkinsonism-plus syndromes. Movement Dis, 1989, 4: S95-S119

146. Kareken DA, Doty RL, Moberg PJ, et al. Olfactory-evoked regional cerebral blood flow in Alzheimer's disease. Neuropsychology, 2001, 15: 18-29

147. Kaufman MD, Lassiter KR, Shenoy BV. Paroxysmal unilateral dysosmia: a cured patient. Ann Neurol, 1988, 24: 450-451

148. Keller A, Zhuang H, Chi Q, et al. Genetic variation in a human odorant receptor alters odor perception. Nature, 2007, 449: 468-472

149. Kern RC, Quinn B, Rosseau G, et al. Post-traumatic olfactory dysfunction. Laryngoscope, 2000, 110: 2106-2109

150. Kesslak JP, Cotman CW, Chui HC, et al. Olfactory tests as possible probes for detecting and monitoring Alzheimer's disease. Neurobiol Aging, 1988, 9: 399-403

151. Kimbell JS, Gross EA, Joyner DR, et al. Application of computational fluid dynamics to regional dosimetry of inhaled chemicals in the upper respiratory tract of the rat. Toxicol Appl Pharmacol, 1993, 121: 253-263

152. Kipen HM, Fiedler N. A 37- year-old mechanic with multiple chemical sensitivities. Environ. Health Perspect, 2000, 108: 377-381

153. Knupfer L, Spiegel R. Differences in olfactory test performance between normal aged, Alzheimer and vascular type dementia individuals. Int. J. Geriatr. Psychiatry, 1986, 1: 3-14

154. Konstantinidis I HA, Frasnelli J, Reden J, et al. Post-infectious olfactory dysfunction exhibits a seasonal pattern. Rhinology, 2006, 44: 135-139

155. Kornack DR, Rakic P. The generation, migration, and differentiation of olfactory neurons in the adult primate brain. Proc Natl Acad Sci USA, 2001, 98: 4752-4757

156. Kovacs T, Cairns NJ, Lantos PI. Olfactory centres in Alzheimer's disease: Olfactory bulb is involved in early Braak's stages. Neuroreport, 2001, 12: 285-288

157. Kurland LT. Amyotrophic lateral sclerosis and Parkinson's disease complex on Guam linked to an environmental neurotoxin. Trends Neurosci, 1988, 11: 51-54

158. Labarge AS, McCaffrey RJ. Multiple chemical sensitivity: a review of the theoretical and research literature. Neuropsychology Review, 2000, 10: 183-211

159. Lacour M, Zunder T, Dettenkofer M, et al. An interdisciplinary therapeutic approach for dealing with patients attributing chronic fatigue and functional memory disorders to environmental poisoning: a pilot study. Int J Hyg Environ Health, 2002, 8: 339-346

160. Landis BN, Konnerth CG, Hummel T. A study on the frequency of olfactory dysfunction. Laryngoscope, 2004, 114: 1764-1769

161. Lax MB, Henneberger PK. Patients with multiple chemical sensitivities in an occupational health clinic: presentation and follow-up. Arch Environ Health, 1995, 50: 425-431

162. Leopold DA. Distortion of olfactory perception: diagnosis and treatment. Chem Senses, 2002, 27: 611-615

163. Leopold DA, Hornung DE, Schwob JE. Congenital lack of olfactory ability. Ann Otol Rhinol Laryngol, 1992, 101: 229-236

164. Leopold DA, Loehrl TA, Schwob JE. Long-term follow-up of surgically treated phantosmia. Arch Otolaryngol Head Neck Surg, 2002, 128: 642-647

165. Leopold DA, Meyerrose G. Diagnosis and treatment of distorted olfactory perception. In: Kurihara K, Suzuki N, Ogawa H, eds. Olfaction and Taste XI. Tokyo, Japan: Springer-Verlag Inc, 1994: 618-622

166. Leopold DA, Schwob JE, Youngentob SL, et al. Successful treatment of phantosmia with preservation of olfaction. Arch Otolaryngol Head, Neck Surg, 1991, 117: 1402-1406

167. Leopold DA. Distorted olfactory perception. In Doty, RL. ed. Handbook of olfaction and gestation. Marcel Dekker, New York.1995

168. Levin HS, High WM, Eisenberg HM. Impairment of olfactory recognition after closed head injury. Brain, 1985, 108 (Pt 3): 579-591

169. Levy LM, Henkin RI. Brain gamma-aminobutyric acid levels are decreased in patients with phantageusia and phantosmia demonstrated by magnetic resonance spectroscopy. J Comput Assist Tomogr, 2004, 28: 721-727

170. Levy LM, Henkin RI. Physiologically initiated and inhibited phantosmia: cyclic unirhinal, episodic, recurrent phantosmia revealed by brain fMRI. J Comput Assist Tomogr, 2000, 24: 501-520

171. Lewy FH. Paralysis agitans: I. Pathologische anatome. In Handbuch der Neurologie Ⅲ. Springer, Berlin, 1912, 920-933

172. Liberini P, Parola S, Spano PF, et al. Olfaction in Parkinson's disease: methods of assessment and clinical relevance. J Neurol, 2000, 247: 88-96

173. Loury MC, Kennedy DW. Chronic sinusitis and nasal polyposis.In: Getchell TV, Doty RL, Bartoshuk LM, et al. Smell and Taste in Health and Disease. New York: Raven Press, 1991: 517-528

174. Mainland JD, Bremner EA, Young N, et al. Olfactory plasticity: one nostril knows what the other learns. Nature, 2002, 419: 802

175. Malnic B, Hirono J, Sato T, et al. Combinatorial receptor codes for odors. Cell, 1999, 96: 713-723

176. Mann NM, Vento JA. A study comparing SPECT and MRI in patients with anosmia after traumatic brain injury. Clin Nucl Med, 2006, 31: 458-462

177. Markert JM, Hartshorn DO, Farhat SM. Paroxysmal bilateral dysosmia treated by resection of the olfactory bulbs. Surg Neuro, 1993, 40: 160-163

178. Markopoulou K, Larsen KW, Wszolek EK, et al. Olfactory dysfunction in familial parkinsonism. Neurology, 1997, 49: 1262-1267

179. Mattila PM, Rinne JO, Helenius H, et al. Alpha-synuclein-immunoreactive cortical Lewy bodies are associated with cognitive impairment in Parkinson's disease. Acta Neuropathol. (Berl), 2000, 100: 285-290

180. McCaffrey RJ, Duff K, Solomon GS. Olfactory dysfunction discriminates probable Alzheimer's dementia from major depression: a cross-validation and extension. J Neuropsychiatr Clin Neurosci, 2000, 12: 29-33

181. McKeown DA, Doty RL, Perl DP, et al. Olfactory function in young adolescents with Down's syndrome. J Neurol Neurosurg. Psychiatry, 1996, 61: 412-414.

182. McKhann GM, Drachman D, Folstein M, et al. Clinical diagnosis of Alzheimer's disease: report of NINCDS-ADRDA work group under the auspices of Department of Health and Human Services Task Force on Alzheimer's disease. Neurology, 1984, 34: 939-944

183. Mesholam RI, Moberg PJ, Mahr RN, et al. Olfaction in neurodegenerative disease: a meta-analysis of olfactory functioning in Alzheimer's and Parkinson's disease. Arch. Neurol, 1998, 55: 84-90

184. Stevens MH. Steroid-dependent anosmia. Laryngoscope, 2001, 111: 200-203

185. Miller CS. Toxicant- induced loss of tolerance-an emerging theory of disease. Environ Health Perspect, 1997, 102 (Suppl 2): 445-453

186. Miller CS. Toxicant- induced loss of tolerance. Addiction, 2000, 96: 115-139

187. Miller CS.Multiple chemical intolerance. In: Handbook of Olfaction and Gustation. Second edition. Edited by Richard L. Doty. New York, Marcel Dekker, 2003, 229-249

188. Min YG, Kim JW, Hong SC, et al. Pathogenetic mechanism of olfactory cell injury after exposure to sulfur dioxide in mice. Laryngoscope, 2003, 113: 2157-2162

189. Miwa T, Furukawa M, Tsukatani T, et al. Impact of olfactory impairment on quality of life and disability. Arch Otolaryngol Head Neck Surg, 2001, 127: 497-503

190. Moberg PJ，Pearlson GD，Speedie LJ，et al. Olfactory recognition：differential impairments in early and late Huntington's and Alzheimer's disease. J Clin Exper Neuropsychol，1987，9：650-664

191. Moberg PJ，Agrin R，Gur RE，et al. Olfactory dysfunction in schizophrenia：a qualitative and quantitative review. Neuropsychopharmacology，1999，21：325-340

192. Montgomery EB，Lyons K，Koller WC. Early detection of probable idiopathic Parkinson's disease：II. A prospective application of a diagnostic test battery. Movement Dis，2000，15：474-478

193. Montgomery EB，Baker KB，Lyons K，et al. Abnormal performance on the PD test battery by asymptomatic first-degree relative. Neurology，1999，52：757-762

194. Moran DT，Eller PM，Rowley JC 3rd. Ultrastructural histopathology of human olfactory dysfunction. Microsc Res Tech，1992，23：103-110

195. Moran DT，Jafek BW，Rowley JC，et al. Electron microscopy of olfactory epithelia in two patients with anosmia. Arch Otolaryngol，1985，111：122-126

196. Morgan CD，Nordin S，Murphy C. Odor identification as an early marker of Alzheimer's disease：impact of lexical functioning and detection sensitivity. J Clin Exp Neuropsychol，1995，17：793-803

197. Mott AE. Disorders in taste and smell. Med Clin North Am，1991，75：1321-1353

198. Müller A，Landis BN，Platzbecker U，et al. Severe chemotherapy-induced parosmia. Am J Rhinol，2006，20：485-486

199. Mueller A，Rodewald A，Reden J，et al. Reduced olfactory bulb volume in posttraumatic and postinfectious olfactory dysfunction. NeuroReport，2005，16：475-478

200. Murphy C，Gilmore MM，Seery CS，et al. Olfactory thresholds are associated with degree of dementia in Alzheimer's disease. Neueobiol. Aging，1990，11：465-469

201. Murphy C. Loss of olfactory function in dementing disease. Physiol. Behav，1999，66：177-182

202. Murphy C，Jinich S. Olfactory dysfunction in Down's syndrome. Neurobiol Aging，1996，17：631-637

203. Naruse I，Keino H. Apoptosis in the developing CNS. Prog. Neurobiol，1995，47：135-155

204. Nee LE，Lippa CF. Inherited Alzheimer's disease PS-I olfactory function：a 10-year follow-up study. Am J Alz Dis Other Dementias，2001，16：83-84

205. Nordin S，Brämerson A，Bende M. Prevalence of parosmia：the Skövde Population-Based Studies. Rhinology，2007，45：50–53

206. Nordin S，Brämerson A. Complaints of olfactory disorders：epidemiology，assessment and clinical implications. Curr Opin Allergy Clin Immunol，2008，8：10-15

207. Nordin S，Murphy C，Davidson TM，et al. Prevalence and assessment of qualitative olfactory dysfunction in various etiologies and ages. Laryngoscope，1996，106：739-744

208. Nordin S，Monsch AU，Murphy C. Unawareness of smell loss in normal aging and Alzheimer's disease：discrepancy between self-reported and diagnosed smell sensitivity. J Geronotol，1995，50：187-192

209. Nordin S，Almkvist O，Berglund B et al. Olfactory dysfunction for pyridine and dementia progression in Alzheimer disease. Arch Neurol，1997，54：993-998

210. Oliver C，Holland AJ. Down's syndrome and Alzheimer's disease：a review. Psychol Med，1986，16：307-322

211. Pagon RA，Graham JM，Zonana J，et al，congenital heart disease and choanal atresia with multiple anomalies：CHARGE association. J Pediatr，1981，99：223-227

212. Parkinson J. An Essay on the Shaking Palsy. London：Sherwood，Neely，and Jones，1817

213. Pause BM，Ferstl R，Fehm-Wolfsdorf G. Personality and olfactory sensitivity. J Res Personality，1998，32：510-518

214. Pearce RK，Hawkes CH，Daniel SE. The anterior olfactory nucleus in Parkinson's disease. Mov Disord，1995，10：283-287

215. Poonai N，Antony MM，Binkley KE，et al. Carbon dioxide inhalation challenges in idiopathic environmental intolerance. J Allergy Clin Immunol，2000，105：358-363

216. Potts CL. Cadmium proteinuria-the health of battery workers exposed to cadmium oxide dust.Ann Occup Hyg，1965，8：55-61

217. Ramazzini B. Diseases of Workers（De Morbis Artificm）. New York：Hafner Publishing Company，1713

218. Randolph TG. Human ecology and susceptibility to the chemical environment. Springfield（USA）：Charles Thomas，

1962

219. Reden J MA, Mueller C, Konstantinidis I, et al. Recovery of olfactory function following closed head injury or infections of the upper respiratory tract. Arch Otolaryngol Head Neck Surg, 2006, 132: 265-269

220. Reden J, Maroldt H, Fritz A, et al. A study of the prognostic significance of qualitative olfactory dysfunction. Eur Arch Otorhinolaryngol, 2007, 264: 139-144

221. Reed, D. M., and Brody, J. A. Amyotrophic lateral sclerosis and parkinsonism-dementia on Guam 1945-1972, I. Descriptive epidemiology. Am J Epidemiol, 1975, 101: 287-301

222. Reid S, Hotopf M, Hull L, et al. Multiple chemical sensitivity and chronic fatigue syndrome in British Gulf War veterans. Am J Epidemiol, 2001, 153: 604-609

223. Reiter ER, DiNardo LJ, Costanzo RM. Effects of head injury on olfaction and taste. Otolaryngol Clin North Am, 2004, 37: 1167-1184

224. Renzi G, Carboni A, Gasparini G, et al. Taste and olfactory disturbances after upper and middle third facial fractures: a preliminary study. Ann Plast Surg, 2002, 48: 355-358

225. Richard J, Bizzini L. Olfaction et demences. Premiers resultats d'une etude Clinique et experimentale avecle n-propanol. Acta Neurol Belg, 1981, 81: 833-851

226. Richarz AN, Bratter P. Speciation analysis of trace elements in the brains of individuals with Alzheimer's disease with special emphasis on metallothioneins. Anal Bioanal Chem Feb, 2002, 372: 412-417

227. RL D. A review of olfactory dysfunctions in man. Am J Otolaryngol, 1979, 1: 57-79

228. Rodnitzky RL. Visual dysfunction in Parkinson's disease. Clin. Neurosci, 1998, 5: 102-106

229. Roth J, Radil T, Ruzicka E, et al. Apomorphine does not influence olfactory thresholds in Parkinson's disease. Funct. Neurol, 1998, 13: 99-103

230. Roy S, Wolman L. Ultrastructural observations in Parkinsonism. J Pathol, 1969, 99: 39-44

231. Sajjadian A, Doty RL, Gutnick DN, et al. Olfactory dysfunction in amyotrophic lateral sclerosis. Neurodegeneration, 1994, 3: 153-157

232. Santos DV, Reiter ER, DiNardo LJ, et al. Hazardous events associated with impaired olfactory function. Arch Otolaryngol Head Neck Surg, 2004, 130: 317-319

233. Schiffman SS, Clark CM, Warwick ZS. Gustatory and olfactory dysfunction in dementia: not specific to Alzheimer's disease. Neurobiol Aging, 1990, 11: 597-600

234. Schmidt ML, Murray J, Lee VM, et al. Epitope map of neurofilament protein domains in cortical and peripheral nervous system Lewy bodies. Am J Pathol, 1991, 139: 53-65

235. Schwartz BS. Epidemiology and its application to olfactory dysfunction. In: Laing DG, Doty RL, Breipohl W.The human sense of smell, New York: Springer-Verlag, 1991

236. Schwob JE, Mezza RC. Reconstitution of the rat olfactory epithelium after methyl bromide-induced lesion. J Comp Neurol, 1995, 359: 15-37

237. Serby M. Olfactory deficits in Alzheimer's disease. J Neural Trans, 1987, 24: 69-77

238. Serby M, Corwin J, Courad P, et al. Olfactory dysfunction in Alzheimer's disease and Parkinson's disease. Am J Psychiatry, 1985, 142: 781-782

239. Siegel S. Multiple chemical sensitivity as a conditional response. Toxicol Ind Health, 1999, 15: 323-330

240. Simpson SA, Alexander DJ, Reed CJ. Induction of heat shock protein 70 in rat olfactory epithelium by toxic chemicals: in vitro and in vivo studies. Archives of Toxicology, 2005, 79: 224-430

241. Archer SM. The evaluation and management of olfactory disorder following upper respiratory tract infection. Arch Otolaryngol Head Neck Surg, 2000, 126: 800-802

242. Smith RL, Baker H, Kolstad K, et al. A Localization of tyrosine hydrosine hydroxylase and olfactory marker protein immunoreactivities in the human and macaque olfactory bulb. Brain Res, 1991, 548: 140-148

243. Smutzer G, Lee VM, Trojanowski JQ, et al. Human olfactory mucosa in schizophrenia. Ann Otol Rhinol Laryngol, 1998, 107: 349-335

244. Solomon GS, Petrie WM, Hart J R, et al. Olfactory dusfunction discriminates Alzheimer's dementia from major depression. J Neuropsychiatr Clin Neurosci, 1998, 10: 64-67

245. Spillantini MG, Crowther RA, Jakes R, et al. Alpha-synuclein in filamentous inclusions of Lewy bodies from Parkinson's disease and dementia with Lewy bodies. Proc Natl Acad Sci USA, 1998, 95: 6469-6473

246. Staudenmayer H. Psychological treatment of psychogenic idiopathic environmental intolerance. Occup Med, 2000, 15：627-646

247. Stern MB, Doty RL, Dotti M, et al. Olfactory function in Parkinson's disease subtypes. Neurology, 1994, 44：266-268

248. Struble RG, Husain K, Somani SM. Response of the olfactory bulb antioxidant system following diethyldithiocarbamate (DDTC) administration in rats. Journal of Applied Toxicology, 1999, 19：221-228

249. Sumner D. Post-traumatic anosmia. Brain, 1964, 87：107-120

250. Hummel T. Perspectives in Olfactory Loss Following Viral Infections of the Upper Respiratory Tract. Arch Otolaryngol Head Neck Surg, 2000, 126：802-803

251. Tabaton M, Cammarata S, Mancardi GL, et al. Abnormal tau-reactive filaments in olfactory mucosa in biopsy specimens of patients with probable Alzheimer's disease. Neurology, 1991, 41：391-394

252. Talamo BR, Rudel RA, Kosik KS, et al.Pathologic changes in olfactory neurons in patients with Alzheimer's disease. Nature, 1989, 337：736-739

253. Tallkvist J, Persson E, Henridsson J, et al . Cadmium-metallothionein interactions in the olfactory pathways of rats and pikes. Toxicological Sciences, 2002, 67：108-113

254. Thomas HV, Stimpson NJ, Weightman AL, et al. Systematic review of multisystem conditions in Gulf War veterans. Psychol Med, 2006, 36：735-747

255. Tissingh G, Berendse HW, Bergmans P, et al. Loss of olfaction in de novo and treated Parkinson's disease：possible implications for early diagnosis.Movement Dis, 2001, 16：41-46

256. Trojanowski JQ, Lee VM. Aggregation of neurofilament and alpha-synuclein proteins in Lewy bodies：implications for the pathogenesis of Parkinson disease and Lewy body dementia. Arch Neurol, 1998, 55：151-152

257. Truwit CL, Barkovich AJ, Grumbach MM, et al. MR imaging of Kallmann syndrome, a genetic disorder of neuronal migration affecting the olfactory and genital systems. AJNR Am J Neuroradiol, 1993, 14：827-838

258. Tsuchiya K. Proteinuria of workers exposed to cadmium fume. The relationship to concentration in the working environment.Arch Environ Health, 1967, 14：876-880

259. Turetsky BI, Moberg PJ, Yousem DM, et al. Olfactory bulb volume is reduced in patients with schizophrenia. Am J Psychiatry, 2000, 157：828-830

260. Van den Bergh O, Devriese S, Winters W, et al. Acquiring symptoms in response to odors：a learning perspective on multiple chemical sensitivity. Ann NY Acad Sci, 2001, 933：278-290

261. Varney NR, Bushnell D. Neuro SPECT findings in patients with posttraumatic anosmia：a quantitative analysis.J Head Trauma Rehabil, 1998, 13：63-72

262. Varney NR, Pinkston JB, Wu JC. Quantitative PET findings in patients with posttraumatic anosmia. J Head Trauma Rehabil, 2001, 16：253-259

263. Vogl TJ, Stemmler J, Heye B, et al. Kallman syndrome versus idiopathic hypogonadotropic hypogonadism at MR imaging. Radiology, 1994, 191：53-57

264. Waldton S. Clinical observations of impaired cranial nerve function in senile dementia. Acta Psychiatr Scand, 1974, 50：547-593

265. Wang HW, Wysocki CJ, Gold GH. Induction of olfactory receptor sensitivity in mice. Science, 1993, 260：998-1000

266. Wang L, Chen L, Jacob T. Evidence for peripheral plasticity in human odor response. J Physiol, 2004, 554（Pt 1）：236-244

267. Waring SC, O'Brien PC, Kurland LT, et al. Apolipoprotein E allele in Chamorros with amyotrophic lateral sclerosis/parkinsonism-dementia complex. Lancet, 1994, 343：611

268. Welch W J.Mammalian stress response：cell physiology, structure/function of stress proteins, and implications for medicine and disease. Physiol Rev Oct, 1992, 72：1063-1081

269. Welge-Lüssen A WM. Olfactory disorders following upper respiratory tract infections. Adv Otorhinolaryngol, 2006, 63：125-132

270. Wenning GK, Shephard B, Hawkes C, et al. Olfactory function in atypical Parkinson syndromes. Acata Neurol Scand, 1995, 91：247-250

271. Wetter S, Murphy C. Individuals with Down's syndrome demonstrate abnormal olfactory event-related potentials. Clin

Neurophysiol，1999，110：1563-1569

272. Whissell-Buechy D. Amoore JE. Odour-blindness to musk：simple recessive inheritance. Nature，1973，242：271-273

273. Winder C. Mechanisms of multiple chemical sensitivity. Toxicol Lett，2002，128：85-97

274. Wolf C. Multiple chemical sensitivity（MCS）. Idiopathic environmental intolerances（IEI）. Environ Sci Pollut Res，1996，3：139-143

275. Wolters EC，Francot C，Bergmans P，et al. Preclinical（premotor）Parkinson's disease. J Neurol，2000，247（Suppl 2）：Ⅱ103-Ⅱ109

276. Wysocki CJ，Beauchamp GK. Ability to smell androstenone is genetically determined. Proc Natl Acad Sci U S A，1984，81：4899-4902

277. Wysocki CJ，Dorries KM，Beauchamp GK. Ability to perceive androstenone can be acquired by ostensibly anosmic people. Proc Natl Acad Sci U S A，1989，86：7976-7978

278. Yamagishi M，Nakamura H. Olfactory mucosal findings and clinical course in patients with olfactory disorders following upper respiratory viral infection. Rhinology，1994，32：113-118

279. Yamagishi M，Nakano Y. Examination and classification of human olfactory mucosa in patients with clinical olfactory disturbances. Arch Otorhinolaryngol，1988，245：316-320

280. Yamagishi M，Suzuki S，Hasegawa S，et al. Immunohistochemical examination of olfactory mucosa in patients with olfactory disturbance. Ann Otol Rhinol Laryngol，1990，99：205-210

281. Yamagishi M，Ishizuka Y，Seki K. Pathology of olfactory mucosa in patients with Alzheimer's disease. Ann Otol Rhinol Laryngol，1994，103：421-427

282. Yee KK，Wysocki CJ. Odorant exposure increases olfactory sensitivity：olfactory epithelium is implicated. Physiol Behav，2001，72：705-711

283. Yousem DM，Geckle RJ，Bilker W，et al. MR evaluation of patients with congenital hyposmia or anosmia. AJR Am J Roentgenol，1996，166：439-443

284. Yousem DM，Geckle RJ，Bilker WB，et al. Posttraumatic olfactory dysfunction：MR and clinical evaluation. AJNR Am J Neuroradiol，1996，17：1171-1179

285. Yousem DM，Geckle RJ，Bilker WB，et al. Posttraumatic smell loss：relationship of psychophysical tests and volumes of the olfactory bulbs and tracts and the temporal lobes. Acad Radiol，1999，6：264-272

286. Yousem DM，Oguz KK，Li C. Imaging of the olfactory system. Semin Ultrasound CT MR，2001，22：456-472

287. Ziem G，McTamney. Profile of patients with chemical injury and sensitivity.Environ. Health Perspect，1997：105：417-436

288. Zilstorff K. Parosmia. J Laryngol，1966，80：1102-1104

289. Zorzon M，Ukmar M，Bragadin LM，et al. Olfactory dysfunction and extent of white matter abnormalities in multiple sclerosis：a clinical and MR study. Multiple Sclerosis，2000，6：386-390

290. Zucco GM，Nergrin NS. Olfactory deficits in Down subjects：a link with Alzheimer disease. Percept. Motor Skills，1994，78：627-631

291. Zusho H. Posttraumatic anosmia. Arch Otolaryngol，1982，108：90-92

第五章

混合性嗅觉障碍

一、解剖和生理

嗅上皮位于筛板之下、上鼻甲以上鼻腔外侧壁以及对应的部分鼻中隔黏膜，面积大约1~2cm²，为假复层柱状上皮。嗅上皮内分布有嗅觉感受神经元以及少量三叉神经末梢。嗅感受神经元（olfactory sensory neuron，OSN）是嗅觉系统的受体细胞，为双极细胞，位于嗅黏膜内。OSN直接暴露于鼻腔，易于受炎症、感染以及化学物质损伤。作为适应机制，哺乳类动物嗅上皮终生保持OSN的再生功能。OSN的损失和再生的平衡称为嗅觉神经元自身稳定（olfactory neuronal homeostasis），这对于维持哺乳动物的嗅觉功能有重要意义（holcomb，1996）。

二、嗅觉下降的分类

临床嗅觉减退根据病损的性质被分为传导性，感觉性和神经性。传导性嗅觉减退是指病变影响气味剂到达嗅上皮。感觉性嗅觉减退是病变直接损伤嗅上皮受体细胞和支持细胞。神经性嗅觉减退是病变损伤嗅神经和中枢嗅觉通路。这种分类类似于听力下降的分类，但遗憾的是目前还没有特异性嗅觉测试方法能够像区分感觉性、神经性和传导性聋一样来区分嗅觉减退的类型，而只能从临床上根据病史、体检、内镜检查以及影像学资料加以区分。通常认为各类鼻炎、鼻腔结构异常（鼻中隔偏曲、泡性鼻甲）以及鼻腔占位（鼻息肉、肿瘤）等为传导性嗅觉减退。病毒性感冒、吸入毒性物质、放疗等多为感觉性嗅觉减退。前颅底肿瘤、颅脑外伤、鼻前颅底手术以及先天性嗅觉障碍为神经性嗅觉减退。在Snow的标准分类中并未提及混合型嗅觉减退，但临床中会碰到这类病变。类似于混合性聋，混合性嗅觉减退是指同时有传导性嗅觉减退和感觉性（和或神经性）嗅觉障碍。现在比较明确的混合型嗅觉减退应该有三类：传导性和感觉性的，传导性和感觉神经性的，感觉神经性的。主要疾病有：①颌面颅脑外伤后，同时损伤鼻腔、鼻窦以及嗅球或更高嗅觉通路导致的嗅觉减退或失嗅；②嗅裂疾病，病变同时影响气味剂传导和嗅黏膜受累；③慢性鼻窦炎鼻息肉，病变影响气流和气味剂到达嗅黏膜同时嗅黏膜有不同程度的病理改变；④上呼吸道感染，可同时影响鼻腔的通气功能和嗅黏膜的损伤；⑤老年性神经退行性疾病等。外伤后出现的混合型嗅觉障碍、上呼吸道感染、老年性神经退行性疾病以及嗅裂疾病在相关章节有详细的论述，鼻窦炎鼻息肉与嗅觉障碍也有专题论述，本章主要就慢性鼻窦炎鼻息肉导致的混合性嗅觉障碍做简要介绍。

三、慢性鼻窦炎鼻息肉伴嗅觉下降的病理研究

以往常将慢性鼻窦炎导致的嗅觉下降归于传导性嗅觉障碍。慢性鼻窦炎只是阻碍了气流和气味剂到达嗅裂，从而影响嗅觉，而嗅黏膜本身并无病变。这种判断主要基于两点：①类似于眼，嗅黏膜被认为是免疫豁免组织（immunologically privileged site），不能对异种蛋白发动正常的免疫反应，以避免嗅上皮出现炎症相关的损伤；②有研究显示鼻窦炎鼻息肉患者嗅黏膜基本正常。Jafek等（1987）报道了2例鼻窦炎鼻息肉失嗅患者鼻窦术后嗅觉无改善，行糖皮质激素口服治疗后嗅觉改善。术中嗅黏膜病理检查电镜显示基本正常，提示嗅黏膜无明显病变，支持传导性失嗅。

Kern（2000）报道了30例慢性鼻窦炎患者的嗅黏膜病理检查结果，发现19例病理检查为嗅黏膜，其中9例嗅黏膜正常，10例嗅黏膜有淋巴细胞、嗜酸性细胞等炎性细胞浸润。这10例患者中7例伴有不同程度的嗅觉障碍，而且嗅黏膜的病变程度与嗅觉障碍的程度具有相关性。这是首次报道慢性鼻窦炎累及嗅黏膜，提示鼻窦炎患者嗅觉障碍除有传导性障碍外还有感觉性障碍。嗅黏膜的炎性细胞浸润可能触发下面的机制导致嗅觉损伤，①炎性细胞释放的介质引起呼吸黏膜和Bowman腺过度分泌。Bowman腺分泌形成的嗅黏膜表面黏液是高度特异化的物质，发挥类似于耳蜗内淋巴液的功能。过度分泌可能改变嗅黏膜黏液的离子浓度，从而影响嗅神经元的微环境和传导过程；②炎症细胞释放的细胞因子和介质可能损伤嗅神经元。他们可以激活嗅觉神经元内的Caspase-3酶，活化的Caspase-3诱导细胞凋亡。Kern等研究显示慢性鼻窦炎伴失嗅者嗅黏膜组织炎性反应重，Caspase-3在嗅上皮和神经束内表达活跃，与正常组织相比，嗅神经元凋亡显著增加，提示嗅神经元凋亡至少是慢性鼻窦炎嗅觉障碍的部分原因。

总而言之，病理学研究支持慢性鼻窦炎嗅觉障碍除有传导性因素外，还有感觉性因素。感觉性嗅觉障碍可能与嗅黏膜黏液离子浓度改变，以及嗅神经元凋亡有关。临床手术结合糖皮质激素治疗有效，也支持慢性鼻窦炎导致的嗅觉障碍是混合性嗅觉障碍。

四、慢性鼻窦炎伴嗅觉障碍的治疗

1. 药物治疗－糖皮质激素　1956年，Hotchkiss等首次报道全身使用糖皮质激素治疗鼻息肉伴失嗅。使用泼尼松70mg（每天）1周后，息肉明显缩小，嗅觉改善，但停药后10天又恢复到失嗅状态。1年后，Mott等（1997）研究了糖皮质激素鼻喷剂对鼻窦炎伴嗅觉障碍的患者，连用8周同时使用抗生素，主观嗅觉明显改善（66%），作者强调喷药时要采用垂头向前位（head-down-forward）。Goodspeed等（1984）对20例失嗅和嗅觉减退患者行1周的糖皮质激素全身用药，其中10例为鼻窦炎，4例为上感后失嗅，6例为特发性。结果只有6例嗅觉改善，这6例均为鼻窦炎患者。Ikeda等（1995）全身用糖皮质激素治疗12例对局部用糖皮质激素无效失嗅患者，鼻窦炎患者嗅觉明显改善，而上感后失嗅者无反应。Seiden等（2001）回顾分析了糖皮质激素对鼻－鼻窦炎导致嗅觉障碍的疗效，结果显示全身用药冲击疗法83%有改善，而局部用药只有25%有反应。Stevens（2001）报道了12例鼻窦炎鼻息肉术后仍然失嗅的患者，行3周局部糖皮质激素治疗后无效，接着行全身糖皮质激素冲击治疗，有9例嗅觉基本恢复，2例无效，1例拒绝使用糖皮质激素。Stenner等（2008）回顾性分析了鼻局部应用糖皮质激素的疗效。对229例嗅觉下降者，病因包括鼻窦炎鼻息肉、颅脑外伤、病毒感染、特发性等，先行口服糖皮质激素治疗（倍他米松betamethasone，3mg减到0.5mg/d，共20天），嗅觉改善（TDI从15.5提高到18.7），继续行鼻腔局部糖皮质激素和新霉素治疗，整体嗅觉并无明显改善（TDI从18.7到18.9），但是根据口服糖皮质激素治疗结果将患者分为糖皮质激素有效组和无效组，再分析发现鼻局部糖皮质激素疗效在两组间有差异，能改善口服糖皮质激素无效组的嗅觉。

2. 手术　1989年，Yamagishi等首次报道了大宗的手术治疗的结果。20例鼻窦炎鼻息肉患者，术后6个月随访，嗅觉主观改善为70%，嗅觉测试显示为80%。并指出局限于筛窦以及嗅裂的病变早期除嗅觉下降外并无其他症状。Lund等（1994）报道了50例嗅觉减退患者的长期随访结果，均为慢性鼻窦炎患者，经过鼻内激素、抗生素、抗过敏等保守治疗无效，行鼻内镜下手术。术后3个月继续使用鼻内糖皮质激素。平均随访2.3年，50例患者嗅觉均改善。Downey等（1996）报道50例鼻窦炎鼻息肉患者术后有52%嗅觉改善，48%无改善，分析认为是嗅裂黏膜的持续病变存在。1997年Rowe-Jones等前瞻性研究了115例鼻窦炎患者术后嗅觉改善情况。术后3周泼尼松治疗，2周阿莫西林治疗。结果显示87%嗅觉改善。Delank等（1998）对115例鼻窦炎患者进行嗅觉测试，术前83%嗅觉减退（52%）或失嗅（31%）。术后70%患者嗅觉改善，只有25%的嗅觉减退和5%的失嗅患者术后完全恢复嗅觉。但是Jiang等（2008）报道了70例鼻窦炎患者手术前和术后6个月的嗅觉功能，术后与术前相比并无显著改善（术前嗅觉障碍为74.3%，术后为68.6%）。

总体来看，鼻窦炎鼻息肉伴嗅觉障碍者，多数报道手术治疗有效，手术疗效为52%～100%。其明确机制是能够改善鼻腔以及嗅裂通气和气味剂的有效传导，推测能同时减轻嗅黏膜的炎症。

（刘剑锋）

参考文献

1. Delank KW, Stoil W. Olfactory function after functional endoscopic sinus surgery for chronic sinusitis. Rhinology, 1998, 36: 15-19

2. Downey LL, Jacobs JB, Lebowitz RA. Anosmia and chronic sinus disease. Otolaryngol Head Neck Surg, 1996, 115: 24-28

3. Getchell ML, Mellert TK. Olfactory mucus secretion. In: Getchell TV, Doty RL, Bartoshuk LM. Smell and taste in health and disease. New York: Raven Press, 1991: 83-95

4. Hotchkiss WT. Influence of prednisone on nasal polyposis with anosmia: preliminary report. AMA Arch Otolaryngol, 1956, 64: 478-479

5. Ikeda K, Sakurada T, Suzaki Y, et al. Efficacy of systemic corticosteroid treatment for anosmia with nasal and paranasal sinus disease. Rhinology, 1995, 33: 162-165

6. Jafek BW, Moran DT, Eller PM, et al. Steroid-dependent anosmia. Arch Otolaryngol Head Neck Surg, 1987, 113: 547-549

7. Jiang RS, Lu FJ, Liang KL, et al. Olfactory function in patients with chronic rhinosinusitis before and after functional endoscopic sinus surgery. Am J Rhinol, 2008, 22: 445-448

8. Kern RC, Conley DB, Haines GK 3rd, et al. Pathology of the olfactory mucosa: implications for the treatment of olfactory dysfunction. Laryngoscope, 2004, 114: 279-285

9. Kern RC. Chronic sinusitis and anosmia: pathologic changes in the olfactory mucosa. Laryngoscope, 2000, 110: 1071-1077

10. Lund VJ, Scadding GK. Objective assessment of endoscopic sinus surgery in the management of chronicrhinosinusitis: an update. J Laryngol Otol, 1994, 108: 749-753

11. Mott AE, Cain WS, Lafreniere D, et al. Topical corticosteroid treatment of anosmia associated with nasal and sinus disease. Arch Otolaryngol Head Neck Surg, 1997, 123: 367-372

12. Raviv JR, Kern RC. Chronic rhinosinusitis and olfactory dysfunction. Adv Otorhinolaryngol, 2006, 63: 108-124

13. Rowe-Jones JM, Mackay IS. A prospective study of olfaction following endoscopic sinus surgery with adjuvant medical treatment. Clin Otolaryngol Allied Sci, 1997, 22: 377-381

14. Seiden AM, Duncan HJ. The diagnosis of a conductive olfactory loss. Laryngoscope, 2001, 111: 9-14

15. Snow JB, Doty RL, Bartoshuk LM, et al. Categorization of chemosensory disorders. In: Getchell TV, Doty RL, Bartoshuk LM, Snow JB, eds. Smell and Taste in Health and Disease. New York, NY: Raven Press, 1991: 445-447

16. Stenner M, Vent J, Hüttenbrink KB, et al. Topical therapy in anosmia: relevance of steroid-responsiveness. Laryngoscope, 2008, 118: 1681-1686

17. Stevens MH. Steroid-dependent anosmia. Laryngoscope, 2001, 111: 200-203

18. Yamagishi M, Hasegawa S, Suzuki S, et al. Effect of surgical treatment of olfactory disturbance caused by localized ethmoiditis. Clin Otolaryngol Allied Sci, 1989, 14: 405-409

第六章

系统性疾病对嗅觉的影响

一些系统性疾病，由于代谢性紊乱或内分泌失调，影响外周感觉系统的结构、鼻腔黏液的分泌、黏膜的充血状态，以及中枢神经元的结构等方面而引起嗅觉功能障碍。

第一节　肝肾疾病对嗅觉的影响

当人体的某一器官出现病变导致功能衰竭，威胁到人的生命时，植入健康的器官代替原有的器官成为现代医学延长生命的重要手段。器官移植被列入20世纪人类医学三大进步之一。许多危重病患者通过器官移植重获新生。然而，器官移植供体短缺的矛盾也日趋严重，目前大约有4/5的患者需要器官移植，但在等待供体的过程中死亡。因此维持这些患者的营养状况常是巨大的挑战。经常可以看到末期慢性肝病或肾病患者伴有进行性代谢异常，出现厌食和体重减轻，表明机体营养不足。而在末期肝肾疾病患者中，可能因为化学感受功能异常使患者对食物的兴趣减退，加剧了健康损害。这些患者嗅觉或味觉敏感性减退，常抱怨食物没有什么味道，由于对食物的品尝能力减退，也影响了慢性肝肾疾病患者的生活质量。本节主要对肝肾疾病引起的嗅觉功能障碍及这种障碍对摄食异常的影响进行概述。

一、肝脏疾病对嗅觉的影响

肝脏是人体内最大的消化腺，它在进行糖的分解、贮存糖原，参与蛋白质、脂肪、维生素（如维生素A、D）、激素的代谢，解毒，分泌胆汁，吞噬、防御功能，制造凝血因子，调节血容量及水电解质平衡，产生热量等方面起着非常重要的作用，是人体内的一个巨大的"化工厂"。

在急、慢性肝脏疾病患者中常伴有嗅觉功能障碍。在一项100多位不同肝脏疾病患者参与的调查研究中，有27%患者描述患病以来出现嗅觉功能异常。很多肝病患者经常抱怨品尝不到食物的美味，一些患者认为这是因为嗅觉功能减退所造成的。但在1949年Leibowitz曾报道急性病毒性肝炎早期的症状之一就是对烟味很厌恶。急性病毒性肝炎患者对烹调的气味常很反感，尤其是油炸的味道。由于很多报道都表明急、慢性肝脏疾病患者嗅觉的灵敏度是降低的，而这种对于气味的超敏反应就很难作以解释。

Henkin和Smith发现急性病毒性肝炎患者对嘧啶、硝基苯和噻吩表现为异常的嗅觉察觉阈和识别阈。他们发现随着这些患者病情恢复，嗅觉灵敏度与血清胆红素水平呈明显负相关，而与血浆视黄醇结合蛋白呈正相关。这些结果提示，肝病患者嗅觉障碍可能与肝病引起机体异常的生物化学反应有关。另外有几项研究也显示酒精肝患者对很多种气味的察觉和识别能力下降。

肝病患者嗅觉功能障碍的发生可能与以下原因有关：①呼吸形式的改变（altered constituents in breath），有报道发现肝病患者肺内气体的化学成分有变化，Chen等发现肝硬化患者呼出的气体中挥发性脂肪酸和硫的成分增加，因此这些成分可能影响气味的化学性质，从而改变了机体对外源性气味的察觉能力和识别能力；②营养缺乏，有研究表明维生素等营养成分严重缺乏可能是肝病患者嗅觉功能障碍的主要原因，肝病患者，尤其是酒精肝患者常表现为血清中多种维生素或矿物质减少。

因此有研究表明给予肝病患者维生素A治疗能够明显提高他们的嗅觉功能。在治疗前，所有肝病患者的血清维生素A水平是减低，其中部分患者的血清锌水平亦减低。经过饮食中添加维生素A的四周治疗后，患者对于嘧啶的嗅觉灵敏度恢复正常，但这种治疗效果与血清锌水平的多少无关。维生素A是口腔上皮细胞再生的必要成分，这提示在化学感受功能紊乱中维生素A缺乏也是其主要的发病机制。然而，使用维生素A治疗并不能提高肝病患者对硝基苯的察觉阈，因此，仅仅是维生素A缺乏并不能完全解释肝病患者嗅觉障碍的原因。

随着肝病康复，人体化学感受功能亦能有所改善，肝病对化学感受功能的影响是可逆的。这一特征在急性病毒性肝炎患者中表现得最为明显，因为他们的病程相对较短。作为接受肝脏移植这类特殊的人群，研究人员检测他们在慢性肝病期间及成功进行肝脏移植后肝功能恢复正常时的嗅觉功能，发现在进行肝脏移植后恢复良好的患者，他们的化学感受功能能够得到明显恢复。

二、肾脏疾病对嗅觉的影响

肾脏具有三大基本功能，即：①生成尿液，排除人体的代谢产物和有毒物质；②维持人体的体液平衡和酸碱平衡；③内分泌功能，调节人体的生理功能：如分泌与调节血压有关的肾素、前列腺素，促红细胞生成素，刺激骨髓造血，活性维生素D_3，调节钙磷代谢，肾外激素的靶器官，如甲状旁腺素、降钙素等。

肾病患者中主诉味觉功能减退的远较嗅觉灵敏度减退的患者多。70%肾透析患者描述自己味觉减退，但其中大多数患者实际是由于嗅觉减退所致。然而目前关于肾脏疾病对嗅觉功能的影响，仅有几篇文献有所提及，并且在这些报告之间观点和结论尚缺乏统一。Vreman等报道末期肾病患者对嘧啶的嗅觉察觉能力与正常人是相同的。另一项调查表明，肾病患者透析前后嗅觉识别能力无差别，相反地与正常人相对比，透析后的肾病患者嗅觉测试结果显示减退，但并不考虑是由于透析后患者普遍认知能力发生变化的结果。Schiffman等表明长期血液透析患者对气味性质的判断能力较正常人差，将很多气味判定为不好闻的气味。因此，在肾病患者中嗅觉功能的变化可能主要是对于令人愉快的气味的反应发生变化。

肾病患者化学感受功能障碍的可能发病机制，包括代谢异常、由于减少了食物的摄入和肾功能障碍导致机体内多种营养成分的缺乏，以及外周神经功能的改变。慢性肾衰竭患者在他们的头发、血清及血红细胞中反复出现锌水平较低。不同研究结果间的差异可能与样本被锌污染，以及对锌含量的测定方法相对不敏感有关。但不管怎样，肾病患者由于饮食中需要限制蛋白的摄入，因此体内常有锌缺乏。

有一些学者对主诉伴有味觉灵敏度减退的肾病患者进行锌剂补充治疗，发现味觉功能有所恢复，他们认为锌可能在化学感受功能中起着重要的作用。另外，有趣的是，肾移植后大约在1年左右能够逆转严重的神经病理症状，同时体内锌含量也恢复到正常水平。Sprenger等发现补充锌剂能够提高已减退的神经传导速度。锌匮乏被认为与中枢和外周神经系统的多种损害有关，至少与尿毒症多发性神经病的一些临床表现有关。

结 语

很多肝病和肾病患者都存在嗅觉功能障碍，可是一般这种化学感受功能上的异常不易被患者直接想到，而被误认为是由于肝肾功能慢性障碍所造成的食欲减退、摄食量减少、体重减轻等。其实，嗅觉（以及味觉）功能异常是肝肾疾病患者出现机体多种营养匮乏的主要因素之一。

许多研究都显示体内缺乏维生素A或锌的患者化学感受灵敏度减退，而那些体内微量营养素正常的患者，味觉敏感性与正常对照组间没有明显的差异。但是在肝病患者中这种化学感受功能的灵敏程度，与机体微量营养素间的没有太多的关联。此外也有一些资料显示，由于机体微量营养素缺乏产生的化学感受功能异常，对食欲和食物的摄入能力的影响不大。即使完全丧失嗅觉（或味觉）的患者也能正常饮食并维持体重不变，这对于受多种不利因素影响热量摄入的慢性肝肾疾病患者而言，因嗅觉功能异常就造成这么严重的影响是不可能的，但至少很难维持正常的食欲和热量的摄入。

因此对肝肾疾病患者通过补充微量营养素、肾透析、器官移植等方法对提高化学感受功能是有效的。从而可以提高这些患者的食欲，有助于营养的摄入和维持。

第二节　甲状腺、甲状旁腺以及肾上腺疾病对嗅觉的影响

一、甲状腺疾病对嗅觉的影响

自1917年起就有临床资料记载甲状腺功能减退者存在嗅觉功能异常的现象，由于当时没有评估嗅觉功能的精确方法，因此对于嗅觉功能的评价主要依靠患者的主诉，如：一些甲状腺功能亢进患者在使用抗甲状腺药物治疗时，发现自己对食物的气味感觉障碍，其中的多数患者在停止抗甲状腺药物治疗后这种异常现象也在逐渐消退。我们在临床上也采集到2例甲状腺功能减退者存在嗅觉功能异常的主诉，使用T&T嗅觉计进行功能评估，显示这2例患者为中度嗅觉减退。利用抗甲状腺药物制作的甲状腺功能减退，成年鼠模型的研究显示嗅觉丧失。而这种现象可以通过停止抗甲状腺药物或给予甲状腺素而逆转。这种现象的观察是通过记录饥饿状态鼠发现有气味的食物和水所需时间的长短。而这种现象并不是由于甲状腺功能减退造成的机体活力降低所致。McConnell等对18例甲状腺功能减退患者在使用甲状腺激素，替代治疗前、后使用吡啶和硝基苯对这些患者的嗅觉察觉阈和识别阈进行评估。其中7例在治疗前主诉嗅觉障碍的患者，治疗后3例嗅觉恢复正常，3例嗅觉功能有提高但未恢复正常。

临床研究和动物实验研究都表明甲状腺功能低下与嗅觉障碍有关，嗅觉障碍包括对某些气味察觉或识别能力的改变。人群研究表明甲状腺功能低下嗅觉识别阈减低，然而给予有效的激素替代治疗并不能明显提高嗅觉识别阈。此外，甲状腺功能减低患者对于吡啶和硝基苯的敏感性降低，而对于苯基乙醇的敏感性没有变化。这种不一致可能与这些气味的性质不同有关。如吡啶是一种很刺激的味道，既能刺激三叉神经又能刺激嗅神经，相反苯基乙醇对三叉神经的刺激较弱，硝基苯对这两种神经的刺激都较弱。因此甲状腺功能低下患者通过对三叉神经影响气味察觉能力比直接通过嗅神经影响气味察觉的作用更大。

甲状腺素能够在很多方面活化嗅觉系统，尽管目前尚未证明其特殊效应。给予甲状腺素能够抑制腺体分泌，因此甲低可能影响正常鼻腔腺体分泌功能，而鼻腔内腺体分泌的转运蛋白能够运载气味分子穿过黏膜层与嗅觉受体细胞结合的重要作用。甲低直接影响成年小鼠嗅上皮，影响上皮细胞的发育分化，[^{3}H]胸苷标记放射自显影术表明嗅觉丧失动物的嗅上皮层厚变薄，未成熟神经元数量减少，但对与嗅球连接的成熟嗅觉受体神经元没有明显形态学变化，这些神经元中嗅觉标记蛋白正常存在。在发育中的大鼠，甲状腺功能减低阻碍上皮层的延展，这种影响可能是接受治疗的动物生长延迟的一种反应，因为这些动物的嗅上皮层明显比对照组的小。甲状腺功能减低也可能影响嗅球，如嗅球有三碘甲腺原氨酸的核受体，它受甲状腺功能减低的影响。此外，甲状腺功能减低可能与甲状腺功能亢进的作用相反，改变了嗅球细胞潜在的代谢率活性，并减低了更高级中枢对嗅球的远端抑制作用。

二、甲状旁腺疾病对嗅觉的影响

假性甲状旁腺功能减退症（pseudohypoparathyroidism，PHP）是一种罕见的遗传病，是医学史上最早被认识的激素不应症，由于受累的靶器官不同，临床表现多种多样，其共同的特征为：甲状旁腺功能减退症的特征，即低血钙、高血磷、尿钙、磷降低、手足搐搦等，血清甲状旁腺激素（parathyroid hormone，PTH）高于正常，靶组织对生物活性PTH无反应。分子遗传学的研究提示PHP与主要编码GTP结合蛋白的α亚基（Gsα）的GNAS基因缺陷相关。正常情况下，PTH刺激靶细胞后，受体与Gsα内GDP结合，并使GDP转化为GTP，激活腺苷酸环化酶（adenylate cyclase，AC），生成环磷酸腺苷（cyclic adenosine monophosphate，cAMP），进一步激活蛋白激酶A（protein kinase，PKA），使PTH指令得以表达。在PHP患者中，Gsα的活性降低，使cAMP对PTH的反应性降低。当PTH刺激靶细胞时，不能产生生理效应，甲状旁腺可代偿性增生、肥大，PTH合成与分泌增加。研究证实大多数PHP患者均有G蛋白的异常。因此，

从病因上看，PHP属于G蛋白病范畴。

根据靶细胞对PTH不反应发生在cAMP生成之前或之后，将PHP分为Ⅰ型和Ⅱ型。PHPⅠ型是靶细胞的受体不能与PTH结合，或虽结合也不能激活AC，故不能生成cAMP。PHPⅡ型中PTH可与细胞膜受体结合，生成cAMP，但在胞浆内cAMP却不能进一步发挥作用。PHPⅠ型可进一步分为Ⅰa和Ⅰb亚型。PHPⅠa型最常见，又称Albright遗传性骨营养不良症（Albright hereditary osteodystrophy，AHO），常伴有嗅觉和味觉障碍，而PHPⅠb型不伴有嗅觉功能异常，这种现象可能有利于假性甲状旁腺功能减退症亚型的区分。因为Ⅰa型和Ⅰb型患者血清中钙含量都低，因此推测假性甲状旁腺功能减退症的嗅觉障碍本质上不是由钙代谢异常所致。Weinstock等排除了甲状腺功能低下对结果的影响。所有Ⅰa型患者都接受甲状腺素补剂，在对Ⅰa型和Ⅰb型患者进行甲状腺功能评估发现两组患者无差异。Weinstock等推测Ⅰa型患者嗅觉障碍可能与Gs活性缺陷有关。嗅觉信号传导开始于气味与气味受体超家族相连的G蛋白（或GTP连接蛋白）成员相结合，G蛋白具有七次跨膜的结构特点。G蛋白α亚基激活了钙/钙调蛋白敏感的Ⅲ型腺苷酸环化酶，产生cAMP，cAMP使CNG通道开放，这就产生了电信号。在嗅上皮嗅觉特异性G蛋白与机体其他Gs蛋白在很大程度上具有同源性，Gs蛋白活性减退影响许多有cAMP介导的受体系统，患者对以cAMP介导的几种激素活性存在抵抗。

三、 肾上腺疾病对嗅觉的影响

（一）肾上腺功能减退与嗅觉功能

肾上腺功能减退患者和正常人均进行嗅觉察觉阈和识别阈检测，这些肾上腺功能减退患者包括9例Addison病和2例垂体功能全减退患者，其中后者伴有甲状腺功能减退和性腺功能减退。分别对两组患者中的2例进行吡啶、噻吩和硝基苯嗅觉察觉阈检测，所有这4例患者对这些气味的敏感性高于正常人。当这些患者使用泼尼松（一种糖皮质激素：20mg/d，使用2～5天），这种嗅觉超敏反应消失，嗅觉察觉阈恢复至正常范围。相反，当给予这些患者醋酸脱氧皮质酮（一种盐皮质激素：20mg/d，使用2～7天）他们的嗅觉察觉阈没有变化。不同药物治疗的结果支持这种假说：患者的超敏反应是因为血清中糖皮质激素水平减少而不是盐皮质激素减少所造成的。另一项研究报道肾上腺功能衰竭的患者对柠檬油和研磨咖啡的味道比正常人敏感，但并没有证据表明给予糖皮质激素治疗后他们的这种嗅觉超敏反应能够恢复至正常状态。Henkin和Bartter也报道这类患者能够察觉到正常无味的物质，如氯化钠、氯化钾、碳酸氢钠、蔗糖、尿素、盐酸。但当给予他们泼尼松治疗而不是去氧皮质酮（一种肾上腺皮质激素）后这种超敏能力消失。但是作者并未给出有力的解释来说明为何有这种异常的超敏反应。

肾上腺切除大鼠动物实验表明，这些大鼠在肾上腺素不足的状况下，对吡啶的敏感性超过正常对照组。对正常组的大鼠进行嗅觉阈值检查后，将正常组的部分大鼠切除肾上腺另一部分行假手术处理，第二天再次检查它们对吡啶的嗅觉阈值，切除肾上腺的大鼠与之前的实验组一样对气味超敏，然后每隔8小时给予肾上腺切除组和假手术组鼠皮质酮治疗（7mg/kg），12小时后检查吡啶的嗅觉阈值已恢复至正常范围。

肾上腺素缺乏可能引起嗅觉敏感性增加仍维持在推测阶段，因为目前只有几项研究报告（4个人和3只大鼠），这仍需要大样本的结果来证明。

（二）肾上腺功能亢进与嗅觉功能

Cushing综合征患者也被报道嗅觉阈值升高，在给予对应治疗后这些患者的察觉阈和识别阈逐渐恢复正常。目前尚无任何可信的动物实验研究来证明是由于血清中糖皮质激素水平上升导致嗅觉敏感性减低。给予正常大鼠皮质激素，对吡啶的嗅觉阈值没有任何影响。

许多病例嗅觉功能的临床研究结果常相矛盾，可能存在有许多原因。首要的，也是最明显的原因是任何一项研究中的样本数量少，在这些小样本中通常也存在混杂病因（激素水平多少不同），其次是使用的检查方法不同，一些实验室使用的是阈值检查方法，而一些实验室使用的是嗅觉识别阈检查方法。另外，没有任何实验是采用双盲检测方法。

结　语

关于甲状腺疾病和肾上腺疾病，有其他多因素可以引起嗅觉功能障碍。血清甲状腺素水平在非甲状腺疾病患者也能够变化，如Cushing综合征。实际上，在肝硬化、急性感染、手术后、慢性心脏病、肺炎、肾病、肝病及肿瘤疾病患者体内额外甲状腺素T4转化为T3。许多急、慢性疾病能引起血清中T4变化。因此，如果血清中T3和T4在感觉功能中具有明确的重要作用，那么不管患者的肾上腺功能状况如何，上述的任何疾病都会影响患者的嗅觉功能。禁食患者也可能影响甲状腺功能。动物实验研究，禁食使脑垂体的重量减低，而对给予的外源性促甲状腺激素（thyroid stimulating hormone，TSH）的反应增加。这些结果与禁食动物促甲状腺激素释放激素（thyropin-releasing hormone，TRH）减少相一致。在人类，禁食、普萘洛尔、胺碘苯丙酸钠、三碘氨苯乙基丙酸（造影剂）、地塞米松和其他糖皮质激素都能使血清中T3减少。

在动物实验研究表明甲状腺功能和肾上腺功能之间还有其他相互关系。例如给予外源性TRH能减少应激状态下垂体分泌促肾上腺皮质激素（adrenocorticotrophic hormone，ACTH），地塞米松能够抑制ACTH的分泌，TRH诱发超过正常的TSH分泌量。甲状腺功能低下因为减少了醛固酮分泌而导致肾上腺皮质萎缩，从而影响钠平衡紊乱，增加了对钠的摄入，肾脏对外源性醛固酮的反应减低。

总之，从当前临床和实验室的结果表明，甲状腺功能低下可能造成嗅觉障碍。如果这些是事实，那么目前较少的资料显示肾上腺疾病患者嗅觉障碍的原因就更复杂了，因为根本机制可能还与血清中甲状腺素水平的变化有关。

第三节　糖尿病对嗅觉的影响

由于糖尿病伴有明显的临床症状（口渴、多尿、体重减轻），最终导致死亡，因此其成为最早被记载的临床症状之一。17世纪，糖尿的检测成为诊断糖尿病的重要诊断指标。在过去的几十年中，人们关注这种慢性疾病的几种并发症上（视网膜病变、肾病、神经病变），并逐渐成为糖尿病患者的最主要特征。

糖尿病神经病变广泛影响外周神经和自主神经功能，但对于神经病变的诊断、评估及分类都未标准化。最早出现的神经病变异常是神经传导速度变慢，经常在诊断糖尿病同时就存在。感觉纤维是最早被影响的，其次是运动纤维。有许多假说被提出来解释糖尿病神经病变的发病机制，其中包括醛糖还原酶和多元醇途径活性、非酶糖基化和血管异常。

自1982年仅有1篇文献报道了糖尿病患者嗅觉功能检查的情况。Borgogna等研究了糖尿病患者对氯仿和吡啶的嗅觉识别能力，结果显示患者并未出现嗅觉或三叉神经功能影响。但本研究没有进行对照研究，也没有研究过程的描述。在其后的20年间又有3项研究结果被发表（主要在1978年和1980年期间）Kruk-Zagajewska等报道糖尿病患者嗅觉识别阈提高，嗅觉阈值与糖尿病病程呈正相关。Kleinschmidt采用病例对照研究对110例糖尿病患者和110例非糖尿病患者进行嗅觉功能检查，显示糖尿病患者存在嗅觉减退或嗅觉丧失。Thumfart等对21例糖尿病患者和82例非糖尿病患者进行嗅觉功能测试，尽管糖尿病患者的嗅觉阈值高于非糖尿病患者，但最终结果无统计学意义。文献中的大多数研究结果都表明糖尿病患者的嗅觉功能减退，仅有一些报道显示嗅觉功能没有减退。这些研究中很多是采用不成熟的Elsberg & Levy嗅觉测量计或其修订方法进行检查；大多数人是20岁以上的患者，且许多研究都没有对照组只是将各自的结果与Kristensen和Zilstoff-Pedersen的正常组的数据资料进行比较。

糖尿病患者嗅觉敏感性减低，可是对于这一结论的文献报道极少引起人们的关注。尽管由于嗅觉神经长期暴露在高血糖环境中，间接导致味觉敏感性减退可能代表真正的神经病变（味觉神经障碍），而嗅觉敏感性减退可能并不是真正神经病变，因为嗅觉受体神经元是能够再生的，因此缩短了嗅觉受体细胞在高糖环境中的暴露，但是糖尿病引起的血管病变可能会造成外周神经病变，这可能对嗅上皮有重要的影响。对于嗅觉功能的评估方法有限，几乎都只是对阈值进行检查，采用尚有较多疑问的方法Elsberg & Levy嗅觉测量计。其实有很多能够快速有效进行嗅觉阈值检测的方法，但对嗅觉敏感性阈上测试方法尚未被开展。

将嗅觉和味觉障碍作为糖尿病的并发症进行询问，为胰岛素依赖型糖尿病患者提供重要的益处。首先，病程较长（＞20年）的患者比相对年轻的患者（＜40岁）更容易出现嗅觉异常，实际上是因为排除了年龄在化学感受功能上的影响。年龄尤其在嗅觉中起着重要的作用，超过50岁的人群（其中包括约90%的糖尿病患者）嗅觉敏感性明显降低，这可以解释为什么嗅觉障碍很难被证实。

参考文献

1. Atkin-Thor E GB，O'Nion J，Stephen RL，et al. Hypogeusia and zinc depletion in chronic dialysis patients. Am J Clin Nutr，1978，31：1948-1951

2. Beard MD M-SA. Loss of sense of smell in adult，hypothyroid mice. Brain Res，1987，433：181-189

3. Borgogna E MD，Barioglio MG，Benzi M，et al. Olfactometric examination for smell and taste in diabetic patients. Clinico-statistical findings. Minerva Stomatol，1983，32：39-41

4. Burch RE SD，Ursick JA，Jetton MM，Sullivan JF. Decreased taste and smell acuity in cirrhosis. Arch Intern Med，1978，138：743-746

5. Chen S MV，Zieve L. Volatile fatty acids in the breath of patients with cirrhosis of the liver. J Lab Clin Med. 1970；75：622-627

6. Chen S ZL，Mahadevan V. Mercaptans and dimethyl sulfide in the breath of patients with cirrhosis of the liver. Effect of feeding methionine. J Lab Clin Med，1970，75：628-635

7. Deems DA DR，Settle RG，Moore-Gillon V，et al. Smell and taste disorders，a study of 750 patients from the University of Pennsylvania Smell and Taste Center. Arch Otolaryngol Head Neck Surg，1991，117：519-528

8. Dozin B DNP. Triiodothyronine receptors in adult rat brain：topographical distribution and effect of hypothyroidism. Neuroendocrinology，1984，39：261-266

9. Elsberg CA LI，Brewer ED. A new method for testing the sense of smell and for the establishment of olfactory values of odorous substances. Science，1936，83：211-212

10. Garrett-Laster M RR，Jacques PF. Impairment of taste and olfaction in patients with cirrhosis：the role of vitamin A. Hum Nutr Clin Nutr，1984，38：203-214

11. Henkin RI SF. Hyposmia in acute viral hepatitis. Lancet，1971，1：823-826

12. Kristensen HK Z-PK. Quantitative studies on the function of smell. Acta Otolaryngol，1953，43：537-544

13. Levine MA DRJ，Moses AM，Breslau NA，et al. Resistance to multiple hormones in patients with pseudohypoparath yroidism. Association with deficient activity of guanine nucleotide regulatory protein. Am J Med，1983，74：545-556

14. Mackay-Sim A BM. Hypothyroidism disrupts neural development in the olfactory epithelium of adult mice. Brain Res，1987，433：190-198

15. Mackay-Sim A. Changes in smell and taste function in thyroid，parathyroid，and adrenal diseases. New York：Raven Press，1991：817-827

16. McConnell RJ MC，Smith FR，Henkin RI，et al. Defects of taste and smell in patients with hypothyroidism. Am J Med，1975，59：354-364

17. NG S. Loss of sense of taste due to methylthiouracil therapy. J Am Med Assoc，1952，149：1091-1093

18. Oshima K GA. Influence of thyroxine and steroid hormones on spontaneous and evoked unitary activity in the olfactory bulb of goldfish. Gen Comp Endocrinol，1966，7：482-491

19. Paternostro M ME. Selective effects of thyroid hormonal deprivation on growth and development of olfactory receptor sheet during the early postnatal period：a morphometric and cell count study in the rat. Int J Dev Neurosci，1989，7：243-255

20. PC S. Olfactory thresholds in normal and adrenalectomized rats. Physiol Behav，1972，9：495-500

21. Pevsner J SP，Snyder SH. Odorant-binding protein：localization to nasal glands and secretions. Proc Natl Acad Sci USA，1986，83：4942-4946

22. Rhonda Oetting Deems MIF，Lawrence S. Friedman，Willis C. Maddrey. Clinical manifestations of olfactory and gustatory disorders associated with hepatic and renal disease. New York：Raven Press，1991：805-816

23. S L. Distaste for smoking；an early symptom in virus hepatitis. Rev Gastroenterol，1949，16：721-726

24. Sakiz E GR. Inverse effects of purified hypothalamic TRF on the acute secretion of TSH and ACTH. Endocrinology，1965，77：797-801

25. Schiffman SS NM，Dackis C. Reduced olfactory discrimination in patients on chronic hemodialysis. Physiol Behav，1978，21：239-242

26. Schimmel M UR. Thyroidal and peripheral production of thyroid hormones. Review of recent findings and their clinical implications. Ann Intern Med，1977，87：760-768

27. Shapera MR MD，Kamath SK，Olson R，et al. Taste perception of children with chronic renal failure. J Am Diet Assoc，1986，86：1359-1365

28. Silver WL MD. Chemosensitivity of rat nasal trigeminal receptors. Physiol Behav，1982，28：927-931

29. Sprenger KB BD，Lewis K，Spohn B，et al. Improvement of uremic neuropathy and hypogeusia by dialysate zinc supplementation：a double-blind study. Kidney Int Suppl，1983，24：s315-318

30. Sullivan SL DL. Information processing in mammalian olfactory system. J Neurobiol，1996，30：20-36

31. Vreman HJ VC，Leegwater J，Oliver C，Weiner MW. Taste，smell and zinc metabolism in patients with chronic renal failure. Nephron，1980，26：163-170

32. Weinstock RS WH，Spiegel AM，Levine MA，Moses AM. Olfactory dysfunction in humans with deficient guanine nucleotide-binding protein. Nature，1986，322：635-636

第四节　药物对嗅觉的影响

大量的药物可以通过口服、系统注射或直接作用于受体等方式来改变化学感受功能，然而到目前为止我们对这些药物因子改变化学感觉的了解仍然是有限的。第一，大多数药物引起的化学感受功能障碍只影响少数患者，因此，我们很难设计一项完善的临床实验来证实嗅觉的功能障碍。第二，应用药物的患者伴随的疾病可能影响化学感受功能。第三，我们对于嗅觉外周水平转导机制的了解并不全面，因而，在大多数病例中对于药物与化学感受受体间的相互作用只是不成熟的推测。第四，对于神经递质从外周到中枢传送嗅觉信息的了解并不充分。通常认为药物对味觉的影响主要是因为药物本身的味道引起的，而并不是药物对味觉系统产生了某些病理学方面的改变。而嗅觉的影响则不同，很少有会因为药物的气味而使患者产生嗅觉的功能障碍。

【药物影响嗅觉的机制】　药物对嗅觉系统可以产生药理学方面的改变。药物改变嗅觉化学感觉的机制，可能与它们作用于其他组织时产生的药理学作用相同或者不同。大量的药物可以影响其他生物系统细胞的循环，因此也可能因为相同的药理学机制改变嗅觉细胞的循环。嗅觉受体平均每30天会更新。例如甲氨蝶呤是一种毒性药物，能够迅速的区分细胞，并能够通过减少循环来干扰嗅觉反应。许多抗微生物剂和抗增殖试剂能够阻断有丝分裂来抑制细胞的更新。另外放射线和荷尔蒙同样也可以影响细胞的循环。

虽然抗微生物剂、抗增殖试剂以及荷尔蒙阻断嗅觉功能的机制主要是对嗅觉化学感受循环的干扰，其他的机制也可能同样起到了作用。药物也可以通过改变嗅觉化学感受细胞能量的产生，中断嗅觉受体细胞胞膜油脂的完整性或改变嗅觉化学感受受体细胞通道，引起化学感受功能障碍来对嗅觉产生影响。例如，甲硝唑可以接收电子运输蛋白的电子并因此干扰细胞内能量的产生；麻醉药如苯佐卡因可以阻断细胞膜的双层油脂；氯苯丁酯（安妥明）能够增加脂蛋白脂酶活性，脂蛋白脂酶能够间接的影响膜脂质的完整性；盐酸阿米洛利，氢化可的松和苯妥英能够改变细胞通道的钠流量；硝苯地平和地尔硫䓬能够阻断钙通道。以上各种药物均可因此而产生对嗅觉的影响。

嗅球中包含大量已知的神经递质包括氨基酸（γ-氨基丁酸，谷氨酸，天冬氨酸），多肽（肌肽，P物质，甲硫氨酸脑啡肽，内啡肽，加压素，催产素，促性腺激素释放激素，促甲状腺激素释放激素，神经降压素，血管肠肽，胃泌素，胆囊收缩素和胰岛素）以及生物胺（多巴胺，去甲肾上腺素，血清素和乙酰胆碱）。药物可以明显的干扰这些物质，从而打扰神经传递的受体进而产生对嗅觉的影响。

另外，药物引起的嗅觉化学感受器局部环境的改变在化学感受的功能障碍中也起到了主要作用。

血管舒张剂可能影响嗅觉黏膜的血液流动。生物学系统中大部分的跨膜信号能够被三个主要的二级信使系统介导：腺苷酸环化酶系统，磷脂酰肌醇系统和花生四烯酸系统。第二信使系统被证明存在于嗅觉系统中，因此药物也能够通过干扰化学感应细胞的第二信使而产生对嗅觉的影响。

药物也可以通过第二信使关闭K⁺通道或直接关闭K⁺通道来更改化学感受。最近的研究表明GTP-结合蛋白能够直接作用于通道，例如百日咳毒素能够通过环化酶抑制G蛋白活化K⁺通道。

【药物影响嗅觉的治疗和预防】 目前通过药理学方式提高嗅觉感知引起大家的兴趣，它可以补偿正常的衰老，疾病或药物引起的缺失。虽然并没有研究提示任何药物治疗对化学感受的恢复具有广泛的功效，但是在动物模型中乙酰胆碱或P物质的外源性应用可以增加嗅觉受体细胞的活性。另外，对人类嗅觉受体给予乙酰胆碱可能增加嗅觉的敏感性。

总的来说，药物可以引起嗅觉的功能障碍，但是对于这些障碍发生的机制还仍需要进一步的研究。

（朱莹莹）

参考文献

1. Bouvet JF，Delaleu JC，Holley A. The activity of olfactory receptors cells is affected by acetylcholine and substance P. Neurosci Res，1988，5：214-223

2. Deems DA，Doty RL，Settle RG，et al. Chemosensory dysfunction：analysis of 750 patients from the University of Pennsylvania Smell and Taste Center. Chem Senses，1988，13：683

3. Firestein S，Werblin F. Odor-induced membrane currents in vertebrate olfactory receptor neurons. Science，1989，244：79-81

4. Gilman AG. G proteins and regulation of adenylyl cyclase. The Albert Lasker Medical Award. J Am Med Assoc，1989，262：1819-1825

5. Goodman AG，Rall TW，Nies AS，et al. Goodman and Gileman's the pharmacological basis of therapeutics. 8 th ed. New York：Pergamon，1990

6. Goodspeed RB，Catalanotto FA，Gent JR，et al. Clinical characteristics of patients with taste and smell disorders. In：Meiselman HL，Rivlin RS，eds. Cllinical measurement of taste and smell. New York：MacMillan Publishing Company，1986，451

7. Lancet D. Vertebrate olfactory reception. Ann Rev Neurosci，1986，9：329-355

8. Leopold DA，Wright HN，Mozell MM，et al. Clinical categorization of olfactory loss. Chem Senses，1988，13：708

9. Macrides F，Davis BJ. The olfactory bulb. In：Emson PC. Chemical neuroanatomy. New York：Raven Press，1983：391

10. Moulton DG. Dynamics of cell populations in the olfactory epithelium. Ann NY Acad Sci，1974，237：52-61

11. Skouby AP，Zilstorff-Pedersen K. The influence of acetylcholine-like substances，menthol and strychnine on olfactory receptors in man. Acta Physiol Scand，1954，32：252-258

12. Snyder SH，Sklar PB，Pevsner J. Molecular mechanisms of olfaction. J Biol Chem，1988，263：13971-13974

13. Spielman AI. Interaction of saliva and taste. J Dent Res，1990，69：838-843

14. Weinstock RS，Wright HN，Spiegel AM，et al. Olfactory dysfunction in humans with deficient guanine nucleotide-binding pritein. Nature，1986，322：635-636

15. Yatani A，Codina J，Imoto Y，et al. A G protein directly regulates mammalian cardia calcium channels. Science，1987，238：1288-1299

第五节　抑郁对嗅觉的影响

抑郁症是一种以情绪异常低落为主要临床表现的精神疾患。其主要表现是情绪低落、自责自罪、焦虑不安或反应迟钝，并伴有失眠、食欲减退，女性还可出现月经不调等症状，有自发缓解及复发的倾向。抑郁症是一组综合征，它包括多种症状和体征，涉及躯体和心理方面，必须指出的是，抑郁症不仅见于精神科，它还常与内、外科疾病或其他疾病并存。

根据起病原因抑郁症可以分为以下几类：内源性抑郁症，更年期抑郁症，心因性抑郁症和继发性抑郁症。内源性抑郁症是由脑内儿茶酚胺类神经递质代谢障碍所致。有的患者可发现有家族遗传史，部分人在发病前可由于受到各类社会心理刺激因素所诱发，另一部分患者则无任何刺激因素而自发。更年期抑郁症是一种比较特殊的抑郁症，这种抑郁症与该年龄时期的内分泌系统功能变动有关。心因性抑郁症主要是由于受到外界的不良刺激或者内心的矛盾冲突所致，因此与内源性抑郁症在病因机制方面有所不同。继发性抑郁症多指继发于肝炎、流感、甲状腺功能减退等躯体疾病或继发于利血平、皮质激素等某些药物的副作用以及某些精神障碍如焦虑性障碍、强迫症及精神分裂症等。抑郁症的发生与遗传、生物化学、心理、社会和环境等多种因素有关，其发病机制涉及神经、内分泌、免疫等多方面的改变。通过下丘脑－垂体－靶腺轴引起内分泌、免疫等功能的紊乱，并在细胞水平上导致细胞信号传导和基因等改变。

Greek最先发现了精神抑郁症与食欲和体重改变之间的关系。作为抑郁症的伴随症状，常有报道严重的食欲减退导致了明显的体重下降。一些精神病学方面的评分标准利用食欲和体重点下降来测量抑郁的严重程度。另外，患者食欲的提高和体重的增加常被认为抑郁症康复的早期可靠性指标。

抑郁和食欲的关联促进了化学感受在抑郁症中的精神病学研究。另外，临床医师们发现抑郁症患者存在嗅觉的问题，有学者认为化学感受异常的改变在抑郁症中比较普遍存在。本章我们将综述一下发生在抑郁症中的化学感受的改变。

有学者对抑郁症患者进行嗅觉识别能力测试，例如Amsterdam对51例典型或非典型抑郁症患者和51例无论从性别、年龄、民族背景还是吸烟习惯方面均与患者相匹配的自愿者进行宾夕法尼亚大学嗅觉辨认测试（UPSIT）试验，结果发现并没有明显的区别，然而，这之前的这些研究中并没有进行数据和统计学分析。

到目前为止对于抑郁患者化学感觉能力的改变的研究主要在味觉系统。因为嗅觉仅能依靠气味嗅觉试验简单地进行评估，因此所得结论仅是实验性的。理想的说，化学感受试验应该在应用抗抑郁药之前进行，或至少在停药几天之后。这一原则能够让研究者们更好地确定化学感受改变的程度。

（朱莹莹）

参考文献

1. 屈娅，冯正直. 脑－垂体－肾上腺轴在抑郁症发病中的作用. 局解手术学杂志，2004，13：58-60

2. 杨权，刘协和，董明先等. 抑郁症的临床和实验研究. 中华神经精神科杂志，1984，17：278

3. 祖蓓蓓. 抑郁症与免疫抑制. 国外医学精神病学分册，2004，31：97-99

4. Adams F. The extant works of Aretaeus, the Cappadocian. London：Syndham Society，1856

5. Amsterdam JD，Settle RG，Doty RL，et al. Taste and smell perception in depression. Biol Psychiat，1987，22：1481-1485

6. Cleghorn RA，Curtis GC. Psychosomatic accompaniments of latent and manifest depressive affect. Can Psychiat Assoc，1959，4：S13-23

7. Ewalt JR. Somatic manifestations of depression. Hosp Med，1966，22：60-62

8. Kraepelin E. In：Robertson. M，ed. Manic-depressive insanity and paranoia. Edinburgh：E&S Livingstone. Barclay RM，translator，1921

9. Lewis AJ. Melancholia：clinical survey of depressive states. J Ment Sci，1934，80：277-378

10. Russell GP M. Body weight and balance of water，sodium and potassium in depressed patients given electro-convulsive therapy. Clin Sci，1960，19：327-336

11. Spitzer RL，Endicott J，and Robins E. Research diagnostic criteria for a selected group of functional disorder（RDC）. New York：Guikford press，1978：15-23

中文	英文	缩写
嗅感受神经元	olfactory receptor neuron	ORN
嗅鞘细胞	olfactory ensheathing cells	OEC
水平基底细胞	horizontal basal cells	HBC
球形基底细胞	globose basal cells	GBC
嗅觉标记蛋白	olfactory marker protein	OMP
神经元－特异性烯醇化酶	neuron-specific enolase	NSE
促黄体激素－释放激素	luteinizing hormone-releasing hormone	LHRH
神经细胞黏附分子	neural cell adhesion molecule	NCAM
环核苷酸门控通道	cyclic nucleotide-gated channels	CNCs
结肠癌缺失蛋白	deleted in colorectal cancer	DCC
碱性螺旋－环－螺旋结构域	basic helix-loop helix	BHLH
神经原相关的细胞黏附分子	neuro-related cell adhesion molecule	NrCAM
成纤维细胞生长因子-2	fibroblast growth factor-2	FGF-2
转化生长因子-β2	transform growth factor-β2	TGF-β2
转化生长因子-α	transform growth factor-α	TGF-α
血小板源性生长因子	platelet-derived growth factor	PDGF
骨形成蛋白	bone morphogenetic proteins	BMP
生长与分化因子-11	growth and differentiation factor-11	GDF-11
音猬因子	sonic hedgehog	SHH
脑源性神经营养因子	brain-derived neurotrophic factor	BDNF
神经营养因子3	neurotrophic factor-3	NTF-3
神经营养因子4	neurotrophic factor-4	NTF-4
神经营养因子6	neurotrophic factor-6	NTF-6
神经营养因子7	neurotrophic factor-7	NTF-7
嗅上皮	olfactory epithelium	OE
嗅球	olfactory bulb	OB
嗅觉皮层	olfactory cortex	OC
嗅束	olfactory tract	OT
嗅神经层	olfactory nerve layer	ONL
突触小球层	glomerular layer	GL
外丛状层	external plexiform layer	EPL
僧帽细胞层	mitral cell layer	MCL
颗粒细胞层	granule cell layer	GCL

僧帽细胞	mitral cells	MC
簇状细胞	tufted cells	TC
球周细胞	periglomerular cells	PGC
颗粒细胞	granule cells	GC
前嗅核	anterior olfactory nucleus	AON
外侧嗅束	lateral olfactory tract	LOT
内侧嗅束	medial olfactory tract	MOT
支持细胞	supporting cells	SCs
基底细胞	basal cells	BCs
内丛状层	internal plexiform layer	IPL
斜角带的水平肢	horizontal limb of the diagonal band	HDB
蓝斑	locus coeruleus	LC
嗅柄	olfactory peduncle	OP
2-脱氧葡萄糖	2-deoxyglucose	2DG
犁鼻器	vomeronasal organ	VNO
终神经	terminal nerve	TN
乙酰基胆碱酯酶	acetylcholinesterase	AchE
嗅素结合蛋白	odorant binding proteins	OBPs
嗅觉受体	olfactory receptor	OR
G-蛋白偶联受体	G-protein-couple receptors	GPCRs
环磷酸腺苷	3'-5'-cyclic adenosine monophosphate	cAMP
三磷酸肌醇	inositol 1, 4, 5-triphosphate	IP_3
激活型G蛋白	stimulatory G-protein	Gs
抑制型G蛋白	inhibitory G-protein	Gi
环核苷酸门控通道	cyclic nucleotide-gated channels	CNGs
环鸟苷酸	cyclic guanylic acid	cGMP
酪氨酸蛋白激酶	protein tyrosine kinases	PTKs
酪氨酸蛋白磷酸酯酶	protein tyrosine phosphatases	PTPs
一氧化碳	carbon oxide	CO
一氧化氮	nitric oxide	NO
诱导型一氧化氮合成酶	inductible nitric oxide synthase	iNOS
锌原卟啉-IX	Zinc protoporphyrin-IX	ZnPP-IX
γ-氨基丁酸	γ-aminobutyric acid	GABA
多巴胺	dopamine	DA
5-羟色胺	5-hydroxytryptamine	5-HT
腺苷酸环化酶Ⅲ	adenylyl cyclase Ⅲ	
Ca^{2+}-门控Cl^-通道	Ca^{2+}-gated Cl^- channel	
磷脂酶C	phospholipase C	PLC
磷脂酰-4, 5-二磷酸肌醇	phosphatidylinositol-4, 5-disphosphate	PIP2
甘油二酯	diacyl glycerol	DAG
主嗅球	main olfactory bulb	MOB
副嗅球	accessory olfactory bulb	AOB
前室下区	anterior subventricular zone	SVZa

嘴侧迁移流	rostral migratory stream	RMS
谷氨酸	glutamic acid	Glu
天冬氨酸	aspartic acid	Asp
酪氨酸羟化酶	tyrosine hydroxylase	TH
钙结合蛋白	calcium-binding proteins	CaBP
表皮生长因子受体	epidermal growth factor receptor	EGFR
神经调节蛋白	neuregulins	NRG
成纤维细胞生长因子	fibroblast growth factor	FGF
蛋白激酶	protein kinase	PK
神经生长因子	nerve growth factor	NGF
脑源性神经营养因子	brain-derived neurotrophic factor	BDNF
局部场电位	local field potential	LFP
α-氨基羟甲基恶唑丙酸	α-amino-3-hydroxy-5-methyl-4-isoxazole-proprioic acid	AMPA
振荡局部场电位	oscillatory local field potential	OLFP
投射神经元	pmphrojection neurons	PN
局部中间神经元	local interneurons	LN
Kenyon细胞	Kenyon cells	KC
前梨状皮质	anterior piriform cortex	APC
主要组织相容性复合体	major histocompatibility complex	MHC
Kallmann综合征	Kallmann syndrome	KS
促性腺激素释放激素	gonadotropin releaseing hormone	GnRH
黄体生成素	luteinizing hormone	LH
促卵泡激素	follicle stimulating hormone	FSH
睾酮	testosterone	T
阿尔茨海默病	Alzheimer disease	AD
肌上皮细胞	myoepithelial cell	
嗅束神经纤维层	nerve fibres layer of olfactory tract	
季节性情感障碍	seasonal affective disorder	SAD
转化生长因子	transforming growth factor	TGF
成纤维生长因子	fibroblast growth factor	FGF
神经生长因子受体	nerve growth factor receptor	NGFR
纤毛神经营养因子	ciliary neurotrophic factor	CNTF
类生长因子-1	like growth factor-1	IGF-1
美国政府工业卫生学会议	American Conference of Govenmental Industrial Hygienists	ACGIH
阈限值	threshold limit values	TLVs
挥发性的有机化合物	volatile organic compounds	VOCs

附录二

中文名词-英文全称-英文缩写对照（临床篇）

中文	英文	缩写
计算流体学模拟技术	computational fluid dynamics simulation	CFD
鼻阻力	nasal airway resistance	NAR
最小鼻横截面积	nasal cross sectionalarea	NCA
T&T嗅觉计测试	T&T Olfactometer test	
UPSIT 测试	University of Pennsylvania smell identification test	
静脉性嗅觉测试	intravenous olfaction test	
CCCRC检测	Connecticut Chemosensory Clinical Ressarch Center	
喷射式T&T嗅觉计测试	Jet StreamT&T Olfactometer Test	
斯堪的纳维亚嗅味鉴别测试	Scandinavian Odor-Identification Test	SOIT
正电子发射断层	positron emission tomography	PET
局部脑血流	regional cerebral blood flow	rCBF
功能磁共振	functional magnetic resonance imaging	fMRI
血氧水平依赖	blood oxygen level dependent	BOLD
脑磁图	magnetoencephalogram	MEG
统计参数图	statistical parametric mapping	SPM
嗅觉事件相关电位	olfactory event-related potentials	OERPs
帕金森病	Parkinson's Disease	PD
运动神经元病	motor neuron disease	MND
嗅电图	electro-olfactogram	EOG
负黏膜电位	negative mucosa potential	NMP
嗅上皮活检器	olfactory biopsy instrument	OBI
上呼吸道感染	upper respiratory infection	URI
Down综合征	Down's syndrome	DS
特发性PD	idiopathic Parkinson's disease	IPD
特纳综合征	Turner's syndrome	TS
假性甲状旁腺功能减退症	pseudohypoparathyroidism	PHP
嗅觉阈值测试	smell threshold test	STT
刺激间隔	interstimulus interval	ISI
P物质	substance P	SP
凋亡指数	apoptosis index	AI
气味结合蛋白	odorant binding protein	OBP
一氧化氮合酶	nitric-oxide synthase	NOS
慢性鼻窦炎	chronic rhinosinusitis	CRS

变态反应性鼻炎	allergic rhinitis	
常年性变应性鼻炎	perennial allergic rhinitis	
季节性变应性鼻炎	seasonal allergic rhinitis	
变应性鼻炎及其对哮喘的影响	allergic rhinitis impact on asthma	ARIA
间歇性变应性鼻炎	intermittent allergic rhinitis	
持续性变应性鼻炎	persistent allergic rhinitis	
气味辨别测试	odor identification test	
察觉阈	detection threshold	
总的鼻阻力	total nasal resistance	TNR
鼻腔容积气流	nasal volume flow	NVF
鼻黏膜	nasal mucous membrane	
嗜酸性阳离子蛋白	eosinophil cationic protein	ECP
卵清蛋白	ovalbumin	OVA
嗅感觉细胞	olfactory receptor cell	
气味受体	odorant receptors	ORs
激素依赖性嗅觉丧失	steroid-dependent anosmia	
上呼吸道感染后嗅觉障碍	post-upper respiratory infection olfactory disorder	PURIOD
肌萎缩性脊髓侧索硬化	amyotrophic latera sclerosis	ALS
多系统萎缩	multiple system atrophy	MSA
皮质基底退化	corticobasal degeneration	CBD
特异性失嗅	specific anosmia	SA
毒物诱导的不耐受	toxicant-induced loss of intolerance	TILT
许可暴露限量值	permissible exposure limits	PELs
阈限量值	threshold limit values	TLVs
环核苷酸门控通道	cyclic nucleotide- gated channels	CNGCs
还原型谷胱甘肽	reduced glutathione	GSH
一氧化氮合酶	nitrous oxide synthase	NOS
金属硫蛋白	metallothionein	MT
热休克蛋白	heat shock protein	HSP
超氧化物歧化酶	superoxide dismutase	SOD
神经元型NOS	neuron NOS	nNOS
诱导型NOS	induced NOS	iNOS
内皮型NOS	endothelial NOS	eNOS
结构型NOS	constitutive NOS	cNOS
多种化学敏感性	multiple chemical sensitivity	MCS
假性甲状旁腺功能减退症	pseudohypoparathyroidism	PHP
甲状旁腺激素	parathyroid hormone	PTH
蛋白激酶A	protein kinase A	PKA
Albright遗传性骨营养不良症	Albright hereditary osteodystrophy	AHO
促肾上腺皮质激素	Adrenocorticotrophic hormone	ACTH

索　引

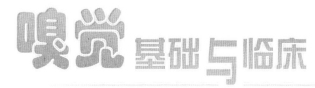

BASIC AND CLINICAL
OLFACTOLOGY